国家重点研发计划资助（2023YFC2705501）

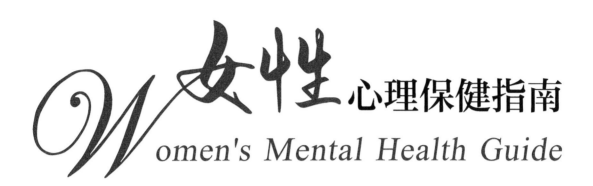

女性心理保健指南
Women's Mental Health Guide

主　编　郑睿敏　张达明

副主编　蒋成刚　杨　丽

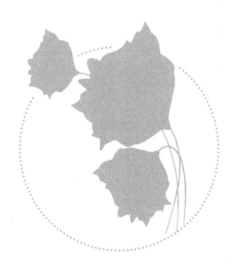

人民卫生出版社

·北　京·

图书在版编目（CIP）数据

女性心理保健指南 / 郑睿敏，张达明主编 . -- 北京 ：
人民卫生出版社，2025. 2. -- ISBN 978-7-117-37709-6

I. R161. 1-62

中国国家版本馆 CIP 数据核字第 2025HD0791 号

人卫智网	www.ipmph.com	医学教育、学术、考试、健康，购书智慧智能综合服务平台
人卫官网	www.pmph.com	人卫官方资讯发布平台

女性心理保健指南

Nüxing Xinli Baojian Zhinan

主　　编：郑睿敏　张达明

出版发行：人民卫生出版社（中继线 010-59780011）

地　　址：北京市朝阳区潘家园南里 19 号

邮　　编：100021

E - mail：pmph @ pmph.com

购书热线：010-59787592　010-59787584　010-65264830

印　　刷：北京九州迅驰传媒文化有限公司

经　　销：新华书店

开　　本：889×1194　1/16　印张：21

字　　数：522 千字

版　　次：2025 年 2 月第 1 版

印　　次：2025 年 4 月第 1 次印刷

标准书号：ISBN 978-7-117-37709-6

定　　价：99.00 元

打击盗版举报电话：010-59787491　E-mail：WQ @ pmph.com

质量问题联系电话：010-59787234　E-mail：zhiliang @ pmph.com

数字融合服务电话：4001118166　E-mail：zengzhi @ pmph.com

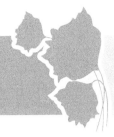

编者名单

（按姓氏笔画排序）

干　承　重庆市妇幼保健院

王　瑶　广西壮族自治区妇幼保健院

王淑蕾　烟台疾病预防控制中心

白晓瑛　山西省妇幼保健院

吕金芳　广东省妇幼保健院

邬素珍　广州中医药大学附属佛山复星禅诚
　　　　医院

刘　莹　重庆市妇幼保健院

安　静　北京回龙观医院

李一江　山西省妇幼保健院

李齐寅　重庆市妇幼保健院

杨　丽　国家卫生健康委妇幼健康中心

杨业环　国家卫生健康委妇幼健康中心

杨光林　佛山市南海区妇幼保健院

汪　傲　四川大学华西第二医院

张云巧　山西省妇幼保健院

张达明　山西省妇幼保健院

陈　杰　四川大学华西第二医院眉山市妇女
　　　　儿童医院

陈　慧　四川大学华西第二医院

林耀展　佛山市南海区妇幼保健院

罗晓敏　国家卫生健康委妇幼健康中心

周世杰　山西省针灸医院

周俊亮　广州中医药大学附属佛山复星禅诚
　　　　医院

郑睿敏　国家卫生健康委妇幼健康中心

赵　媛　重庆市妇幼保健院

姜思思　北京大学第六医院

聂　戈　太原科技大学

高　萌　中国疾病预防控制中心

郭若蘅　山东第二医科大学

唐丽玮　重庆市妇幼保健院

黄　星　国家卫生健康委妇幼健康中心

曹晓华　山西医科大学第一医院

梁开如　四川大学华西第二医院眉山市妇女
　　　　儿童医院

梁城玮　陕西中医药大学

彭亚东　重庆市妇幼保健院

蒋成刚　重庆市妇幼保健院

蒋惠瑜　海南医科大学第二附属医院

韩　容　重庆两江新区人民医院

蒲赛迪　重庆市妇幼保健院

霍璐瑶　山西省妇幼保健院

编写秘书　白晓瑛　赵　媛

前 言

世界卫生组织将健康定义为"一种在身体上、心理上和社会上的完满状态，而不仅仅是没有疾病和虚弱的状态"，即心身健康。心理健康是健康的重要组成部分，与人民幸福安康和社会和谐发展息息相关。在我国，女性约占一半人口。随着社会的发展和进步，女性的心理保健服务需求日益增加。加强女性心理保健工作、健全心理健康服务体系是改善女性心理健康状况、提升幸福感的关键措施，也是社会和谐稳定的必然要求。

我国政府高度重视心理健康工作，2022年10月，习近平总书记在中国共产党第二十次全国代表大会报告中强调，要重视心理健康和精神卫生。近年来，我国政府陆续出台了《"健康中国2030"规划纲要》《关于加强心理健康服务的指导意见》等文件，明确了加强心理健康服务的基本目标、重点领域和重点问题等内容，《中国妇女发展纲要（2021—2030年）》将"妇女心理健康素养水平不断提升"作为妇女与健康领域的主要目标之一，反映出我国政府对女性心理健康的关注程度进一步提高；在《中华人民共和国妇女权益保障法》中也提出，国家要采取必要措施，开展经期、孕期、产期、哺乳期和更年期的健康知识普及、卫生保健和疾病防治，保障妇女特殊生理时期的健康需求，为有需要的妇女提供心理健康服务支持。系列政策文件的出台，为进一步加强女性心理保健工作提供了良好的政策支持环境。与此同时，面对日益增长的女性心理保健服务需求，部分地区和妇幼健康服务机构也在积极探索为女性重点人群提供各种形式的心理保健服务，如开展孕产期、青春期、围绝经期、围手术期等女性心理健康问题的预防、筛查、评估及干预等。

在着力推进女性心理保健工作的过程中，仍然面临或存在较多困难和问题，特别是女性心理保健人员专业能力不足、适宜技术缺乏等情况较为普遍，不同机构间女性心理保健服务水平参差不齐，服务质量有待提升。因此，为进一步加强和规范女性心理保健工作，特组织多位女性心理健康领域专家编写了本指南，旨在为开展女性心理保健工作的相关机构和医务人员提供参考，帮助其了解女性心理健康特点，提高女性心理保健服务的基本理论和服务技能，为全生命周期女性提供适宜和规范的女性心理保健服务，达到提升广大女性心理健康水平的效果。

本书作为女性心理保健专业图书，重点涵盖了女性心理保健服务的相关理论和实践方法等内容。全书共10章，从指导实际应用出发，系统阐述了心理学基本理论、女性心理测评、心理咨询与心理治疗、女性心理发展特点、女性常见心理问题、睡眠与女性心理健康、妇产科心身疾病与心身健康、女性全生命周期心理保健服务与中医情志调摄以及女性心理保健专科建设等相关内容。内容丰富，实用性强，既可作为各地开展女性心理保健工作的实用性指导工具，也是适用于各级医疗机构女性心理保健专科建设的指导用书。

　　由于女性心理保健相关领域知识庞杂，加之医学研究的成果不断推陈出新，本书难免存在疏漏和欠妥之处，出版之际，恳切希望广大读者在阅读过程中不吝赐教，欢迎发送邮件至邮箱 renweifuer@pmph.com，或扫描下方二维码，关注"人卫妇产科学"，对我们的工作予以批评指正，以期再版修订时进一步完善，更好地为大家服务。

郑睿敏

2025 年 3 月

目 录

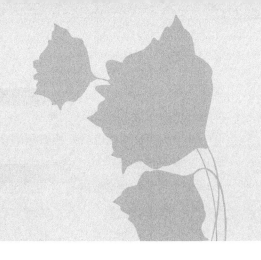

第一章
总论

第一节　女性心理学基础理论

一、女性心理学发展史

人类历史的浩瀚长河中，女性在社会发展和进步中作出了重要贡献，承担着重要角色。女性的心身健康状况不仅影响个体的心身成长与生命历程，如职业、社交、生育、生活质量等，并且基于女性的各种社会角色，其心身健康状况还会直接或间接对家庭生命周期、子代养育、社会经济文化发展等多方面产生影响。女性群体的心身健康已成为社会关注的焦点。

女性心理学的发展与不同社会背景下的女性心身健康发展水平、心身健康保健需求密切相关。女性心理学是心理学的新兴分支，除了心理学，还涉及生理学、社会学、妇女运动史等学科。

1879 年 Wilhelm Wundt 在德国莱比锡大学建立了第一个心理学实验室，标志着心理学正式成为一门独立的学科，但是这并未打开对女性心理相关研究的大门。在生物科学发展的推动下，英国的 Sir Francis Galton 于 19 世纪下半叶开始研究个体间的差异，其中就包括了男性与女性的身体和心理特征的不同，但此时女性心理学并未作为独立的、正式的研究方向被提出。与此同时，在心理学兴起的 18 世纪末到 19 世纪，女性在社会中很难接受与男性平等的高等教育，女性心理学学者的自身发展相比男性学者更加困难，同时也影响了女性心理学学者在心理学界研究中的话语权。

自 18 世纪末起，西方兴起了妇女运动即女权主义运动的三次浪潮，直接推动了女性心理学的发展。18 世纪末到 20 世纪初，欧美国家经历了两次工业革命，女性成为社会工业化进程中重要的劳动力。受到各国思想启蒙运动的鼓舞，女性开始在政治、教育、就业等社会活动中积极主动地争取和维护自身的权益，这是妇女运动的第一次浪潮，女性心理学开始被心理学界关注。20 世纪 60～80 年代，随着第二次世界大战的结束，世界各国的政治、经济、文化状况重新洗牌，女性在现实生活中遭遇的冲突加剧，社会对于女性的要求和约束违背了女性自身的发展需要。女性心理学也随着此阶段爆发的妇女运动第二次浪潮方兴未艾。

1973 年美国心理学会成立了第 35 个心理学分支——女性心理学，这标志着女性心理学正式走上心理学的历史舞台。1978 年出版的《妇女心理学》是 20 世纪 70 年代末美国女性心理学领域最重要的学术成果，影响着很多国家女性心理学的发展。此外，其他国家如前苏联、日本等也在研究和发展女性心理学，出版了各种女性心理学书籍。20 世纪 80 年代，我国的心理学工作者将西方女性心理学引入国内，针对我国女性心理展开了相关研究。在参考西方女性心理相关研究的基础上，尝试对我国女性心理进行阐释，但是在理论研究、研究工具及研究方法等方面受到了西方的很大影响，在一定程度上缺失了本土化的特点。这一时期的女性心理研究也更多地集中于与男性的心身差异对比等方面。

20世纪80年代以后，西方国家受教育女性增加，女性整体文化水平提升，主体意识增强，知识女性活跃在社会的各行各业，这也是妇女运动的第三次浪潮时期。女性心理学的内涵在这样的社会背景下不断丰富延伸，相关研究也不再重点关注性别差异，女性社会形象、女性心理卫生、女性经验等逐步成为女性心理学的关注对象和研究内容。

在妇女运动发生发展的同时，其他学科也在不断地前进与发展，这为女性心理学提供了有力的科学支持和多样的研究方法。生物科学的发展为女性心理学在遗传、解剖、生理机能等方面的研究提供了科学依据。结合医学，尤其是妇产科学的发展，女性心理学关注到女性在特有的生理发育、生理阶段的心身特点，如青春期的月经初潮、育龄期妊娠、分娩和母乳喂养等。社会学、历史学、文化学等社会科学的发展，更是推动了将女性这一群体的社会角色、社会功能、社会属性等相关问题纳入了女性心理学的研究内容，使得女性的社会形象更加全面、丰满。

二、概念

（一）女性心理学的定义

美国心理学家珍尼特·希伯雷·海登和B.G.罗森伯格认为女性心理学就是说明男女两性的心理什么时候相同、什么时候相异，解释什么是女性心理的学科。日本心理学家服部正认为女性心理学就是要在充分吸收性差异心理学的基础上，重新紧紧扣住并重新探索女性的心理本质。美国女性心理学家玛莎·迈尼克认为，女性心理学是在一定时间内研究团体内妇女体验的变化。

总之，不与男性比较，单纯研究女性心理是很难真正认识女性心理的。然而，如果无差别地介绍两性心理，那就是性别心理学（psychology of gender），不是女性心理学。因此，女性心理学是在两性比较的基础上，研究女性心理活动及其规律的心理科学。

（二）女性心理学与女性主义心理学

现有文献及著作中常将"女性心理学"与"女性主义心理学"混淆，其实二者有所区别。女性心理学作为心理学的一门子学科，是在与男性心理学进行比较的基础上，致力于研究女性心理过程及心理发展的心理学，其立场中性。而女性主义心理学最初是对以男性为主的主流心理学及性别不平等进行批判，并逐渐成为一场致力于建立女权主义的革命，是带有权力斗争色彩及政治立场的，其核心是性别冲突。

三、性与性别

性（sex），即生理性别，是一个生物学术语，指基于遗传构成、解剖和生理功能将有机体分为雄性和雌性。性别（gender），指社会性别，是带有心理学意义和文化意义的概念，常用来说明文化赋予每一性别的特征和个体与性有关的特质。

性是心理形成和发展的物质基础和生物前提，为心理发展提供了潜在的可能性。性激素除了影响人的生理结构发育之外，对人类行为模式也有不同程度的影响。有动物实验表明，睾丸激素与攻击性行为和雄性性行为密切相关。也有研究认为男性与女性性情的不同，如男性较暴躁、女性较温和，可用体内不同的性激素分泌情况加以解释。此外，女性性激素水平在月经周期的波动与女性在此周期的情绪波动关联，也表明性激素水平对两性行为存在着不可忽视的影响。当然，两性不同的性激素可能是男女某些行为差异的基础，但这种生物因素只有当环境为之提供条件时才能对人的行为造成影响，可以说，性激素和社会环境是在相互作用中决定人的行为的。

性别研究对人类思维和社会发展产生了深刻

的影响。实际上，性别是现代女性主义研究的一块"学术基石"，它不完全等同于日常理解的个人信息中的性别，而是包含了社会生活中男性与女性的价值与意义。性别研究是人类思维上的一次革命，它的意义在于让大众看到，无论是性别意识，还是性别行为，都离不开社会生活环境。

女性心理学产生之前，人们对"女性"一知半解，研究徘徊在主流心理学的外围，并非从女性角度来分析女性，解释女性的心理活动。女性的心理问题未受到充分的、科学的关注。女性心理学是心理学中首次从性别角度出发构造而成的知识体系。

四、女性全生命周期心身保健

15世纪下半叶欧洲文艺复兴运动兴起，有力推动了人类社会的发展变革，对人类社会的健康观和疾病观也产生了巨大的影响。这一时期解剖学、病理学等学科迅速发展，经验医学开始向实验医学转变。以生物医学为基础，人类的健康观、疾病观更加强调人的生物属性，人们重视健康问题的诊疗，但也忽视了人的社会属性、医学人文等因素。随着社会进程的不断加快，只关注生物因素已不能满足人类的健康需求。"生物-心理-社会"医学模式应运而生，由美国罗切斯特大学医学院精神病学和内科学教授恩格尔于1977年在《科学》杂志上正式提出，人类的健康与疾病取决于生物、心理和社会等因素；维持与促进人类健康，要从人们的生活环境、行为、精神和卫生服务等多方面努力。保障女性心身健康的工作思维和工作内容随着"生物-心理-社会"医学模式的发展不断完善。

全生命周期是指人的生命从生殖细胞的结合开始到生命终止。全生命周期健康管理，是对个体或群体从胚胎到死亡的全生命周期的健康，进行全面监测、分析评估，提供咨询和指导，对健康危险因素进行干预的全过程。

在"生物-心理-社会"医学模式的影响下，从全生命周期视角出发，参考毕生发展观的相关理论和实践，女性全生命周期有以下四个特点。

（1）女性的心身发展过程是持续终生的，女性全生命周期的每个阶段都有其发展任务、发展需求及发展特点，不同年龄阶段都在其生命旅程中扮演着重要角色。

（2）女性的心身发展过程是连续性或非连续性的，是多维度、多方向的。女性的心身发展过程有一定的规律性，但并不是固定不变的。女性的心身发展主要有三个维度：一是生理的发展，如体型、体格、外貌、身体机能；二是认知的发展，如注意力、解决问题的能力、想象力等；三是情绪与社会性的发展，如情绪沟通、人际交往、亲密关系等。同时，女性的心身发展是一个成长和衰退并行的过程，获得和成长在生命前期更明显，衰退和丧失则更多地集中于生命晚期。

（3）女性的心身发展过程是高度可塑的，如智力随着年龄的增长而发生变化，技能随着行为练习展现出更高的水平，一些个体会比另一些个体更容易适应环境的变化等。从心理治疗的角度出发，能更好地理解高度可塑这一特点。

（4）女性的心身发展过程受到多种因素的影响。结合"生物-心理-社会"医学模式视角，可将影响因素分为三类：一是年龄阶段的影响，指的是与女性不同年龄阶段密切相关的事件，如青春期月经初潮、育龄期女性妊娠和分娩等；二是历史时期，即特定时代特征的影响，如战争、经济的繁荣或萧条、文化价值观的变迁；三是非常规的影响，是指一些突破既定规律或约定俗成的事件，如现代部分女性选择晚婚晚育或不婚不育等。

女性从出生到衰老是一个渐进的过程，按照年龄来划分，可以分为婴幼儿期及童年期（出生后到月经来潮前）、青春期（月经来潮到生殖器官大致成熟的时期）、育龄期（卵巢生殖功能和内分泌旺盛的时期）、围绝经期（卵巢功能衰退到生殖器官开始萎缩的时期乃至绝经）与老年期（绝经后数年至死亡的一段时期）。女性在不同的人生时期有不同的组织学、解剖学、生理学变化及心理特点，不同生命周期阶段是女性心身发育、成长的过程，也是影响疾病发生危险因素的累积过程，女性各阶段心身健康管理的防控与干预重点有所不同，主要包括均衡健康的饮食、安全适度的运动、良好的睡眠、稳定的情绪状况和情绪调控能力、良好的人际关系和社会支持等。

在饮食健康方面，儿童期女性需要每天摄入足够的水分和营养物质，以促进身体的生长发育，可以多吃水果、蔬菜、全谷类食品、蛋白质（如鱼、肉、豆类等）以及健康的脂肪（如橄榄油、坚果等）。青春期女性要保证足够的热量摄入，以满足心身快速生长发育的需求，同时要注意粗细搭配和品类多样化。育龄期女性需要保持均衡的饮食，以满足孕产期对营养的需求，同时要控制糖分和脂肪的摄入，以预防孕产期肥胖和心血管疾病的发生。建议围绝经期女性多吃富含维生素 D、钙、铁、叶酸等营养物质的食物，减少咖啡因和乙醇的摄入，适当调整饮食结构以缓解绝经症状。老年期女性的饮食调整以预防老年疾病发生为主，建议多吃富含蛋白质、维生素和矿物质的食物，减少脂肪和糖分摄入，特别需要注意保持足够的水分摄入，以预防脱水。

在睡眠健康方面，规律和健康的睡眠习惯对各个时期女性的心身健康都有重要意义。儿童期女性要保证每天有足够的睡眠时间，在这个时期培养良好的生物钟是非常重要的。青春期女性要特别注意睡眠的质量，当前青少年对于网络、手机的使用率越来越高，要尽量避免睡前使用手机等电子设备，保持安静、舒适的睡眠环境。育龄期女性因孕产期的特殊心身状况容易出现入睡困难、睡眠中断、早醒等睡眠困扰，更建议在自行调整效果不佳时及时寻求专业帮助。围绝经期女性常要兼顾工作、家庭生活等多方面事务，要避

免过度疲劳和不适症状。老年期女性多出现睡眠减少等情况，要注意避免不舒适的睡眠姿势和环境对心身健康的影响。

在情绪健康方面，需要为儿童期女性创造一个稳定的家庭环境，让儿童感受到安全和温暖；鼓励儿童表达自己的情绪和感受，尊重他们的情感；提供积极的反馈和鼓励，帮助儿童建立自信心和积极的自我形象。对于青春期女性来说，应理解和尊重青少年的情绪变化，给予支持和鼓励，提供适当的自主权，让其感受到自己的力量和价值；与其建立开放、坦诚的沟通渠道，帮助他们应对情绪问题和挑战。婚育期女性需要特别注意与伴侣建立稳定的情感关系，共同应对婚育压力和挑战；保持积极的心态和生活态度，为孩子树立良好的榜样；关注自己的情绪健康，寻求适当的支持和帮助。围绝经期女性在情绪健康方面，要理解和接受自己的情绪变化，避免过度压抑或忽视；与亲朋好友分享自己的感受和经历，寻求支持和理解；积极参与社交活动和兴趣爱好，保持积极的生活态度。老年期女性需要维持积极的心态和生活态度，避免孤独和失落感；与家人和朋友保持联系，分享生活的细节和感受；适当参与社会活动和志愿服务，保持与社会的联系和价值感。

在人际关系和社会支持方面，对于儿童时期来说，母婴依恋关系、父母的夫妻关系、家庭环境等因素都是此阶段心身发展的重要影响因素。建立良好的家庭关系，尊重儿童，建立良好的沟通，让儿童得到足够的关注和爱护；也要重视培养社交技能，鼓励儿童与同龄人互动，培养他们的社交技能，让他们学会分享、合作和解决冲突。青春期是心身发展变化较大的阶段，是建立积极人际关系的重要时期，也是心理健康问题的高发期。应该鼓励青少年参加社交活动，与同龄人建立深厚的友谊；也要鼓励他们寻求家长、老师或专业人士的支持，并学会寻求帮助；要关注青少年的情绪状态，鼓励他们表达自己的感受，

并寻求适当的支持。维护亲密关系是育龄期女性心身保健的重要内容，应该关注与伴侣的亲密关系，确保双方互相尊重、理解和支持；这个阶段的女性可能会面临许多挑战，如妊娠、分娩、育儿等，应该建立广泛的社会支持网络，包括家人、朋友、社区和线上社群；还要有照顾好自己的自我心身健康保健意识，如适当的运动、充足的睡眠等。围绝经期女性可能会出现一些身体和心理问题，如潮热、睡眠障碍、情绪波动等，但不意味着衰老和失去活力。应该与家人、朋友和社区保持联系，分享自己的感受和经历；保持积极的生活态度，参与社交活动、学习新技能或追求个人兴趣爱好；及时寻求专业医疗、心理咨询与治疗的支持。老年期女性因孤独和隔离往往需要更多的支持和照顾。应该鼓励其参与社交活动，与家人、朋友和社区保持联系；了解并利用社区资源，如志愿者组织、老年活动中心、医疗保健机构等；提高其关注心身健康的意识。

此外，在女性的各个人生阶段，还有一些需要特别关注的心身保健事项。如儿童期女性会出现夹腿综合征等情况，这一时期预防意外伤害、提高女童的自我保护意识和能力及建立健康的性教育观念是很重要的。青春期女性的心身保健要特别关注到压力的应对，尤其是学习压力；关注到同伴关系和亲子关系的影响；关注到如何正确看待青春期的生理发育、异性交往、预防不当性

行为、妇科疾病等。婚育期女性的心身保健需要特别重视夫妻亲密关系的质量、女性生育意愿、孕产期女性职业发展等，这一时期心身保健工作的开展还需要考虑到产妇心身恢复、家庭内代际关系等。围绝经期女性的心身保健要提高其对绝经综合征等疾病的正确认识，提高其对定期体检包括心理状况监测，及早预防和及时发现常见的妇科疾病、心血管疾病等躯体疾病，以及焦虑、抑郁等常见情绪障碍的重要性的认识；家庭压力和职业压力也是围绝经期女性心身保健需要关注的内容。老年期女性的心身保健可以重点关注睡眠认知教育等睡眠保健相关内容；高血压、糖尿病等慢性疾病也是老年期女性常面临的问题；退休、亲密关系丧失、社会支持缺乏等也是老年期女性心身保健的重点内容，可选择社工工作与心理保健工作结合的途径开展工作。

个体的心理健康状态和需求都是独特的，女性的心身状态也有别于男性的特征，着眼于女性全生命周期的心身健康管理，一定要关注到女性群体的普适性、规律性的心身特点，也要重视每位女性的个性化特点与保健需要。个性化的心理保健可以更好地满足不同个体的需求，针对个人需求和特点提供更具体、更有效的心理保健方案和干预措施，从而更好地提高个体心理健康水平、预防或缓解心理问题。

（张达明　霍璐瑶　郭若蘅）

参考文献

[1] 王国芳，郭雯. 西方女性心理学近十年的研究回顾与展望. 心理科学，2013，36（5）：5.

[2] 梁晓峰. 慢性病防控与全方位全生命周期健康管理. 人口与计划生育，2016（10）：2.

第二节　女性心理学研究

女性心理学的研究对象是女性的心理特征和心理活动规律，其研究目的是更好地让女性了解自身心理活动的客观规律，以便科学地指导自我

实践，增进女性的个人幸福、家庭美满和社会稳定。总体来说，女性心理学研究的主要内容有以下三个方面。

1. **两性的生理和心理特质差异** 两性差异研究是女性心理学早期研究的主要内容，当前对性别差异的研究范围逐步扩大，不仅涵盖男性与女性不同的生理机能、脑功能、激素等，两性间认知、情绪、行为、人格、能力等方面的一致性与差异性也成为女性心理学研究的重要内容。

2. **女性特有的心身健康问题** 基于女性与男性不同的生理特点，女性需要面对月经初潮、妊娠、分娩、母乳喂养等独有的生命历程，还可能经历流产、选择辅助生殖等事件，这些都与女性的心身健康密切相关，也是女性心理学研究的重要内容。

3. **女性的社会角色与社会心理** 随着历史文化进程的不断发展，政治基础和经济条件的不断变化，女性的社会角色和社会分工有所不同；在不同的国家、民族、地域，女性的社会地位和社会属性也不同。涵盖女性恋爱心理、婚姻心理与家庭心理、女性犯罪心理、女性教育与职业发展等内容的女性社会心理学也是女性心理学研究的重要组成部分。

一、早期性别比较研究

欧美国家着手女性研究较早，这与美国的民权运动和妇女运动有关。随着女性研究的国际化，以消除种族、性别和阶级不平等为最终目的，建立了以女性为主体的研究方向。中国台湾的女性研究受美国影响最多，大陆的女性研究则要更晚些。

早期许多专家对男女的各种身体和心理特性进行了定量研究，这是女性心理学研究的萌芽阶段。后来，美国机能主义心理学的学者们运用测验的手段，使女性的心理特征得到了更完备的描述。然而，这一时期的研究是零散的，没有明确提出"女性心理学"这一研究课题，只是在其他研究中间接地探讨过女性心理学的有关问题，其研究的目的不是以客观的科学态度来探求女性心理的发展规律，而是把科学方法当成了论证传统观念的工具。

性别比较的早期研究主要集中在性别差异上，造成男女心理和行为表现差异的影响因素主要包括生理遗传因素、社会文化因素和个体动机因素。男女心理和行为上的差异，可能是这三种因素交互作用的结果。

1. **生理遗传因素** 人类性别分化是由性染色体的差别所决定的。除了决定个体性别外，研究者还发现了某些与两性差异有关的遗传现象。例如，1958年，研究者在人类染色体上发现存在与空间知觉能力直接相关的隐性基因，约50%的男性具有这一性状，而具有这一性状的女性只有25%。这个结果可以部分地解释男性空间知觉能力优于女性的性别差异。侵犯性行为与两性激素的分泌有直接相关。研究发现，雄性激素在婴儿期就开始使个体男性化，如果婴儿期女婴的雄性激素超过正常水平，则不仅在生理上表现出男性化，而且在行为上也表现出男性化倾向。生理遗传因素从根本上决定了两性的先天行为和优势取向。生理会影响心理，进而影响行为表现。另外，承认生理遗传因素的作用并不是否定后天环境的作用。研究表明，不同的文化背景和抚养方式，可以扩大、缩小甚至消除空间知觉上的两性差异。

2. **社会文化因素** 社会文化对两性日常生活中的行为要求具有不同的取向，如女性要文静、男性要勇敢等。由于人出生后到成年的十几年里，较长的依恋和学习成长时间为社会文化充分影响人的成长、成熟创造了充足的条件，因此社会文化往往会潜移默化地、成功地塑造一个社会文化期望的个体，从而造成社会普遍认为的男女性格和行为上的差异。

3. **个体动机因素** 一个人的行为表现通常直接取决于两个因素，一个是能力，另一个是动机。能力决定一个人能不能，动机决定其想不想，单纯的能力是不能带来成功的。密歇根大学的杰基·埃克尔斯教授对男性与女性的成绩差异进行了长达数十年的跟踪研究。她发现，女性在数学和自然科学课程上的表现毫不逊色。她认为，动机才是影响男女表现差异的关键因素，这也可以部分解释为什么与男性相比，一些学习、工作成绩优秀的女性结婚后发展欠佳。动机长时间的持续作用不同，必然造成两性在发展上的差异。

二、女性心理学研究现状

目前，国内外女性心理学研究呈现出多元化、交叉化的特点，不断扩展和丰富研究内容，跨学科交流也逐渐增加，研究方法也从单一向综合转变。

随着社会进步和各学科的融合发展，女性心理学关注的重点逐渐从男女心理现象的差异性向女性的心理发展和心理卫生、女性的情绪、女性的成就动机等领域延伸。同时，性别差异不再是女性心理学研究的唯一关注点，女性心理学研究从女性整体向特定的女性群体分化发展，如特定行业的女性从业人员、受虐待的女性群体等。此外，女性不同成长阶段的心身状况也成为女性心理学研究的重要内容，如幼儿期女性心理、妊娠期女性心理等。

（一）我国女性心理学研究现状

我国女性心理学的研究对象广泛，研究主题丰富，研究方法多样。根据女性心理发展过程中不同的特点，针对处于不同人生时期的女性有不同的重要课题，从而衍生出不同的研究。

1. 我国女性心理学研究概况 目前我国女性心理学的研究范围广，研究对象按照纵向时间分布可大致归类为未成年女性、青中年女性与老年女性。各年龄段相关研究如下。

（1）未成年女性：因特殊的社会地位与心身发育状况，研究主题大多围绕未成年女性的学业教育和心理发展，研究内容主要为描述未成年女性的心理发育状况、所处的社会环境，尝试探求其影响因素，并提出干预方法与解决问题的途径。

由于我国未成年人心理健康水平普遍较低的现状，近年来有关未成年女性的研究中，涌现出许多与未成年女性心理健康状况相关的研究，如月经变化对于未成年女性心理健康状况的影响，分析未成年女性心理健康现状，探索未成年女性负面情绪的干预措施等。除关注未成年女性的心理健康状况外，未成年女性的心理发展也是一个重要的研究方向。相较于成年人，未成年人的心理发展受外界环境因素的影响更为深刻，包括家庭环境、同伴关系、学校环境等。

（2）青年女性：青年女性完成了初级社会化，从学校步入职场，开始承担家庭责任与社会责任，因此对于青年女性心理的研究主题多围绕家庭、女性生育、职业、高等教育等内容。其中，职业女性心理和女性生育心理更是主要的研究方向。关于职业女性的研究大多与职业女性的心理品质、职业女性的心理健康状况有关。女性生育意愿的影响因素、女性妊娠期心理健康的相关因素、女性围产期心理问题或心理疾病、产后亲子关系等，都是女性生育心理研究中比较热门的研究主题。

特别值得注意的是，因为被试取样的便利性，我国对于高等教育女性心理状况的研究极多，如女性恋爱心理、女性心理健康状况、生活事件和心理压力状况、女大学生的社会化即就业心理，并尝试找出原因与提出对策。

（3）中老年女性：围绝经期女性心理是研究中年女性心理的一个重要的课题。生理状况的急剧变化会对处于该时期女性的心理产生相当大的影响。因此，我国围绝经期女性心理相关研究的内容大多与女性的生理变化相关，如围绝经期疾病对于女性心理和情绪状态的影响、围绝经期心理和情绪变化、围绝经期患情感障碍的影响因素，并尝试寻求防治与干预围绝经期女性心理障碍的方法。

关于老年女性的专项研究较少，研究主题大致可分为两个方向，一是老年女性的心理健康水平，二是老年女性的晚年生活心理体验。老年女性的心理健康大多与躯体疾病具有密切的联系，包括老年尿失禁女性患者的心理危机、老年女性心理疾病的影响因素等。而关于老年女性的晚年生活心理体验的研究，主要描述和分析老年女性的情绪体验，如老年女性的家庭心理支持与孤独感体验的相关关系、老年女性空虚感体验的来源等。

2. 当前我国女性心理学存在的问题 总体来看，目前我国女性心理学的研究数量并不稀少，研究主题、研究对象具有多样性，但仍存在一些不可忽视的问题。

（1）女性心理学的相关研究理论尚不成熟。女性心理学是涉及心理学、医学、社会学、历史学、人类学、发展心理学和文化研究等多个学科的交叉学科，在西方已成为心理学的重要分支之一。我国的女性心理学相关研究开展时间尚短，女性心理学的相关概念、理论研究尚未取得心理学界的一致认可，女性心理学研究还未形成规模和体系，研究主题局限在几个热门的主题中，其他主题涉及较少。

（2）女性心理学的相关研究手段和方法还有待发展。以往的研究方法多以经验描述为主，应用实证性的科学方法和量化的手段较少。在检索到的相关文献中，其研究方法大多为量表测验法，研究方法较为单一。

（3）研究结论具有不确定性。使用相同的研究变量，选择同样的研究群体，但得出的研究结论有所差异，甚至出现相互矛盾的研究结论，说明研究的准确性差，研究效度低，并且无法找出研究变量之间的明确因果关系，大多是因素间相互影响的相关性结论。

（4）女性心理学的研究结果缺乏与实践应用的结合。所有科学研究的最终目的都是将理论结果应用于实践过程中，促进社会前进与发展。目前国内研究已经能够得出有效结论，提出切实问题，但其研究结论与实践结合较少，缺乏具体的实践指南，对现实的指导作用与指导意义都还不够明确。

（5）女性心理学研究中存在不可忽视的社会性别偏见、女性刻板印象及研究话语权的偏颇。当前社会中仍然存在对女性的刻板印象和性别偏见，如职场女性的应聘和升职常受到婚育状况的影响，消费社会下建构的审美对女性提出了身材、外貌等要求，都会对女性的心身健康、对女性心理学的发展和完善产生影响。同时，当前男性在学术界和研究领域拥有比女性更高的话语权，在心理学的研究中，女性研究者的声音和经验往往被忽视或低估。

（6）女性心理学研究易忽视我国文化背景和文化现象的影响，缺乏代表性和本土性。我国当前的女性心理学研究更多地从介绍和引入西方的相关研究入手，借鉴其研究方法和思路等，在一定程度上忽视了我国的文化环境、社会进程等宏观背景，缺乏一定的本土性。同时，当前的研究更多地把重心和视角聚焦于城市女性，而忽略了农村女性的特质和重要性，如在劳动力参与、家庭生育和教育责任等内容上，农村女性都发挥了不可替代的作用。

（二）国外女性心理学研究现状

国外的女性心理学发展程度较高，很多心理学家和科研工作者注入了自己的理解，来更好地解释理论、转化及应用到实处，对于相关领域的研究及产出也层出不穷。20 世纪女性心理学研究主要涉及男女两性心理过程、语言和智力等方面的差异、女性心理的发展与性别分化、女性的心理卫生、女性的情绪、成就动机等内容。例如，1997 年 Fredrickson 和 Roberts 提出客观化理论，将其作为一个综合框架，用于理解女性的社会化和性客观化经历如何转化为心理健康问题。进入 21 世纪后，西方女性心理学在研究对象上呈多样化的特点，从主流群体向弱势群体转变，注重人生全程和种族多元性。不同种族、不同年龄阶段、不同生理阶段或生理状态、不同社会地位、不同国家、不同宗教信仰的女性都被纳入了研究者的视野之中，文化多元性视野下的对象扩展，已是必然的趋势。但非西方国家的女性心理学研究仍处于起步阶段，有待大力开展本土化研究和比较性研究。在研究方法上，西方女性心理学研究尽管在叙事法、话语分析等传统方法之外，注重引入实证和纵向研究，但对于心理学中新出现的方法如事件相关电位（event-related potential，ERP）、功能磁共振成像（functional magnetic resonance imaging，fMRI）等技术运用较少，多元文化背景下研究对象的扩展和研究方法的深化与整合将是女性心理学产生新的理论飞跃基础。

以往女性心理学研究多基于白种人中产阶级女性样本和大学生女性样本，此类研究的结论无法推论到其他种族和社会阶层，而女性群体是多元的、非同质的，这就要求女性心理学研究者扩大研究对象的范围。在这些研究中，不同种族女性受到的性别、种族歧视问题备受关注。研究者们探讨了性别与种族歧视的积累效应、歧视知觉与心理困扰之间的关系、集体中的女性和身为个体的女性对歧视知觉的不同观点，建构了美国非裔女性的压力模型，为进一步解决性别、种族歧视所带来的各种心理问题提供了理论基础。

另外，也有研究者从女性患病的方向来探索女性的心理学改变。对有特殊疾病女性的研究表明，乳腺癌患者的不同应对策略与心理社会适应程度有关；系统性硬化病女性的饮食障碍与对"美"的社会文化标准的内化、身体监督、身体羞耻感间有正相关。对处在特殊生理阶段女性的相关研究发现，5 种 ^{1}H- 核磁共振（nuclear magnetic resonance，NMR）代谢物（丙氨酸、亮氨酸、乳酸、葡萄糖和苯丙氨酸）可能可以作为一种预测工具，用于评估孕期心理健康状况；在向父母身份过渡期间，家庭生活的分工类型对

女性主观幸福感有影响；在失去亲人、临终关怀、精神障碍和认知失调等方面，应为老年女性提供心理服务。一项在澳大利亚妇女健康纵向研究中进行的横断面分析结果显示，与未报告多囊卵巢综合征的女性相比，报告患多囊卵巢综合征的女性的抑郁、焦虑和感知压力增加。压力可能在多囊卵巢综合征、抑郁和焦虑之间的关联中发挥作用，这也提示可进一步考虑女性多囊卵巢综合征的压力评估和管理，从而进行与心理困扰相关的病因探索和治疗。研究对象的多元化显示了多元文化背景下，当代心理学研究更具包容性和开放性。

围产期作为女性的特殊时期，初产妇分娩后的心理适应变化及心理成长水平也需要被认真对待。曾有研究对接受产后护理的 18 名初产妇进行访谈，收集了女性心理适应变化的经历，分为 8 个主题，即价值观的改变、个性的改变、手部技能和时间管理的改变、优先事项的改变、解决问题能力的改变、自尊的增强、社会生活的改变和关系的改变。从访谈研究中发现孕产妇可能面临的重要心理需求，如分娩教育需求、育儿过程的心理适应特征、文化敏感的产前检查和儿童保育等。

在美国，患有阿片类药物使用障碍（opioid use disorder，OUD）的女性人数急剧上升，患有 OUD 的孕妇在成瘾女性中具有独特的特征和需求，更多地存在贫穷、生活环境艰苦的情况，可能受到过去和现在创伤的影响，合并精神疾病的概率很高。孕妇成瘾会损害自身及其胎儿的健康，特别是没有得到充分的治疗时，包括产前保健、药物辅助治疗（medication-assisted treatment，MAT）以及社会和行为保健。此外，这些女性的需求往往未被发现，她们可能不寻求适当的产前和成瘾医疗保健服务，或即使寻求也可能面临全面、正规治疗困难，需要心理学领域的理论、方法、工具和现有知识来改进对孕妇 OUD 的研究、预防和治疗。

有研究者聚焦于社交网络对心理健康的影响，认为过度使用网络社交平台可能会导致负面的心理结果和与外表相关的自我认知不佳。这类研究对长期使用社交网络的干预和教育具有重要意义。同时，身体欣赏与更多参与自拍选择和故意发布相关，而自我客观化与更多参与评估的所有自拍行为相关。身体意象不仅可以作为使用社交网络服务的结果，还可以作为自拍行为之前的动机。

随着女性心理学的蓬勃发展，除研究对象多元化之外，研究方法也逐渐呈现多元化发展趋势。一方面，研究对象和研究内容的多元化要求研究方法的多元化；另一方面，由于"质"与"量"的研究方法各有利弊，所以"新倾向的倡导者主张'混合的方法设计'"，注重质性和量化方法的整合，开展纵向研究。纵向研究主要集中于社会性别角色和性取向的研究。其中，对成年女性的性别人格特质的研究表明，不同种族女性对女性特质的定义含有相同的维度；成年女性的特质更易随年龄、婚姻支持程度、子女数量等发生变化，男性特质更易随工作状况、职业威望的变化而发生变化。一项性取向研究探讨了女性双性恋者从青春期到成年期在行为经验和性取向认同发展过程中的特点，该研究表明，女性同性恋和女性双性恋之间的区别是程度问题而不是类型问题。

综上，国外女性心理学随着时代的更迭与发展，逐渐保留有时代的特色，同时也在吸纳新的研究热点与内容，由时代造就的新的女性心理学内容将在未来得到补充与丰富。

（郭若蕎　霍璐瑶　王淑蕾）

参考文献

[1] 张雪莹. 月经失调对青少年女性心理健康影响的研究进展. 实用妇产科杂志, 2023, 39（1）: 47-50.

[2] 刘子琦. 高中女生数学焦虑的循证心理干预研究. 广州大学, 2022.

[3] 杨芳, 周静茹, 张艳, 等. 特发性中枢性性早熟女童心理社会适应与自我意识, 性别角色的相关分析. 数理医药学杂志, 2023, 36（2）: 110-117.

[4] 黄泽敏. 灵性社会工作视角下职业女性心理韧性提升的小组工作研究——基于重庆Z社区的实践. 南昌: 江西财经大学, 2022.

[5] 李伟波, 谢晶. 妊娠期女性妊娠压力与心理健康现状和社会支持状况相关性分析. 中国妇幼保健, 2021, 36（14）: 3317-3320.

[6] 张淑敏, 魏倩, 张蕴晖, 等. 母亲产后抑郁症状在孕期心理弹性对小婴儿期亲子互动影响的中介和调节作用. 中国公共卫生, 2023, 39（2）: 212-218.

[7] 何春燕, 陈伟丽, 陈柯婷. 围绝经期糖尿病妇女心理情绪状态及影响因素分析. 中国妇幼保健, 2023, 38（6）: 1140-1143.

[8] 尧文利, 周娟慧, 毛新玲. 围绝经期抑郁症女性激素水平及与社会支持度心理类型的相关性分析. 中国妇幼保健, 2022, 37（13）: 4.

[9] 李倩, 胡澂, 寿棘. 围绝经期女性抑郁症发生的生物心理及社会因素分析. 中国妇幼保健, 2022, 37（9）: 3.

[10] 刘梦焦, 霍玉霞, 王敬华, 等. 天津市滨海新区老年女性焦虑抑郁的患病情况及影响因素分析. 中国妇幼保健, 2022（7）: 37.

[11] KATARINA L, SOPHIE L, KIM S, et al. Maternal metabolites indicative of mental health status during pregnancy. Metabolites, 2022, 13(1): 24.

[12] KHOMAMI M B, EARNEST A, LOXTON D, et al. Predictors of hypertensive disorders in pregnancy in women with and without polycystic ovary syndrome: Australian Longitudinal Study of Women's Health. Clinical Endocrinology, 2021, 95(2): 323-331.

[13] KORUKCU O. Psycho-adaptive changes and

psychological growth after childbirth in primiparous women. Perspectives in Psychiatric Care, 2020, 56(1): 213-221.

[14] PREIS H, INMAN E M, LOBEL M. Contributions of psychology to research, treatment, and care of pregnant women with opioid use disorder. The American Psychologist, 2020, 75(6): 853-865.

[15] SHERLOCK M, WAGSTAFF D. Exploring the relationship between frequency of Instagram use, exposure to idealized images, and psychological well-being in women. Psychology of Popular Media Culture, 2019, 8(4): 482.

[16] VELDHUIS J, ALLEVA J M, ANNA J D, et al.

Me, my selfie, and I: The relations between selfie behaviors, body image, self-objectification, and self-esteem in young women. Psychology of Popular Media Culture, 2018, 9(1).

[17] KASEN S, CHEN H, SNEED J, et al. Social role and birth cohort influences on gender-linked personality traits in women: A 20-year longitudinal analysis. J Pers Soc Psychol, 2006, 91(5): 944-958.

[18] DIAMOND L M. Female bisexuality from adolescence to adulthood: Results from a 10-year longitudinal study. Developmental Psychology, 2008, 44(1): 5-14.

第三节　女性心理保健工作概述

健康是促进人类全面发展的必然要求和幸福生活的根基，也是社会经济发展的基础。人民健康是社会主义现代化的重要标志。随着我国经济社会的发展和人民生活水平的普遍提高，无论是各级政府，还是社会各界，都把健康提到了前所未有的高度。中国共产党第十八次全国代表大会（简称党的十八大）以来，以习近平同志为核心的党中央，坚持以人民为中心的发展思想，把人民健康放在优先发展的战略位置，持续深化医药卫生体制改革，不断完善卫生健康体系，我国卫生健康事业从"以治病为中心"向"以人民健康为中心"迈进，努力全方位、全周期保障人民健康。2017年10月18日，习近平总书记在党的十九大报告中提出实施"健康中国"战略，指出"要完善国民健康政策，为人民群众提供全方位全周期健康服务"。2019年6月，国务院印发了关于实施健康中国行动的意见，从国家层面出台了《健康中国行动（2019—2030年）》，围绕"疾病预防"和"健康促进"两大核心，提出将开展15项重大专项行动，促进以治病为中心向以健康为中心转变，不断提高人民健康水平。2020年，《中共中央关于制定国民经济和社会发展

第十四个五年规划和二〇三五年远景目标的建议》中也明确指出，要在"十四五"期间全面推进健康中国建设，把保障人民健康放在优先发展的战略位置，坚持预防为主的方针，深入实施健康中国行动，完善国民健康促进政策，织牢国家公共卫生防护网，为人民提供全方位全周期健康服务。

"体壮曰健，心怡曰康。"世界卫生组织对健康的定义是"一种在身体上、精神上的完美状态，以及良好的适应力，而不仅仅是没有疾病和衰弱的状态"，就是人们所指的心身健康。2022年世界卫生组织发布的《世界精神卫生报告》也提出"没有心理健康就没有健康（There is no health without mental health）"。心理因素和社会因素作为重要组成部分，与生物学意义上的人体健康构成了真正的心身同健康。世界卫生组织还对心身健康提出了八大标准，即"五快""三良"，其中"三良"是良好的个性、良好的处世能力和良好的人际关系。此外，《健康中国行动（2019—2030年）》也指出，心理健康是人在成长和发展过程中，认知合理、情绪稳定、行为适当、人际和谐、适应变化的一种完好状态，是健康的重要组成部分。可见，心理健康是健康的重

要组成部分，关系到广大人民群众的幸福安康，也会影响社会和谐发展。加强心理健康服务、健全心理健康服务体系是改善公众心理健康水平、提升公众幸福感的关键措施，也是促进社会和谐稳定的必然要求。

我国女性人口约占人口总数的一半。随着社会的发展和进步，女性的心理保健服务需求日益明显，女性的心理健康问题也给家庭幸福、社会稳定带来挑战。《中国国民心理健康发展报告（2017～2018）》显示，女性抑郁、焦虑等情绪障碍发生率高于男性。国内外的相关研究也表明，青春期、孕产期及围绝经期女性的心理健康问题高发：青春期抑郁症状检出率为 20.1%；妊娠期女性在孕早、中、晚期焦虑症状筛查阳性率分别为 20.9%、12.1%～14.8%、12.6%～13.2%，抑郁症状筛查阳性率分别为 27.6%、20.9%～21.1%、17.7%～20.1%；女性在围绝经期发生抑郁的危险是绝经前的 2.5 倍，10%～40% 的绝经综合征患者表现为焦虑或抑郁。关注女性心理健康状况至关重要也迫在眉睫。

一、女性心理保健的工作内涵

心理健康是女性健康的重要组成部分。受社会地位、经济收入以及特殊的生理状态（月经、妊娠、分娩等）等因素的影响，女性存在较多与之相关的心理问题或心身障碍，如经前紧张征、孕期焦虑、孕期或产后抑郁、分娩恐惧等。2022 年世界卫生组织发布的《世界精神卫生报告》指出，在所有国家精神疾病都非常普遍，但针对精神疾病的服务却存在严重不足，心理健康服务状况远远不能满足人民群众和经济建设的需要。在心理卫生服务不足的人群中，女性占据一定比例，与男性相比，女性在精神健康问题上的疾病负担更高，特别是在抑郁障碍和焦虑障碍方面。例如，世界卫生组织于 2017 年发布的《抑郁症

及其他常见精神障碍》指出，中国抑郁症女性患者占总患者数的 60% 以上；《2022 年国民抑郁症蓝皮书》也指出，抑郁症患者中，女性占比高达 68%。因此，女性的心理保健需求更应引起全社会的关注，女性心理保健工作也亟须进一步加强。加强心理健康服务、健全社会心理服务体系迫在眉睫。

心理保健工作的主要目的是要运用心理学、医学、社会学等多学科的理论和方法维护个体及群体的心理健康和人格健全，预防或减少各类心理行为问题、心理疾病和精神障碍的发生，促进良好的社会适应能力和自我发展，提高生活质量。因此，心理保健工作既包含了一般人群的心理健康促进和心理科学知识普及，也包含了对个体心理障碍和心理疾病的咨询、预防、早期发现、治疗和康复；同时，还要根据不同年龄段人群的心理特点以及工作、学习和生活的特征与需要，制订相应的心理保健原则、措施和方法。

近年来，随着我国心理保健工作不断发展，女性心理保健工作也从医学视角向多元化、多学科（包含心理学、社会学）转变，从重性精神障碍的治疗向一般心理问题的全覆盖服务转变，从关注治疗向关注预防和康复的全过程服务转变，形成中国式现代化的心理健康观。《妇女心理保健专科建设和管理指南》指出：女性心理保健是为青春期、孕产期及更老年期等特殊生理时期的女性，提供心理评估和心理咨询；为有心理问题或障碍者提供心理干预、转诊及随访；开展健康教育，普及心理保健知识，预防心理疾病。《中国妇女发展纲要（2021—2030 年）》提出促进妇女心理健康的策略措施，包括要加强心理健康相关知识宣传，根据妇女需要开展心理咨询、评估和指导，促进妇女掌握基本的心理调适方法，预防抑郁、焦虑等心理问题。《世界精神卫生报告》也指出要"向所有人享有心理健康服务转型"，即要加强社区服务，建议将心理健康和精神卫生纳入初级卫生保健，倡导实现预防、治疗和康复

的全流程管理。因此，各级各类医疗机构应聚焦于全生命周期女性的心理保健服务需求，为女性提供三级预防层面的综合性、系统性心理保健服务。在心理健康和精神卫生服务体系建设中，重点关注青春期、孕产期、围绝经期和老年期女性的心理健康，并强化心理咨询和治疗技术在女性保健和疾病防治中的应用。

二、加强心理保健工作的相关政策支持

近年来，我国政府不断重视心理健康工作，尤其是党的十八大以来，心理卫生工作受到了前所未有的重视和发展，心理健康和精神卫生工作已经被纳入全面深化改革和社会综合治理范畴。2016 年 8 月，习近平总书记在全国卫生与健康大会上提出要加大心理健康问题基础性研究，做好心理健康知识和心理疾病科普工作，规范发展心理治疗、心理咨询等健康服务。同年 10 月，中共中央、国务院印发《"健康中国 2030"规划纲要》，提出要加强心理健康服务体系建设和规范化管理，并将"合理膳食""控烟限酒""促进心理健康"等共同列为塑造自主自律的健康行为内容，要加强对抑郁症、焦虑症等常见精神障碍和心理行为问题的干预，加大对重点人群心理问题早期发现和及时干预力度。

为全面贯彻落实《中华人民共和国精神卫生法》《中华人民共和国国民经济和社会发展第十三个五年规划纲要》《"健康中国 2030"规划纲要》等法律、政策要求和习近平总书记在全国卫生与健康大会上关于加强心理健康服务的指示精神，2016 年 12 月，国家卫生和计划生育委员会等 22 个部门共同印发《关于加强心理健康服务的指导意见》，提出了加强心理健康服务的基本目标、重点领域和重点问题等，还提出要全面加强儿童青少年心理健康教育；关注老年人、妇女、儿童等重点人群心理健康服务；精神卫生专业机构、妇幼保健机构和基层医疗卫生机构都要

进一步加强医疗机构心理健康服务能力。这是我国第一个加强心理健康服务的宏观政策指导性文件，对于提升全社会对心理健康问题的重视具有十分重要的意义，22 个部门联合印发也充分体现了心理健康服务涉及社会生活的方方面面，具有广泛的社会性和普遍性，是全社会共同的责任。2018 年，国家卫生健康委员会等 10 个部门联合印发《全国社会心理服务体系建设试点工作方案》，围绕建立健全服务体系、工作机制等工作目标，对基层社区、学校、机关、企事业单位、医疗机构等提出具体试点目标，指出妇幼保健机构要将心理健康服务融入孕前检查、孕产期保健、儿童保健、青春期保健、更年期保健等工作中。

此外，《中国妇女发展纲要（2021—2030 年）》将"妇女心理健康素养水平不断提升。妇女焦虑障碍、抑郁症患病率上升趋势减缓"作为主要目标之一，并制定了具体的策略、措施；在 2022 年国务院办公厅印发的《"十四五"国民健康规划》中，也明确提出要完善心理健康和精神卫生服务，促进心理健康。这些政策均反映了政府对女性心理健康的关注程度进一步提高。习近平总书记在党的二十大报告中进一步强调"重视心理健康和精神卫生"。这对新时代做好心理健康和精神卫生工作提出了明确要求。2022 年 10 月 30 日修订通过的《中华人民共和国妇女权益保障法》中也提出，国家要采取必要措施，开展经期、孕期、产期、哺乳期和更年期的健康知识普及、卫生保健和疾病防治，保障女性特殊生理时期的健康需求，并为有需要的女性提供心理健康服务支持。

综上，近年来，特别是党的十八大以来，在以习近平同志为核心的党中央坚强领导下，在各地各部门共同推动下，在全国广大一线工作者的积极努力下，我国心理健康和精神卫生工作的目标、方向、路径更加清晰，服务体系更加健全，社会心理综合服务机制建设取得了积极进展。一

系列的顶层制度设计和政策支持，为进一步加强和推动女性心理保健工作提供了良好的政策支持环境，我国的心理健康政策也形成了由上而下、由点到面、逐步落实的转化路径。因此，女性心理保健工作也迫切需要从公众认知、健康教育、患者救治、服务管理、社区康复、救助保障等全流程加大工作力度，以适应人民群众快速增长的心理健康和精神卫生需求。

三、我国女性心理保健服务的开展现状

2018 年，受国家卫生健康委妇幼健康司委托，中国疾病预防控制中心妇幼保健中心（现为国家卫生健康委妇幼健康中心）在全国 30 个省（区、市）对 500 余所妇幼保健机构妇女心理保健工作现状的调查结果显示，我国妇幼保健机构开设妇女心理保健门诊的比例为 20.2%（省级、地市级、县区级机构的妇女心理保健门诊开设比例分别为 66.7%、36.4% 和 11.2%）。妇女心理保健门诊开设呈现区域差异，华东地区、西南地区、华北地区开设比例明显高于东北地区。各级妇女心理保健门诊都设置了心理评估室和心理咨询室，且独立设置的门诊比例超过了 50%；省级和地市级妇女心理保健门诊设置心理治疗室的比例超过了 50%，但各级妇幼心理保健门诊设置团体心理辅导室的比例均不足 30%。大部分妇女心理保健门诊均配备了心理测评工具、电脑和多媒体投影仪等设备，超过 40% 的省级和超过 30% 的地市级妇女心理保健门诊还配备了生物反馈治疗仪，超过 10% 的省级和超过 20% 的地市级妇女心理保健门诊还配备了经颅磁刺激设备，具备单向玻璃、音像设备等心理督导教学条件的妇女心理保健门诊比例超过了 10%。

调查显示，平均每所妇女心理保健门诊有 2.6 名卫生技术人员（省级、地市级和县区级分别为 3 人、2 人和 2 人），且以本科或研究生、中高级职称为主。心理咨询师是各妇女心理保健门诊从业人员的构成主体，具备精神科医师资质的人员超过 10%，且主要集中在省级和地市级妇女心理保健门诊。此外，妇女心理保健门诊的医务人员以兼职人员为主，尤其是在地市级和县区级妇幼保健院，兼职人员比例超过了 60%。

大部分妇女心理保健门诊的服务对象涵盖了全生命周期女性，包括围绝经期女性、青春期女性和育龄期女性等。心理测量、心理评估、心理健康指导、针对个体的心理咨询和干预、妇女心理健康教育是妇女心理保健门诊的主要服务内容，而开展团体心理干预、随访、转诊等内容的门诊相对较少。各妇女心理保健门诊已经基本形成了转介机制，长期合作的转介机构多数为当地精神卫生中心或综合医院的精神心理科。此外，各级妇女心理保健门诊已经基本建立了相关管理制度，制定并落实了岗位职责相关制度、诊疗常规/规范制度、门诊相关管理制度等，超过 40% 的妇女心理保健门诊建立了风险防范预案/应急预案。能够在妇女心理保健领域开展相关科学研究的妇女心理保健门诊主要集中在省级和部分地市级妇幼保健机构，且以中部、东部地区为主，具有较为明显的地区差异，妇女心理保健门诊的整体科研能力需要进一步提升。

妇女心理保健门诊在工作中遇到的困难和问题主要集中在缺乏相应设备、人员数量不足、缺少专门针对妇女心理门诊人员的培训、就诊人员少等。省级妇女心理保健门诊面临的首位问题是人员数量不足，而县区级妇女心理保健门诊面临的首位问题是缺少专门针对妇女心理门诊人员的培训。

四、加强女性心理保健的实践和举措

良好的女性心理保健服务可以有效缓解心理不适和症状，提高生活质量和幸福感，是应对老龄化社会的一项重要医疗保健措施。为进一步规范女性心理保健服务和管理，促进全国女性心理

保健专业学科发展、提高心理保健服务质量和水平，近年来，国家卫生健康委妇幼健康中心在国家卫生健康委妇幼健康司的领导下，围绕进一步规范女性心理保健工作、提升女性心理保健工作内涵等内容开展了系列工作。

1. **起草技术文件，提升服务能力** 在参考国内外相关循证医学证据的基础上，以三级预防为核心内容，组织起草《孕产妇心理健康管理专家共识》，内容涵盖了孕产妇心理健康促进、孕产妇常见心理问题的筛查与评估、基本处理、随访管理等，并提出了综合、全面、具体可行的孕产妇心理保健建议，供开展孕产期保健服务的卫生专业人员和卫生机构参考使用，共同促进孕产妇的心理健康。同时，为指导医务人员针对更年期女性心理健康问题开展三级预防保健工作，以达到早期发现、早期诊断、早期治疗、防止疾病复发的目的，在参考国内外相关循证医学证据的基础上，组织制定了《更年期女性心理健康管理专家共识》，内容涵盖更年期女性心理健康促进、心理健康高危因素的识别、常见心理问题的筛查与评估、基本处理原则与方法等，共识自发布以来，已供全国开展更年期保健服务的卫生专业人员和卫生机构参考使用。相关共识的起草和开发，为医疗机构进一步规范女性心理保健服务流程、丰富服务内涵、提升服务质量提供了有力的参考依据。

针对孕产妇的心理、生理特点，从整体健康促进角度出发，组织出版了《孕产妇心身健康指导手册》，手册侧重于心理与生理健康促进、营养运动指导、心身健康问题以及家庭亲子关系的处理等内容，帮助提升孕产妇心理、躯体健康知识知晓水平和心身保健能力等，为全国各级各类医疗保健机构医务工作者开展孕产妇心身健康促进工作提供了实用的参考工具。此外，还积极引进世界卫生组织的《孕产期抑郁管理手册》等国际技术文件，并制作了标准化培训课件，为进一步提升我国孕产期心理保健服务水平提供了重要参考。

2. **开展科学研究，促进学科发展** 开展女性心身健康干预技术评估研究、全国多中心孕产妇心理健康状况前瞻性随访研究、母儿心身健康状况追踪观察研究、孕产妇不同时点心理健康量表常模研究、女性心理保健服务模式研究、孕产妇体质测试指标体系构建研究、孕产期抑郁症筛查的卫生经济学评价研究等科研工作，为全面了解我国女性心理健康状况、构建心理保健服务标准、出台加强心理保健相关政策等工作提供了有力的参考依据。

3. **开发标准化课程，推广适宜技术** 先后开发女性心身保健适宜技术系列课程，包括医务人员减压课程、孕产妇幸福孕育课程、青少年心理健康标准化课程、围绝经期减压课程、不孕不育减压助孕课程、孕产妇心理减压课程、基于积极心理学的孕产妇团体心理辅导课程等，并开展了线上、线下多种形式的师资培训。出版《孕产妇心身健康指导手册》《青少年积极心理学手册》等专著，供各地在开展女性心理保健工作中参考。此外，2016年中国疾病预防控制中心妇幼保健中心郑睿敏研究团队首次将"正念分娩与养育"课程体系引入中国，并进行了一系列研究来评估其在中国孕妇中的适用性和干预效果。为提高与中国文化的契合度，提高孕妇对课程的依从性，满足中国孕妇的需求，郑睿敏团队对正念养育课程的内容和形式进行了本土化调整，并在此基础上开发了"幸福孕育"课程，旨在促进积极的分娩体验，并缓解中国孕产妇的抑郁、焦虑、压力等心理问题。

4. **开展专项调研，交流推广经验** 为进一步了解各地女性心理保健工作情况，中国疾病预防控制中心妇幼保健中心分别于2018年和2023年对全国各级妇幼保健机构开展了妇女心理保健工作专项调研。同时，为及时了解各地妇女心理保健领域的工作进展，近年来，多次组织专家赴各地开展有针对性的妇女心理保健工作调研，挖掘各地服务特色，总结服务亮点，并在国家级培训班或会议中进行交流推广，从而进一步提升我国妇女心理保健服务的整体水平和能力。

5. 关注孕产妇心理健康 孕产妇心身健康问题高发，发生率较高的心理问题包括抑郁症、广泛性焦虑症和恐慌症等。妊娠期不良的心理状态会通过相关的生理、内分泌、免疫等机制制约全身各系统、各器官的功能，不仅直接影响孕妇的健康，甚至会对胎儿的心身健康造成诸多不良影响，如造成滞产、剖宫产、产后抑郁、新生儿低出生体重和早产等。

近年来，我国陆续出台一系列政策促进孕产妇心理健康工作的发展和完善，针对孕产妇已初步搭建了三级心理保健预防的工作框架，包括通过孕妇学校等为所有孕产妇提供心理健康知识及健康教育；为有心理行为问题困扰和心理疾病的孕产妇提供基本的心理咨询和心理治疗服务；对处于心理危机中的孕产妇建立转会诊机制等。为进一步推动形成全民关注精神健康，支持和参与抑郁症防治工作的社会氛围，提高公众对抑郁症防治知识的知晓率、非精神专科医院医师对抑郁症的识别率，提高抑郁症的就诊率、治疗率，降低复发率，2020年9月国家卫生健康委员会印发了《探索抑郁症防治特色服务工作方案》，明确指出对孕产妇等高危人群要加大干预力度，将抑郁症防治知识作为孕妇学校必备的科普宣教内容，提高孕产妇及其家属的防治意识；将孕产期抑郁症筛查纳入常规孕检和产后访视流程中，由经过培训的医务人员或社工进行孕期和产后抑郁的筛查、追踪；鼓励精神专科医院、综合医院精神科与妇产科及妇幼保健院等医疗机构以联合门诊或远程会诊的形式，为孕产期女性提供专业支持。

在国家政策的指导下，部分地区制定了当地针对孕产妇的政策文件。2018年11月，北京市卫生和计划生育委员会联合北京市财政局发布《关于开展孕产期心理保健工作的通知》，在全市范围内推进孕产期心理保健工作，开展孕期全程

心理健康筛查，评价孕产妇心理健康状况，早期识别孕产妇心理状态，及时治疗或转诊，达到"早发现、早诊断、早干预"的目标。各区卫生和计划生育委员会根据各区自身特点，通过机构合作、医师多点执业等方式建立由区妇幼保健院、区精神卫生保健院所（或区精神疾病专科医院）、辖区综合医院精神科（心理科、身心疾病科）、基层医疗卫生机构广泛参与的孕产期心理保健转介机制。2021年12月，北京市人民政府正式印发《北京市"十四五"时期妇女儿童发展规划》，指出要完善高危孕产妇筛查、转诊、治疗、随访全链条可追溯服务。推广顾问式、一站式孕产妇健康服务，打造现代产房安全分娩模式。深圳市卫生健康委也制定了围产期抑郁筛查与干预项目方案，在孕期和产后评估孕产妇心理状态，实现"早发现、早诊断、早治疗"的目标；此外，浙江、江苏、海南等地也积极出台相关政策加强女性心理保健工作，并将孕产期女性常见心理问题的预防、早期发现及干预作为关注重点。

与此同时，部分地区和妇幼健康服务机构也在积极探索为重点人群提供多种形式的心理保健服务。

1. 探索将心理保健服务融入常规保健工作中 现阶段已有部分机构积极探索将孕产妇心理保健服务融入孕产期常规保健中，在一定程度上有效拓展了心理保健的服务范围，促进了心理问题的早发现、早诊断、早治疗，也提升了医务人员对服务对象心身健康的服务意识。

在心理保健服务整合到常规工作的过程中，服务模式和组织形式也呈现多样化的态势。例如，南京市妇幼保健院在院内成立了心理保健工作小组，由妇女心理保健门诊牵头，纳入各科室具有心理咨询师资质等有一定心理专业背景的医护人员，结合各科室日常工作，对全院孕前、孕期、产后女性进行心理状况筛查、咨询及相关治疗，使服务对象能够享受到一站式的心身保健服

务，提升了医疗保健服务的获得感；山西省妇幼保健院针对重点诊疗人群，探索开展了妊娠糖尿病认知行为心理治疗门诊、复发性流产人群减压门诊等心理保健特色专科门诊，为服务对象提供更加规范化、个性化的心理保健诊断与治疗方案。

2. 心理保健服务内容和形式不断多样化　部分医疗机构不断拓展女性心理保健工作的内容和形式。例如，重庆市妇幼保健院为心理保健门诊服务对象提供住院治疗服务，使其能够获得从心理筛查与评估、心理咨询到门诊和住院治疗的心理保健全流程服务。部分机构利用自媒体等平台，通过研究开发在线心理筛查APP、开设网络平台账号等途径，开展健康教育、宣传、咨询和心理筛查等工作，积极拓展心理保健服务的空间和时间，主动发现服务对象。

（杨丽　郑睿敏　杨业环）

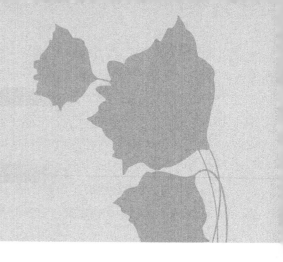

第二章
心理学基本理论

第一节　女性心理活动的生理基础

人的心理行为是遗传和环境相互作用的综合结果。大脑是心理活动的物质基础，大脑研究的不断深入逐渐揭开了心理活动的奥秘。神经系统是人体的重要组成部分，包括中枢神经系统和周围神经系统。神经元是神经系统的基本结构单位，具有接收刺激、传递和整合信息的功能。神经元之间的信息传递主要依赖神经递质，如乙酰胆碱、去甲肾上腺素、多巴胺和5-羟色胺等。这些神经递质参与学习、记忆、体温调节及心血管系统、循环系统、内分泌系统、呼吸系统等的功能，并影响睡眠和情绪变化。神经递质的增减往往是情绪障碍的生理基础。反射是有机体对外界刺激的响应，通过反射弧完成。反射弧包括感受器、传入神经、神经中枢、传出神经和效应器，引起一系列不同的反馈和活动。

人脑主要由大脑、间脑、脑干和小脑组成。不同的大脑区域具有不同的功能，如额叶与随意运动和高级精神活动相关，顶叶与皮质感觉、复杂动作、劳动技能及文字理解相关，边缘叶参与高级神经、情绪、记忆及内脏活动的调节。男性和女性大脑结构的差异是导致心理活动差异的原因之一。

周围神经系统分为躯体神经系统和内脏神经系统。躯体神经系统包括脑神经和脊神经，传递中枢神经系统指令到四肢和皮肤等。内脏神经系统包括交感神经和副交感神经，主要调节内脏、心血管和腺体的分泌等。这些活动不受意志活动限制，是许多女性情绪障碍和躯体不适的生理基础。

女性的思维和心理活动有其特点，如情感丰富、感性、依赖性等。这些特点与男性的心理活动存在一定差异，可能与男女不同的生理结构密切相关。女性的情绪状态深受激素水平的波动所影响，在生命的特殊阶段，体内的激素水平会发生显著变化，如青春期、月经期、妊娠期、哺乳期以及围绝经期，雌激素、孕激素等激素变化会对女性情绪的波动和敏感性产生显著影响。

值得注意的是，情绪的变化也会反过来影响激素水平。例如，情绪状态可能影响下丘脑的功能，而下丘脑功能异常则可能干扰卵巢功能的正常调节。长期存在的情绪障碍可能导致内分泌系统紊乱，表现为月经不规律等，甚至可能引发异常子宫出血、不孕、痛经及乳腺疾病。这样的不良影响可能进入恶性循环，形成持续性的健康问题。因此，女性应当重视维护情绪健康，以促进激素平衡和整体生理健康。

（干承）

参考文献

郝伟，陆林. 精神病学. 9版. 北京：人民卫生出版社，2018.

第二节 心理学相关理论

一、心理学发展史

心理学起源于对心理活动的研究，但随着时间的推移，它的定义经历了多次演变和丰富。19世纪末，美国著名机能主义创始人威廉·詹姆斯提出了"情绪学说"，将心理学定义为对情感、欲望、认知、推理、决定等心理生活现象和产生条件的科学研究。20世纪初期，随着行为主义的崛起，心理学的焦点开始转向可观察和可测量的行为研究。行为主义者如约翰·沃森将心理学视为自然科学的一个分支，强调以"做"和"说"为研究对象，包括习得和非习得的行为。与此同时，在德国出现了格式塔心理学派，其代表人物库尔特·考夫卡将心理学定义为对生物与外部世界接触中的行为的科学研究。这标志着对心理学定义的多元化开始显现。随着认知心理学和现象心理学的兴起，心理学的定义进一步扩展。从规范的"行为科学"到对"内部行为"如思想的关注，心理学的范围逐渐涵盖了更广泛的主观过程。例如，诺曼·穆恩、克拉科与米勒等学者强调，现代心理学涵盖了可观察的行为过程和只能被推知的过程，使得心理学成为更为综合和多元的研究领域。

心理学是一门广泛而深刻的学科，其相关基础理论提供了对人类心智和行为的深刻理解。首先，心理学可以被定义为一门研究行为和心理过程的科学，包括对个体在不同情境下的行为反应、思维模式、情感体验以及记忆等内部心理过程的研究。其次，心理学的定义涵盖了对人类行为背后的原因、模式以及与环境互动方式的探究，以更好地理解和解释人类行为的多样性和复杂性。

随着时间的推移，认知心理学的崛起引入了对内部心理过程的更深入研究。认知心理学关注个体是如何处理信息、思考和解决问题的，推动

了对思维、记忆、学习等心理过程的深刻理解。此外，现象心理学强调主观经验的研究，包括意识、感觉和情感等，为心理学提供了更加全面的视角。

在现代，心理学的定义逐渐演变为"行为科学"，强调对可观察的行为过程和只能被推知的过程的综合研究。这一定义反映了心理学对行为和内部过程全面理解的努力，将注意力从行为主义的狭隘焦点扩展到更广泛的领域。

心理学的基础理论围绕着对行为和心理过程的科学研究，涵盖了机能主义、行为主义、格式塔心理学、认知心理学和现象心理学等多个学派。这些理论共同构建了对人类心智和行为的全面理解，为心理学的不断发展提供了坚实的基础。通过这些理论的探索，心理学得以深入了解人类心理的奥秘，为个体和社会的发展提供了有益的支撑。

女性心理学的发展经历了多个阶段和重要转折，反映了对女性心理状态理解的逐步深化和扩展。19世纪末至20世纪初，在心理学早期阶段，女性心理状态的探索主要受到男性心理学家的主导，如弗洛伊德。弗洛伊德的部分理论，如阴茎嫉妒，有助于更全面地了解和认识早期性别发展和女性心理结构中的阴道嫉妒等概念，但同时也反映了当时的性别偏见和局限性。直到20世纪中叶，第一次女性主义运动兴起后，开始出现对传统心理学的批判，指出其在描绘女性心理和性别差异方面的片面性和歧视性。女性主义心理学家如米勒和赖希等开始提出女性心理学的新视角，强调性别在个体心理发展中的重要性。

20世纪60年代至20世纪80年代，第二次女性主义浪潮带动了女性主义心理学的兴起和发展。此时期的研究开始关注性别角色社会化、性别认同的形成，以及社会文化背景对女性心理健康和发展的影响。研究者开始探索女性的生理经

历如月经、妊娠和围绝经期对心理的影响。20世纪90年代至今，进入到多元化和后女性主义时代后，女性心理学的研究领域和方法变得更加多样化和包容。研究开始关注跨性别心理学、性别多样性、性别与种族、阶级等交织影响下的女性心理健康和心理发展。新兴理论如社会建构主义、后现代主义对女性心理学的理论框架提供了新的视角。

二、心理学相关理论

1. **构造主义** 构造主义心理学派产生于19世纪末的德国，这一时期欧洲自然科学的发展促进了心理学以一门独立的学科从哲学体系中分离出来，同时物理学、化学、生理学的发展从不同的方向推动了心理学向更深层次发展。人们把物理学的概念和研究方法运用到心理学中，把心理活动视为力的活动，视物理规律为心理规律的根源，用物理实验的方法进行心理学实验，产生了心理物理学。19世纪中叶，德国的生理学也达到了很高的水平，由于生理学与心理学的密切关系促进了心理学的发展。化学在当时是注重分析法的一门科学，一些早年曾从事化学研究工作的心理学家，把化学研究中的分析方法应用于心理学研究，形成了心理化学的观点。构造主义心理学就是要求应用化学分析方式方法，分析研究各种心理现象的构造及其相关的基本规律，因此构造主义心理学也被称为元素主义心理学，构造主义心理学家们首创了用实验的方法系统地研究人的心理问题，并且建立了心理实验室，使用和创造了各种实验的设备、仪器和手段，为现代心理学的建立作出了突出的贡献，其中杰出的代表人物是冯特和铁钦纳。

（1）冯特的理论：冯特是构造主义心理学的奠基人，但是在构造主义体系中基本没有涉及女性心理学的内容。冯特的主要观点可包括以下方面。

1）心理学的研究对象：人的直接经验。冯特认为心理学与物理学等其他学科一样研究的对象是经验，心理学与物理学的区别在于心理学研究的是直接经验，即人可以直接体验到的感觉和情感心理过程，是主客观不分、浑然一体的；而自然科学，如物理学的分子、原子等物质的现象，则属于人的间接经验，间接经验是由概念通过人的推论得到的。在这里经验成了心理学和自然科学的统一基础，而经验毕竟是主观的，这种心理学在哲学上的倾向性是显而易见的。

2）元素分析与创造性综合：冯特认为心理是可以而且必须加以分析的，如果把心理分析到最终不可再分的成分，这些成分就被称为心理元素，这种分析的方法称为元素分析。心理元素是构成复杂心理的基本单元，通过联想、统觉进行创造性的综合进而形成心理的复合体。冯特认为心理元素有感情之分，而元素的结合称心理的复合，感觉元素的复合形成不同的情绪状态，同时感觉元素与感情元素又相互影响、相互补充。创造性综合，即通过联想和统觉两种形式形成心理复合体的过程。统觉是把各种感觉连接起来的主动过程，而联想则是被动的不受意志支配的过程。统觉在冯特的心理学体系中占有一席之地，他认为心理元素综合为复合体的过程是由统觉完成的，统觉包括关联、比较、分析和综合等各种组合的过程。

3）心理学的研究方法：实验内省法。冯特研究心理学的方法是实验内省法，即把自我观察的内省同实验结合起来。传统的内省心理学方法是一种古典式的、思辨性的、经验式的内省方法，而实验方法可以使自我观察在可控制的条件下进行精确而严格的测量，这种方法使内省心理学向前发展了一大步，为实验心理学的建立和发展打下了良好的基础。但是由于对经验的唯心主义认识，冯特只注意个人的心理经验，全然不顾客观条件对被试者的意义，主观性很大，使之失去了客观基础，失去了研究的现实意义，因而难以发现心理活动的规律。

总而言之，冯特对心理学是有贡献的，他的心理学体系内容十分丰富，不仅发展了传统的心理学，而且为后代心理学研究开拓了新的领域。

（2）铁钦纳的理论：铁钦纳认为一切科学的对象都是经验。他的主要观点如下。

1）心理学的研究对象：铁钦纳主张心理学的研究对象是经验，但他又不同于冯特的直接经验与间接经验的区分。他认为物理学研究不依赖经验者的经验，而心理学研究依赖经验者的经验，同时他又认为心理不是脑的功能，而身体只是心理的条件，由此又将神经系统与心理割裂开来了，从而复归到早期冯特的"心身平行论"的观点。铁钦纳还进一步说明了经验、心理、心理过程和意识之间的区别与联系，即它们都是心理学研究对象的表现形式，但还是有区别的。他指出虽然心理学的研究对象是心理，但心理学研究的直接对象却往往是意识。铁钦纳主张心理学应该研究心理或意识内容的本身，不应该研究其意义，他坚持心理学是一门纯科学。

2）心理学的研究方法：对于心理学研究对象的观察依赖经验者的经验，因而是一种内部观察即内省。具体地说，内省是对意识经验的自我观察，铁钦纳为内省法规定了种种限制：①只有训练有素的观察者才能进行内省，反对使用未受过训练的观察者。②对于初学者来说，最好是根据记忆进行内省描述，这样内省就变成了回忆，内省考察变成了事后考察，而老练的观察者则会养成一种内省态度，因而其在观察进程中不仅可以在心里默默记住而不干扰他的意识，甚至还可以做笔记。③自我观察包括注意和记录两部分，注意必须最高度地保持、集中，记录必须像照相一样精确。④内省者必须在情绪良好、精神饱满和身体健康，周围环境安适、摆脱外界干扰时，才能进行观察。⑤内省必须是公正无私地描述意识、状态自身，而不是描述刺激本身。最后铁钦纳赞同冯特把内心与实验结合起来的做法。总

之，铁钦纳在心理学研究方法上对冯特的实验内省法加以了改造。

3）心理学的任务和内容：和冯特一样，铁钦纳也把意识经验分析成基本元素，但又在冯特的感觉元素与情感元素之间增添了一个新的意识元素即意象，即人的一切意识经验或心理过程都是由感觉、意象和情感三种基本元素构成的。在这三种意识元素中，铁钦纳研究最多的是感觉，其次是情感，最少的是意象。感觉是知觉的基本元素，包括声音、光线、味道等经验，它们是由当时环境的物理对象引起的。情感是情绪的元素，表现在爱恨、忧愁等经验之中。意象是观念的元素，可以在想象或实验时不存在的经验中找到。铁钦纳的构造主义提供了一个强有力的正统体系，充当了批评的靶子，但铁钦纳却坚持心理学的实验研究方向，为推动心理科学的发展作出了不懈的努力，20世纪20年代构造主义心理学在铁钦纳之后逐渐衰落。

2. **机能主义** 机能主义心理学曾涉及性别差异心理学，机能主义心理学的学者们运用测验的手段，使女性的心理特性得到了完备的描述。然而，这一时期的研究是零散的，没有明确提出女性心理学这一研究课题。

机能主义心理学派与构造主义心理学派相对立，机能主义心理学派与实用主义哲学紧密联系在一起，产生于19世纪末的美国，代表人物是詹姆斯、安吉尔、杜威等。他们吸收了英国贝克莱的主观唯心主义和边沁的功利主义，又借鉴了阿芬那留斯的经验批判主义和达尔文的进化论，创立了实用主义哲学，非常符合当时美国垄断资产阶级的需要，当应用于心理学研究时，就创立了机能主义心理学。他们的心理学有一些共同的特点，例如，都反对构造主义心理学把意识分析为元素；关注心理的作用，而不十分注重心理的内容；重视心理学的应用，而不同意把它当作一门纯理论的科学；主张心理学的任务不仅是要研究一般成人的心理，还应把动物心理、儿童心

理、变态心理等纳入心理学研究的范围。总之，机能主义心理学派强调意识的机能，研究心理现象适应环境的机能和效用，是一个极端生物学化的派别，把人和动物的心理都看作是有机体对环境的适应。

1890年，美国著名哲学家和心理学家威廉·詹姆斯在《心理学原理》中，将当时的心理学知识组织为系统性的学科，所阐述的主题包括感觉、知觉、大脑功能、习惯、意识、自我、注意、记忆、思考、情绪等。此外，他和丹麦生理学家兰格提出了心理学史上最早的情绪理论——詹姆斯·兰格情绪理论。詹姆斯继承了达尔文生物进化论中的生存竞争观点，强调对心理技能和功能的要求，主张心理意识的功能就是指引有机体达到生存所必需的目的；强调心理的非理性方面，认为个人的情绪、需要和欲望决定了人的理性中表现的信仰、概念和推理。这些都反映了他的实用主义倾向。

詹姆斯批评构造主义心理学忽视了意识的最主要特征——只静态地研究意识的结构，而忽略了意识的延续性。他同意心理学研究的对象是意识，意识是像流水一样的，他称之为意识流；是对意识状态的描述和解释，而意识状态是一种"川流不息"的状态，是思想流、意识流或主观生活流，他反对把意识分解为基本元素，认为这样容易破坏心理的整体性，而误解意识是由片段和元素结合而成的。詹姆斯认为心理学的研究工作不应该只局限在实验室内，还要考虑人是如何调整行为与适应环境不断提出的要求的，因此他的部分追随者走向了心理测量、儿童发展、教育实践的有效性等各种应用心理学研究。

詹姆斯认为意识有以下四种状态。

（1）每一种意识都是个人意识的一部分。每一种意识都存在于具体的个人之中，他从个人的经验出发，认为没有任何意识是不属于任何人的纯粹思想，因此在一般条件下处理的意识都应该从个人出发。

（2）意识是经常变化的。没有任何人的经验是不变的，因此一个人的心理状态只能出现一次，即使下一次再出现，也不可能与以前的情况完全相同。如果从意识是常新的角度看，詹姆斯反对意识孤立不变是有可取之处的，但是他借此否定意识中也有相对稳定的东西，进而反对洛克的反映论，则是其不可取的。

（3）每个人的意识都可以感到是连续不断的。每个人的意识状态都是意识流的一部分，尽管意识流有隔断，如睡觉时，但是两个隔断的意识流总是可以取得联系的，一个人的意识不可能把自己的思想与另一个人的思想加以连接。

（4）意识有选择性。每个人的意识之所以不同，是因为每个人都有自己注意的方面，这些注意的方面才可以进入经验，这就是意识的选择性。对同一对象、同一经历，由于人们注意方面的不同而有不同的意识，这本可以从唯物主义反映论的角度加以解释，但是詹姆斯却将其视为纯主观，这难免就陷入了主观唯心主义之中。

机能主义心理学和构造主义心理学两个学派争论的焦点在于探讨心理学作为一门新兴科学的定义和研究方向，然而基于唯心主义的思想基础，他们都未能很好地解决方法学问题。为此，在相持了几十年后，当行为主义心理学派出现后，这两个学派就日渐衰落了。

3. 行为主义 行为主义心理学由美国著名心理学家华生于1913年创立。行为主义心理学派重视可操作的刺激（S）-反应（R）程序，抛弃心理学探讨不可把握且不稳定的意识，反对内因论，坚持以科学的方法客观地面向心理学研究对象和生活，促进了心理学的发展，并对其他社会方面产生了重大的影响。

（1）行为主义的产生：1913年，华生发表了行为主义宣言，行为主义迅速遍及全世界，被称为心理学史上的"第一次革命"，并作为一种具有客观实证意义的心理学流派，在西方长期占有统治地位。华生的典型行为主义学说是经典条件作用理论，斯金纳又确立了经典条件反射和操作条件反射之间的区别。在整个心理学发展过程中，行为主义心理学具有承前启后的作用。

（2）行为主义的主要理论

1）经典条件反射：俄国的谢切诺夫是第一位在行为研究中以严谨的实验取代哲学臆想和偶然观察的学者。他提出，"所有动物和人类的行为实质上都是反射的"。巴甫洛夫通过实验验证了该假说，并形成"经典条件反射"理论。在巴甫洛夫的狗进食的摇铃实验中，他先给狗肉，狗流口水，在这个过程中，肉就是非条件刺激，口水就是非条件反应，非条件刺激和非条件反应的联结就构成了非条件反射，所以这种非条件反射就是人和动物的先天本能，如迎风流泪、膝跳反射、婴儿吸奶等都属于人的先天本能，都是非条件反射。随后巴甫洛夫摇铃，狗不流口水，这种不引起任何反应的刺激称为中性刺激；之后摇铃就给肉，一段时间后，只摇铃狗也会流口水，这是由于作为中性刺激的铃声与非条件刺激的肉联结［强化（reinforcement）］而形成了条件刺激（conditioned stimulus，CS），此时条件刺激和条件反应就构成了条件反射。

条件反射是在非条件反射的基础上经过学习获得的，称为习得行为（learned behavior），是在大脑皮质中建立的暂时神经联系。条件反射过程不受个体随意操作和控制，属于反应性行为，也称经典条件作用。经典条件反射就是在某一中性环境刺激反复与非条件刺激结合的强化过程中，最终形成条件刺激，引起了原本只有非条件刺激才能引起的行为反应。

经典条件反射理论的作用机制：

Ⅰ.强化：指环境刺激对个体反应产生促进的过程。两者结合得越多，条件反射就形成得越牢固。例如，经常生病打针的孩子容易对针头、注射器产生条件反射性害怕和恐惧。

Ⅱ.泛化：指不仅条件刺激能引起个体的条件反射，甚至是与条件刺激相似的刺激也可以引起同样的条件反射结果。例如，长期打针的孩子，不仅看到注射器、针头等会感到害怕，就连看到白大褂甚至是想到医院也会产生害怕和恐惧感情绪。

Ⅲ.消退：指当非条件刺激长期不与条件刺激结合，此时已形成的条件反射便会逐渐消失的现象。例如，一个以前经常去医院打针的孩子，很长时间不再生病去医院了，那他对于针头、注射器、白大褂等医院相关事物的恐惧就可能逐渐消失。

根据经典条件反射理论，所有行为都可以通过经典条件作用机制来塑造，包括社会行为、心理活动、内脏活动，从而衍生出行为治疗，如通过建立条件反射性的松弛反应，以帮助患者克服习得性紧张行为症状。

2）操作条件反射：20世纪30年代由美国行为主义心理学家斯金纳在经典条件反射基础上创立的实验方法。他为研究动物的学习行为，采用精确的测量习得反应技术，设计了一种由动物进行操作活动的实验箱（通常称斯金纳箱），用来测定动物完成压杆或按键活动的特定反应，可训练大鼠、猫、家兔和猕猴等实验动物进行该项操作。实验箱可分为食物性和防御性两种形式。早期的斯金纳箱结构简单，动物通过触按键或按压杠杆获得食物，对动物的操作行为给予强化，从而使动物触按键或按压杠杆的动作反应概率增加。斯金纳认为，这种先由动物做出一种操作反应，再给予强化，从而使受强化的操作反应的概率增加的现象是一种操作条件反射。这种反射与巴甫洛夫的经典条件反射不同。经典条件反射是由条件刺激引起反应的过程，公式为 $S \rightarrow R$；而操作条件反射是首先做某种操作反应，然后得到强化的过程，公式为 $R \rightarrow S$。由此，斯金纳进一步提出，人和动物有两种习得行为：一种是应答性行为，通过建立经典条件反射的方式习得；另一种是操作性行为，通过操作条件反射获得。据此，斯金纳又进一步提出两种学习：一种是经典条件反射式学习，另一种是操作条件反射式学习。两种学习形式同样重要，而操作条件反射式学习更能代表实际生活中人的学习情况。由此看来，斯金纳认为学习过程就是分别形成两种条件反射的过程。

斯金纳通过实验发现，动物的学习行为是随着一个起强化作用的刺激而发生的。他把动物的学习行为推演到人类的学习行为上，认为虽然人类学习行为的性质比动物复杂得多，但也要通过操作条件反射完成。操作条件反射的特点是强化刺激既不与反应同时发生，也不先于反应，而是随着反应发生。

操作条件反射的作用机制：

Ⅰ．正强化：即个体自发做出某种行为后，随即给予一个愉悦的刺激，从而使这种行为在未来发生的频率增加。正强化在行为塑造的过程中有重要意义。例如，老师表扬学习成绩好的学生，父母对表现好的孩子奖励一块糖。

Ⅱ．负强化：即个体自发做出某种行为之后，随即撤去一个消极的刺激，从而使这种行为在未来发生的频率增加。例如，一个曾经受到处分的同学最近表现得好，学校撤去了对他的处分。

Ⅲ．消退：当条件刺激不被非条件刺激强化时，就会出现条件反射抑制，主要有消退抑制和分化。条件反射建立后，如果多次只给条件刺激而不用非条件刺激加以强化，条件反射的反应强度将逐渐减弱，最后将完全不出现。例如，一名学生做了好事，受到老师表扬和同学们的关注会使这种行为加强，但如果大家都对这种行为视而不见，就可能使积极刺激水平下降，导致这种行为逐渐减少。

Ⅳ．惩罚：即个体自发做出某种行为后，随即给予一个消极的刺激，从而使这种行为在未来发生的频率减少。例如，老师批评上课不遵守纪律的学生，家长批评撒谎的孩子。

根据操作条件反射理论，人类许多正常或异常的行为反应、各种习惯或症状，都可以因操作条件反射而形成或改变。该理论在医学中广泛应用，如通过厌恶疗法戒烟等。

4. **格式塔理论** 格式塔是德文"Gestalt"的音译，主要指"完形"，即具有不同部分分离特性的有机整体。将这种整体特性运用到心理学研究中，产生了格式塔心理学，又称完形心理学。格式塔心理学是西方现代心理学主要的学派之一，诞生于德国，后来在美国得到了进一步发展。该学派既反对美国构造主义心理学的元素主义，也反对行为主义心理学的刺激－反应（R→S）公式，主张研究直接经验、意识和行为。强调经验和行为的整体性，认为整体不等于并且大于部分之和，主张以整体的动力结构观来研究心理现象，该学派的创始人是韦特墨，代表人物还有苛勒和考夫卡，完形组织法则是格式塔学派提出的一系列有实验佐证的知觉组织法则。

心理学家科勒的"黑猩猩的顿悟实验"：把黑猩猩放在一个笼子里，笼子外放置了黑猩猩非常喜欢但无法直接拿到香蕉，在笼子里放了两根竹竿，一根粗的、一根细的。黑猩猩试图伸手去够香蕉，但显然伸不到；后来它发现了竹竿，拿起粗竹竿去够香蕉，但仍够不到。最后它发现了细竹竿，将其接到粗竹竿上，终于成功够到了香蕉。第二个实验：把香蕉吊在屋顶上，黑猩猩仍然够不到香蕉。在房间里放了竹竿，黑猩猩试了几次后停止尝试，开始安静观察周围的环境，发现了一个大箱子，将其推到香蕉下面，站到箱子上，用竹竿取下香蕉，终于成功吃到了香蕉。这些实验揭示了一个重要现象：黑猩猩在解决问题时，需要对周围环境进行知觉和理解。它们意识到香蕉太远、太高，需要借助工具才能解决问题。这启发了人们在面对困境时，首先要全面分析情境，理解各条件间的关系，才能找到解决问题的最佳途径。

在格式塔心理学中，真实的自然知觉经验是组织的动力整体，感觉元素的拼合体则是人为的堆砌，因为整体不是部分的简单总和或相加。整体不是由部分决定的，而是整体的各个部分是由这个整体的内部结构和性质所决定的，所以完形组织法则意味着人们在知觉时总会按照一定的形式把经验材料组织成有意义的整体。格式塔心理学派把人格看作一个动态的整体。行为场有两极，即自我（人格）和环境，当一个人的目标即动机和需求一经达成，紧张就会消失。场内的力处于不平衡状态时就会产生紧张，而这种紧张可以在自我和环境之间形成，从而加强极性，破坏两极的平衡，造成个人的自我和环境之间的差异，使自我处于一种更加清醒的知觉状态，它也可以在自我内部或是环境中形成，然后导致不平衡。格式塔心理学强调整体论，这一观念对于人本主义心理学的发展有着很大的影响。

5. **精神分析** 精神分析是心理咨询与心理治疗的正式开端，而弗洛伊德则是最早的心理咨询师。20世纪80年代以前，精神分析在心理服务界有着稳固的地位。但随着行为主义、人本主义及认知心理学的发展，精神分析在心理咨询中的地位受到动摇，但这并不意味着精神分析的没落。由于每个流派都存在着一定的缺陷，因此如今的咨询师往往在汲取各种方法（精神分析仍然是一种重要的方法）优点的基础上加以灵活运用，从而更好地为人类心理服务。

（1）弗洛伊德的早期理论：一般指他在1920年以前的精神分析理论。

1）意识和无意识：人的心理可分为3个部分——意识、潜意识和无意识。意识指个人目前意识到的一切。潜意识指虽非目前意识到的但可以通过回忆而变为意识内容的一切。无意识则指被压抑而不能通过回忆再召唤到意识中的一切，这通常是不为社会规范所容的欲望。

2）压抑和抵抗：人的某些本能欲望常常是不被社会风俗、习惯、道德、法律等所容的。因此，欲望与规范就产生激烈的斗争，往往是欲望迁就规范而受到压抑。由于压抑的无意识欲望不能闯进意识域里，患者难以联想起自己的隐私，

弗洛伊德将这种现象称为抵抗或抗拒。

3）泛性论：一个人从出生到衰老，一切行为动机，都有性的色彩，都受性本能冲动的支配。神经症的产生就是由于性本能冲动受到压抑而得不到满足的结果。精神分析理论指出，在性的后面有一种潜力，常驱使人追求快感，这种潜力被称为力比多，又称性力。力比多的发展分为口腔期、肛门期、性器期、潜伏期及生殖期等。

4）快乐原则和现实原则：人的行为受本能的支配，但同时又要受现实的限制。因此，人的心理也就有两种系统，各受特殊的原则支配。第一种系统受快乐原则的支配，形成于婴儿期；第二种系统除受快乐原则支配外，还受现实原则支配，形成于婴儿期以后。

（2）弗洛伊德的后期理论：1920年以后，他进行一些比较大的修正，形成了后期理论。

1）生存本能和死亡本能：弗洛伊德认为性本能和自我本能虽然各有不同的目的，但最后都是指向生命的生长和增进。因此，他把它们连成一体，称为生存本能。为了与生存本能形成两极性，于是又假设"死亡本能"。死亡本能并不表现为求死的欲望，而是一种自杀的欲望。当它向外表现时，就成为破坏、征服的动力，表现为侵略的倾向。但当向外界的侵略受到挫折时，它往往退回到自我，成为一种自杀的倾向，这种倾向的活动范围很广泛，不限于杀人和自杀，还包括自我谴责、自我惩罚、敌手之间的嫉妒以及对权威的反抗等。

2）精神结构理论：在无意识概念的基础上，他还提出了人的精神是由本我、自我和超我组成的。最原始的本我是与生俱来的，是无意识的结构部分，由先天的本能、基本欲望所组成，是同肉体联系着的。自我是意识的结构部分，处在本我和外部之间，它与本我不同，是根据外部世界的需要来活动的。所谓超我，就是"道德化了的自我"，包括两个方面：一方面是通常所讲的"良心"，另一方面就是自我理想。超我的主要职能在

于指导自我限制本我的冲动。在正常情况下，本我、自我和超我处于一种相对平衡的状态中的。如果这种平衡关系遭到破坏，就会引起精神病。弗洛伊德的精神分析理论在1900年以后成熟起来，逐渐构成了弗洛伊德的精神分析学派。

精神分析学派认为，人之为人，首先其是一个生物体，既然人首先是生物体，那么人的一切活动的根本动力必然是生物性的本能冲动，而本能冲动中最核心的冲动为生殖本能（即性本能或性欲本能）的冲动，而在社会法律、道德、文明、舆论的压制下，人被迫将性本能压抑进潜意识中，使之无法进入人的意识层面，而以社会允许的形式发泄出来，如进行文学、艺术的创作。后期弗洛伊德又提出了与生殖本能对应的"死亡本能"学说，认为人除了维护自身生命生长发展的能量（即求生本能，其核心本能为性欲本能）之外，还有将自身生物机体带入无机状态即死亡状态的能量，即死亡本能，死亡本能在战争、仇视、杀害、自残中得以明显地表现。

6. 人本主义 人本主义起初是"万物之灵"的意思，主张以人为中心，重视人的尊严和价值，于20世纪50～60年代在美国兴起，并逐渐发展壮大。人本主义心理学是在行为主义学派和精神分析学派之后发展起来的心理学的"第三势力"，创始人是马斯洛，主要代表人物有罗杰斯、罗洛·梅等。人本主义区别于其他两大流派，一方面，反对行为主义流派主张的环境万能论；另一方面，又反对精神分析流派的性本能决定论。人本主义心理学并非关注人的问题行为，转而关注正常人，强调人的正面本质和价值，关心人的成长和发展，帮助个人健康成长，达到自我实现、造福社会的目的。人本主义心理咨询观主要分为两大类——人格观和教育观。

（1）人格观：马斯洛认为心理学作为一门科学，太倾向于研究人格的消极层面，精神分析学派和行为主义学派揭示和分析了大量病态和有缺点的人格，很少关注人格的积极方面和个人优势。对消极面的过多关注和研究难免导致畸形和病态的心理学，因此他提出了"理想人格模式"的概念，建立了健康人格判定的15项标准。马洛斯提出，每个人生来不是一张白纸，而是具有天生的独特潜能，后天的教育、环境及经历等能够帮助激发个人潜能，即"类本能"。这一概念与弗洛伊德的"本能"概念有着微妙的不同，是将环境决定论与生物还原论相结合的结果。既然人格的核心倾向于实现健康的人格，那么人本主义心理学的精神痛苦归因就与精神分析学派完全不同，自我对立不再是痛苦的根源，而是来自不健康的文化环境。人本主义心理学的另一位代表学者罗杰斯提出了"自我概念"，它是人的心理结构中关于自我认知的一部分，是有组织的、连贯的。受到环境的影响，新的知觉因素不断地加入主体的心理结构中，自我概念会发生变化，但是健康人格的自我概念应当有一定的稳定性。当人格不健全时，自我概念与经验是不一致的。不健全的人格不能够接受自我，使用自我防御机制将真实经验排斥在意识之外，构建虚假的自我。人格发展动力观则指出人类具有实现自我的潜能，这是人类各种行为的根本动机，是一切活动的驱动力，权力欲、成就欲和好奇心等都只是自我实现欲望的不同表现形式。

马斯洛提出了著名的需要层次理论，并将自我实现视为最高层次的需要。所谓最高层次，并非指只有少数理想人格才有的需要，而是存在于所有个体之中。马斯洛以需要诠释动机，又用动机来诠释人的行为，需要层次与自我实现同属于动机理论体系，这是人本主义所有应用技术的基础。在马斯洛理论的基础上，罗杰斯提出了"自我实现倾向"的概念，将其视为人格发展的基础。只有具有强烈的自我实现倾向的人，人格才能够得到发展。当眼前的需要得到满足后，人不会满足于现状，而是会不断地产生更高层次的需求。人的自我实现与精神分析学派的本能的区别在于，自我实现在本质上是对利他的、超越自我的思想和行为的追求。

（2）教育观：人本主义心理学家罗杰斯对教育做了大量阐述，他将在心理治疗的患者中心疗法拓展到教育改革领域，在此着重介绍他的教育目标论和学习本质论。

1）教育目标论：传统的教育目标以知识传授为主，学校教学自成体系，落后于世界的发展变化。罗杰斯认为教育应当以促进人的变化和成长为目标，增强人的社会适应性。在此基础上，提出学校教育应当以学生为本，"教人"比"教书"更加重要，要培养面对快速变化的世界能够调节自我的人，要培养善于学习的"自由"人。他反对行为主义学派和精神分析学派将学生视为动物和机器，基于人本主义的性善论，他认为学生天生有学习的欲望，教育的任务在于激发人的潜能。在20世纪80年代美国教育改革时代，罗杰斯的教育目标论引发了强烈的反响，对美国教育界产生了深远影响。

2）学习本质论：在罗杰斯的《自由学习》中，专门研究了学习的问题，主要包括以下观点：①学习是有意义的心理过程；②学习是内在潜能发挥的过程；③学习是学生自由选择的结果；④学习者会察觉到改变自我概念的学习内容；⑤学习方法的习得是最重要的学习。

通过了解人本主义咨询观，可以得出人本主义心理学在心理咨询中的两大应用策略。

（1）人本主义心理学在来访者中心疗法中的应用策略：来访者中心疗法是罗杰斯提出的，建立在人本主义的哲学基础上。在来访者中心疗法中应用人本主义心理学，咨询师认为来访者有充分了解和治愈自身的能力和资源，因此注重来访者积极有利的一面。同时，强调心理咨询师的态度、个人特质以及咨访关系是心理治疗过程中最基本的因素。同时，指出咨询师在中立的前提下，还需做好自我觉察工作，审视来访者的内在表达等，咨询师需要无条件地积极关注来访者的内心深处，从来访者的角度去知觉他们的世界，

包括关注、设身处地地理解言语和非言语交流、使用沉默等技术。

（2）人本主义心理学在完形疗法中的应用策略：完形疗法又称格式塔疗法，由美国精神病专家皮尔斯创立，是来访者对自己疾病的觉察、体会和醒悟，是一类自我疗愈的方法。在该疗法中，来访者心理问题的解决需要其自身去完成觉察，并接纳、选择自己，最终促成自我实现。该咨询方法要求来访者将过去与未来统统带入，然后在当下直接体验它们。功效取决于来访者自身意愿多少。

综上所述，人本主义心理学在心理咨询实践中有着重要的指导意义，并得到了广泛的应用，是心理咨询发展的重要分支。

7. 认知心理学 认知心理学是在20世纪50年代兴起并逐渐于70年代发展完善的心理学观点，慢慢成了心理学的一个重要研究方向。在认知心理学中，研究者对人类的认知过程进行了深入探索、分析，强调在人类行为中认知的重要作用和意义。随着认知心理学逐渐成为心理学中的重要分支，对心理学的各个领域都产生了重大的影响，促进了心理学的发展与进步，改变了心理学的研究内容和方法、方向，推动了心理学在行为主义心理学之后的"第二次变革"。

（1）认知心理学在理性情绪疗法中的应用：理性情绪疗法，又被称为合理情绪疗法，最早是由美国心理学家阿尔伯特·艾利斯提出的。在理性情绪疗法中应用认知心理学，咨询师可以通过分析间接激发咨询者情绪和行为的事件，寻找能够直接引起咨询者情绪和反应的个体信息，然后再模拟咨询者的认知过程，正确引导咨询者的情绪和反应，以此来完成心理治疗。

（2）认知心理学在问题解决疗法中的应用：问题解决疗法是一种以认知心理学为基础理论的心理治疗方法。在该疗法中，通常需要一套完整的认知技能来帮助和解决咨询者的心理问题，以其自身的心理问题和社会适应能力为基础，帮助

咨询者提升自己逐步解决问题的能力和手段，以及应对现实问题的经验，引导咨询者自行消化矛盾问题，帮助咨询者恢复往日健康的心理状态。

（赵媛）

参考文献

[1] 郝伟，陆林. 精神病学. 9版. 北京：人民卫生出版社，2018.

[2] 约翰·麦克里奥德. 心理咨询导论. 3版. 潘洁，译. 上海：上海社会科学院出版社，2015.

[3] 许又新. 心理治疗基础. 北京：中国轻工业出版社，2018.

[4] CABANISS D L, CHERRY S, DOUGLAS C J, 等. 心理动力学个案概念化. 孙玲，译. 北京：中国轻工业出版社，2015.

[5] NORCROSS J, VANDENBOS G, FREEDHEIM D K, et al. APA handbook of clinical psychology. Washington: American Psychological Association, 2017.

[6] GERALD COREY. 心理咨询与治疗的理论及实践：第10版. 朱智佩，陆璐，李滢，等译. 北京：中国轻工业出版社，2021.

[7] CUIJPERS P, KARYOTAKI E, WEITZ E, et al. The effects of psychotherapies for major depression in adults on remission, recovery and improvement: A meta-analysis. J Affect Disord, 2014: 159: 118-126.

[8] DRYDEN W, REEVES A. The handbook of individual therapy. California: Sage, 2017.

[9] FELTHAM C, HORTON I. The Sage handbook of counselling and psychotherapy. California: Sage Publications, 2017.

[10] GELSO C J, HAYES J A. Countertransference and the therapy relationship: Inviting multiple perspectives. Washington: American Psychological Association, 2017.

[11] GOLDFRIED M R, DAVILA J. The role of relationship and technique in therapeutic change. Psychotherapy Theory Research & Practice, 2005, 42(4): 421-430.

[12] IVEY A E, IVEY M B, ZALAQUETT C P. Intentional interviewing and counseling: Facilitating client development in a multicultural society. Boston: Cengage Learning, 2013.

[13] KAZDIN A E. Mediators and mechanisms of change in psychotherapy research. Annu Rev Clin Psychol, 2007: 3: 1-27.

[14] LAMBERT M J. Handbook of psychotherapy integration. Cambridge: Oxford University Press, 2013.

[15] LEAHY R L. Cognitive therapy techniques: A practitioner's guide. New York: Guilford Publications, 2015.

[16] MCLEOD J. An introduction to counseling. New York: McGraw-Hill Education, 2013.

[17] NORCROSS J C, LAMBERT M J. Psychotherapy relationships that work Ⅲ. Cambridge: Oxford University Press, 2019.

[18] PROCHASKA J O, NORCROSS J C. Systems of psychotherapy: A transtheoretical analysis. 9th ed. Cambridge: Oxford University Press, 2018.

[19] ROBER P. The therapeutic relationship in systemic therapy. London: Routledge, 2017.

[20] SHADISH W R, COOK T D, CAMPBELL D T. Experimental and quasi-experimental designs for generalized causal inference. Boston: Houghton Mifflin, 2002.

[21] WAMPOLD B E. How important are the common factors in psychotherapy? An update. World Psychiatry, 2015, 14(3): 270-277.

[22] WAMPOLD B E, IMEL Z E. The great psychotherapy debate: The evidence for what makes psychotherapy work. London: Routledge, 2015.

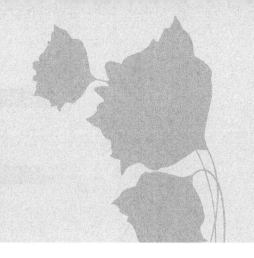

第三章
女性心理测评

第一节　心理测评的基本内容

一、心理测评的概述

1. **心理测评的定义**　心理测量是通过一系列手段，将人的某些心理特征量化，进而衡量个体心理因素水平和个体间心理差异的一种科学测量方法。心理测评是指通过科学手段来测量观察不到的人的某些心理特征，进而测定个体的人格、能力、心理健康等心理特性和行为等。狭义的心理测评以符合信效度要求的测评问卷为工具，广义的心理测评不仅包括狭义的心理测评，还包括以观察法、实验法、访谈法、心理物理法等方法进行的心理测量。

2. **心理测评的分类**

（1）根据测评内容分类：分为心理健康测试、个性倾向测试、人格测试等。心理健康测试聚焦于被测试者的心理健康情况，如情绪、睡眠等，是了解个体心理状况的常用方式。

（2）根据被测人数分类：分为个别测试和团体测试。

1）个别测试：由一位测试者在一段时间内测试一位被测试者。其优点是测试者可对被测试者的总体状态和情况进行仔细观察，并可促进被测试者更好地合作，以保证测试结果可靠；缺点是测试耗费时间较长，对测试者与被测试者的合作程度要求较高。

2）团体测试：可由一位测试者同时测试若干人。其优点是省时，单位时间可以收到相对较多的资料，测试者不必接受严格的专业训练也能担任（可以由未经过严格专业训练的测试者担任）；缺点是不能对被测试者的行为进行有效控制，可能会影响测试结果。

二、心理测评量表的内容

每个测评量表基本都包括量表名称、条目内容、评定项目的定义、项目分级数量、项目评分标准等。每个量表都由若干条目组成，每一个条目都代表一种心理特质、行为、症状或现象。量表通常都有指导语，自评量表主要依赖受评者自己的理解完成评估；而他评量表则需要评定者根据量表条目逐一询问被试者，需要考虑不同评定者之间评定结果的一致性。量表的条目分等级评分，有的采用二分法分级（即"是"和"否"两类），而大多数为多级评分，通常为 3～7 级，以 5 级较为常见；每个条目的打分都有相应的标准，可能在指导语中统一说明，也可能对每一个条目有单独的评分标准。

（安静）

第二节 测评实施过程

心理测评应按相应的使用手册规定的步骤进行，包括准备阶段、量表填写、测评结果换算、结果解释和报告四个步骤。

一、准备阶段

在采用量表实施心理测评之前，测评者需要接受系统的培训，包括量表的理论基础、内容、评分标准、结果解读等，还需要不断练习，从而熟练掌握量表测评方法，准确地分析和解释测评结果。测评量表的选择要根据测评需求、被测评者的情况等综合判断。此外，测评量表的选择和使用应注意到社会文化、经济背景对量表的影响，尤其是引进国外编制的测评量表，须进行本土化修订后方能使用。心理测评可为纸笔形式，也可用电脑、手机等进行。

二、量表填写

首先根据需要填写被测评者的一般背景资料，如姓名、年龄、性别、职业等。

1. **自评量表** 自评量表通常有简短的指导语，说明测评的目的、测评的内容、测评的时间界定（如测评一周、两周还是一年内的情况）、频度或程度、记录方法及其他要求等。量表由被测评者自己独立填写，如果被测评者对一些条目不理解，测评者以中性态度告知条目的意思。

2. **他评量表** 他评量表的测评者一般都为专业工作者。测评者与被测评者现场见面，通过晤谈询问，了解被测评者的情况。有些量表，尤其是临床量表，需要通过测评者的观察印象记录量表各条目的评分。

三、测评结果换算

测评结果通常以量表的因子分（或分量表分）和总分来呈现，这些分数均为原始分。很多量表可能要求将原始分数进一步转换成其他形式的分数，一般而言，转换分更有比较意义。有些量表使用手册上提供了转换计算表，使用者只需查表即可。

四、结果解释和报告

为了达到测评量表的使用目的，需要对各种测评结果进行分析综合，如总分、因子分等，分别报告，提出结论，并对其意义进行解释。将测评的主要结果、结论及解释用文字或口头形式表达即报告。一般由专业人员提交报告，包括均数、标准分、百分位数等，结论和解释要适度，不能绝对化。

（安静）

第三节 女性常用心理测评量表

一、心理健康测评

（一）抑郁情绪测评

1. **贝克抑郁问卷** 贝克抑郁问卷（Beck depression inventory，BDI）是自评量表。由21个代表症状的条目构成，包括心情、悲观、失败感、不满、有罪感、惩罚感、自厌、自责、自杀意向、痛哭、易激惹、社会退缩、犹豫不决、体象歪曲、活动受抑制、睡眠障碍、疲劳、食欲下降、体重减轻、有关躯体的先占观念与性欲减退。采用四级评分，总分范围为 0 ~ 63 分。严重程度参考标准如下：≤ 4 分表示无抑郁或极轻微，

5～13分表示轻度抑郁，14～20分表示中度抑郁，≥21分表示重度抑郁。

既往有研究利用BDI探索产前抑郁状态与产后泌乳不足之间的关系，发现抑郁组产妇泌乳不足的比例显著高于无抑郁组，表明产前抑郁是影响泌乳的一个重要因素。

2. 抑郁自评量表 抑郁自评量表（self-rating depression scale，SDS）是自评量表，用于衡量抑郁状态的严重程度及其在治疗中的变化。量表由20个陈述句和相应问题条目组成，每一条目描述有关症状，采用四级评分。以抑郁严重度指数评价测评结果，抑郁严重度指数＝各条目累计分/80（最高总分），指数范围为0.2～1.0，指数越高，抑郁程度越重。抑郁严重度指数＜0.5为无抑郁，0.50～0.59为轻微至轻度抑郁，0.60～0.69为中至重度抑郁，≥0.70为重度抑郁。

既往有研究利用SDS探索围绝经期女性性功能的影响因素，发现抑郁情绪是性功能障碍的危险因素。

3. 患者健康问卷 患者健康问卷（patient health questionnaire，PHQ-9）是自评量表，包含9个症状评估条目。总分0～4分为无抑郁症状，5～9分为轻度抑郁，10～14分为中度抑郁，15分以上为重度抑郁。PHQ-9也可用于抑郁症的辅助诊断，总分10分可能是抑郁症的分界值。

既往有研究采用PHQ-9开展妊娠期女性抑郁、自杀意念的相关研究，发现妊娠期抑郁与自杀意念呈正相关，提示要重视妊娠期严重心理问题的筛查，重点关注失业或无稳定职业者、居住地为农村、家庭月收入低、社会支持水平一般、应对方式消极、内外向维度得分高及精神质维度得分高的孕妇。

4. 爱丁堡产后抑郁量表 爱丁堡产后抑郁量表（Edinburgh postnatal depression scale，EPDS）是自评量表，主要用于产后抑郁的筛查、辅助诊断和评估。EPDS由描述过去7天内与抑郁症状相关的10个条目组成，涉及心境、乐趣、自责、焦虑、恐惧、失眠、应付能力、悲伤、哭泣和自伤等。每个条目分为四级描述，按其所显示的症状严重程度赋值0～3分，0分（从未）、1分（偶尔）、2分（经常）、3分（总是）。量表总分≥13分为存在产后抑郁状态。

EPDS广泛用于临床实践和科研工作中，既往有研究利用EPDS了解中国孕产妇的孕产期抑郁的发生及变化情况，发现孕早期的抑郁检出率最高，孕中期和孕晚期有所下降，产后抑郁检出率再次提高。在孕早期抑郁的孕产妇中，26.2%的孕产妇在整个研究过程均出现抑郁，42.7%的孕产妇出现产后抑郁。

5. 汉密尔顿抑郁量表 汉密尔顿抑郁量表（Hamilton depression scale，HAMD）是他评量表，是临床上评定抑郁状态时使用最普遍的他评量表，后又经过多次修订，版本有17项、21项和24项三种。应由经过训练的两名测评员对被测评者进行HAMD联合检查。一般采用交谈与观察方式，待检查结束后，两名测评员分别独立评分。HAMD的大部分项目采用0～4分的五级评分法：0分为无，1分为轻度，2分为中度，3分为重度，4分为很重。24项版本HAMD包括以下症状条目：抑郁情绪、有罪感、自杀、入睡困难、睡眠不深、早醒、工作和兴趣、迟缓、激越、精神性焦虑、躯体性焦虑、胃肠道症状、全身症状、性症状、疑病、体重减轻、自知力、日夜变化、人格解体或现实解体、偏执症状、强迫症状、能力减退感、绝望感、自卑感；21项版本比24项版本少最后3项；17项版本无最后7项。

HAMD可归纳为7类因子结构：①焦虑/躯体化，由精神性焦虑、躯体性焦虑、胃肠道症状、疑病、全身症状和自知力6项组成；②体重，即体重减轻1项；③认知障碍，由有罪感、自杀、激越、人格或现实解体、偏执症状和强迫症状6项组成；④日夜变化，仅日夜变化1项；

⑤迟缓，由抑郁情绪、工作和兴趣、迟缓和性症状 4 项组成；⑥睡眠障碍，由入睡困难、睡眠不深和早醒 3 项组成；⑦绝望感，由能力减退感、绝望感和自卑感 3 项组成。因子分可更简单明了地反映患者病情的实际特点，也可以反映靶症状群的治疗效果。

按照 Davis 的划分，24 项版本总分 ≥ 35 分，可能为严重抑郁；≥ 20 分，可能是轻或中度抑郁；< 8 分，则没有抑郁症状。17 项版本则分别为 24 分、17 分和 7 分。

既往有研究利用 HAMD 分析乙型肝炎表面抗原（hepatitis B surface antigen，HBsAg）阳性孕产妇的心理应激状况与皮质醇、性激素的关系，发现抑郁与雌、孕激素水平均呈负相关，血浆皮质醇和性激素水平是评估其心理状态的有效指标。

（二）焦虑情绪测评

1. **焦虑自评量表** 焦虑自评量表（self-rating anxiety scale，SAS）是含有 20 个项目的自评量表，用于评估焦虑主观感受。SAS 采用四级评分，主要测评项目为症状出现的频度，其标准为"1"表示没有或很少时间有，"2"表示少部分时间有，"3"表示相当多时间有；"4"表示绝大部分或全部时间都有。测评的时间范围是现在或过去 1 周，主要统计指标为总分。自评者测评结束后，将 20 个项目的得分相加，即粗分；经过 $y = \text{int}(1.25x)$ 换算，即用粗分乘以 1.25 以后取整数部分，就得到标准分，或者可以查表进行相同的转换。

既往有研究采用 SAS 评价基于正念的心身减压课程对妇幼保健机构女性医务人员焦虑和抑郁情绪的改善效果，发现女性医务人员的正念水平与焦虑、抑郁水平呈负相关关系，基于正念的心身减压课程可以提高其正念水平，在一定程度上缓解焦虑和抑郁情绪。

2. **状态 - 特质焦虑问卷** 状态焦虑是一种不愉快的情绪体验，如紧张、恐惧、忧虑和神经质，伴有自主神经系统的功能亢进，一般为短暂性的。特质焦虑则用来描述相对稳定的，作为一种人格特质且具有个体差异的焦虑倾向。

状态 - 特质焦虑问卷（state-trait anxiety inventory，STAI）是自评问卷，由 2 个分量表（状态焦虑和特质焦虑），共 40 个条目组成。状态焦虑量表主要用于评定即刻的或最近某一特定时间或情景的恐惧、紧张、忧虑和神经质的体验或感受，也可用来评价应激情况下的状态焦虑。每项进行 1 ~ 4 级评分："1"为完全没有，"2"为有些，"3"为中等程度，"4"为非常明显。特质焦虑量表用于评定平时的情绪体验。每项进行 1 ~ 4 级评分："1"为几乎没有，"2"为有些，"3"为经常，"4"为几乎总是如此。所有正性情绪项目均为反序计分。分别计算 2 个分量表的累计分，最小值为 20，最大值为 80，反映状态或特质焦虑的程度。

既往有研究采用 STAI 考察不同性度（男性化、女性化）女性的愤怒表达方式和抑郁的差异，探讨女性抑郁的易感性，发现与男性化女性相比，女性化女性更倾向于抑制愤怒，并可能与抑郁的发生有相关。

3. **贝克焦虑量表** 贝克焦虑量表（Beck anxiety inventory，BAI）是一个含有 21 个项目的自评量表。该量表采用四级评分，主要评定被测评者被多种焦虑症状烦扰的程度。其标准为"1"表示无；"2"表示轻度，无多大烦扰；"3"表示中度，感到不适但尚能忍受；"4"表示重度，只能勉强忍受。适用于具有焦虑症状的成年人，能比较准确地反映主观感受到的焦虑程度。评定的时间范围应是现在或最近 1 周内的自我体验。21 个项目分数相加，得到粗分，再通过公式 $y = \text{int}(1.19x)$ 取整数后转换成标准分。

既往有研究采用 BAI 调查育龄期女性帕金森病患者的发作率及临床特征是否受经期影响，发现女性育龄期帕金森病患者易受经期影响，临床症状恶化，表现为运动症状加重，更易合并焦虑，提示该类患者日常生活能力及生活质量更差，临床医生应注意识别。

4. 汉密尔顿焦虑量表　汉密尔顿焦虑量表（Hamilton anxiety scale，HAMA）是精神科中应用较为广泛的由医生评定的他评量表。HAMA采用五级评分："0"为无症状，"1"为轻度，"2"为中等，"3"为重度，"4"为极重度。HAMA包括14个症状项目，分别是焦虑心境、紧张、害怕、失眠、认知功能、抑郁心境、会谈时的行为表现、躯体性焦虑（肌肉系统）、躯体性焦虑（感觉系统）、心血管系统症状、呼吸系统症状、胃肠道症状、泌尿生殖系统症状、自主神经系统症状，分为躯体性和精神性两大类因子结构，前7项为精神性焦虑，后7项为躯体性焦虑。

总分超过29分，可能为严重焦虑；超过21分，肯定有明显焦虑；超过14分，肯定有焦虑；超过7分，可能有焦虑；小于7分，没有焦虑症状。

既往有研究利用HAMA了解社区老年女性群体中焦虑的发生情况及影响因素，发现社区老年女性焦虑检出率为16.8%，高经济收入是社区老年女性焦虑的保护因素；高体重指数、婚姻状况、患慢性病数量多是危险因素。

5. 广泛性焦虑量表　广泛性焦虑量表（generalized anxiety disorder，GAD-7）是自评量表，可用于评价个体最近2周焦虑症状的严重程度。总分0～4分为不具有临床意义的焦虑症状，5～9分为轻度焦虑症状，10～14分为中度焦虑症状，≥15分为重度焦虑症状。

既往有研究采用GAD-7探讨4种情绪调节策略与不孕症患者的抑郁、焦虑症状的相关性，发现反刍是与不孕症患者抑郁、焦虑症状明显相关的因素。反刍对抑郁、焦虑症状的影响与性别有关，在女性中更强。

6. 妊娠压力量表　妊娠压力量表（pregnancy stress scale，PPS）可以了解妊娠期间特殊压力的来源及其影响程度，并动态监测压力变化情况，对于压力评分较高或持续升高者可以进行干预。对于中重度压力（量表得分≥1.001）或各因子得分指标≥40%者，应予以重点关注。

既往有研究采用PPS探究妊娠期压力对产前抑郁的影响及主观幸福感在二者间的中介作用，结果显示，妊娠期压力越大，产前抑郁风险越高，主观幸福感在妊娠期压力和产前抑郁间发挥不完全中介作用。

7. 分娩恐惧量表　分娩恐惧是孕晚期最常见的压力问题，分娩恐惧量表（childbirth attitudes questionnaire，CAQ）可作为测量孕妇分娩恐惧的有效工具。包括4个维度16个条目，按1～4级评分（"1"为从来没有；"2"为轻度；"3"为中度；"4"为高度），量表总分为16～64分，得分越高表明分娩恐惧的程度越严重，16～27分、28～39分、40～51分、52～64分分别代表无、轻度、中度、高度分娩恐惧。

既往有研究采用CAQ探讨中国本土化幸福孕育课程改善孕产妇分娩恐惧的效果，发现该课程可有效提高分娩恐惧孕妇的正念水平，对孕妇分娩恐惧的心理状态有较好的干预效果。

（三）心理健康综合测评

1. 90项症状自评量表　90项症状自评量表（symptom checklist 90，SCL-90）是自评量表，包括90个项目，涉及较广泛的精神病症状学内容，如思维、情感、行为、人际关系、生活习惯等。通常测评最近一周的情况，为五级评分（0～4级）。"0"为从无，"1"为轻度，"2"为中度，"3"为相当重，"4"为严重。总分为90个项目得分之和。总症状指数（general symptomatic index）是将总分除以90。

SCL-90包括10个因子，分别是躯体化、强迫症状、人际关系敏感、抑郁、焦虑、敌对、恐怖、偏执、精神病性和其他，每一个因子可以反映患者某一方面症状的痛苦情况，反映各式各样的急性症状和行为，也是反映精神病性行为的继发征兆和分裂性生活方式的指征。

既往有研究采用 SCL-90 调查接受体外受精 - 胚胎移植助孕的有子宫内膜息肉的不孕患者的总体心理状况，发现此类患者心理状态普遍较差，主要与月收入水平、自我效能感、社会支持水平等因素有关，且与应对方式存在密切关联。

2. 匹兹堡睡眠质量指数 匹兹堡睡眠质量指数（Pittsburgh sleep quality index，PSQI）是自评量表，用于评定被测评者最近 1 个月的睡眠质量。PSQI 由 19 个自评和 5 个他评条目构成，其中第 19 个自评条目和 5 个他评条目不参与计分，在此仅介绍参与计分的 18 个自评条目。18 个条目组成 7 个成分，分别是睡眠质量、入睡时间、睡眠时间、睡眠效率、睡眠障碍、促眠药物、日间功能障碍。每个成分按 0 ～ 3 级计分，各成分累积得分为 PSQI 总分，得分越高，表示睡眠质量越差。

PSQI 将睡眠的质和量有机地结合在一起进行测评，不仅可以评价一般人的睡眠行为和习惯，还可用于临床患者睡眠质量的综合评价。

既往有研究采用 PSQI 评估围绝经期女性患者的睡眠质量，并分析其影响因素，发现围绝经期女性的睡眠质量受目前工作情况、婚姻状况、慢性疾病和运动多方面影响，其中目前在职、无慢性疾病、有配偶、平时进行体育运动的患者睡眠质量相对较好，提示要改善围绝经期女性睡眠质量应采取综合性措施。

3. 阿森斯失眠量表 阿森斯失眠量表（Athens insomnia scale，AIS）是国际公认的睡眠质量自评量表，以近 1 个月睡眠的主观感受为主要评定内容。可用于公众睡眠质量状况调查。量表共 8 个条目，每条从无到严重分为 0 ～ 3 分四级。总分＜ 4 分为无睡眠障碍，4 ～ 6 分为可疑失眠，＞ 6 分为失眠。

既往有研究利用 AIS 分析围绝经期女性失眠的相关影响因素，发现围绝经期女性心理状态差、抽烟、焦虑为失眠的主要影响因素。

4. 改良 Kupperman 评分表 改良 Kupperman 评分表是目前国际上通用的评估围绝经期症状的工具，能较好地识别绝经相关症状。该量表共 13 个条目，涉及 13 种最常见的围绝经期症状，包括潮热出汗、感觉障碍、失眠、易激动、抑郁和疑心、眩晕、疲乏、骨关节痛、头痛、心悸、皮肤蚁走感、泌尿系统感染和性生活状况。每个条目根据选项得分进行加权后相加得出总分，总分为 0 ～ 63 分。改良 Kupperman 评分对绝经相关症状的严重程度分类：≤ 6 分为正常，7 ～ 15 分为轻度，16 ～ 30 分为中度，＞ 30 分为重度。

既往有研究采用改良 Kupperman 评分表探讨围绝经期综合征患者的症状与健康促进生活方式的相关性，发现围绝经期症状评分与健康促进生活方式总分及营养管理、精神成长、体育运动、健康责任 4 个维度呈负相关，医务人员可通过改善健康促进生活方式缓解患者的不适症状。另有研究探索围绝经期多学科联合管理对女性围绝经期综合征整体治疗效果的影响，发现在激素补充治疗的基础上联合多学科管理，可以显著缓解围绝经期女性的躯体症状，还能更好地改善焦虑、抑郁程度，提高围绝经期综合征患者的生存质量。

5. 绝经期生存质量量表 绝经期生存质量量表（menopause-specific quality of life，MENQOL）包括 29 个条目，分为血管舒缩症状、心理社会状态、生理状态、性生活 4 个维度。围绝经期女性对过去 4 周内自己有无相应症状进行评价，若有则对该症状的困扰程度进行评分，0 分表示没有困扰，6 分代表极度困扰，分别计算每个维度下所有条目的平均分，得分越高，生存质量越低。其中血管舒缩症状包括潮热、夜汗、出汗 3 个条目，可用来评价确定血管舒缩症状有无以及强度。

既往有研究利用 MENQOL 探讨团体心理治

疗联合互联网反馈对女性围绝经期生存质量改善的效果，结果发现团体心理治疗联合互联网反馈可改善绝经综合征女性的症状、心理状况和生存质量。

二、生活满意度与主观幸福感测评

1. **生活满意度量表**　生活满意度量表（life satisfaction scales，LSS）包括 3 个独立的分量表，一个是他评量表，即生活满意度评定量表（life satisfaction rating scale，LSR）；另两个是自评量表，分别为生活满意度指数 A（life satisfaction index A，LSIA）和生活满意度指数 B（life satisfaction index B，LSIB）。LSR 又包含 5 个 1 ～ 5 分制的子量表，故其得分在 5 分（满意度最低）～ 25 分（满意度最高）；LSIA 由与 LSR 相关程度最高的 20 项同意 - 不同意式条目组成，而 LSIB 则由 12 项与 LSR 高度相关的开放式、清单式条目组成。

既往有研究采用 LSIB 了解我国农村老年人生活满意度现况和影响因素。研究发现农村女性老年人的生活满意度高于男性。不同的生活环境、设施对农村老年人生活满意度的影响有差异，建议在农村老年人群中推广现代化生活设施和健康生活习惯，以提高农村老年女性的生活满意度。

2. **总体幸福感量表**　总体幸福感量表（general well-being schedule，GWB）是美国国立卫生统计中心制订的一种定式型测评工具，用来评价受试者的幸福度。本量表共有 33 项，得分越高，幸福度越高。本量表分为 6 个分量表，从而对幸福感的 6 个因子［对健康的担心、精力、对生活的满足和兴趣、忧郁或愉快的心境、对情感和行为的控制以及松弛与紧张（焦虑）］进行评分。

既往有研究探讨多囊卵巢综合征不孕患者的焦虑和总体幸福感现状，发现多囊卵巢综合征不孕患者和输卵管因素不孕患者的体重指数与焦虑、总体幸福感均有相关性，且多囊卵巢综合征不孕患者焦虑水平较高，其体重指数与焦虑、总体幸福感相关性更明显。临床上应重视对多囊卵巢综合征不孕患者的体重管理及心理护理。

3. **纽芬兰纪念大学幸福度量表**　纽芬兰纪念大学幸福度量表（Memorial University of Newfoudland scale of happiness，MUNSH）是他评量表，由 24 个条目组成，其中 5 个条目反映正性情感（PA），5 个条目反映负性情感（NA），7 个条目反映正性体验（PE），7 个条目反映负性体验（NE）。总的幸福度＝ PA 得分 –NA 得分 +PE 得分 –NE 得分，得分范围为 –24 ～ +24。为了便于计算，加上常数 24，得分范围为 0 ～ 48。

既往有研究采用 MUNSH 探索中国养老机构内老年人的幸福感状况，发现其幸福感不存在性别差异。

三、家庭功能与家庭关系测评

1. **家庭环境量表中文版**　家庭环境量表中文版（Chinese version of the family environment scale，FES-CV）共设 90 条是非题，分为 10 个分量表，分别评价 10 个不同的家庭、社会和环境特征。FES-CV 评价的家庭特征包括：①亲密度，即家庭成员之间相互承诺、帮助和支持的程度；②情感表达，即鼓励家庭成员公开活动，直接表达其情感的程度；③矛盾性，即家庭成员之间公开表露愤怒、攻击和矛盾的程度；④独立性，即家庭成员的自尊、自信和自主程度；⑤成功性，即将一般性活动（如上学、工作）变为成就性或竞争性活动的程度；⑥知识性，即对政治、社会、智力和文化活动的兴趣大小；⑦娱乐性，即参与社交和娱乐活动的程度；⑧道德宗教观，即对伦理、宗教和价值的重视程度；⑨组织性，即安排家庭活动和责任时有明确的组织和结构的程度；⑩控制性，即使用固定规则和程序来安排家庭生活的程度。

既往有研究采用 FES-CV 探索乳腺癌术后女性家庭环境状况和生命质量的关系，发现乳腺癌术后患者的家庭环境与生命质量关系密切，改善家庭环境可能有助于提高乳腺癌术后患者的生命质量。

2. **家庭亲密度和适应性量表中文版** 家庭亲密度和适应性表中文版（family adaptation and cohesion scale Ⅱ-Chinese version，FACES Ⅱ-CV）为自评量表，共 30 个项目，分为 2 个分量表。FACES Ⅱ-CV 主要评价两个方面的家庭功能：①亲密度，即家庭成员之间的情感联系；②适应性，即家庭体系随家庭处境和家庭不同发展阶段出现的问题而做出相应改变的能力。每个项目的答案分为五个等级，受试者的回答代表该项目所描述的情况在其家庭中出现的程度。每个项目受试者回答两次，一次是对自己家庭现状的实际感受，另一次是自己所希望的理想家庭状况。FACES Ⅱ-CV 有两个稍有不同的版本，一个用于有孩子同住的家庭，另一个则用于无孩子同住的夫妻家庭。

既往有研究采用 FACES Ⅱ-CV 分析家庭亲密度和适应性对产后盆底功能障碍女性应对方式的影响，发现产后盆底功能障碍女性的家庭亲密度和适应性水平低，应对方式不积极，且家庭亲密度和适应性是其影响因素，建议对此类患者的家庭亲密度和适应性进行干预以改善患者的应对水平。

3. **家庭功能评定** 家庭功能评定（family assessment device，FAD）是自评量表，第 3 版共 60 个条目。FAD 包含 7 个分量表：①问题解决（PS）：指在维持有效的家庭功能水平时，家庭解决威胁到家庭完整和功能容量的问题的能力。②沟通（CM）：指家庭成员的信息交流，重点在言语信息的内容是否清楚，信息传递是否直接。③角色（RL）：指家庭是否建立了完成一系列家庭功能的行为模式，如提供生活来源、营养和支持、支持个人发展、管理家庭、提供成人

性的满足；此外，还包括任务分工是否明确和公平，家庭成员是否认真地完成了任务。④情感反应（AR）：评定家庭成员对刺激的情感反应程度。⑤情感介入（AI）：评定家庭成员相互对对方的活动和一些事情的关心和重视程度。⑥行为控制（BC）：评定一个家庭的行为方式。在不同的情形下有不同的行为控制模式。⑦总的功能（GF）：从总体上评定家庭的功能。

既往有研究采用 FAD 探索伴自伤行为的女性青少年抑郁障碍患者感知的家庭功能健康状况与其童年创伤经历的关系，发现感知家庭功能健康状况较差可能与其童年创伤经历有关，尤其与情感忽视有关。

4. **Olson 婚姻质量问卷** Olson 婚姻质量问卷（evaluating and nurturing relationship issues, communication and happiness，ENRICH）是自评量表，共 124 个条目，内容包括过分理想化、婚姻满意度、性格相融性、夫妻交流、解决冲突的方式、经济安排、业余活动、性生活、子女和婚姻、与亲友的关系、角色平等性及信仰一致性共 12 个因子。每一个条目均采用五级评分制，如"1"为确实是这样，"2"为可能是这样，"3"为不同意也不反对，"4"为可能不是这样，"5"为确实不是这样。ENRICH 的统计指标主要为总分和因子分。将 124 个单项分相加，即为总分，评分高提示婚姻质量好。每个因子着重反映受试的婚姻某一方面的情况，将该因子所含条目的得分相加，即为因子分。

既往有研究采用 ENRICH 探讨正念在乳腺癌患者婚姻质量和主观幸福感间的中介作用，发现正念有部分中介作用，可通过提高正念水平帮助患者在婚姻关系中获取积极体验，促进主观幸福感提升。

5. **婚姻心理控制源量表** 婚姻心理控制源量表（marital locus of control scale，MLOC）是包含 44 个条目、6 分制的自评量表，评定对婚姻成败的心理控制源取向，即从内在到外在控制

的对婚姻的看法。MLOC 涉及婚姻生活的六个主要因素：①性功能的行使和情感性行为；②交流；③婚姻的满足感；④彼此相容性；⑤婚姻中愉快与不快的经历；⑥子女与抚养子女。对婚姻中积极和消极的经历，均提供了四个方向的因果解释：能力、努力、机遇或运气及无法控制的背景特征。该量表由于内控性条目以反向计分，故量表总分反映了外控制性的高低，得分范围为 44～264 分。

既往有研究采用 MLOC 探索婚姻心理控制源、应对方式与婚姻质量的关系，发现新婚女性的控制源和应对方式是预测婚姻质量的重要变量。

四、应激及相关问题测评

1. 简易应对方式问卷　简易应对方式问卷（simplified coping style questionnaire，SCSQ）是自评量表，由积极应对和消极应对两个维度（分量表）组成，包括 20 个条目。积极应对维度由条目 1～12 组成，重点反映了积极应对的特点，如"尽量看到事物好的一面"和"找出几种不同的解决问题方法"；消极应对维度由条目 13～20 组成，重点反映了消极应对的特点，如"通过吸烟、喝酒来解除烦恼"和"幻想可能会发生某种奇迹改变现状"。问卷采用四级评分，在每一应对方式项后，均列有不采用、偶尔采用、有时采用和经常采用 4 种选择（分别记 0 分、1 分、2 分、3 分），由受试者根据自己的情况选择一种作答。结果为积极应对维度平均分和消极应对维度平均分。临床应用时还应进一步分析各条目的评分情况。

既往有研究采用 SCSQ 探索乳腺癌患者的应对方式与知觉压力、疲劳、心理健康的关系，发现积极应对方式与疲劳、压力维度得分呈负相关，与心理健康呈正相关；消极应对方式与疲劳、压力维度得分呈正相关，与心理健康呈负相关；脑力疲劳和积极应对在知觉压力和心理健康

间的链式中介作用显著。研究提示，提高乳腺癌患者积极应对水平可有效降低脑力疲劳带来的负面影响，改善其心理健康水平。

2. 防御方式问卷　防御方式问卷（defense style questionnaire，DSQ）是自评问卷，共 88 个条目，包括比较广泛的防御行为，即从成熟的到不成熟的。每个条目均采用九级评分："1"为完全反对；"2"为很反对；"3"为比较反对；"4"为稍微反对；"5"为既不反对也不同意；"6"为稍微同意；"7"为比较同意；"8"为很同意；"9"为完全同意。

既往有研究采用 DSQ 调查高龄二胎孕妇自我效能感状况和防御方式，发现孕妇的防御方式得分在学历上有差异，本科及以上组得分高于专科及以下组；在在职情况上也有差异，在职组得分高于非在职组。成熟防御方式得分与自我效能感呈正相关。护理人员应帮助孕妇科学认知自身防御方式现状并提高自我效能水平，使孕妇以更加健康的心身状态度过妊娠期和分娩期。

3. 社会支持评定量表　社会支持评定量表（social support rate scale，SSRS）是自评量表，包括客观支持（3 个条目）、主观支持（4 个条目）和对社会支持的利用度（3 个条目）三个维度。总分即 10 个条目计分之和。

既往有研究采用 SSRS 探讨伴非自杀性自伤抑郁症青少年女性的情绪行为、自杀态度、社会支持情况及其之间的相关性，发现其客观与主观支持评分均低于不伴非自杀性自伤的抑郁症青少年女性，提示增加家庭亲子之间、学校师生及同学之间的社会支持，使伴非自杀性自伤的抑郁症患者具有更好的社会支持感知能力，能够有效地减少非自杀性自伤行为的发生率。另有研究探讨了社会支持度对女性产后抑郁的影响及相关性，发现产后抑郁得分与主观支持度、支持利用度、客观支持度、社会支持总分均呈显著负相关，提示应构建完善的社会支持系统，以减少产后抑郁的发生。

4. 领悟社会支持量表 领悟社会支持量表（perceived social support scale，PSSS）是自评量表，强调个体自我理解和自我感受的社会支持量表，分别测定个体领悟到的来自各种社会支持源如家庭、朋友和其他人的支持程度，同时以总分反映个体感受到的社会支持总程度。PSSS 含 12 个条目，每个条目采用 1～7 的七级评分，分为极不同意、很不同意、稍不同意、中立、稍同意、很同意、极同意。其中家庭内支持量表得分由其中各条目分累计，社会支持总分由所有条目分累计。

既往有研究利用 PSSS 探究产妇分娩前后应激、领悟社会支持、述情障碍水平变化及三者间的关系，发现分娩前后高应激水平影响产妇社会支持领悟能力、述情障碍，并可能因社会支持领悟能力降低而加重述情障碍。

（安静）

参考文献

[1] 马丹丹，白彩锋，毛芳香，等. 不孕症患者情绪调节策略与抑郁和焦虑症状的关系. 中国心理卫生杂志，2023，37（8）：662-671.

[2] 王晓梅，王甜甜，王亚南，等. 妊娠期压力和产前抑郁的关系：主观幸福感的中介作用. 南京医科大学学报（社会科学版），2023，23（3）：253-259.

[3] 王淑蕾，刘艳君，孙梦云，等. 中国本土化正念课程对孕产妇分娩恐惧干预效果的多中心随机对照研究. 中国妇幼健康研究，2022，33（8）：87-93.

[4] 张秋梅，翟俊英，邢黎阳，等. 接受 IVF-ET 助孕子宫内膜息肉不孕患者 SCL-90 评分状况与其应对方式的相关性. 海南医学，2023，34（16）：2339-2343.

[5] 李静，李靖. 女性围绝经期综合征与健康促进生活方式的相关性研究. 河南医学研究，2023，32（15）：2789-2793.

[6] 郭靖，申志茜，罗秀清，等. 多学科联合管理对女性围绝经期综合征的疗效分析. 中国妇产科临床杂志，2020，21（3）：291-292.

[7] 赵璟，叶慧，胡丽莉，等. PCOS 不孕患者体质量指数与焦虑、总体幸福感的相关性研究. 生殖医学杂志，2023，32（2）：228-233.

[8] 郑秀秀，朱桂东. 社会支持度对女性产后抑郁的影响及相关性分析. 中国妇幼健康研究，2018，29（8）：970-973.

[9] 郭凤莲，武君芳. 伴非自杀性自伤抑郁症女性青少年的情绪行为、自杀态度和社会支持. 国际精神病学杂志，2023，50（3）：450-452.

[10] 丁榆，黄海霞，夏宇晓，等. 乳腺癌术后患者家庭环境与生命质量的关系. 广东医学，2022，43（7）：839-842.

[11] 李雪瑞，张玲，胡潇予，等. 伴自伤行为的女性青少年抑郁障碍患者家庭功能与童年创伤经历的相关性. 四川精神卫生，2020，33（4）：321-325.

[12] 邹莹，陈达英，梁瑞晨，等. 正念在乳腺癌患者婚姻质量和主观幸福感间的中介作用. 重庆医学，2022，51（20）：3487-3492.

[13] 张艳芳，赵龙，叶红，等. 乳腺癌患者知觉压力与心理健康的关系：应对方式和疲劳的链式中介作用. 皖南医学院学报，2023，42（3）：274-277.

[14] 张厚粲. 心理与教育测量. 杭州：浙江教育出版社，1997.

[15] 张厚粲，龚耀先. 心理测量学. 杭州：浙江教育出版社，2012.

[16] 汪向东，王希林，马弘. 心理卫生评定量表手册. 北京：中国心理卫生杂志社，1999.

[17] 张明园，何燕玲. 精神科评定量表手册. 长沙：湖南科学技术出版社，2015.

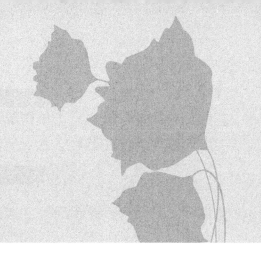

第四章
心理咨询与心理治疗

第一节　基　础　理　论

一、心理学概述

心理学是一门深入研究人类心理现象及其在精神功能和行为活动中的影响的科学,旨在理解并解释人类在各种情境下行为、思维和情感等方面的复杂表现。其人文关怀在理论和实际应用中得到全面展现。心理学包含基础心理学和应用心理学两大领域,广泛涉及知觉、记忆、情绪、情感等方面的研究。此外,心理学紧密关联于日常生活中的家庭、教育、健康和社会等领域,是一门涵盖面广泛的学科。

在对人的行为和精神进行的科学性研究中,心理学的核心在于深入剖析人脑对客观世界的主观反应,这一反应在日常生活的社会实践和劳动中得以映射。心理学通过对心理活动的现象和社会行动的分析,严谨地探究人的心理状态的延伸,形成了科学性极高的研究领域。

对于心理学的研究实质,首先需要深刻理解"个性心理"和"心理过程"这两个构成心理现象的因素。其中,个性心理承载了个体独特的主观世界,而心理过程则是构建这一主观世界的基础认知,涵盖了认知、情感和意志过程的各个方面,形成了对内部心理活动的全面研究。

1879年,科学心理学正式诞生。在发展初期,心理学涌现出多个学术流派,形成了众多流派交替占据主导地位的历史进程。其中行为主义心理学是对当今心理学影响最大的流派之一。该流派强调科学心理研究应通过人的行为进行详细的推测,通过个体的反应推断整体状态,强调个体行为受到环境的制约,同时也将对动物的研究成果推及人类。此外,精神分析是现代心理学中最具影响力的理论之一。该理论来源于临床经验,通过分析梦境和行为,揭示个体潜意识中的动机和需求,减轻精神压力,为治疗心理疾病奠定了基础,为心理咨询领域的发展提供了有力支持。这一流派的科学性体现在理论从实践中得出,通过对潜意识的分析为治疗提供深刻的见解。

心理学的意义在于深化对人类行为和心理活动的理解,为解决个体和社会面临的心理问题提供科学依据。通过心理学的研究,能够更好地理解人类行为的动机和机制,从而促进心理健康、改善人际关系、提高学习效果。总体而言,心理学作为一门科学,不仅包含广泛而深刻的研究,还涉及多个学术流派的碰撞与整合。其发展历程既见证了不同流派的崛起和沉寂,也为对人类心理的深入理解提供了坚实基础。

二、心理咨询概述

心理咨询是一种专业的心理服务形式,旨在通过个体与心理治疗师的对话和互动,帮助个体探索、理解和解决他们在心理健康和情感层面的问题。这一过程基于心理学理论和方法,强调在保密、支持性和非评判性的环境中，促使个体更好地理解自己的内在体验、思维和情感，以及面对生活挑战时的应对机制。

心理咨询涵盖了多个层面。首先，心理咨询是一种面向个体的服务，适用于各个年龄段和背景的人。无论是个人情感困扰、人际关系问题、职业挑战，还是其他心理压力，心理咨询都提供了一个安全的沟通空间，让个体能够自由表达和探索内心的感受和想法。其次，心理咨询是一种基于专业知识和技能的服务。心理治疗师通常接受了系统的心理学培训，具备了理论知识和实践经验，能够运用不同的心理学方法来帮助个体面对和解决各种心理问题。这种专业性确保了心理咨询的有效性和科学性，使其成为一项有力的心理健康支持工具。

在心理咨询的过程中，个体建立与心理治疗师之间的信任关系是至关重要的。这种关系不仅为个体提供了情感支持，还是深入探讨问题、寻找解决方案的基础。心理咨询强调了个体的主动参与，鼓励他们对自己的内心进行反思和自我认识，从而增强对生活的信心和自我成长的可能性。

另外，心理咨询强调尊重个体的独特性和多样性。每个人的心理体验和问题都是独特的，因此心理治疗师通过个性化的方法，针对性地提供支持和指导。这种个体化的关注有助于个体更好地理解自己的需求和目标，从而更有效地应对挑战，提高心理韧性。

心理咨询对女性心理健康的意义和作用是更加深远且多层次的。在当代社会，女性面临着各种挑战和压力，而心理咨询提供了一种有力的支持和途径，有助于女性更好地应对生活中的变化、压力和情感困扰。

（1）情感解压与自我表达：心理咨询为女性提供了一个安全的空间，能够自由表达内心的情感、矛盾和挑战。通过与专业心理治疗师的对话，女性可以更深刻地理解自己的情感体验，减轻情感压力，提高情感解压的能力。

（2）个体化的问题处理：不同女性面临的问题和挑战各异，可能涉及职业、家庭、婚姻、亲子关系等多个方面。心理咨询能够提供个体化的问题处理和解决方案，帮助女性更全面地了解并应对独特的困扰。这种个性化的关注有助于增强女性的问题解决能力，推动她们朝着更健康、更有意义的生活方向发展。

（3）女性生理周期的支持：女性在生理上经历着独特的周期，如月经、妊娠、产后等，这些生理变化可能对心理健康产生影响。心理咨询可以提供与生理周期相关的支持，帮助女性更好地理解和应对生理变化对情感和心理状态的影响，从而减轻与这些生理周期相关的心理压力。

（4）婚姻和家庭关系的建设与维护：在家庭和婚姻中，女性与伴侣、子女和其他家庭成员的关系可能带来各种情感挑战。心理咨询可以提供婚姻和家庭关系的建设和维护方面的支持，帮助女性更好地沟通、解决冲突，并建立更健康、更和谐的家庭环境。

（5）职业生涯规划与发展：女性在职场中可能面临性别歧视、职业晋升难等挑战。心理咨询可以帮助女性明确职业目标，制订职业规划，提升职场竞争力。此外，心理咨询还能够帮助女性在职业和生活之间取得平衡，减轻职业带来的心理压力。

（6）心理健康预防：心理咨询不仅关注问题的解决，更注重问题的预防。通过提供心理健康教育和培训，心理治疗师可以帮助女性学会有效的应对策略，预防潜在的心理健康问题，提高整体生活质量。

（7）女性社会角色的认知与重构：女性扮演着多重角色，包括职业身份、妻子、母亲等。心理咨询有助于女性认知和理解这些角色，以及在不同社会身份之间的平衡。通过重构对这些角色的认知，女性能够更好地找到个人价值感和生活满足感。

总之，心理咨询是一项专业的心理服务，通过与心理治疗师的交流和合作，帮助个体解决心理问题、提升心理健康水平，并在人际关系和职业生涯中取得更好的平衡。这一服务形式在促进个体心理健康和提高生活质量方面具有显著的作用，为个体提供了一个积极而有益的心理支持系统。

（唐丽玮　蒋成刚）

参考文献

[1] 肖丹. 心理学基础. 2版. 北京：人民卫生出版社, 2008.

[2] 林崇德. 咨询心理学. 北京：人民教育出版社, 2022.

[3] GERALD COREY. 心理咨询与治疗经典案例：第7版. 2版. 谭晨, 译. 北京：中国轻工业出版社, 2022.

第二节　心 理 咨 询

一、心理咨询的基本要素

1. **心理咨询的内容**　心理咨询全维度元素是指在心理咨询过程中考虑的多个方面和要素，以全面、综合的视角来理解和解决个体的心理问题。这种概念强调了在心理咨询中综合考虑多个层面，以更全面、更有效地支持个体的心理健康。

（1）情感维度：包括个体的情感体验、情感调节能力以及情感表达方式。在情感维度上，心理咨询关注个体的情感状态、情感困扰和情感表达的健康性。

（2）认知维度：涉及个体的思维模式、信念系统、认知偏向等方面。在认知维度上，心理咨询致力于帮助个体理解和调整可能导致问题的思维模式，促进认知的积极变化。

（3）行为维度：涉及个体的行为模式、习惯和应对策略。心理咨询在行为维度上关注个体的行为反应，帮助个体发展更健康、更适应的行为模式。

（4）社会维度：包括个体与社会环境的关系、人际关系、社交技能等方面。在社会维度上，心理咨询关注个体在社会中的角色和互动，以及社会环境对心理健康的影响。

（5）文化维度：考虑到个体所处的文化背景、价值观和文化认同。文化维度强调了在心理咨询中要尊重和理解个体的文化差异，以更有效地提供跨文化支持。

（6）生理维度：涉及个体的生理状态、身体感知和生理反应。在生理维度上，心理咨询关注个体的生理健康状况，以及生理因素对心理状态的影响。

（7）发展维度：包括个体在不同发展阶段的需求、挑战和成长。发展维度强调考虑个体的发展过程，以更好地理解和应对不同生命阶段的心理问题。

（8）自我维度：涉及个体的自我认知、自尊、自我效能感等方面。在自我维度上，心理咨询关注个体对自己的认知和评价，以及个体在自我发展中的积极因素和潜在问题。

2. **心理咨询的对象**　寻求心理咨询的通常是大脑神经系统并未受到损害，处于精神正常状态，但因感知幸福、快乐等正面情绪的能力较弱而导致心理健康水平相对较低的个体。这类个体常因负面情绪而难以正常参与工作、学习、社交，也无法与朋友和家人进行正常沟通，生活受到影响，原有的生活秩序被扰乱，生活质量急剧下降。

需要心理咨询的人群可分为三大类。第一类

是精神状态正常，但在现实生活中面临着难以处理的、与精神和心理相关的问题，需要专业心理治疗师提供帮助。第二类是在精神状态正常的前提下，心理健康出现问题，无法自我调节或回归正常社会生活的个体。第三类是一类较为特殊的人群，通常是曾经患有精神疾病或心理疾病经医学临床治愈后的个体。这类人群在经历了心理和临床医学治疗康复后，需要心理咨询来巩固现有的健康生活状态，并通过心理状态检查更好地适应正常生活，维持健康的心理状态。

女性在不同的生命阶段或特定情境下可能需要寻求心理咨询，以迎接各种情感、生活和心理健康方面的挑战。

（1）婚前和婚后阶段：婚前，女性可能面临着情感准备和婚姻期望等方面的压力。婚后，可能会遇到婚姻适应、沟通问题和家庭责任等方面的挑战，此时心理咨询可以协助女性更好地理解和应对婚姻中的变化。

（2）孕前、妊娠和产后阶段：女性在孕前可能面临对未来角色的焦虑，而妊娠期和产后则可能经历生理和心理层面的变化。在这个过程中，心理咨询能够提供情感支持，减轻焦虑，协助女性更顺利地度过这一生命阶段。

（3）职业发展阶段：在职场中，女性可能遇到职业晋升、工作压力和性别歧视等问题。心理咨询能够帮助女性更好地应对职业挑战，提高职业满意度。

（4）生育困扰：不孕症、流产和生育计划等生育问题，也是女性可能需要心理咨询的情境。在这些困扰中，心理咨询能够提供支持，协助女性处理与生育相关的情感和决策。

（5）生活转折期：离婚、丧失亲人、子女离家等生活变化，可能对女性的心理健康产生深远影响。心理咨询有助于更好地适应和应对这些生活变化。

（6）身体健康问题：慢性疾病、疼痛等身体健康问题可能使女性经历身体和心理的双重负担；月经不规律、绝经综合征等也可能引起心理问题。心理咨询可在情感和生理层面提供支持，协助女性应对生理和心理挑战。

（7）长期的情绪困扰和心理疾病：焦虑、抑郁、强迫症等心理健康问题，也是需要专业心理咨询和治疗的情况。

3. 心理咨询的任务　心理咨询的最终目的是帮助来访者提升个人的心理素质，在将来面对困难和挫折时，提升主体抗压性，使来访者自发地在日常生活中感受正面积极的情绪，健康快乐且有意义地生活。可以理解为心理治疗师通过心理咨询帮助来访者提升生活幸福感，使来访者凭借在心理咨询中获得的能量和知识来帮助自己解决心理问题。

心理咨询的任务是通过专业的心理学知识和技能，与个体或群体建立合作关系，以促进其心理健康、解决心理问题、提升个体的自我认知和心理适应能力。其中，最重要的任务就是让来访者认清自己的现状和与理想世界中的差距。通常，当理想与现实之间出现了差距后，主体才会生出难以自主消灭的负面情绪，从而影响人的心理状态。

（1）帮助个体理解和解决他们面临的心理问题、困扰和挑战，如焦虑、抑郁、人际关系问题、职业困扰等。心理咨询提供了一个安全的空间，让个体能够深入探讨问题的根源，并找到解决问题的有效途径。

（2）协助个体更好地理解和管理他们的情绪体验，通过情感表达、认知重构和行为调整等技术，帮助个体建立情绪调适的策略，提高情绪智慧。

（3）促进个体对自身的深入认识，包括自己的价值观、信仰、优势和弱点。通过心理咨询，个体能够发展更积极的自我概念，增强自尊和自信心，实现个人成长和发展。

（4）改善和加强个体与他人的人际关系。心理咨询提供了一个反思和学习的机会，帮助个体更好地理解他人，提高沟通技巧，解决冲突，建立更健康的人际关系。

（5）帮助个体更好地应对生活中的压力和变化。通过学习有效的应对策略，个体可以提高适应能力，降低因压力而引发心理问题的风险。

（6）提供关于心理健康和心理疾病的教育，帮助个体更好地理解心理健康的重要性，学会预防心理问题，提高对自身和他人的关心和理解。通过心理咨询，个体能够培养积极的心态，拓展生活的意义和目标，从而提升整体生活质量。心理咨询有助于个体更好地把握自己的生活，激发个人潜力。

4. 心理咨询的分类

（1）根据咨询对象分类

1）个体心理咨询：关注个体的心理问题和需求，旨在通过深入了解个人情感、认知和行为，解决个体所面临的挑战，如焦虑、抑郁、职业困扰等。

2）团体心理咨询：更专注于群体或团队，通过在群体中建立合作关系，促进团队成员之间的沟通、协作和解决集体问题。

（2）根据咨询目的分类

1）问题导向咨询：该类咨询致力于解决个体面临的具体问题，如焦虑、抑郁、人际关系等。其目标是通过专业的咨询技术，帮助个体找到问题背后的根源，并提供解决问题的有效途径。

2）发展导向咨询：与问题导向不同，发展导向咨询注重促进个体的自我潜能、成长和发展。这种咨询形式强调积极心理学的理念，通过塑造积极的心理模式，提升个体的生活质量。

（3）根据咨询方法分类

1）认知行为咨询：以认知和行为为主要对象，通过调整个体的思维方式和行为模式，改善其心理状况。

2）心理动力学咨询：侧重于个体潜在的冲突和深层心理过程，通过深度理解来解决问题。

3）解决问题短时咨询：强调在短时间内解决具体问题，注重目标导向和实效性。

（4）根据咨询领域分类

1）临床心理咨询：针对个体的心理障碍、疾病或症状进行的咨询，包括抑郁症、焦虑症等。

2）教育心理咨询：专注于学生、教育工作者及学校系统的心理问题，包括学业压力、学习困难等。

3）职业心理咨询：侧重于解决职业相关问题，如职业发展规划、职业决策、职场人际关系等。

（5）根据咨询阶段分类

1）一级预防咨询：旨在预防心理问题的发生，通过提高心理韧性和应对能力，减少潜在的心理风险。

2）二级预防咨询：针对已有心理问题的早期干预，防止问题进一步发展。

3）三级预防咨询：针对已经存在的心理问题进行治疗和康复，以减轻症状、提高生活质量。

这些分类方式并非相互独立，实际的心理咨询中往往会综合运用不同的分类标准，以更全面地满足个体或群体的需求。通过制订个体化的咨询计划，心理咨询能够更好地服务于个体的心理健康和全面发展。

二、咨询中的心理技能

（一）咨询关系构建

来访者和心理治疗师在沟通过程中搭建起的关系即咨询关系。在心理咨询过程中，心理治疗师与来访者建立良好关系是成功咨询的关键，不仅有助于来访者感到被理解和支持，还为后续的咨询工作奠定了基础。良好的咨询关系有助于提升心理咨询的实际效率和质量，在心理咨询的整体过程中至关重要。

1. **倾听能力** 在进行心理咨询时，心理治疗师最关键的技能就是倾听能力。强大的倾听能力要求心理治疗师不仅听到来访者言辞的表面意思，更要在来访者叙述过程中深入理解其主观感受，挖掘话语背后的深层内涵，并进一步分析出来访者潜意识中映射出的主观情感和对实际问题的态度。在来访者表达自己的过程中，心理治疗师需要经过复杂的判断，深刻理解来访者言辞之下的心理健康状态。倾听过程中注意耐心、仔细，不要打断来访者或将专业的心理知识强加于来访者。在倾听的过程中，心理治疗师须抓住重点并进行速记，以便获得来访者的基本个人信息和现状特征，从而方便后续进行科学的心理咨询设计和信息收集。倾听不仅是听到言辞，更是深入理解、积极反馈和细致记录的综合过程，为建立有效的咨询关系和提供有针对性的帮助奠定坚实基础。

2. **共情能力** 在心理咨询中，另一个至关重要的技能为共情能力。共情能力使心理治疗师能够真实地设身处地为来访者思考，协助其深入分析问题的核心。共情是指当来访者讲述一段曾经经历过的事情时，心理治疗师能够真实复现当时的情景和情感，即理解并分享来访者情感体验的能力。心理治疗师通过表达对来访者感受的理解和同情，建立情感连接，使来访者从心理治疗师处感受到情感支持。

3. **移情能力** 移情是一项重要且必备的技能，是通过来访者在言辞或肢体语言中传递出的情绪，感知到其对于事情的态度以及潜意识层面的动机、需求和存在的问题。移情能力使心理治疗师能够敏锐地感受到来访者的情绪体验，理解其在潜意识中的动机和需求，从而能有针对性地提供支持。

通过共情和移情，心理治疗师能够深入理解来访者的内心世界，运用专业知识辅助来访者解决问题，提升其心理状态。这不仅需要理性知识的运用，还需要心理治疗师具备感同身受的能力，从而真正建立起一种互信和合作的咨询关系。

4. **观察能力** 由于来访者的性格和人生经历各异，他们的表达方式也会各不相同。除了要认真聆听、感同身受地理解来访者之外，心理治疗师还需具备细致、敏锐的观察能力。通过仔细观察来访者在描述问题时的表情、四肢动作、语气、语态、语速、音量、音调等一系列细节变化，咨询师可以深入全面地了解事件本身和来访者内心的真实想法。这种细致入微的观察不仅限于对言辞的关注，更包括非语言、声音等方面。通过对这些变化的观察，心理治疗师能够进行深入的延伸，帮助来访者更全面地描述主观感受，使心理治疗师能够更全面地认识事情的方方面面，从而更有效地提供支持。这样的观察能力不仅有助于更好地理解来访者，也为进一步的咨询工作提供了更多有价值的信息。

5. **中立的思想和开放的态度** 拥有中立的思想和开放的态度是心理治疗师不可或缺的技能之一。因为来访者所提出的心理问题涉及社会活动的不同方面，当来访者表达出违背道德、伦理和日常认知的内容时，心理治疗师需要保持内心平静，不将主观负面色彩投射到来访者身上，而是坚持中立、开放的态度。这意味着在面对不同观点时，心理治疗师不应急于形成先入之见，更不应将个人标签贴在来访者身上，以免影响心理咨询的治疗效果。此外，咨询师应该以无条件接受和尊重的态度对待来访者，避免对其进行过多的评判或批评。这种无条件的接纳有助于来访者在咨询过程中真实地表达自己，而不必担心遭受否定或指责。这样的开明和中立态度有助于在咨询中建立起互信和合作的基础，为更深层次的心理探讨提供了有利的环境。

6. **正确的职业道德观念** 在心理治疗师的职业实践中，正确的道德观念是至关重要的。心理治疗师需要时刻保持专业的立场，不与来访者建立超越工作需求的私人关系。在工作领域中，来访者往往会向心理治疗师展现内心最隐秘的世界，心理治疗师需要保持审慎，并在咨询过程结束后遵循保密、伦理等相关规定，以确保来访者的隐私得到妥善保护。由于人性具有难以预测的特点，因此对心理治疗师的工作能力提出了较高的要求。

7. 信任构建 信任构建也是咨询关系的核心。为赢得来访者的信任，心理治疗师需表现出真诚、尊重和关心的态度。积极倾听、始终保持开放态度，对来访者的经历表达理解，是建立信任的关键。

（二）心理咨询流程

1. 建立联系和初步接触 建立联系和初步接触的过程是心理咨询中的关键阶段，在这个阶段，来访者首先通过电话、邮件或在线平台与心理治疗师联系，预约咨询时间。这一初步的沟通是为了使来访者能够感受到心理治疗师的专业和关怀，建立信任关系，为后续咨询工作的开展奠定基础。

2. 初次见面 初次见面时，咨询师会进行自我介绍，向来访者简要说明咨询的目的和整体流程。此时，咨询师也会强调咨询的保密性和伦理原则，确保来访者对咨询过程的安全性和机密性有清晰的了解。这有助于在咨询初期建立透明的沟通基础，为双方提供一个安全、开放的环境。

3. 评估和问题定义 在初步接触之后，进入评估和问题定义阶段。心理治疗师与来访者建立更深层次的信任关系，倾听其主观感受和问题描述。通过初步评估，心理治疗师能够初步了解来访者的背景、生活情况以及引发问题的因素。随后，心理治疗师与来访者共同明确问题，确保对问题的定义准确而全面。这一阶段的目的是为后续的咨询工作制订明确的目标，更有针对性地进行心理支持和干预。

4. 设定治疗目标和制订计划 通过共同合作，咨询师与来访者确定期望达到的治疗目标，这有助于确立咨询的方向和重点。在明确治疗目标的基础上，双方共同制订咨询计划，包括咨询频率、持续时间、具体咨询方法和技术选择。目标和计划有助于确保咨询的有序进行，并为后续咨询工作提供清晰的指导。

5. 实施心理咨询 包括每次咨询的具体过程和技术运用。在每次咨询中，心理治疗师通过不同的技术和方法与来访者合作，深入探讨问题、提供支持和建议，引导来访者深入理解自己的情感和行为，同时寻找解决问题的途径。在咨询过程中，咨询师与来访者定期进行反馈和讨论，以评估咨询的进展和问题的变化，有助于调整治疗计划，确保咨询的有效性。

6. 结束和总结 当来访者达到预定的治疗目标或感觉自己能够有效处理问题时，咨询师和来访者共同决定结束咨询。在此过程中，咨询师与来访者一同回顾治疗的过程，总结成果，强调个人成长和应对问题的新方法，为咨询关系的结束画上完整的句号。

（彭亚东　蒋成刚）

参考文献

[1] 郑日昌，江光荣，伍新春，等. 当代心理咨询与治疗体系. 北京：高等教育出版社，2007.
[2] 王登峰. 临床心理学. 北京：人民教育出版社，2008.
[3] 潘蕴倩. 心理学基础. 北京：人民卫生出版社，2005.

第三节　个体心理咨询与治疗

一、精神分析流派

精神分析既是一种理论，也是心理治疗中的一种治疗方法，来访者在治疗中谈论自己的生活经历、童年早期经历和梦境。精神分析的基础是相信所有人都拥有无意识的思想、感受、欲望和记忆。

根据美国精神分析协会（American Psycho-analytic Association，APA）的表述，精神分析可以通过探索隐藏在无意识中的未被识别的冲动来帮助人们了解自己。在心理治疗中，人们能够在探索可能导致心理问题的感受、欲望、记忆和压力源时感到安全。研究表明，精神分析有助于长期的个人成长和情绪稳定。

除了弗洛伊德的经典精神分析流派，目前精神分析已发展出精神动力学、自我心理学、客体关系、自体心理学、主体间性心理治疗、拉康等流派。本节主要介绍与经典精神分析相关的内容。

精神分析基于弗洛伊德的理论，即个体可以通过将无意识的内容带入有意识的意识来体验、宣泄并洞察自己的精神状态。个体可以通过这个过程从心理问题中解脱出来。

精神分析还表明了以下核心观点：个体的行为受到自身无意识驱动的影响，情绪和心理问题，如抑郁和焦虑，源于意识和无意识之间的冲突；人格发展在很大程度上受到童年事件的影响（弗洛伊德认为人格在 5 岁时已经形成）；个体使用防御机制来保护自己免受无意识信息的影响。成熟的分析师可以通过使用梦作为分析的切入点和自由联想等精神分析方法来帮助一个人将无意识思维的某些方面带入意识层面。

关于精神分析中的潜意识、意识和自我、本我、超我详见第二章第二节，本节不再赘述。

（一）案例研究

案例研究为对个体、群体或事件的深入研究。弗洛伊德的著名案例研究包括少女多拉、小汉斯、安娜·欧、狼人、鼠人、施雷伯法官等，对他的精神分析理论的发展产生了巨大的影响。

在案例研究中，研究人员尝试深入研究个体生活的方方面面。通过仔细研究，研究人员可以深入了解个体的经历是如何影响其当前行为的。

因为案例研究具有高度的主观性，很难概括

结果，因此在某些情况下，特定案件中涉及的因素因个体化而不适用于其他案例。

（二）自我的防御机制

防御机制是自我用来保护自己免受焦虑的策略。这些防御工具作为保障，防止无意识中不愉快或痛苦的方面进入个体意识。当某些事情被认为是压倒性的，甚至是不恰当的，防御机制会阻止这些信息进入意识，从而最大限度地减少痛苦。

（三）优势和劣势

在 20 世纪早期，精神分析的影响越来越大。尽管存在缺陷，但精神分析在心理学的发展中继续发挥着关键作用，影响了心理健康治疗方法，并持续对当代的心理学产生影响。

1. **优势** 尽管大多数心理动力学理论并不依赖于实验研究，但精神分析思维的方法和理论为实验心理学的发展做出了贡献。许多心理动力学人格理论，如埃里克森的社会心理阶段理论和弗洛伊德的性心理阶段理论，仍然影响着如今的实验心理学领域。精神分析开辟了一种关于精神疾病的新观点，特别是进行心理咨询有助于减轻个人的心理困扰。

2. **劣势** 弗洛伊德的理论过分强调潜意识、性、攻击性和童年经历，他的大多数观点都是基于案例研究和临床观察，而不是实证的科学研究。因此，精神分析理论家提出的许多概念很难测量和量化。

3. **支持与批评** 对心理动力学方法的许多批评都是基于早期弗洛伊德的治疗方法。许多人对精神分析持怀疑态度，认为支持其有效性的证据是薄弱的。

批评者的主要论点之一是它不如其他治疗方法有效。然而，一项对先前研究的系统回顾表明，精神分析疗法是一种有效的治疗方法，可以减轻症状，并且治疗效果在治疗结束后可持续数年。2015 年的一项综述表明，心理动力疗法可以有效治疗多种疾病，包括抑郁症、饮食失调、躯体疾病、焦虑障碍。

另一种批判是精神分析通常是长程治疗，需要投入更多的时间、金钱和精力。当今人们通常寻求更快产生效果的方法，而精神分析则通常要求来访者和心理治疗师一起长年探索问题。

（四）弗洛伊德经典案例

案例一：安娜·欧案例

案例背景： 安娜·欧家境富裕，接受了良好的家庭教育。20 岁时，她的父亲患上了胸膜周围脓肿，她竭尽全力照料，1881 年 4 月父亲去世。

在父亲患病的第 1 个月，安娜·欧出现了虚弱、贫血、厌食等健康问题，随后出现了严重的咳嗽，在傍晚时出现类似睡眠状态，接着又出现极度兴奋的情况。后来开始出现内斜视，被误诊为眼外肌麻痹，而后她卧床不起。

症状描述： 布洛伊尔医生接诊安娜·欧时，她的精神疾病显著加重，表现出内斜视，视觉功能异常，感觉墙体倾斜，四肢和颈部肌肉痉挛导致瘫痪，卧床不起。她的语言能力也逐渐受损，最初是重复无人称句子，然后失去了语法控制能力，勉强能用四五种语言列出单词，令人难以理解，后来几乎无法使用语言。然而未能查出任何明显的器质性问题，布洛伊尔认为安娜·欧患有严重的心理障碍。

安娜·欧出现了两种截然不同的意识状态。在一种状态下，她相对正常，感到忧郁和焦虑，能够认识周围环境。而在另一种状态下，她会出现幻觉，有时表现出扔东西、解开衣服扣子等。在这种状态下，如果有人进出她的房间或移动房间内的物品，她会抱怨，并表现出困惑和思维混乱的迹象；之后她会抱怨自己变得疯狂，乱扔枕头并咒骂为她服务或离开她的人。随着疾病的加重，安娜·欧的正常状态越来越少见，即使在相对正常的状态下，她也感觉头脑一片漆黑，无法思考，看不见、听不见。在病理状态下，她的肌肉痉挛越来越严重和频繁，情绪快速变化，有时兴奋，有时焦虑，对医护人员的治疗方案持顽固态度。她还有一种奇特的症状，被称为"瘫痪性睡眠"，即在清醒状态下出现瘫痪现象。

谈话疗法： 布洛伊尔通过与安娜·欧的交流，发现她的症状与早期心理冲突和压抑经历有关。在治疗过程中，对她进行了深入的询问，以了解其家庭背景、早年经历以及目前的症状。

自由联想： 布洛伊尔鼓励安娜·欧自由联想，她可以自由地表达任何出现在脑海中的想法、记忆、幻想或情感。通过自由联想，安娜·欧能够进入潜意识，逐渐揭示与她症状相关的内在冲突和情感。布洛伊尔观察到，安娜·欧因为某件事感到非常生气时，她就闭口不谈此事。当布洛伊尔催促她说出来这个事情时，她的语言抑制就会消失。利用这种方法，安娜·欧的言语功能开始恢复，随之她左侧肢体的运动能力也开始恢复。当然，她语言功能恢复有些奇怪的部分，如她本生活于德语系国家，但是她开始说英语，在自在舒服的状态下，说法语和意大利语。她的斜视也开始好转，颈部肌肉痉挛解除。

压抑解除： 在治疗过程中，布洛伊尔试图帮助安娜·欧解除她对早期创伤和压抑的情感的防御机制，让她回忆和面对过去被压抑的负面经历和情绪，以便加以处理和释放。安娜·欧的疾病有一个特点，就是当她处在失神状态下念念有词时，旁边的人重复她的词语，她就可以立刻参与进来，开始讲述一个故事或情景，在这种表达中，她先是语无伦次地乱讲，时间越长，表达就越流利。这些故事通常是悲伤的，带有一点诗意，在叙述完后，她就变得明显平静下来，感觉很舒服。在父亲去世后，她的叙述内容不是带有诗意的悲伤，而是可怕和惊恐的幻觉。但通过诉说，她的心情仍然能变得轻松起来。布洛伊尔意识到让安娜·欧讲述出那些幻觉、幻想对她是非常有帮助的。他认为是那些幻觉形成了对安娜·欧的心理刺激，让她产生了心理障碍，通过用语言表达出来，这些被言语化的幻想就被扔掉了，安娜·欧的心情就变得轻松起来。因此，他总在黄昏时，让安娜·欧在催眠状态下讲白天的幻觉。安娜·欧感到这种"扫烟囱"式的清扫最初只能使她维持一个晚上的平静和理智，之后维持时间越来越长。

移情：治疗中可能会出现移情现象，即来访者将他们对早期关系（通常是父母）的情感投射到治疗师身上。布洛伊尔注意到安娜·欧对他的移情并进行了处理，以促进治疗的进展。

疗程和治疗结果：安娜·欧的治疗历时约两年。虽然在治疗期间取得了一些进展，但她的症状并没有完全消失。后来布洛伊尔将治疗中的一些观察和体会分享给了弗洛伊德，这促进了精神分析理论的发展。

值得注意的是，安娜·欧的治疗案例并非完美，但是帮助布洛伊尔和弗洛伊德认识到了精神分析治疗中的许多重要概念和技术，这对后来的精神分析发展产生了深远的影响。安娜·欧的案例也为精神分析研究奠定了重要基础。

安娜·欧的案例促进了一些重要的精神分析理论的形成。

（1）无意识：通过治疗，布洛伊尔和弗洛伊德发现许多来访者的症状是由于潜意识中被压抑的冲突和情感引起的。他们认为来访者的行为和症状是无意识力量的表现。

（2）自由联想：在治疗过程中，安娜·欧被鼓励自由联想，这意味着她可以随意表达她的思想和感受，而不需要顾虑逻辑或连贯性。自由联想有助于揭示来访者内心深处的冲突和欲望。

（3）防御机制：通过分析安娜·欧的症状，弗洛伊德提出了许多防御机制的概念，这些机制帮助人们在无意识层面上处理焦虑和冲突，包括压抑、否认、转移等。

（4）激发事件：安娜·欧的症状与她父亲的死和照顾母亲等事件有关。弗洛伊德将这种早期激发事件与潜意识冲突联系起来，认为它们对个体的心理发展产生了深远影响。

总体来说，安娜·欧的案例为精神分析理论发展提供了重要的临床证据和洞察力，奠定了精神分析治疗的基本原则和方法。

案例二：少女多拉案例

案例背景：多拉的父亲是一位有钱的工业家，母亲则是弗洛伊德的来访者。8岁时，多拉出现了呼吸困难的症状，14岁时出现偏头痛和神经质咳嗽。除身体症状外，多拉情绪也不稳定，但身体检查并没有发现任何生理问题。多拉18岁时，父亲发现她的一封关于自杀的书信，于是将其送到弗洛伊德处接受治疗。

多拉与父母同住，还有一个比自己大一岁半的哥哥，她曾在不止一次在治疗中透露出一些生活事件，如父亲与邻居K太太的婚外情，母亲无所事事，父亲对母亲的厌恶以及邻居K先生曾经突然抱住她并且强吻了她。治疗过程中，弗洛伊德依据性压抑导致癔症的理论，认为多拉其实是对K先生有隐藏的爱恋，她出现神经质咳嗽的时间也正是K先生在湖边向她求爱的时间。弗洛伊德以恋母情结核心理论为基础，认为多拉的这种爱恋是对父亲的爱的转移。在他的后记中也提到，多拉在分析中对他也产生了这种感受，"但是当第一个梦来临，她在其中给了自己一个警告，她最好离开治疗，就像她先前离开K先生的房子一样"。弗洛伊德开始对多拉进行精神分析，以揭示她症状的潜在心理原因。在分析过程中，多拉透露了她与家庭的复杂关系，特别是与父母的关系。

治疗过程：

自由联想：弗洛伊德采用了自由联想的方法，鼓励多拉随意说出她的思维和感受，无论是意识的还是潜意识的。通过这种方式，弗洛伊德试图揭示潜在的心理冲突和不满。

解释梦境：弗洛伊德对多拉的梦境进行深入分析。他相信梦境是潜意识的表现，包含着隐藏的欲望和冲突。通过解释梦境，弗洛伊德帮助多拉理解了她内心的情感和焦虑。

童年经历探索：弗洛伊德相信童年经历对个人的发展和心理有深远的影响。在治疗中，他询问多拉童年时的经历，以发现潜在的心理问题根源。

移情与阻抗：在治疗过程中，多拉表现出了对弗洛伊德的移情，将她对父母的感情投射到弗洛伊德身上。这种情感投射有助于揭示她与父母关系的复杂性，并帮助她面对与父母的冲突。

（五）精神分析理论相关要点

潜意识：弗洛伊德认为潜意识是个人心理活动的重要组成部分。潜意识中储存着被压抑的欲望、冲突和记忆，对个体的行为和情感产生影响。

冲突理论：弗洛伊德认为个体内存在着不同的心理冲突，主要是由于个体的欲望和社会要求之间的矛盾引起的。

童年阶段重要性：弗洛伊德认为童年时期的经历对个体的心理发展具有决定性影响。童年时期的冲突和经历可以影响个体在成年后的行为和情感。

移情与阻抗：移情是指个体把情感投射到心理治疗师或其他对象身上，通常是基于早期关系的复杂性。阻抗是个体对治疗过程中难以面对的心理冲突的防御机制。

解释梦境：弗洛伊德相信梦境是潜意识的反映，通过解释梦境，可以了解个体内在的欲望和冲突。

通过弗洛伊德对多拉的精神分析治疗，逐渐揭示了多拉与父母关系的复杂性，以及内在的冲突和不满。弗洛伊德的治疗方法帮助多拉认识到潜在的心理问题，并逐步解决了她的症状。这个案例在精神分析领域具有重要意义，不仅对治疗个体的心理问题有启示，也深化了人们对潜意识和心理冲突的理解。

如今精神分析作为心理学领域的一个学术话题已经被搁置了，部分原因是它未能测试其治疗方法的有效性，而且早期未能将这门学科建立在以证据为基础的实践中。

目前重振精神分析的一些努力集中在更有证据的精神分析概念（如依恋理论）或将弗洛伊德的无意识思想与现代神经科学联系起来。谈话治疗通常与精神分析有关，但心理治疗师也可在其他治疗方法中使用这种技术，包括以来访者为中心的治疗和团体心理治疗。

二、行为疗法

（一）基本概念

行为疗法也称行为治疗，创立于20世纪50年代，其基础理论主要来源于行为主义的学习理论。学习理论是基于实验心理学的成果而形成的，其中著名的实验有巴普洛夫的经典条件反射实验以及斯金纳等人的操作条件反射实验。

行为疗法基于实验理论，通过强化和学习消除不良行为、建立新的思维认知及适应性行为，以减轻症状和改善功能，从而达到治疗目的。广义的行为除了外显的行为动作外，还包括主观体验、意识等心理活动和内脏活动。例如，来访者基于对世界的认知，产生错误想法或做出错误选择和行为；当个人产生负面情绪（痛苦、悲伤、恐惧）等，人体的肌肉和神经系统会在无意识的情况下做出相应的机体反应，本能地颤抖、僵硬。

行为疗法中，心理治疗师通过把注意力更多地放在来访者呈现出的行为上，分析来访者心理精神问题的来源和核心，通过引导其在行为上做出改变，让来访者领悟到存在的问题。行为治疗常用的技术是古典制约法。古典制约法主要包含厌恶治疗和正向治疗两部分，具体使用的方法包括放松训练、暴露疗法（系统脱敏治疗、冲击疗法）、厌恶疗法、自信心和社交技能训练、自我管理技术。厌恶治疗是来访者基于对世界的认知产生错误想法或做出错误选择和行为时，向其施加惩罚，此过程不断反复，使来访者形成本能改正和心理调节，从而解决心理精神问题；正向治疗，即当来访者做出正确选择时给予鼓励和奖励，使来访者不断加强心理上的正向反馈，巩固正确选择。二者在古典制约中结合使用效果颇好。行为疗法适用于各种存在行为异常的个体，适应证包括：①焦虑障碍（恐惧症、强迫症、创伤后应激障碍、广泛性焦虑症、社交障碍等）；②进食障碍；③物质和网络依赖；④冲动控制障

碍；⑤儿童行为障碍。有行为问题者大多存在一些认知方面的偏差，所以行为治疗也常与认知疗法相结合以更好地改善来访者的症状。

（二）案例分析

1. **个案基本信息** 来访者小A，30岁女性，师范大学数学专业毕业，大学毕业后在某市区公立中学工作，已婚未育。

（1）第一印象：来访者个子瘦高，戴眼镜，主动倾诉问题，主观感觉对心理治疗师很信任，咨询动机强烈。

（2）主诉：来访者诉自己在工作场合中与同事、领导接触时容易感到紧张、害怕，总担心自己做得不好，害怕与人说话，但给学生上课时上述情况会轻很多。需要上台时尤其紧张，时常出现心悸、喘不过气、手心出汗等身体症状，感觉心情压抑、苦闷，找不到合适的人倾诉。近半年，来访者换到私立学校工作后上述症状更加明显。

（3）来访原因：特定场合容易紧张、担心；因焦虑出现无法解释的躯体症状；情绪问题；社交困难。

（4）现病史：小A是家中独生女，家庭条件一般，学习努力，不管做什么事情都踏实、认真，成绩不错，尤其数学成绩非常优秀。小A很喜欢数学，加上自己性格内敛，考虑教师的工作比较单纯，因此选择成为了一名数学教师。上学期间她专注于学业，少与人交往，毕业后顺利进入当地一所公立学校从事教学工作。小A的主要工作内容就是数学科目授课，这是她比较擅长的，所以上课时紧张感并不明显，但与同事及领导打交道时就会比较容易紧张。小A本就不善言辞，觉得自己不太会说话，担心自己说错话、表现不好给同事及领导留下不好的印象，总是局促不安，不敢与他们有过多交流，有时甚至说话结巴。最近半年，小A考虑多方因素后决定换一个工作环境，到了私立学校工作。这所私

立学校是当地比较有名的学校，在学习之余，还会安排很多培养学生综合素质的活动。小A刚来这所学校就被安排当班主任，除了日常教学工作外，还肩负班级管理的责任。除了教学，需要与领导及其他同事打交道的情况、上台讲话的场合变多了，还需要定期当众汇报工作，这让本就不善交际的小A感到很有压力。并且小A本来就觉得自己不如其他老师优秀，在与他人相处的时候就更加紧张，心悸、呼吸不畅、出汗等症状更加频繁，持续时间更长，尤其是在当众讲话或汇报工作的时候，小A总感觉台下坐着的每一个人都在关注着自己的一举一动，所以也很注意自己的言行举止，同时一直关注着台下观众的反应，生怕自己说错话，表现不好，会被别人议论。有时小A甚至会紧张到大脑一片空白，完全想不起自己已拟好的台词，最后靠着临场发挥完成讲话。即使讲话结束了小A也还是一遍遍复盘自己刚刚讲话的情境，觉得观众一定察觉到自己"结巴了"或"紧张了"，感到"很尴尬"，担心自己表现不好，担心同事尤其是领导会认为自己能力不行，担心影响以后的工作。虽然并没有任何人提出她表现得不好，但小A还是觉得自己刚刚一定很"糗"，并时刻关注着周围的人对自己的评价。更让小A丧气的是，她发现以前的方法不管用了，即使大口呼吸也无法缓解自己现在的症状，非常影响自己的心情和工作的状态。

2. 评估与分析

（1）评估与工作诊断：参照《精神障碍诊断与统计手册》（第5版）（*Diagnostic and Statistical Manual of Mental Disorders*，fifth edition，DSM-5）关于社交焦虑障碍的诊断标准，小A符合该诊断。DSM-5中"社交焦虑障碍"的诊断标准：①个体由于面对可能被他人审视的一种或多种社交情况而产生显著的害怕或焦虑。②个体害怕自己的言行或焦虑症状会导致负面评价（被羞辱或尴尬，被拒绝或冒犯他人）。③社交情况几乎总能激发来访者的害怕或焦虑。④存在主动回避社

交情况，或带着强烈害怕或焦虑情绪去忍受社交场合。⑤这种害怕、焦虑与社交状态和社会文化环境所造成的实际威胁不相称。⑥这种害怕、焦虑或回避通常会持续至少6个月。⑦这种害怕、焦虑或回避引起了具有临床意义的痛苦，或导致社交、职业及其他重要功能的损害。⑧这种害怕、焦虑或回避不能用其他精神障碍的症状更好地解释，如惊恐障碍、躯体变形障碍或孤独症谱系障碍。⑨如果存在其他躯体疾病（如帕金森病、肥胖症、烧伤或外伤造成的畸形），那么这种害怕、焦虑或回避是明确与其不相关或过度的。

令小A感到焦虑的是与同事、领导接触及当众讲话，属于被他人审视的社交情境，符合上述标准中的①；小A害怕自己的表现会给领导及同事留下不好的印象，担心别人认为自己能力不行而感到"尴尬"，即带来负面评价，符合②；每次想到要与别人交流或当众讲话就感到紧张，也就是当众发言这种社交情况能够激发小A的焦虑反应，符合③；周围并没有人明确指出她表现得不好，但她主观上感觉自己表现不好、过度忧虑，与实际情况不相符，符合⑤；每次都是在惶恐不安中完成汇报工作，忍受了比较大的痛苦，慢慢地减少了与同事的交流，开始回避社交，发言时表现得更紧张，时间已有半年，符合④、⑥、⑦；小A无其他躯体疾病、精神障碍，符合⑧、⑨。综上，小A符合社交焦虑障碍的诊断。

（2）个案概念化：小A的问题主要表现为三类：①虽然并没有人指出，但自认为表现得不好；②担心领导和同事对自己有不好的评价，认为自己能力不行，开始回避社交；③焦虑持续存在，无法排解，伴随心悸、喘不上气等躯体症状。上述三类问题对应的核心信念是"无能"和"别人的评价"。

3. 目标与计划

（1）确定问题：在个案概念化的基础上，确

定小 A 当前面临的主要问题有：①工作环境改变后存在情绪痛苦和行为失调；②从小性格内敛、不善言辞，与人交往时容易紧张，当众发言的情况增多后更加紧张；③担心别人的负面评价，因此减少社交，独自承受痛苦，无处排解。

（2）明确目标：针对上述主要问题，心理治疗师和小 A 一起商讨并制订了咨询目标：①缓解小 A 因为紧张而出现的心悸、喘不上气、出汗等躯体症状，身体和精神上都需要放松；②减少对别人评价的猜测、在意，以及纠正低自我评价，提升小 A 的自尊和自信水平；③增强当众发言的信心，提高小 A 对工作的效能感，更好地适应现实生活环境。

（3）制订咨询计划：心理咨询师考虑以当前环境中对小 A 影响较明显的刺激情境作为切入点，引出她的自动化思维，分析导致适应不良的自动思维和不愉快情绪背后的认知偏差，进行认知矫正。与此同时，采用行为疗法增加小 A 面对现实问题的应对能力。

4. 咨询过程 心理咨询频率为每周 1 次，每次 50 分钟，共进行了 15 次面对面会谈。

（1）第 1 阶段（第 1～2 次）：建立关系，收集信息，初步评估和设定基本目标。

在前 2 次会谈中，心理治疗师主要收集了小 A 现阶段的困扰和症状，既往的成长和工作情况以及基本的家庭情况，同时评估了小 A 当前的社会功能损害程度。在心理治疗师充分收集了小 A 的信息之后，开始建立互相信任的咨询关系。

小 A 的问题可整理成三大类：①由于小 A 本就性格内敛，缺乏当众演讲的经验，再加上在新环境里周围同事"好像都比自己优秀"，使得小 A 对自己产生了怀疑，认为自己能力不行，表现不好，存在低自我评价；②每次想到要当众发言的时候就感到紧张，担心自己做不好，在她的想象中领导和同事也对自己有负面的评价，会影响自己以后的工作；③紧张伴随的躯体自动反应，如心悸、胸闷、出汗等，这些症状本身又会

影响表现，反过来增加小 A 的焦虑情绪，形成恶性循环，日益严重，感到痛苦不堪。双方根据上述问题分类一起讨论制订了基本的咨询目标。

（2）第 2 阶段（第 3～6 次）：分享个案概念化，采用苏格拉底式提问初步评价自动思维。通过在具体情境中挖掘相应的自动思维和认知偏差，确认相应的情绪和行为反应。

心理治疗师针对小 A 明显的适应不良行为，初步教授了苏格拉底式提问，并指导小 A 填写思维改变记录表。例如，针对小 A 歪曲的认知模式——"读心术"，怀疑领导对自己不满，同事们可能在背后议论自己，引起情绪上的愤怒和郁闷。在寻找支持和反对的证据的过程中，小 A 发现领导对任何人说话都是很仗义和直截了当的风格，领导的话并没有特别含义，在会上做的点评也不是针对个人，而是针对工作的实际情况，不能证明对自己不满意。而同事们都在忙着自己的事情，偶尔交谈一下，并没有人一直在盯着自己的一举一动，也没有真的听到他们在背后议论自己，也没有人刻意回避自己，这样小 A 的焦虑、抑郁强度就降低了一部分。

小 A 的自我发展水平相对较好，也有很强的咨询动机和合作意愿，在咨询中表现出很好的依从性。

（3）第 3 阶段（第 7～11 次）：采用问题解决技术处理现实困难，继续评价自动思维，识别并纠正认知偏差。小 A 的认知偏差主要有以下两点，①假想观众：社交焦虑来访者与他人互动时会思考他人如何看待自己，并根据自己对他人想法的猜测产生情绪体验和调整人际行为。社交焦虑来访者在参加各种社交情境时，心中都有一个"假想观众"。无论是一对一的交往，还是参加大型集会时作为一个听众，都会觉得有人在盯着他，关注着他，评价着他的一举一动，尤其是当众发言或演讲时。小 A 仅是在讲话时紧张忘词，便认为周围人对自己印象不好，衍生出来觉得别人会认为自己能力不行，产生了尴尬的情

绪体验和回避与同事交往的行为。其实"假想观众"并不是真实存在的，来访者心中的"假想观众"始终盯着自己的一言一行，评价着自己的社交表现，而自己不能让周围人都满意，会感到焦虑，这又会让人注意到并且导致更多的负面评价。②自我否定与灾难预期：社交焦虑来访者心中的"假想观众"对自己有着高要求或高标准，觉得自己无法达到这样的要求，无法让他人满意和看得起自己。事实却是相反的，来访者看轻自己在先，然后才觉得他人看不起自己。这可能与来访者童年的经历有关。童年时期，来访者在与他人（尤其是来访者关系重要的人，如父母、老师）的互动过程中，经历了一系列让自己感到不被认可、被批评、被指责甚至是被惩罚、被忽视、被孤立等事件后，逐渐形成了关于自我和他人的负性核心信念。例如，他们认为自己是不可爱的、不优秀的、没有能力的、不值得交友的，而他人就是好的、优秀的、受欢迎的，自己就是比不上别人。

在这些核心信念的基础上，来访者遭遇了某种创伤性的社交体验（如在课堂上回答错误问题，同学们大笑或老师批评）后，便激活了这些负性核心信念。他们把自我意识（自己是无能的、不可爱的或坏的）看成是别人对自己的看法。

当他们对自己持否定态度时，便会对社会交往活动持有消极的预期，即在社交活动之前，他们对于将要发生的事情就有着负面的、灾难性的预期。他们会担心自己表现不好，试图让自己表现得更好一些，为此进行大量的练习和准备。在社交过程中，由于消极预期的存在，他们便会选择性注意那些与自己预期一致的信息，来访者会注意自己的内在体验，监控自己的举动和别人的表情等，并且特别关注焦虑的信号，包括身体的症状。他们会把注意力集中在与社交任务无关的事情上，可能会导致社交任务完成得不理想，这又会强化来访者原来的消极预期。在社交活动后，来访者在头脑中一遍又一遍地回忆整个过程，评价自己的表现。反复思考和总结自己哪里做得不好，本应该怎么做，别人不满意或不喜欢了怎么办，会不会有什么不好的后果。由于来访者存在选择性注意，他们会更多关注自己表现不好的方面、他人的负面评价等，受事前和过程中的偏见所影响，反思的结果会加强他们的消极偏见，增强来访者对下次社交事件产生相同或更大的焦虑。

另外，当小 A 痛苦无助时，找不到人倾诉，感到自己孤立无援，其实并非如此，只是在小 A 的认知中，自己的这些问题说出来会很丢脸，也不觉得有人愿意听自己倾诉，不觉得有人关心自己的感受，不相信身边的同事和朋友愿意帮助自己，认为大家都有自己的事情和烦恼，就不要麻烦别人了。心理治疗师鼓励小 A 跟以前的好朋友联系，试着聊一聊自己在工作上的困惑。朋友知道后一直在肯定和鼓励小 A，表达"你没问题的"。这件事情让小 A 很感动，看到自己背后还是有人在支持着自己的。

来到治疗室，心理治疗师打算先用放松训练帮助小 A 放松下来。放松训练是最简便、易操作的行为治疗技术。心理治疗师让小 A 用自己觉得最舒适的姿势靠坐在沙发上，双手自然放在沙发扶手上，闭上眼睛，做 5 次深呼吸，即深呼吸放松法；接下来让小 A 握紧拳头、再松开，咬紧牙关、再松开，体会肌肉紧张和放松的感觉，然后再从放松前臂开始，依次放松面部、颈部、肩部、背部、胸部、腹部、下肢，即肌肉放松训练法。可反复练习，直到充分放松为止。

放松后再进入咨询环节，帮助小 A 客观地分析自己的问题。

首先，需要纠正小 A 的负性认知，让她意识到自己是过度紧张，很多担心是多余的，然后逐渐进行行为上的矫正，希望达到与人接触时不过度焦虑，也不再回避与同事交往的目标。小 A 存在明显的负性认知，觉得自己能力不行，有强烈的羞耻感和自卑感，不能接受自己在别人面前的紧张表现，对此心理治疗师采用"认知连续体"技术处理小A的"两极化思维"。具体过程如下。

心理治疗师在纸上画了一条带有刻度的线，最右端的90～100分代表"自己还算一个不错的人"，最左端的0～10分代表"一无是处"。先请小A画出自己在线条上的对应位置。第一次时，小A把自己标在50分的位置。心理治疗师启发小A对比其他同事是否存在和她一样因为需要当众发言而感到紧张不安，以致明显影响情绪和睡眠的现象。小A想到了其他班级的班主任，有时候他们看起来也会有点紧张，自己当时也会关注他们的表现，可能察觉到对方有点紧张，但不会因此就觉得对方是能力不行，更不会在私下一直讨论对方、评价对方。心理治疗师请小A对其他的同事评分，小A评了90分。心理治疗师再请小A把自己的表现和其他同事对比，重新对自己的状况进行评估，小A认为自己确实是过度担心和关注自己的表现了，甚至对自己有点苛刻，一直觉得自己做得不够好，但事实上与其他同事似乎没有很明显的区别，于是第二次时小A把自己标在65分的位置。

其次，需要进行行为治疗，采用暴露疗法和社交技能训练两种方法相结合。先将小A暴露在引起她焦虑的社交场景中，即当众发言。从想象暴露开始，然后进行角色扮演，逐步减少其对当众发言的条件恐惧性反应，如紧张、心悸、喘不上气等；最后在真实场景中进行暴露。在逐级暴露的过程中，心理治疗师帮助来访者尽量放松，检验现实是否如自己所担心和认为的那样，纠正认知偏差，充分肯定和鼓励来访者的坚持，在想象中体会"没有那么害怕了"的感觉，减轻焦虑感，尽量不再回避社交场景。在真实场景暴露之前，还需要进行社交技能训练，学习社交技巧以更好地应对社交场景。社交技能训练包括自我介绍、积极倾听、共情、自我暴露、提出主张、公众演讲、发起社会活动等。

（4）第4阶段（第12～15次）：以上方法重复多次进行，最终小A感觉自己是一个"85分"的人了，在与同事交谈和当众讲话时也没有那么紧张了，即使偶尔有一点紧张，但结束后也不会一直回忆整个过程，而是将更多的时间用在工作和与同事交流上。除了解决目前的社交焦虑问题外，更重要的是纠正小A对于自我的负面认知，构建新的更符合现实的认知，帮助小A建立自信，预防复发。结束阶段，心理治疗师与来访者讨论结束咨询之后如果再遇到问题的处理方案，并制作了一张应对卡，写出具体的应对策略，尝试独立解决困难。心理治疗师对小A说，应对策略可以帮助她去发现是什么妨碍了她应对焦虑情绪或解决问题，后续如果遇到新的问题也可以重新咨询。

5. 讨论与总结

（1）咨询效果：通过15次咨询，小A对自己的评分由65分提高到85分，咨询效果体现在：①小A认识到有紧张是正常的，但不需要过度紧张；②意识到没有人在时刻关注自己的言行举止，不要想象观众对自己的评价，而是应该通过现实检验；③小A学会了自我放松的调节方法和必要的社交技能，能帮助自己更好地应对各种社交场景，改善人际关系。小A对自己的信心也增加了很多，紧张不安、心悸等症状都明显减轻，也不再因为症状本身而焦虑，一切都比较顺利，渐渐恢复了对自己生活的安全感和信心，即使再出现类似的问题也可以轻松应对。

总体来看，小A的大部分咨询目标都达成了。心理咨询并不需要解决小A的所有问题，而是以其社会功能的完善和适应为标准，因此可以结束咨询。

（2）本案例对实践应用的意义：社交焦虑障碍属于焦虑障碍的一种，常用方法是行为疗法，常联合认知疗法使用。本案例主要探索如何采用关于社交焦虑障碍的概念化模型，针对小A的具体情况，在方法和技术上创新、融合，帮助社交焦虑障碍来访者学习社交技能、重塑正确认知，应对各类社交场景。随着时代发展，年轻人工作压力日渐增加，不仅需要应对繁忙的工作，也要维系好社会关系。本案中小A的经历具有代表性。她从小成长环境相对比较简单，性格内敛，不善言辞，缺乏社交经验。工作后需要考虑得更多，对于缺乏社交经验的人来说是一个较大的考验。当适应不良，就可能产生自我怀疑，出现低自尊、低自我评价，引发焦虑抑郁情绪，影响日常生活及工作。心理治疗师最重要的工作是打破其自我贬低的歪曲认知，激发其潜在的自信，重塑自我价值，重新适应社交场景。

三、家庭治疗

（一）基本概念

近些年来，关于家庭关系的话题热度持续增长，个体在家庭中的作用与如何维持良好的家庭关系成为人们越来越重视的问题，同时也是精神学家与心理学家不断研究的领域。在二十世纪五六十年代，越来越多的心理治疗师开始认识到，通常来访者的心理问题都产生于家庭活动中，因此家庭治疗应运而生。家庭治疗是通过改变家庭成员围绕症状所表现出来的交往方式，达到治疗症状的目的。症状的形成往往源于家庭成员之间不良的交互模式，通过改变这种固有的模式从而改变家庭的结构。

家庭治疗师会选择性地综合运用策略式家庭治疗、系统式家庭治疗、结构式家庭治疗和心理动力家庭治疗等不同的治疗模式来解决来访者的心理问题。如今，家庭治疗能很好地应用于心理学离不开构建主义理论的帮助。构建主义学者认为家庭治疗不可能脱离人的主观性，因此即使是作为家庭外观察者的治疗师，也在聆听家庭成员之间沟通的过程中融入了小群体，此时许多家庭治疗师会同时采用心理学理论和移情方法来分析不同家庭成员萌生的不同情绪。

在家庭治疗过程中必须尊重家庭成员各自的立场、观念和差异，以此来帮助来访者改变不良家庭功能和家庭结构。在家庭治疗的过程中，家庭治疗师能够了解个体家庭存在的独特性问题，将核心问题单独进行假设，构建拟态环境，帮助家庭成员找到解决问题的办法，并在过程中指导家庭成员进行自发性的积极沟通，在家庭中进行良好的人际交往和恰当的情感宣泄，以预防未来家庭关系恶化。并且鼓励来访者与其他家庭成员进行观点交流，从而改善不良的家庭互动模式，巩固良好的全新的家庭关系。

家庭同所有的社会系统一样都是由各种各样的交流维系，家庭成员之间的互动交流主要是关于"关系"的交流，家庭成员之间通过交流来证实相互的联系和联结。夫妻、父母以及孩子之间的情感稳定性和情感协调性，可以让彼此的联结更紧密，进入到彼此的内心世界，因此可以有足够的关系上的安全感和稳定感。在冲突不断的家庭里，通常是因为家庭中各个成员之间的关系不和谐、不平衡而产生矛盾。在家庭中又可以分出许多个子系统，如父母、夫妻、兄弟姐妹、祖父母等，这些子系统对个体的成长亦十分重要；家庭还可以是一个更大的亲属关系的一部分。家庭由家庭成员组成，但不是所有成员的简单相加，而是要大于相加之和。不同系统之间存在潜在的界限规则，这些规则的呈现也会体现在不同的家庭关系中。如清晰的界限给人以强烈的支持感；僵硬的界限是限制的，只允许与子系统外的系统进行很少的联系，会导致脱离；而混乱的界限即过度卷入，会导致父母为孩子提供封闭的保护，使孩子的进取心和主动性受到影响。

家庭心理学尤其关注家庭生活进程中个人的发展，既往研究中提出了许多模型，认为大多数家庭都会经历相似的阶段，如从结婚到家中有幼儿和学龄前儿童的阶段，学龄儿童和青少年成长为脱离原生家庭的年轻人阶段，父母进入"空巢"状态，老年阶段。家庭生命周期最终以伴侣死亡而结束。

家谱图是一种临床心理工作中常用的工具，通过各种图形以简单、清晰的方式展示个体的家庭信息，至少包括三代家庭成员的信息以及他们之间的关系联结。家谱图可以将原生家庭中各种人际关系、家庭模式及其运作方式呈现出来，可以帮助个体梳理家庭关系、家庭结构、关系模式及代际传递等信息。同时，这也是一种相对不易引起家庭警觉和阻抗的比较温和自然的方式。相较于文字或语言，家谱图更加直观生动，也有利于心理治疗师对家庭系统整体了解和把握。

家谱图绘制原则（图4-1）：①长辈在上，晚辈在下；②同辈关系中，年长者在左，年幼者在右；③方形代表男性，圆形代表女性；④夫妻关系中，男性在左，女性在右；⑤亲密关系用粗实线；⑥疏离关系用虚线；⑦纠缠关系用波浪线。

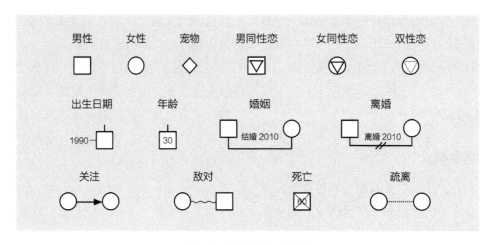

图4-1　家谱图基本符号

（二）案例分析

1. 个案基本信息

（1）来访者信息：16岁女生，目前就读高二，性格内向多思，自尊心较强，对自己有一定的要求，偶尔表现出急躁情绪。身体状况良好。

（2）家庭情况：①父亲，今年52岁，从事销售工作，家中有2兄妹，排行老大，童年因家庭经济拮据，努力工作后取得进展，对来访者期望较高，日常关注他的学业，但表达情感相对保守。②母亲，今年48岁，是一名小学教师，文化程度相对较高，与丈夫在教育理念上有一些分歧，主要关心家庭教育及来访者的学业。③姐姐，今年20岁，正在大学就读，专业为会计学，性格热情开朗，与来访者关系一般（图4-2）。

（3）求助原因：①来访者即将面对高二的学业压力，感到自身难以适应，产生了一些学业上

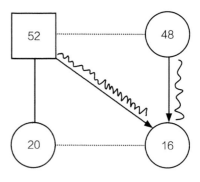

图4-2　家谱图

的困扰，同时在学校人际关系方面也感到无法妥善处理。②家庭中关于未来发展方向的意见分歧导致家庭沟通不畅，来访者感到个人支持不足。亲子关系紧张。

（4）主诉问题：①面临个人在学业上的急性焦虑问题。②缺乏家庭正向支持，沟通存在障碍。

（5）人际关系：①和父亲关系冲突。②和母亲关系既融合又冲突。③和姐姐关系疏离。④在

学校处理人际关系方面遇到困难，过分在意他人看法。

2. 评估与分析

（1）家庭生命周期

1）周期阶段：家庭当前处于青少年到中年的过渡阶段。16岁的来访者正面对高二学业压力，同时家庭面临未来发展方向的意见分歧。

2）重大事件

Ⅰ. 个体层面：来访者即将面对高二学业压力，学业困扰引发个人焦虑，人际关系问题增加。

Ⅱ. 家庭层面：家庭中存在关于未来发展方向的分歧，导致沟通不畅，亲子关系紧张。

3）关键转折点

Ⅰ. 青少年独立性：家庭需适应来访者渐渐独立的追求，同时父母需要重新定位在子女成长过程中的角色，以促进家庭平衡。

Ⅱ. 家庭规划与协调：需要重新审视家庭的未来规划，克服分歧，提高家庭协同解决问题的能力。

4）发展性任务

Ⅰ. 促进青少年独立：家庭需支持来访者逐渐独立，并调整家庭边界，以适应其成长需要。

Ⅱ. 家庭规划与协调：解决关于未来发展方向的意见分歧，建立共同的家庭目标和规划。

（2）家庭结构分析

1）类型：核心家庭，由父母和两姐妹组成。

2）家庭界限

Ⅰ. 夫妻次系统：存在教育理念上的分歧，表达保守，可能影响对子女独立性的支持。

Ⅱ. 亲子次系统界限僵化和纠缠：与父亲存在关系冲突，与母亲关系既融合又冲突。

3）家庭关系与模式

Ⅰ. 家庭关系：①夫妻关系，在教育理念上存在冲突，需要重新协调以提供更好的支持；②亲子关系，与父亲存在冲突，与母亲关系既融合又冲突，姐姐关系疏离。

Ⅱ. 互动模式：①互补性，父母在子女成长方面的期望不同，可能导致来访者的学业焦虑和家庭沟通障碍；②对称性，来访者越多问题出现，父母就越多花心思在来访身上；③三角化，家庭中存在关于未来发展的冲突，可能导致成员间联盟关系紧张。

4）家庭规则或秘密

Ⅰ. 家庭规则：①期望规范，存在对来访者学业的期望，可能导致她的学业焦虑；②意见分歧，家庭中关于未来规划的分歧可能成为家庭规则形成的关键。

Ⅱ. 可能的秘密：①父母可能通过加强关注来访者的应考压力问题来回避作为夫妻之间（不）公开的冲突或分歧；②来访可能通过自身的应考压力问题来替母亲惩治过于强势／掌控的父亲；③来访者可能通过自身的应考压力问题来为自己获取个人发展的权利和空间。

5）家庭资源

Ⅰ. 经济资源：①父亲的销售工作，提供了家庭的主要经济支持，为子女的学业和生活提供了基本保障；②母亲的小学教师职业，虽然文化程度较高，但教育行业收入相对较低，可能对家庭的经济状况有一定影响。

Ⅱ. 教育资源：①母亲的教育背景，作为小学教师，母亲拥有相对较高的文化程度，可能对子女的学业提供额外的教育支持；②姐姐在大学就读会计学专业，姐姐的专业背景可能为来访者提供学业方面的咨询和支持。

Ⅲ. 情感资源：①家庭成员的关心，父母对来访者学业的关注表现出家庭对她的关心，为情感支持提供了基础；②姐姐的热情开朗，姐姐的性格可能为来访者提供额外的情感支持，尽管他们关系一般。

Ⅳ. 社会资源：①父亲的销售工作社交机会，父亲的销售工作可能为家庭带来社交机会，拓展了社会资源网络；②姐姐在大学的社交圈，姐姐在大学的社交圈可能为来访者提供一些社交资源，帮助她在学校人际关系方面更好地融入。

Ⅴ.时间资源：①父母的工作，父母的工作可能占用较多时间，可能对与来访者的沟通和支持产生一定影响；②姐姐在大学的学业，姐姐在大学的学业可能占用一定时间，可能影响她对来访者的支持和陪伴。

Ⅵ.教育理念资源：父母在教育理念上的分歧，父母在教育理念上的差异可能为来访者提供多样化的教育观点，同时也可能导致一些家庭沟通障碍。

3. 咨询计划

（1）介入理论：结构式家庭治疗源自系统理论，注重家庭内各次系统的相互作用和组织方式，关注改善互动中的问题，如家庭结构、角色和关系。使用系统理论来理解家庭成员之间的相互影响，关注家庭系统的结构和互动模式。家庭治疗着重介入核心家庭的三角关系以及父母与孩子等成员之间的关系。家庭治疗遵循重复原则来控制家庭生活，根据这一原则，家庭成员相互影响并以固定、反复的模式、行为过程来互动。僵化的家庭可能因规则过多而产生，而混乱的家庭则可能因规则过少而出现。一个和谐、平衡的家庭应该具备维持家庭秩序和稳定的功能，同时家庭关系也应该具有一定的弹性，能够随环境变化而调整。通过调整家庭系统的边界和亲子关系，促进家庭的协调和支持。

在本个案中，父亲过度承担了家庭角色功能，尤其是在青春期过渡阶段过度参与来访者事务，甚至经常代替来访者处理学业和交友问题。这导致来访者的角色功能不足，并使整个家庭陷入失功能状态（家庭界限模糊），形成了父亲和青春期来访者之间长期冲突和对抗的家庭互动模式。

在这样的家庭环境下，加剧了来访者应对压力问题的固化和维持，导致整个家庭长期存在沟通障碍。因此，为了改变来访者应对压力问题，需要重点探讨家庭内各次系统、界限、结盟和联盟之间的相互影响，明确家庭界限并恢复家庭功能。在任何一个家庭中，孩子表达的内容或方式

都明显反映了他在家庭中学到的东西。改善家庭僵化，促进家庭内部的联系与沟通至关重要，不仅仅涉及母亲与孩子、父亲与孩子之间的关系，还包括夫妻关系等多个方面的亲密关系的改变。

（2）个案目标：本案例治疗目标包括：①调整来访者及父母之间的沟通模式，增加互相理解及正面反馈；②提升来访者和父母在面对学业压力时的应对技巧；③改变来访者家庭里僵化部分的家庭规则，促使整个家庭恢复活力、迈进正向发展；④让家庭成员了解相互之间的互动模式，改变家庭的运作方式，让各个家庭成员了解到自己在这个家庭系统中是如何影响其他家庭成员的。

同时治疗师须与家庭成员共同探讨，制订本次治疗的治疗目标以及商定问题解决的顺序。哪些问题是需要首先解决，哪些问题可以在接下来的治疗中逐步解决。如果对治疗目标存在分歧，治疗师应首先和来访者家庭确定下正式的治疗计划，这样可以帮助治疗师和家庭保持治疗的针对性。

（3）行动计划

1）初步评估和目标制订：与来访者及家庭成员进行个别会谈，详细了解问题背景。确定家庭治疗的目标，并与家庭成员达成一致。

2）教育与认知重建：向父母解释青少年发展阶段的特点，加深对于自我认知和家庭系统的理解。提供学业压力管理的知识，帮助家庭理解并共同制订对来访者的学业期望。

3）情绪管理与沟通技能培训：针对来访者，提供情绪管理技能培训，包括自我冷静、情绪表达和解决冲突的方法。整个家庭参与沟通技能培训，加强家庭成员之间的有效沟通。

4）家庭系统调整：通过家庭会谈，探讨和调整家庭成员的角色和期望，促进父母更灵活地适应来访者的发展需求。引导家庭建立积极互动模式，避免长期的冲突和对抗。

5）个体心理辅导与支持：向来访者提供个体心理辅导，探索自我认知、情绪管理和人际交往等方面。家庭成员也可以在需要时获得个别辅

导，以更好地理解和应对家庭系统的变化。

6）家庭活动和情感表达：安排家庭活动，促进家庭成员之间更加亲近的关系。鼓励家庭成员以积极的方式表达情感，增进感情的理解与联系。

7）定期复评和调整：定期进行治疗进展复评，根据实际情况调整治疗计划。提供长期的支持和资源，确保家庭在治疗结束后能够持续保持健康的互动模式。

4. 咨询过程

（1）第一阶段：了解情况，建立关系，介入并适应家庭，制订目标。

1）介入重点：以包容、开放和好奇的态度与来访者及其家庭成员建立积极的联系。创造一个安全稳定的对话环境。探索问题出现背景及演变信息，拓展来访目前的应考压力问题。

2）主要内容

Ⅰ. 咨询师与家庭成员建立关系：咨询师通过初次会面和社交性寒暄，与家庭成员建立信任和联结。

Ⅱ. 收集家庭背景信息：咨询师运用家谱图等工具，收集家庭成员的个人和家庭历史背景，了解家庭中各成员的角色、互动模式以及家庭的价值观和规则。

Ⅲ. 探索家庭问题：通过循环提问和绘制情绪温度图等技巧，咨询师探索家庭成员之间的冲突、沟通障碍以及个人内部的情绪状态。

咨询师通过差异性提问和评量性提问的方式探讨来访者及父母对待应考压力的观点和彼此观点之间的差异，引导来访者及父母聚焦对会谈目标的商定，并促使来访者及父母各自的目标达成一致。

咨询师继续探索来访者应考压力问题的多版本故事，积极聆听来访者及父母对这些差异化应考故事的回应，并适当地运用改释的技巧引导来访者及父母从不同的角度重新定义所谓的"应考压力问题"，鼓励来访者和父母表达对应考压力

问题的意义的理解。更重要的原则是将每个人行为背后的目的合理化，在某种程度上，任何行为背后都有其合乎情理、值得尊重的缘由。由此构建起的叙事逻辑，才有助于个体感受到被理解、被支持、被包容以及被认可的安全感，而不是一味地从表现、现象看到的否定、指责。

3）关键进展

Ⅰ. 促使来访者看到在应考压力问题限制中自身仍然存在的改变潜力。

Ⅱ. 拓宽了父母对来访者应考压力问题的单一性叙述，并减轻了焦灼感。

Ⅲ. 将双方的权责分得更清晰，如果我们知道我们在乎的人能好好地照顾自己，不会为了我们而舍弃自身的需要，这会让我们松一口气，更从容和专注地面对自己的问题，否则，问题将被复杂化，我们将承受另一重压力。

（2）第二阶段：呈现维持来访者应考压力问题的互动及情感氛围

1）介入重点

Ⅰ. 探索维持来访者应考压力问题的家庭行为、行为差异及互动。

Ⅱ. 探索来访者及父母在应考压力问题上的情感反应、彼此之间的情感差异，以及所形成的家庭氛围。引导家庭成员关注整个家庭或者个人的优点，避免过多关注家庭的不足。

2）主要内容

Ⅰ. 引导来访者及父母进行红绳牵绊的家庭行为活动任务，展现他们在处理应考压力问题时相互影响的互动方式，并观察他们在共同维持应考压力问题时的配合、分歧与冲突，以及解决或强化这些分歧与冲突的方式。

Ⅱ. 过程反馈，聚焦在应考压力问题上惯常的互动模式，邀请来访者及父母解释或评价这种互动模式对各自行为、情感、信念、意义和关系的影响。提出假设，并讨论存在的可能性，挑战没有效果的假设。

Ⅲ. 轮换在家庭行为中各自的位置，探索惯

常的互动模式与当前应考压力问题之间的联系，并重新构建当前的应考压力问题对来访者及父母的正面意义。

3）关键进展

Ⅰ．帮助来访者认识到自己在与父母互动中对父母的期望，即希望他们缓冲自己的应考压力，而不是成为增加压力的因素。

Ⅱ．让父母意识到当前充满压力的亲子互动和家庭氛围会放大来访者的应考压力问题，并进一步影响来访者在应考中的正常发挥。

（3）第三阶段：改变来访者及父母在应考压力冲突上的反馈机制

1）介入重点

Ⅰ．指出父母在处理来访者应考压力事情时存在的冲突部分。

Ⅱ．将来访者转变为咨询师的助手，使其学会协调处理需要支援的父母。

2）主要内容

Ⅰ．咨询师邀请父母双方参与工作，并建立表面的工作关系。

Ⅱ．咨询师提供过程反馈，指出父母双方在处理来访者应考压力事情时存在的权力斗争、男强女弱的关系，以及对来访者应考压力表现的影响。

Ⅲ．咨询师通过策略性示弱的方式，多次请教来访者对父母权力斗争事情的看法、期待和建议。通过这种方式，来访者逐渐成为咨询师的得力助手，与咨询师一起协助处理在家中需要支援的父母问题。

Ⅳ．关注父母对来访者的回应，将来访者的功能角色正常化，并让父母亲身体验来访者在处理自身应考压力事情上的能力和多个自我的表现层面。通过这样的改变，打破父母对处理来访者应考压力事情冲突部分的坚持。

3）关键进展

Ⅰ．使来访者体验到自身能力的正面影响，意识到自己不仅是一个一成不变的"麻烦制造者"角色。

Ⅱ．使父母看到来访者的能力及其积极的自我形象，并积极应对应考压力的有利影响，以缓解彼此之间的冲突。

（4）第四阶段：探索来访者及父母在应考压力问题上相关的改变方式。

1）介入重点

Ⅰ．借助不同的时间维度情境，让来访者和父母体验相同的应考压力问题，并要求他们反馈当前的感受、想法和经验。

Ⅱ．引入移动步数和方向的概念，用于量化来访者和父母在应考压力问题上的改变位置，并要求他们反馈共同创造这些改变的方法。

2）主要内容

Ⅰ．咨询师引导来访者和父母通过过去 - 现在 - 将来三幕剧的家庭雕塑方式，观察和感受随着时间推移，他们对待应考压力问题的反应和差异。

Ⅱ．咨询师通过过程反馈，引导来访者和父母重新连接彼此的行为、情绪、信念和身体反应，让他们看到改变的动力、历程和彼此间的变化。

Ⅲ．咨询师通过将位置改变作为换位的结构，将来访者和父母对应考压力问题的改变目标转化为步数，包括来访者前进几步、父亲后退几步、母亲侧移几步等。同时，探索和确认让来访者和父母都感到舒适和有力量的位置，并聚焦三人达成一致的多样化改变方式。

3）关键进展

Ⅰ．使来访者学会用未来眼光和商谈的方式与父母讨论自身的成长与发展，并在父母的支持下作出了上职中就读的重大决定。

Ⅱ．让父母意识到家庭成员之间的理解和支持能够突破应考压力带来的难关，并推动整个家庭顺利迈向下一个阶段的积极发展。

5. **案例评估**　本案例采用绘制家谱图的方式对来访者应考压力问题进行评估，以评估整个案例的进程和咨询成效。

（1）改善来访者和父母之间的沟通，并增强来访者与父母之间的情感联结。目前，来访者能够积极地与父母进行有效沟通和交流，并且懂得和父母商谈自身发展的重要事项，从而建立了良好的情感联结。

（2）提升来访者和父母解决应考压力问题的能力。目前，来访者能够与父母商议并做出上职中就读的重大决定，并获得了父母的一致支持，从而显著减轻了应考压力。

（3）打破来访者家庭僵化的家庭规则，促使整个家庭恢复活力并向正向发展迈进。目前，来访者家庭已经形成灵活、有活力的家庭规则，父母不再坚持对来访者单一的期待和标准，如望子成龙或努力成才，而是接受多元化的发展路径。这促使整个家庭成功地迈入了下一个正向发展阶段。

6. 总结 家庭心理治疗的方法与步骤。

（1）评估与建立联结

1）咨询师与家庭成员建立信任和联结，提供一个安全、支持性的环境。

2）收集家庭背景信息，包括家庭成员的个人历史、家庭动力、价值观和规则等。

（2）设定治疗目标：与家庭成员共同制订明确的治疗目标。这些目标可能涉及改善沟通、减轻冲突、增强家庭支持、解决特定问题等。

（3）沟通和情感表达

1）鼓励家庭成员积极沟通，倾听和尊重彼此的观点。

2）引导家庭成员表达情感，包括需求、担忧和期望。这有助于加深相互之间的理解和共鸣。

（4）解决家庭冲突：协助家庭成员识别和理解导致冲突的根本原因，如沟通困难、不同的期望或价值观。引导家庭成员寻找解决方案，通过协商、妥协和互相支持来减少冲突和改善家庭氛围。

（5）增强亲密关系和支持系统

1）帮助家庭成员建立更加亲密的关系，以增加信任和情感连接。这可以通过分享欢乐时刻、共同参与活动或进行亲密对话来实现。

2）鼓励家庭成员互相支持，并提供情感上的支持和理解。

（6）教授有效地沟通和解决问题技巧：提供家庭成员沟通技巧的指导，包括积极倾听、表达自己的需求和情感等。教授解决问题的技巧，如定义问题、收集信息、制订解决方案和评估结果。

（7）巩固和维持

1）在治疗结束后，咨询师鼓励家庭成员在日常生活中持续运用所学的沟通和解决问题技巧。

2）提供必要的支持和跟进，以确保家庭成员能够应对新的挑战并保持改善后的家庭关系。

家庭心理治疗是一个动态的过程，每个家庭都有其独特的需求和挑战。咨询师在实施这些具体步骤和方法时，需要根据家庭的情况和治疗目标进行灵活调整，并与家庭成员密切合作，共同努力实现家庭的改变和进步。

四、人本主义疗法

（一）基本概念

在现代心理学中，人本主义心理学被认为是继精神分析和行为主义的第三心理学思潮，它不同于前两者，但又与前两者有诸多内在关联性。20世纪50年代，人本主义由美国心理学家卡尔·罗杰斯提出，在精神分析和行为主义的基础上，摒弃了精神分析的悲观主义和行为主义的机械主义，采用系统整体的观点，以健康人群为主要研究对象，强调人的主体性，尊重人的价值，推崇人的自我实现，采取积极进取的乐观主义态度。

最初，罗杰斯将这种心理治疗方法称为非指导性治疗（nondirective therapy），并在1942年提出使用"client"（来访者）一词语代替"patient"

（患者），体现了观念上的变化，使心理咨询师与来访者关系更平等，让心理治疗师在咨询过程中真正做到真诚、共情和无条件的积极关注，这也是人本主义疗法的三个核心技巧。

真诚指的是来访者所表达的内容与内在体验是一致的，治疗师需要保持坦诚、没有伪装的态度。一方面，这种真诚关系提供了一个安全的环境，使来访者更愿意敞开心扉，分享内心感受和烦恼；另一方面，咨询师的真诚行为对来访者产生积极的示范作用，同时传达出"安全"的信息，鼓励来访者也真诚面对自己的情感和问题，不再否定或逃避它们，深入探索自己的内心世界，激发人与生俱来的"变好"的能力，最终达到治疗的目的。

共情是指的心理治疗师准确地感受到来访者所体验的情感和个人意义，这个概念首先由弗洛伊德引入，弗洛伊德对共情的关注主要集中在心理咨询师对来访者无意识冲突和动力的理解上。罗杰斯对共情进行了深入的研究和发展，并广泛应用于各种流派的咨询技巧中。共情不是简单地理解来访者的问题，而是真正深入了解来访者的内在体验，强调关怀、理解和尊重，感受到他们所经历的情感，甚至能够用来访者的话语和情感反馈给他们。共情技巧能帮助建立良好且稳定的咨询关系，当感受被充分体验并看到时，来访者更容易进行自我探索。

无条件的积极关注指心理咨询师对来访者的无条件尊重、理解和接纳。这种关注是真诚和全然的，不会因为来访者的行为、观念或情感而改变，它不掩饰心理治疗师的情感和态度，但也不过多带有心理治疗师的观念和评判，让来访者感受到被接纳和珍视。无条件积极关注可以帮助建立良好的治疗联盟，鼓励来访者增强自尊、自我表达和积极变化。

1. **基于人本主义治疗模式的假设** 罗杰斯认为，每个人都具有自我成长、自我实现的内在驱动力，每个人都有无穷的潜能，从根本上来说，人性是善良的、理智的、仁慈的，而不是弗洛伊德所认为的人只有原始的、混乱的、阴暗的本能欲望冲动，也不是行为主义所认为的人只是一个消极被动的环境产物。罗杰斯还强调，人有与他人和谐相处的愿望和能力，这种彼此的亲和力是构成文明社会的基础。

在罗杰斯看来，决定人类行为的不是客观的经验自我，而是主观形成的自我概念，即一个人内心深处关于自己的主观看法。人本主义的自我概念实质上是一套有组织的、连贯的、相对稳定的关于自己的界定，主要包括身体、社交、性、感情、喜好、理智、职业、价值观和人生哲学等九个方面。它不是一个僵化的存在，而是一个动态的发展过程，这意味着自我概念是可以改变的、能够培养的。正因如此，罗杰斯认为，人产生行为问题的真正原因在于人不能接受自我，不能悦纳自己的情绪、需要和行为。

基于以上假设，罗杰斯的人本主义疗法充满乐观色彩，他认为每个人都是理性的，有独特的价值，应该得到应有的尊重，且有权利表达自己的信念，每个人都应该对自己负责，能够自立，应该自我实现，每个人都是自己的主人；强调人的建设性，宣扬人的社会性，主张人的理想生活。所以，来访者要真正解决问题，并不是依靠心理咨询师，而是来访者本人，来访者只要能够打破内心深处的自我防御机制，增加自我了解，强化自我表达，接纳自我，最终就能达成自我实现，问题自然就会迎刃而解。

2. **人本主义疗法的治疗原则和目标**

（1）提供专业的治疗氛围，而非不停地指导。在这种氛围下，激发并利用每个人与生俱来的潜能，达到自我实现。

（2）人是真正的工作目标。治疗模式的关键是以问题中的人为中心，而不是以人的问题为中心，最终达到的目标是提高人的能力，提高人解决问题的能力。

（3）引导来访者的自我实现。自我实现是亚伯拉罕·马斯洛思想中最高的一个概念，代表他关于人类的最高理想，后来成为人本主义治疗模式的理想目标和最终治疗目标，马斯洛也成为人本主义疗法的另一位代表人物。马斯洛认为，自我实现的人有四个特征：有谦虚的态度，乐意倾听别人，并勇于承认自己的有限和不足；认识比较独立和自由，很少受到欲望、焦虑、恐惧、悲观以及盲目乐观等负面情绪的影响；富有创造性；有一个健康的自尊，相信自己是有能力的、足够胜任工作的。据此，罗杰斯也总结出人本治疗的工作目标：对自己有比较实际的看法；比较有自信和比较有自主能力；能够对自己及自我感受有较大程度的接纳；对自己持积极的看法和评价；较少压抑自己的经历；行为表现比较成熟、比较社会化、适应能力较强；比较容易克服压力和挫败；性格比较健康，具有一定的统合性；能够积极接纳他人。

3. 人本主义疗法的应用　人本主义疗法是一种关注个体的整体发展、尊重个体价值和尊严的心理治疗方法。虽然人本主义疗法的原则适用于所有人，但在女性心理健康服务中可能具有一些特殊的意义和应用。

（1）关注个体体验：人本主义疗法强调关注个体的独特体验和感受。在女性心理健康服务中，这对于处理与性别相关的问题和经验非常重要，如生殖健康、身体形象、性别角色等。人本主义疗法提供了一个空间，使女性能够自由地探讨她们在社会中的角色、期望和压力，而不受刻板印象的束缚。

（2）强调关系和支持系统：人本主义疗法注重个体与他人之间的关系。在女性心理健康服务中，这可以帮助处理女性在家庭、职业和社交方面所面临的复杂关系。通过关注支持系统，可以更好地帮助女性建立健康的人际关系，并在社会和家庭中找到支持。

（3）自我接纳和身体肯定：人本主义疗法鼓励个体接纳真实自我。在女性心理健康服务中，

这对于帮助女性建立积极的身体形象、应对外貌压力以及处理与身体相关的问题（如月经周期、妊娠等）至关重要。

（4）社会正义和权力平等：人本主义疗法强调社会正义和权力平等的重要性。在女性心理健康服务中，可以帮助女性认识到她们可能面临的社会问题，并鼓励她们在自己的生活和社区中追求正义。

（二）案例分析

1. 个案基本信息

（1）基本资料：来访者 30 岁，女，未婚，精神科诊断"强迫症、双相情感障碍"，病程 7 年，现已办理精神三级残疾，享受社区低保。父母退休，有一姐姐。

（2）个案背景资料：来访者自述上小学时作文得了优秀，在朗读时老师说声音太小，因此认为老师不喜欢自己，歧视自己是从农村来的。来访者尝试与母亲沟通后无果，母亲只是简单地让来访者不理老师就算了，故来访者认为母亲不能理解自己。来访者在自己 19 岁时，经历姐姐被男方要求人工流产（后来姐姐发现自己并没有怀孕）而感到难以接受，认为男方玩弄姐姐的感情，开始对男性和性有抵触。自此，来访者独来独往，不愿与人交流，并对姐姐和父母产生了恨意，认为父母和姐姐不该把自己牵扯进这件事情来。目前来访者的家庭和社会支持系统良好，父母和姐姐十分关心她，希望改变她的状况；所在社区低保专干常来探望，并介绍相关优惠政策，社区支持网络比较完善。

2. 问题分析　通过来访者的自述、与其母亲的交流以及心理治疗师的观察分析，来访者面临如下问题。

（1）缺乏正确认知：来访者对老师的提醒和姐姐的困境产生了错误认知，没有得到很好的引导和解释，故来访者形成固定的错误思维习惯，并自动运用到所有男性身上。需帮助其进行

反思，学习正确认知自我和他人，学习在没有确切信息时不做过多的解读，避免得出不恰当的结论。

（2）缺乏处理不良情绪的能力：若身边的事情没有按照预想发展，来访者就会难以接受，产生自卑、生气、委屈、嫉妒等不良情绪，且难以识别自己的情绪，一直通过怨恨亲人来表达，将不良情绪传递给身边爱自己的人。需协助其识别自己的情绪，并找到宣泄不良情绪的方法。

（3）缺乏社交能力：来访者因害怕在交往过程中受到伤害，便采取逃避社会的方式生活。需提高其社交能力，构建朋辈支持网络。

3. 治疗计划

（1）治疗目标：通过与来访者协商，制订目标。①引导来访者正确认识自己，识别错误观念；②协助来访者找到宣泄不良情绪的方法，缓解紧张与恐惧；③帮助来访者掌握社交技能，恢复正常交往，构建朋辈支持网络；④激励来访者发掘潜能，学会利用周边资源，促进正常生活。

（2）治疗策略：将人本主义疗法与认知行为疗法相结合进行社会工作介入，帮助来访者识别错误认知，形成理性情绪和正确的认知行为，重塑"知 - 情 - 行"系统。从人本主义疗法的角度，为来访者创造和谐、宽松的辅导环境，建立专业信任关系，引导其认识真实的自己，挖掘自身潜能。从认知行为疗法的角度，关注的焦点在认知和行为，通过澄清错误认知 - 构建正确认知 - 重新建立认知，引导来访者在认知、情绪和行为上改变。

具体策略可参考：①建立信任和建立治疗关系：创造安全、放松的治疗环境，予以支持、充分的尊重、无条件接纳的态度，建立治疗关系。建立相互信任的基础。②探索自我认知和情感：鼓励来访者探索自己的思维模式和情感反应，帮助其更好地理解自己是如何对待他人的评价和事件的。通过反思对老师评价和姐姐经历的理解，来访者可以更深入地了解自己的情感和行为。

③增强情绪管理技巧：考虑到来访者对男性和性的抵触情绪，应帮助其学习健康的情绪管理技巧，包括情绪识别、情绪调节和积极应对策略的培养，以帮助来访者更好地处理自己的情绪并减轻内心的痛苦。④探索家庭关系：包括与父母和姐姐的关系。通过探索家庭动态和沟通模式，帮助来访者理解家庭成员之间的情感互动，并提供支持和指导，以促进更健康的家庭关系。⑤强调自我接纳和自我价值：帮助来访者建立积极的自我形象和自我接纳的能力。鼓励其发现自己的优点和价值，并通过鼓励来访者培养自我关怀、自尊和自信来增强自尊心。⑥鼓励社交互动：逐步引导来访者重新建立社交联系，并鼓励其主动与他人互动。这可以通过介绍来访者逐渐参加社区活动、加入兴趣小组或寻找志同道合的朋友来实现。社区支持网络的完善将成为来访者康复过程的重要资源。

在治疗过程中，通过提供无条件接纳和支持，帮助来访者探索自我和家庭关系，提升其情绪管理能力和自尊心，以及鼓励社交互动，来帮助来访者实现个人成长和康复。这个过程将是一个积极、尊重和自主的旅程，旨在让来访者恢复内心的平静和重新建立与他人的联系。

4. 介入过程　咨询设置：每周固定时间咨询1次，每次1小时。实施过程分为六个阶段。

（1）第一阶段：建立治疗关系和探索问题。

心理治疗师运用专注、倾听、尊重、同感等人本治疗技巧与来访者建立亲近、支持、无条件接纳、安全和信任的治疗关系。听取来访者的故事，关注其感受，共情并了解她目前的状况和困扰。在这个过程中，应鼓励并及时回应来访者的表达，并鼓励来访者澄清并尽量还原事件，以帮助其后期理解。

探讨治疗目标，帮助来访者探索自己的问题、情感和思维模式。

（2）第二阶段：自我认知和情感探索。

心理治疗师与来访者一起，探索自我认知和

情感反应，鼓励来访者自省，帮助其理解和接受自己的感受，包括对姐姐事件的创伤体验和对男性的抵触；探索来访者的内心对话，并帮助其了解这些对话是如何影响行为和情绪的。例如，与来访者共同探讨应对以上事件和行为的正确认知：或许老师当时是想让同学们知道我的作文有多棒，才提醒我大声自信地读出来；姐姐当初的男友只是个案，不能简单归因于所有男性。

（3）第三阶段：重建积极的自我形象和自我价值。

促进来访者对自己的积极认知和自我接纳，鼓励其发现自己的优点、能力和内在价值；帮助来访者建立积极的自我形象，提升自尊和自信，如来访者跳舞不错、做手工很认真等；鼓励来访者正确看待自己，并看到自身优点。心理治疗师以来访者喜欢养鸟为突破口，鼓励来访者去图书馆借阅鸟禽饲养书籍、认识社区养鸟达人，鼓励其运用之前的经验与人沟通交流，达成并体验新的人际关系。

（4）第四阶段：探索家庭和人际关系。

帮助来访者理解家庭成员的角色和动态，并促进更健康的沟通和情感表达，引导其重新建立与他人的联系，逐渐恢复对他人的信任和支持。

（5）第五阶段：增强情绪管理和人际交往技巧。

整合使用认知行为疗法的策略，教授来访者情绪识别和情绪调节的技巧，帮助其更好地管理自己的情绪；提供有效的沟通技巧和人际交往策略，以帮助来访者改善与他人的关系和建立良好的社交支持网络。可以邀请来访者共同观看视频，引导其了解并思考视频中人物的性格和相处方式。运用情景再现和模仿学习帮助来访者掌握社交技巧及放松技巧，学会控制情绪，从以往害怕的场景中"脱敏"。鼓励来访者参加社区活动，扩大交际圈。

（6）第六阶段：康复和自我成长。

帮助来访者制订实际可行的目标，并支持其

在康复过程中的成长。鼓励来访者主动参与社区活动、养成健康的生活习惯和积极的心态。强调自我护理和自我发展的重要性，以维持长期的心理健康。

引导来访者回顾和梳理咨询过程，对来访者的正向改变给予肯定和强化，并与来访者商量结案及后续跟进治疗计划。因长期缺乏同辈朋友，来访者对心理治疗师产生了轻微的移情，心理治疗师引导来访者将此种感情保持在与其他同辈群体的相处中。

5. **总结评估** 来访者表示在治疗过程中感到了友谊的温暖，很多事情换种想法就有很大不同，面对类似的情绪问题会尝试自我调节。来访者的家人表示接受治疗后来访者在精神面貌和交往行为上都有了显著的变化，人变得开朗，讲话时语气和神态放松。

五、认知行为疗法

（一）基本概念

认知疗法旨在帮助来访者识别负性思维模式，并转化为积极的思维模式，可用于治疗焦虑症、抑郁症、双相情感障碍、恐慌症等多种心理疾病。认知疗法更注重当下，能够迅速使来访者有所领悟，治疗策略更容易运用到现实生活中，相对而言疗程更短、见效更快、应用更广，对治疗女性心理问题、提高生活质量有重要作用。

认知疗法又称理性心理疗法，以1976年美国心理学家贝克建立的认知疗法技术为基础，将认知理论和行为治疗互补融合形成的系统心理治疗方法。认知疗法认为认知的过程决定了行为的产生，同时行为的改变也将影响认识的改变，两者的相互作用关系表现在人身上时，即人对所遭遇事情的信念、评价及哲学观点的认知产生偏差，从而导致不良的情绪和行为，而这些不适应的情绪和行为也将反过来影响认知过程，给原来的认知观念提供证据，使其更加地隐蔽，从而导致问题越来越严重。治疗策略是在来访者自身范围允许的情况下，由心理治疗师通过观察来访者行为和情绪的外在表象，分析来访者的思维方式，进而在交流引导下给予来访者足够的自由和理性，帮助来访者直视问题所在，改正自己的错误观念，重新构建认知结构、自我评价和信心，提高问题处理能力、抗压性，鼓起勇气面对不良情绪和负面信念，从而激发来访者对生命的热爱，建立起对社会的正面认知。

认知疗法强调人既可以自己制造心理困扰，也可以消除这些困扰。同时，人可以通过学习掌握必要的知识和技能对行为进行矫正和训练。可以说认知疗法是一种协作性治疗方法，很大程度上依赖患者的意志力，通过改变人的思维和行为，从而消退、抑制、改变和替代原来的不良认知，达到消除事件本身带来的不良情绪和行为的短程心理疗法。

美国著名的临床心理学家艾利斯提出，"人不是被事情困扰着，而是被对这件事情的看法困扰着。"他的基础理论就是十分经典的"ABC理论"，也是最有影响力的心理治疗方法之一。"A"代表已经发生的或与已经发生的事情相关联的事件（activating event）；"B"代表个体在遇到这件事情之后产生的态度、想法、情绪（belief）；"C"代表与时间有关的情感反应结果（consequence）和行为反应，即由B延伸出的结果。心理学中的认知疗法认为，无论个人情绪反应后呈现出什么结果，这个结果（C）并非由A引起，而是由B即个人精神层面产生的认知和一系列的情绪引起的，所以需要改正的并不是A，而是B。在来访者的神经系统中去除非理性部分，在B方面对来访者的能力进行引导，帮助来访者更好地作用C，形成良性循环。在认知疗法中，非理性信念是导致来访者产生问题的关键，人或多或少存在不合理的思维和观念，在不同的社会背景和成长过程中会受到外界环境的影响产生情绪障碍，以为不能治愈，情绪障碍进一步衍生成精神问题和心理问题。而认知疗法就是帮助来访者在情绪障碍建立之前把非理性信念去除，用理性的想法看待发生的事情，通过改变来访者固有的认知方式来实现更好的心理治疗效果。其认知疗法的实施基于以下四个原则：①人要对自己的情绪和行为负责；②个人所表现的不适情绪和障碍性行为由自身错误的理念所致；③通过自我激励、暗示等联系可获得有益且理性的观念，并能使这些观念成为自身思维的一个重要组成部分；④形成符合现实情境的观察、理解、分析能力与技巧，完全接纳自身所处的情境，并满足于现状。

美国心理学家贝克在临床实践研究中创建并完善了认知疗法理论，他认为认知是情感和行为的中间媒介，情感问题和行为问题与歪曲的认知相关。人的认知是历史的产物，每个人都有早期发展形成的认知思维模式，决定着人对事物的评价和准则，从而导致人们在思考问题时快速地形成某种思维模式，而负性的思维模式，如武断的推论、选择性抽象、过度概括化、夸大或缩小、极端思维等，则是导致抑郁、焦虑和行为障碍的罪魁祸首。这些非理性的逻辑推理容易导致人在遭遇不良事件时形成对自我、对世界、对未来的悲观看法，使人陷入不能自拔的无望、无助的不良情绪之中。因此，需要通过循序渐进的内在对话处理方式，改变人的思考、认知结构和行为方式的程序，学会独立完成熟悉、巩固合理认知的步骤，在现实情境中掌握有效的应对技巧，以便更好地适应环境，剔除不良认知。

目前认知疗法大致可分为三种治疗模式：①认知重组治疗，旨在确定一个更具适应性的思考方式；②应对技巧治疗，意在提供人解决各种应激情绪的方法和技巧；③问题化解治疗，是第一种和第二种方法相结合，寻求处理广泛问题的治疗策略和方法。常用的基本技术也可分为四类：①心理教育技术，即心理治疗师与来访者建立良好的医患关系，通过倾听与提问等方式切身了解来访者的认知方式，从而解释心理治疗的机制，增强来访者的治愈信心；②认知重建技术，即来访者既要看到导致消极情绪和行为的非理性面，又要体验自己的真实情绪，充分利用，使其改变为可能的理性面，重新构建合理的观念；③布置家庭作业，意在让来访者在实践中巩固良性认知模式；④处理较广泛的问题，在咨询和治疗中让来访者掌握必要的知识和技能，使其从容不迫地有效处理现实中可能出现的问题，重建更为现实、合理的认知方式和生活模式。同时，为了检验认知行为疗法的效果，可采用90项症状自评量表（SCL-90）和焦虑自评量表（SAS）测试进而评估治疗效果。

（二）案例分析

1. **个案基本信息** 来访者为老年女性，高中学历，汉族，丧偶，退休前于当地运输部门任职。因"反复胃部胀痛、刺痛、不适3年余"于2021年8月于睡眠心理科门诊就诊。

（1）现病史：来访者自诉3年余前外出游玩时"着凉"后开始出现胃部不适症状，主要为胃部胀痛、刺痛、不适，伴有反酸、嗳气，症状与进食无明显相关性，来访者每日进食正常，不受症状影响。曾多次于当地医院消化内科住院治疗，行胃镜、肠镜、全腹CT、^{14}C-尿素呼气试验等检查，均未见明显器质性病变。住院期间行内科相关治疗，症状有所缓解，但仍反复发作，影响来访者日常生活。来访者逐渐感到情绪差，烦躁焦虑，忧虑胃部疾病问题，内心十分困扰，社会功能部分丧失。之后来访者多次于各医院消化科就医，专科治疗后症状均未得到明显缓解，反而加重了来访者对躯体未知疾病的焦虑感。在内科医生的建议下，来访者于精神科就诊，诊断为"躯体症状障碍"，予以相关治疗，来访者自诉症状缓解30%～50%，但仍然有部分症状无法消除，反复发作，仍怀疑自己是否真的是情绪导致的疼痛。2个月前来访者自觉胃部疼痛、不适症状再次频繁发作，无法缓解，为求进一步治疗于心理科门诊就诊。来访者来院时双手覆盖胃部，自觉疼痛难忍，但来访者家属诉其三餐饮食正常，进食时无疼痛不适，夜间睡眠未受明显影响，且来访者打牌时几乎无症状。4年前来访者的老伴去世，之后其一直独居，性格倔强、固执，自我要求高。

（2）家族史：否认家族性遗传病病史。

（3）临床评估与诊断：精神科检查示意识清、定向力完整、言谈切题，能主动诉及自己的病情，但谈及疾病时神色焦虑不安，自知力完整。来访者的症状反复出现，既往于消化内科就诊，但药物治疗效果欠佳，且无法控制焦虑。汉密尔顿焦虑量表评分26分；躯体症状严重程度量表评分25分。

2. **认知行为疗法治疗过程** 采用自编的躯体化障碍认知行为疗法手册，该手册参照医院治疗经验和国内外研究编制而成。操作手册包括心理评估、认知干预、行为干预、压力管理等内容。来访者将轻微躯体不适赋予负面评价，焦虑唤起，激活自主神经系统，躯体不适明显，而躯体不适使来访者更焦虑，反复求医，形成"歪曲认知-焦虑-过分关注躯体不适-更焦虑"的恶性循环。运用认知和行为干预纠正来访者的歪曲认知，减少过分关注行为，降低求医次数，缓解焦虑情绪。

（1）治疗目标：明确来访者对症状的正确认识，纠正歪曲认知，减少来访者对躯体的过分关注，消除不良情绪，恢复正常社会功能，保持生活质量。治疗过程：治疗总次数9次，第1～3次为起始阶段，第4～6次为中间阶段，第7～9次为结束阶段。前3次于医院住院，3～4天1次，第4～9次为来访者出院后定期返院复查时进行，每2周1次，每次治疗时间50～60分钟，时间、地点和心理治疗师固定。与来访者沟通同意后，治疗过程均录音，仅用作督导讨论使用，绝不外泄。

（2）治疗方案

1）第1～3次：建立治疗联盟，收集资料，进行来访者评估，共同制订统一的治疗目标。详细了解来访者的现病史、既往史、家庭环境、症状表现等情况，评估和明确躯体症状性质、严重程度，建立初步个案概念化。

2）第4～6次

Ⅰ. 认知干预阶段：针对最困扰来访者情绪的症状，寻找正反证据。支持证据：来访者确实存在胃部疼痛、不适、反酸、嗳气等不适症状，经消化科对症治疗症状有所改善，能部分缓解。反对证据：并无足够的支持消化系统器质性疾病的证据，且胃部疼痛症状与进食无相关性；在进行娱乐等注意力转移活动时，来访者并无明显症状，夜间入睡后也无相应症状。通过治疗，来访者意识到自己过分关注躯体症状，总是怀疑躯体有未检查明确的严重疾病，在矫正原有想法后焦虑减轻，原有疼痛症状在进行放松和转移注意力等方式后可有所减轻。但仍有部分残留症状，且拒绝承认是心理因素导致的症状，需采用行为试验进一步干预。

Ⅱ. 行为干预阶段：分析来访者行为的基本原理、行为模式与症状的基本关系。来访者丧偶后一直独居，感到被子女冷落，内心渴望与子女共同居住，但性格要强，从未子女讨论过，在某次因"着凉、胃痛"住院，子女陪护自己住院后，来访者感到温暖，此后开始反复出现胃痛症状。帮助来访者理解核心信念对症状产生的影响，并分析核心信念形成的因素，帮助来访者正确认识情绪来源。适当采用呼吸和肌肉渐进式放松训练，来访者在症状发生时能逐步自行调节缓解。

3）第7～9次：重建思维模式，加强情绪管理，预防复发。总结与反馈，正常化症状波动，强化积极的改变。

（3）治疗总结：经认知行为疗法后，来访者自诉目前疼痛症状缓解约80%，症状发生时并不会刻意关注，能自行放松和缓解，也不再反复就医检查，焦虑感明显减少，并能与家人积极沟通，正确表达诉求和想法，社会功能恢复正常。

六、叙事疗法

（一）基本概念

人的社会属性受社会地位、职业及文化背景等复杂因素的影响。人是环境产物，环境会建构出困扰人们的问题，这些问题会影响人们的自我认同。

叙事疗法由澳大利亚的 Michael White 和新西兰的 David Epston 创立。作为后现代理念之下的重要疗法之一，融合了哲学、社会学、人类学等不同领域的理念，尤其受到哲学思想的深远影响。

"人不是问题！问题本身才是问题"。叙事疗法的重要世界观是"把人和问题分开"，这既是一种著名的外化技术，也是一种面对问题的态度，但不能滥用外化。例如，当一个患者因严重的躯体疾病而备受折磨，或一个学生遭受着严重的校园欺凌，这些真实经历不能被否定，需要客观对待。心理咨询用外化帮助人们解决问题带来的影响，同时也要发现问题是如何在文化的脉络中被建构的，即主流的影响，这也为新的"支线故事"的诞生奠定了基础。

叙事的理念建立在人人平等的基础之上，甚至"人"才是问题的专家，共同合作，发现问题的例外，也就是资源，强化积极意义，扩大正向发展。Michael White 曾说："心理治疗是将熟悉的事物陌生化，让来访者看见更喜欢的自己。"也正因为这些重要的理念，叙事疗法才能够在抑郁、焦虑、哀伤等主题上发展出创造性的实践作用，根据不同的故事，带出不同的自我认同，看到不一样的自我和希望。

1. **叙事疗法的基本单位**　故事是叙事疗法的基本单位。正因为叙事疗法的哲学观，所以叙事疗法相信和尊重人们故事的多元化，也就是相信人们的故事存在各式各样的版本。例如，如何去看待生活中遇到的挫折和挑战，如何面对人生的低谷，这些问题故事的背后有没有可能还有其他版本呢？叙事就是和人们一起充满好奇地探索不一样的故事主线，发现问题故事背后被错过的希望故事，即资源故事。叙事治疗师以"双重聆听"的方式，发现不一样的故事，重构、改写以发展新故事。这在生活中也同样重要，可以与家人一起发现不一样的故事和不一样的自己。例如，以优异的成绩考入重点高中的高一学生，因为要适应新的人际关系、面临新的课程感到压力大，出现厌学、失眠来求助，通常故事的版本是这个学生不够坚强，抗压能力差。但故事只有这个版本吗？初中压力也很大，他是怎么应对的？初一也需要适应新的环境和新的学习内容，他又是怎么帮助自己适应的？更重要的是，他因为感到压力大，来求助的背后又是什么样的故事呢？这些正是来访者积极寻求帮助、解决问题和困难的另外一个支线故事，这就是故事多元化的思维。

2. 叙事疗法的重要技术　去病理化、去标签化是叙事疗法的重要理念，由叙事疗法实践者总结而来。

（1）命名：用一个新的名字来替代问题。

（2）外化：将人和问题分开。

（3）解构：发现问题背后的论述和观点。

（4）双重聆听：带着资源取向的眼光，既要聆听来访者有困扰的部分，又要聆听被认同的价值观和问题之外的主观能动性。

（5）局外见证：邀请来访者的家人或拥有过同样问题的来访者进行局外见证、聆听，并提出他们所听到的观点和意见，从而强化资源。

（6）重组会员对话：从过去的故事经历中找出一个见证人，想象这个人会如何理解、支持以及认同人们的独特之处。

除上述重要技术外，叙事疗法技术还包括叙说与再叙说、搭建脚手架等。另外，叙事文件的使用对于强化资源，让来访看到不一样的自己也非常有效。

（二）案例分析

［整体咨询对话方式都充满"外化"，故事得到本人许可］

1. **个案基本信息**　小A，19岁，大一学生，1年前开始到国外学习，因不适应国外生活，出现心情差、高兴不起来，兴趣减退、乐趣消失。在环境吵闹的地方感坐立不安，伴明显心悸。睡眠差，入睡困难，晨起精神差。有消极观念和划自伤行为。

2. **咨询目标**　减轻坐立不安、心悸对自己的影响，不影响正常生活。

3. **症状特点**　来访者2～4岁居住在外婆家，生活轻松，周末才和父母在一起，平时很希望和父母在一起，但与父母沟通时，因为要思考如何对话而感到紧张。考试成绩差时，面对班主任的问话也感到紧张。

4. **咨询片段**

对话背景：在吵闹的地方尤其是家里吵吵闹闹、有人大吼大叫，做需要花很多时间完成的事情（如画画3～4小时），需要集中注意力，父母要和自己聊天时，感到紧张。

咨询师问小A想先谈哪个场景，小A表示想先谈和父母对话这个部分。

咨询师：这个"紧张"带给你的感觉，有没有一个更贴切的名字可以形容。[**外化**][**命名**]

小A：还是就叫"紧张"吧！

心理治疗师：这个"紧张"从什么时候开始出现在你的生活里了？［**解构**］

小A：初中。初中打了耳洞，妈妈骂了我。爸爸暴躁得吓人，让我去死。跟妈妈说话，妈妈经常会"冒火"。妈妈说对我那么好，为什么把她当敌人，努力赚钱给我花，我应该感恩。所以我不想和父母在一起，不想说话，和他们在一起我感觉不自在，不能好好说话，但是父母又期待家庭和睦。甚至在跟其他人交往时我也不愿意说话，因为要思考怎么说话、话说出去会怎么样、对方想不想聊这个话题等。

心理治疗师：和父母在一起，除了"紧张"外，还有没有其他的"盟友"同时出现，一起影响你？［外化］

小A：还觉得"别扭"。

心理治疗师：如果要给"别扭"取个更形象的名字，你会用什么？［外化命名］

小A："轴"吧。

心理治疗师：有没有"紧张"和"轴"都不在的时候，或者说在什么样的状态下"紧张"和"轴"都不在？［例外］［双重聆听］

小A：有啊！在国外读书期间，和他们有一定的距离，短时间分开。

心理治疗师：对于这种距离你有什么感觉？

小A：挺好的，轻松。

心理治疗师：在"紧张"和"轴"影响你的方式里，你觉得最成功的是什么？［解构］

小A：它们让我想得很多。就算在咨询开始前，它们也在影响我，让我反复想，医生会怎么看我，我会不会回答不了医生的问题。

心理治疗师：你觉得"紧张"和"轴"之所以能够影响你，是因为什么？［解构］

小A：因为我太在意别人怎么看我，或者说怎么评价我。

心理治疗师：听起来，背后是不是还有个"不自信"在影响你？［基于假设的外化］

小A：是的，我很自卑。

心理治疗师：某个问题对我们的影响，通常是有两面性的。那你认为"紧张""轴""自卑"对于你来说呢？［解构］

小A：我不喜欢它们。

心理治疗师：意思是完全不好吗？

小A：也不是。

心理治疗师：为什么呢？

小A：嗯……好像因为它们在，我会在做事之前想很多东西，这样会提醒自己提前准备。

心理治疗师：嗯，听起来很不错。你在做事前会提前准备，这说明你是一个什么样的人？［身份认同］

小A：有计划的。

心理治疗师：关于这个"有计划的"，你可以描述一两件事情，让我理解得更深刻吗？［发展故事］

小A：比如出国前的准备都是我自己单独做的。我拟定一个时间计划，分阶段办理相关事项，而且时间会细化到某一天，完全不用爸妈操心。包括办理签证、联系寄宿家庭、买机票等。而且我会给自己准备"plan B"，以防万一。

心理治疗师：嗯嗯，非常棒，plan B 有用到过吗？

小A：（语气提高了）有啊！

心理治疗师：什么时候啊？

小A：我出国前联系的寄宿家庭，在我出发前两天通知我不能寄宿了。爸妈很担心，如果重新找恐怕耽误出国的时间，又担心我在那边没有落脚点。其实在联系的时候我就找了两家。我给另外一家也付了少量定金，心想如果不去，那最多损失的是一点定金而已，万一有变化呢。没有想到真用上了。（开始笑起来）［支线故事］

心理治疗师：嗯嗯，非常棒，在你这个年纪，事情能够处理得这么周全。如果要给这样的你取个名字的话，你会取什么？［改写］［命名］

小A：嗯……我也想不到。

心理治疗师：没关系，有时间。

小A：嗯，就叫"未卜先知"吧。［命名］

心理治疗师：太好了。现在对于"紧张""轴""自卑"有没有新的想法或感受呢？［重构］

小A：（非常快速地）感觉它们像是我的一个"提醒者"。［改写］［命名］

心理治疗师：哇，"提醒者"，太棒了。那现在对于它的感觉有没有一些变化呢？

小 A：我喜欢它们离我远一点，在我身边适当的距离就好。

心理治疗师：嗯，假如现在"提醒者"就在你面前，你有没有想要跟它说的话？你可以在咨询室里选任何一个东西代替"提醒者"。[**开启拟人化的外化对话**]

小 A：（指着前面的小桌子）就选这个小桌子吧。

心理治疗师：好的，现在你想对它说什么呢？

小 A："提醒者"同志，你跟着我这么长时间了，让我很不舒服，我觉得很累，我想让你离我远点。

心理治疗师：你猜想，"提醒者"听到主人这么说，它会说什么呢？

小 A：它可能很惊讶吧，因为我从来没有表达过，它也许不知道我的想法。

心理治疗师：嗯嗯，那你现在还想和它说什么呢？你可以对着"提醒者"直接表达。

小 A：（沉默了一会儿）我想和你商量一下，我们商量一个合适的距离，我们都舒服的距离。

……

心理治疗师：非常棒。这样做一些讨论，你感觉怎么样？

小 A：很新奇，很奇妙。

心理治疗师：还有吗？

小 A：感觉心里轻松了很多，感觉对"紧张"和"轴"更有控制感了。[**新的意义**]

（蒲赛迪 刘莹 唐丽玮 李齐寅 干承 韩容）

参考文献

[1] 郝伟，陆林. 精神病学. 9 版. 北京：人民卫生出版社，2018.

[2] 约翰·麦克里奥德. 心理咨询导论. 3 版. 潘洁，译. 上海：上海社会科学院出版社，2015.

[3] 许又新. 心理治疗基础. 北京：中国轻工业出版社，2018.

第四节　团体心理辅导

一、团体心理辅导概述

（一）团体和辅导

1. **团体**　团体（group）指由两个以上个体组成的集合体，其中成员之间存在互动关系。在团体的形成过程中，成员之间通过相互影响和交流，逐渐形成共同的目标和共识。从团体动力的角度，团体成员之间产生交互作用，而且有统一的目标。所以，构成团体的主要条件有四个：①有一定规模，即成员在两人以上；②彼此相互影响；③达成共识；④有共同的目标。

2. **辅导**　辅导（counseling）有建议、劝告等含义，指由受过专门训练的辅导者运用心理学的理论和技术，为来访者提供帮助、启发和教育，解决来访者在生活、学习、工作等方面遇到的问题，并促进其人格发展和社会适应能力的提升。

（二）团体心理辅导

团体心理辅导（group counseling）又称小组辅导、集体辅导，运用团体动力学的知识和技能，由受过专业训练的团体领导者通过专业的技巧和方法，协助团体成员获取相关信息，帮助他们建立正确的认知观念、健康的态度及行为。

团体心理辅导是一种在团体情境下进行心理辅导的形式。在这种形式中，成员在共同的活动中进行交往和相互作用，通过一系列心理互动的过程，探讨自我、尝试改变行为、学习新的行为方式、改善人际关系，并解决生活中的问题。成员在参与团体心理辅导的过程中能够得到成长、改善适应力和加快发展。然而，如果误用、滥用团体心理辅导，不仅会使团体成员受到伤害，学习错误的行为，加深其自卑感和挫败感，还可能破坏团体心理辅导的专业信誉。因此，从事团体心理辅导的领导者必须不断充实团体心理辅导的专业知识，掌握相关的技巧和方法，了解团体发展的过程，才能有效地组织和实施团体活动，协助成员真正解决问题，并促进他们的身心发展和生活适应。

（三）团体心理辅导的作用

作为一种心理辅导形式，团体心理辅导可提供有效的心理支持和帮助，成为解决心理困扰和促进个人成长的重要途径。

心理困扰在现代社会中普遍存在，涵盖了学业发展、异常行为、情绪障碍、人际关系和竞争问题等多个方面。对于中年人来说，职业压力、家庭问题（亲子关系、夫妻关系、代际关系）以及成瘾行为（毒品、药物和网络成瘾）等也是常见的心理困扰。此外，老年问题如孤独、临终和疾病等也需要得到关注。

目前我国心理辅导领域的专业人员数量有限，主要集中在医院、学校和部分专业机构中，且工作方式以个别心理辅导为主。这使得社会广泛的心理需求与心理服务提供不足的矛盾更加突出。在这种情况下，开展团体心理辅导变得必要且紧迫。团体心理辅导可以在有限的时间内为更多人提供服务，满足人们对心理帮助的需求，并填补个别心理辅导的不足之处。

团体心理辅导以团体为对象，通过人际交互作用来促进个体成长和发展。在团体氛围中，成员可以相互交流、分享和体验，从而获得支持和理解。这种交互作用可以帮助个体更好地认识自己、探索自己，并融入集体，同时也可以培养成员之间的信任感和归属感。

与个别心理辅导相比，团体心理辅导具有许多优势。首先，团体心理辅导可以在有限时间内为更多的人提供服务，提高了心理服务的效率。其次，团体成员之间的互动和相互支持可以促进个人的成长和发展，激发个体潜能。此外，团体心理辅导还可以培养成员的社交技巧和情感交流能力，增强其社会适应能力。最后，团体心理辅导还可以帮助个体更好地理解和解决生活中的共同问题，提高解决问题的效率和质量。

综上所述，团体心理辅导在现代社会中具有广泛的应用前景。通过团体心理辅导，可以更好地满足人们对心理帮助的需求，填补个别心理辅导的不足之处，促进个人的成长和发展。同时，团体心理辅导还可以提高社会的整体健康水平和生活质量，为构建和谐社会贡献力量。因此，应该加强对团体心理辅导的研究和应用，为更多人提供有效的心理支持和帮助。

二、团体心理辅导与个别心理辅导

（一）心理辅导

心理辅导是心理学的一个重要分支，它通过与个体或团体进行互动，帮助人们解决各种心理问题，促进其心理健康和成长。心理辅导的形式主要包括个别心理辅导和团体心理辅导两种。

个别心理辅导是一种针对个人心理健康问题的辅导方式，通过与心理辅导教师进行一对一的交流和辅导，个体可以获得更深入的关注和指导，有利于解决深层次的心理问题。这种辅导方式注重保密性和个性化，能够让个体感受到安全和被接纳。

团体心理辅导则是一种集体性的辅导方式，它将多个个体聚集在一起，通过团体的力量和互动来促进个体的发展和成长。团体心理辅导的目标是通过集体的讨论、训练和引导，帮助个体发现自己的问题，并寻求解决方案，同时促进人际交往和互动，增强个体的社会适应能力。

尽管个别心理辅导和团体心理辅导的形式不同，但它们并非互相排斥，而是可以相辅相成的。它们的目的是一致的，都是为了帮助个体更好地认识自己、解决自己的问题，并适应社会。同时，它们各有独特的作用和功能，也有其局限性和适用范围。

（二）团体心理辅导与个别心理辅导的相同点

团体心理辅导与个别心理辅导的相同点主要有以下五个方面。

1. **目标相似** 两者都是为了帮助来访者了解自我，增强自我接纳和自信，促进自我发展，达到自我统合和自我实现的目的。

2. **原则相似** 两者都强调提供接纳的、自由宽容的气氛，消除来访者的紧张和顾虑，促使其自由表达自己的感情和经验，培养自我发现的能力，学会自我选择和自我决定。

3. **技术相似** 两者都需要心理辅导教师熟练掌握接纳、同感、澄清、反馈、对质等技术，从而使来访者能够更加深入地观察自己和他人，增加了解自己和他人的能力。

4. **对象相似** 两者的对象都以正常人为主，他们在生活中遇到了一些发展的困难，需要通过专业方式解决。

5. **伦理准则相同** 两者都强调辅导过程中的伦理、道德和专业守则，尊重来访者的权利和利益，遵守保密原则。

（三）团体心理辅导与个别心理辅导的区别

团体心理辅导与个别心理辅导的区别不仅在于人数规模，更在于理论基础和技术运用。团体心理辅导是通过团体的力量来指导个体，注重的是集体智慧和互动效应。在团体心理辅导中，心理辅导教师会根据个体问题的相似性将他们组合成小组，通过共同商讨、训练和引导，解决成员

共同的发展困扰或共有的心理问题。一般而言，团体心理辅导由一位或两位心理辅导教师（称为团体领导者）主持，多个个体（称为团体成员）参与其中。团体的规模因辅导目标和对象的不同而有所差异，少则 3～5 人，多则十几人甚至数十人。在多次的团体聚会和活动中，团体成员之间互相交往、讨论共同关心的问题、彼此启发和鼓励，使个体了解自己的心理和行为，同时也了解他人的心理状态，从而改善人际关系、增强社会适应性和促进人格成长。

团体心理辅导与个别心理辅导最大的不同之处在于个体对自身问题的认识和解决是在团体中通过与其他成员的交流和相互作用来实现的。实践证明，团体心理辅导既是一种有效的心理治疗方法，更是一种有效的教育活动。相较于个别心理辅导的单一性和针对性，团体心理辅导以其多元性、互动性和集体智慧的特点为个体成长和发展提供了更为广阔的空间。

团体心理辅导与个别心理辅导的区别有以下五个方面。

1. **互动程度不同** 个别心理辅导是一对一的人际沟通，是一种有深度的心理互动，因人数原因其心理互动的广度有限。而团体心理辅导能为成员提供更多的交往机会，能满足成员社会性的心理需要，可以得到多个角度的交流回馈，所以成员之间的人际互动是丰富的，但团体心理辅导的互动深度有限。

2. **助人氛围不同** 在团体心理辅导中可以形成"我助人人，人人助我"的心理氛围，团体成员不仅可以得到他人的接纳、援助，也能够给予他人援助，这种合作的、参与的关系既有利于成员增进亲近感，促进互相教育，也能增强成员的自我价值感和成就感。而在个别心理辅导中，来访者主要是被帮助的对象，对他人的帮助作用较少。

3. **问题类型不同** 相比而言，个别心理辅导更适合心理困扰较大的个人，而团体心理辅导

在针对人际关系方面的心理问题调适更有优势。

4. 辅导技术不同 在团体心理辅导中，人际互动丰富而多变，领导者面临的问题比个别心理辅导的复杂得多，要求领导者有较好的敏感力和观察力，不仅有个别心理辅导的基本技术，还要有团体心理辅导特有的技术，以促进团体动力的形成和发展，使成员在团体中获得成长。

5. 工作场所不同 个别心理辅导需要的空间在 $10m^2$ 左右，有两把舒适的椅子或沙发、一个小茶几，房间布置得安静、舒服即可。团体心理辅导的空间则要大得多，根据团体类型还有特别的一些设施和布置。

（四）团体心理辅导与团体心理治疗的区别

一般来说，在学校、社区、企业等组织中提供团体形式的心理服务多称为团体心理辅导，而在医疗机构开展的团体形式的心理服务多称为团体心理治疗。两者形式类似，但其内涵仍有澄清和探讨的必要。

1. 团体心理治疗 团体心理治疗（group psychotherapy）以一系列心理治疗理论模式为基础，对心理障碍进行矫正、治疗和人格重建。团体治疗工作者通常是临床心理学家、精神病学家或临床社会工作者。团体治疗的对象一般是有心理疾病的患者。他们可能是严重情绪障碍者、神经症患者或是处于精神异常状态者，有些人可能表现出社会性偏差行为，他们需要的是矫治性治疗，而不是发展性和预防性的帮助。团体治疗的主要技巧是让患者再度体验过去痛苦的情境或创伤性事件，帮助他们领悟并了解干扰其现在功能的过去抉择，形成正确的情绪体验，针对现实世界的情况、他人和主见做出新的选择，疏通根植于潜意识的未完成经验。团体心理治疗强调过去经验、潜意识动力、人格重建，以及基于深入领悟而发展出来的新的行为方式，因此，团体心理治疗是一个长期的治疗过程。

2. 两者的特征

（1）团体心理辅导的十项特征：①团体成员常具有共同的目标；②多数讨论属于知识性的，通常并不与个人有关联，而是与团体的共同问题有关联；③重点放在讨论内容；④特别注重团体本身的利益与学习；⑤由实施评价及判断任务的领导者时常加以评价；⑥团体成员对于他人的态度不会有很大的改变；⑦团体心理辅导的主要目的是知识的增加与了解；⑧团体活动通常是以领导者为中心；⑨团体心理辅导活动具有明确的计划和结构，有助于成员有序地参与；⑩团体心理辅导的人数可以很多。

（2）团体心理治疗的十项特征：①团体内各个成员的目的比整个团体的目的更加重要；②讨论通常偏重情绪或感情色彩，所讨论的或感受的问题是个人的问题；③特别强调讨论的过程，其次是讨论的内容；④团体只是手段，注重的是个人；⑤营造自由、宽容的气氛，因此可以减少焦虑，团体内的各个成员可以自由表达任何感情；⑥团体成员更能互相支持；⑦团体成员更能接纳自己、了解自己，由此引起变化；⑧团体治疗较倾向于"当事人中心"；⑨团体心理治疗关注每个成员的个性化需求，结合个体差异进行针对性治疗；⑩团体治疗的规模比较小，团体人数较少。

3. 演变过程 实际上，团体心理辅导与团体心理治疗本质上没有重大区别，操作也有许多相似之处，所以不必严格区分，可以把它们视为一个连续体，心理辅导关注的是正常的人，而心理治疗关注的是异常和情绪受到严重困扰的人。

团体心理辅导的参加者主要是人格健全的人，他们在人际关系、学习、工作等方面存在苦恼或困惑，通过团体活动，他们深入认识自己，学习新态度、新技能，改善人际关系，提高适应能力，促进人格成长，提高生活质量，开发心理潜能。

团体心理治疗的对象主要是人格有障碍的人，如神经症患者、康复期精神病患者等，通过心理治疗，减轻症状，改变变态行为，改善社会适应状态。

因此，在实践中要注意团体心理辅导与团体心理治疗的差异（表4-1），即参加者所具有的问题深度不同，在设计团体方案、选择相应的团体活动时需考虑得更加周到。

表 4-1　团体心理辅导与团体心理治疗的区别

要素	团体心理辅导	团体心理治疗
对象	正常人	患者
目标	促进想法、情绪、态度行为的改变	人格重建、人格改变和治疗
功能	预防性、发展性、矫治性	矫治性、临床性
领导者	经过培训的辅导者	心理治疗师
方法	辅导技术，引导探索、省察	治疗技术，以分析、解释行为
人数	6～8人/组	少数人
实施地点	较为灵活	专业医疗机构
时间长短	短期	长期

三、团体心理辅导者的要求

团体领导者是团体心理辅导过程中的核心人物，一个有效能的领导者需要有良好的人格特征，在知识、技术和经验等方面能达到专业要求。

（一）团体心理辅导者的基本条件

团体心理辅导者的角色需要具备多方面的能力和素质，以确保有效地促进团体的发展和成员的成长。以下是一些重要的基本条件。

1. **健康的自我形象**　一个优秀的团体心理辅导者首先需要具备健康的自我形象，这意味着辅导者需要能够认识自己、了解自己、接纳自己、肯定自己、欣赏自己，并完善自己。只有当领导者具有自爱和自信时，才能信任并爱护学员。同时，当领导者能够接纳自己的局限和不完善时，才能宽容学员的各种行为和不足。这种正面的自我形象可以传递给学员，帮助他们建立自信和自尊，从而在团体中发挥积极的作用。

2. **建立良好关系的能力**　团体中的学员具有不同的个性、能力和特征，因此，领导者需要具备与多个学员协调好人际关系的能力。这包括尊重和接纳每个学员，以营造出理解、温暖、支持、鼓励和信任的心理氛围。通过建立良好的关系，领导者可以促进学员的积极参与和投入，从而促进团体的互动和发展。

3. **敏锐的自我意识**　在团体心理辅导过程中，领导者的自我意识非常重要。只有对自己的身体、心理、感受和精神等层面有清晰、敏感的知觉，领导者才能对学员的状态有准确的判断和把握。这有助于领导者给予恰当的回应和适时适度的分享，以满足学员的需求并促进他们的成长。

4. **不断成长的意愿**　团体心理辅导是一项需要全身心投入的工作，对领导者有很高的要求。领导者既需要保持良好的心理素质和健康水平，也要具备不断成长的意愿。只有通过不断学习和实践，领导者才能充实自己的知识和技能，更好地应对各种挑战和压力。一个身心健康、开放自我的领导者可以在团体中起到积极的示范作用，成为学员改善自己行为的榜样。

（二）团体心理辅导者的角色和经验要求

1. 团体心理辅导者的角色

（1）协调者：团体心理辅导者负责规划和组织团体活动，确保团体过程的顺利进行。包括设定清晰的目标、安排活动流程、管理时间和空间资源，以及处理突发情况和冲突，以保持团体环境的安全与和谐。

（2）朋友：尽管团体心理辅导者与成员之间保持一定的专业界限，但辅导者需要展现出温暖、接纳和理解的态度，如同朋友一般支持成员，创造信任和开放的氛围，使成员感到被尊重和理解。

（3）促进者：促进者的作用在于激发成员之间的交流和互动，通过提问引导讨论和活动，鼓励成员探索自我、分享感受和经历，促进深层次的理解和自我发现。

（4）鼓励者：通过正面反馈、认可成员的努力和进步，增强成员的自尊和动力，激励成员面对挑战、尝试新事物，并庆祝每一个小成就。

（5）评估者：负责持续监测和评估团体的进程和成员的个体发展，包括观察成员间的互动、情绪变化、目标达成情况等，以便适时调整辅导策略或干预措施。

团体心理辅导者在这些角色之间灵活转换，不仅要有深厚的专业知识，还要有高情商、良好的人际交往能力以及不断学习和自我反思的精神。

2. 团体心理辅导者需要具备的经验

（1）与人交往的经验：团体心理辅导者需要具备良好的人际交往能力，能够建立和维护与团体成员之间的信任关系。能够倾听、理解和尊重不同成员的观点和感受，以及通过有效的沟通技巧促进成员之间的互动。

（2）计划和组织才能：团体心理辅导者需要设计和规划团体心理辅导的流程和活动，确保辅导目标的实现，包括制订详细的计划、安排活动、分配资源以及处理可能出现的意外情况。

（3）和团体一起工作的经验：领导者需要有实际的团体工作经验，了解团体动态和成员之间的相互作用。能够识别团体中的领导力、冲突和协作模式，并引导团体朝着积极的方向前进。

（4）掌握关于主题的知识：团体心理辅导往往围绕特定的主题或问题进行，辅导者需要对这些主题有深入的了解，包括心理健康、人际关系、职业发展、压力管理等不同领域的专业知识。

（5）理解基本人性冲突和两难问题：团体成员可能面临道德、情感或价值观上的冲突或两难选择。团体心理辅导者需要能够理解这些冲突的本质，提供适当的指导和支持，帮助成员探索和解决这些问题。

（6）深入理解团体心理辅导理论：团体心理辅导者需要对团体心理辅导的理论基础有深入的理解，包括团体动力学、团体发展阶段、团体过程和干预策略等，能够将理论应用于实践，根据团体和个体的需要选择合适的辅导方法和技术。

（三）团体心理辅导者的基本职责

作为团体心理辅导者，在团体心理辅导过程中，需要承担以下基本职责，以确保团体心理辅导的顺利进行和有效实施。

1. 调动团体学员参与的积极性 作为领导者，需要积极调动团体学员的参与热情和动力。这可以通过激发学员的好奇心、创造力和自信心来实现。领导者可以通过设计有趣的活动、提供支持和鼓励来激发学员的参与意愿，并帮助他们更好地投入团体中。

2. 适度参与和引导 领导者需要在团体心理辅导中保持适度的参与和引导，包括在适当的时候给予学员支持和帮助，在必要时进行正确的引导。领导者需要时刻关注学员的需求和问题，并在必要时提供适当的解决方案和建议。同时，领导者还需要确保团体心理辅导的方向和目标与团体目标相一致，以促进团体的健康发展。

3. 提供恰当的解释 在团体心理辅导过程

中，领导者需要提供恰当的解释和说明。这可以帮助学员更好地理解和掌握相关的知识和技能，同时也可以促进学员的自我探索和成长。领导者需要避免过于复杂或难以理解的语言和表达方式，使用简单明了、易于理解的语言来解释各种概念和原理。

4. 创造融洽的氛围 领导者需要创造一个融洽的氛围，以促进学员之间的互动和交流。这可以通过建立信任、尊重和理解来实现。领导者需要关注学员的情感和需要，并给予他们充分的支持和鼓励。同时，领导者还需要积极解决学员之间的问题和矛盾，以确保团体的和谐与稳定。

在履行这些职责时，领导者需要避免事无巨细、包办代替及权威自居、说教太多等过度干预的行为。同时，领导者也要注意避免过度自我开放、角色混淆等问题，以确保团体心理辅导的顺利进行和有效实施。

四、团体心理辅导各阶段的任务

（一）团体心理辅导创始阶段

在团体心理辅导的起始，领导者需要设计无压力的相识环节，以创造一个温暖的团体氛围，帮助学员建立信任感。这个阶段的目标是让学员感到舒适并逐渐放松，为后续的辅导做好准备。

1. 设计无压力的相识环节 为了创造轻松的氛围，领导者可以设计一些无压力的相识活动，如自我介绍、分享喜好等，帮助学员相互了解，并逐渐建立信任。

2. 创造温暖的团体氛围 领导者可以通过语言和行为来营造温暖的氛围，如微笑、鼓励和关注每个学员的感受，帮助学员感到被接纳和尊重，从而更加愿意参与团体活动。

3. 建立信任感 领导者需要帮助学员建立信任感，这可以通过示范和鼓励来实现。例如，领导者可以分享自己的经历和感受，并鼓励学员之间相互支持和理解。在适当的示范下，为团体

确定步调。这可以帮助学员更好地理解团体的目标和活动方式，并为后续的辅导做好准备。

4. 确定团体目标和个人目标 领导者需要帮助学员明确团体目标和个人目标。团体目标应该是明确、真实和可实现的，而个人的目标应该与团体目标一致。

5. 形成团体基本规则 为了确保团体的秩序和效率，领导者需要制定基本规则，如出席和缺席规则、不看手机等。这些规则可以帮助学员更好地参与团体活动，并保持团体的秩序。

6. 明晰团体中的责任 领导者需要确保每个学员都有明确的责任和角色，这可以帮助每个人积极参与并发挥自己的优势。

7. 提供适度的指导 领导者需要提供适度的指导，以确保学员能够理解和掌握相关的知识和技能。但是，过度依赖指导可能会导致学员缺乏自主性和创造性，因此进行一般性指导即可。

8. 不要选择深层次的分享活动 在团体心理辅导的起始阶段，领导者不应该选择过于深入或敏感的分享活动，以免让学员感到不舒适或产生防御心理。

9. 签订团体契约 为了确保学员对团体的承诺和参与度，领导者可以与学员签订团体契约。契约可以包括团体的目标、活动安排、保密协议等内容，以确保学员能够遵守规定并积极参与团体活动。

（二）团体心理辅导过渡阶段

在团体心理辅导的过渡阶段，领导者需要帮助学员逐渐适应和融入团体，同时引导他们表达自己的情感和问题。过渡阶段的目标是促进学员之间的互动和交流，帮助他们更好地了解自己和他人。

1. 共情、接纳团体学员的负面情绪 领导者需要理解和接纳学员的负面情绪，并鼓励他们承认和表达自己的真实感受。这可以通过提供支持和鼓励来实现，帮助学员逐渐放下心理防备。

2. 鼓励学员认识自己的焦虑、矛盾和挣扎
领导者可以引导学员思考自己的情感和问题，并鼓励他们表达自己的焦虑、矛盾和挣扎。这可以帮助学员更好地了解自己的情感和需求，从而促进自我成长和发展。

3. 鼓励学员面对自己的防卫性行为 领导者需要鼓励学员面对自己的防卫性行为，并将其转化为建设性行为。例如，当学员表现出攻击性行为时，领导者可以引导他们思考出现这种行为的原因，并提供建设性的解决方案。

4. 直接而坦诚地面对并处理学员的挑战
领导者需要直接而坦诚地面对和处理学员的挑战和问题。这可以通过提供指导和支持来实现，帮助学员更好地解决问题，并促进团体的成长和发展。

在过渡阶段，领导者需要保持敏感和关注学员的情感和需求，同时提供适当的支持和引导。通过促进互动和交流，帮助学员更好地了解自己和他人，从而促进个人的成长和发展。

（三）团体心理辅导工作阶段

在团体心理辅导的工作阶段，领导者需要进一步协助学员深入认识自己，鼓励彼此尊重和关怀，并促进学员之间的相互帮助。工作阶段的目标是帮助学员解决更深层次的心理问题，促进他们的个人成长和发展。

1. 协助学员更深入地认识自己 领导者可以通过引导学员进行自我探索、反思和表达来帮助他们更深入地认识自己。这可以通过心理测试、角色扮演、冥想等方式来实现，帮助学员更好地了解自己的内心需求和情感状态。

2. 鼓励学员彼此尊重给予关怀 领导者需要鼓励学员之间相互尊重和关怀，营造温暖、支持和理解的氛围。这可以通过组织小组活动、分享感受和体验来实现，帮助学员更好地理解和接纳他人。

3. 鼓励学员相互帮助 领导者可以引导学员在团体中相互帮助，共同解决问题和面对挑战。这可以通过组织小组讨论、分享经验和提供支持来实现，帮助学员更好地发挥自己的优势和潜力。

4. 善于运用同感性的对质技术 领导者需要运用同感性的对质技术，以关心、同感和真诚的建设性挑战为基础，帮助学员洞察阻碍自己成长的盲点。这可以通过引导学员进行自我反思、分享感受和提供反馈来实现，帮助学员更好地认识自己的问题和不足。

5. 协助学员把领悟转化为行动 领导者需要帮助学员将领悟转化为行动，并具体化这些行动。对于新的行为或期望的新行为，领导者要不断给予鼓励和肯定，增强学员的信心和勇气，促使其将新行为使用到团体以外的生活情境之中。

6. 协助学员解决个人问题 领导者需要协助学员解决个人问题，提供支持和指导，帮助他们更好地应对挑战和困难。这可以通过提供建议、进行示范和组织讨论来实现，帮助学员更好地理解和解决自己的问题。

7. 继续示范有效的行为 领导者需要继续示范有效的行为，与学员分享自己的感受和经验，继续为学员树立榜样。这可以通过展示自己的行为模式、提供建议和鼓励来实现，帮助学员更好地学习和成长。

（四）团体心理辅导结束阶段

在团体心理辅导结束阶段，领导者需要认真处理离别情绪，协助团体学员预备适应外界情境，并协助学员整理学习成果。这个阶段的目标是帮助学员平稳地结束团体心理辅导，并为未来的学习和成长打下基础。

1. 认真处理离别情绪 领导者首先需要认识到离别的情绪是复杂的，包括不舍、感激、期待等多种情感。在团体心理辅导结束前，领导者需要把控学员的情绪，为分离做好思想准备。可以通过组织分享活动、鼓励学员表达离别情绪来帮助学员平稳地结束团体心理辅导。

2. 协助团体学员预备适应外界情境 在团体心理辅导结束前，领导者需要提醒学员即将回到外界情境，并鼓励他们做好准备。可以引导学员思考自己需要改变的地方，以及如何通过自己的行动去影响外界。

3. 协助学员整理学习成果 领导者可以协助学员回顾在团体心理辅导中的学习成果，并鼓励他们将所学应用到实际生活中。具体而言，领导者可以引导学员制订行动计划，明确应用的具体场景和方法。

4. 处理尚未完成的工作 如果团体心理辅导中存在尚未完成的工作，领导者需要在结束前进行处理。对于需要后续个别心理辅导的团员，领导者可以提供有针对性的辅导。

5. 继续给予和接受回馈 在团体心理辅导结束前，领导者可以鼓励学员继续给予和接受回馈。回馈应该是具体的、不带评判和偏见的。如果学员之间结下了友谊，领导者可以鼓励他们继续互相支持。

6. 提醒保密 保密是团体心理辅导最重要的原则之一。在结束前，领导者必须再次提醒学员遵守保密的承诺。

7. 提供继续学习的资源 为了帮助学员在团体心理辅导结束后继续学习和成长，领导者可以提供在线课程等资源供学员后续学习。

8. 评估团体心理辅导效果 在团体心理辅导结束前，领导者需要对团体心理辅导的效果进行评估。这可以通过收集学员的反馈、观察学员的参与情况等方式来实现，以便了解学员的成长和收获以及团体的整体效果。同时，领导者也可以根据评估结果对未来的团体心理辅导进行改进和完善。

五、团体心理辅导常用技术

在团体心理辅导开始前，应该确保团体领导者接受过专业训练，掌握各种团体心理辅导技术。要对团体心理辅导技术下一个明确的定义并不容易，因为团体领导者在团体中的所有行为，包括引导、沉默、与成员的目光交流、位置的选择、对成员的解释等，都可以称为技术。使用技术只是手段不是目的，技术可以用来深入探索成员的个人感受，引发谈话，促进讨论，达成成员个人和团体的目标。在团体形成初期，团体技术有助于增进成员之间的沟通，营造良好的团体氛围，为团体的发展起到积极的作用。无论团体发展到何种阶段，团体心理辅导技术对于保证团体成员良性互动，促进团体健康发展都至关重要。团体心理辅导的常用技术有一般辅导沟通技术、促进团体互动技术、加强影响的技术。

（一）团体心理辅导技术概述

1. 团体心理辅导技术及其作用 团体领导者为了发展团体动力，促进团体成员互动，实现团体目标，应适时适当地采用某些技术。领导者使用技术的目的是促进成员积极参与，相互交流，最大限度地发挥团体的功能。所有技术的运用目的都是为了更有效地协助团体成员不断成长。所以，使用团体心理辅导技术的关注点应是对团体发展和成员成长有什么影响，技术的使用时机是否恰当，技术使用是否符合领导者的个人特质和领导风格。

2. 团体心理辅导技术分类 团体心理辅导过程中有许多技术，既有个别心理辅导技术，也有团体特有的技术。与个别心理辅导相似的团体心理辅导技术有倾听、同感、复述、反映、澄清、总结、解释、支持、询问、对质与自我表露。团体心理辅导与个别心理辅导最大的不同是团体内有自然呈现的人际互动，团体心理辅导成功的关键也在于团体成员之间的互动。促进团体成员互动的技术较注重从整个团体层面与人际层面考虑，有必要地介入，并促进团体动力的发展。团体心理辅导的基本技术也有不同的分类方法。例如，可以分为初级领导技术（同感、积极倾听、澄清、支持、解释、总结、反映、提问、反馈、非语言行为和促进）和高级领导技术（保护、目标设定、建议、对质、立即性、沉默、自我表露、阻止、连结、折中、评估、设限、调律、整合）；也可以按照技术的性质分为反映技术（倾听、真诚、同感、澄清、尊重等），互动技术（感受、认知、解释、支持、鼓励等）和行动技术（解释、对质、自我开放和提问等）。

（二）团体心理辅导一般技术

1. 倾听　倾听是最基本的反应技术，是团体领导者的基本功。倾听不仅是用耳朵听成员讲话，更重要的是用心理解他们语言里的真实含义，并能设身处地地体会他们的感受。就是说，领导者不仅要听懂成员通过语言、行为所表达出来的信息，还要听出他们在交谈中没有明确表达的、隐含的内容。倾听技术是需要训练才能真正掌握的。领导者使用倾听技术是为了让成员充分被理解，促进成员继续自我探索。

示例

成员 A：我每次回家都会和爸爸吵架，我不知道为什么？我知道他是关心我的，但是我们一见面就要吵，咳！（目光看到领导者）

领导者：哦，你对此有些苦恼。（亲切表情，关注的神态，鼓励成员继续的眼神）

成员 A：我在想，我是不是和别人不同，我怎么会是这样的，其他人不会这样吧？对吗？

领导者：嗯。（用关切的目光注视他，点头，并将目光环顾其他成员，鼓励他们讲话）

成员 B：我和你差不多，也经常会无缘无故地和大人吵架，尤其是考得不好的时候，只要他们一问我的成绩，我就会发火。

2. 复述　复述不是简单重复成员说过的话，而是在倾听之后，以更清晰、更明确和更恰当的语言重新描述对方所传递的信息。包括将信息浓缩、精简，突出重点，以准确的词语表达给对方。复述技术包含了领导者的分析、理解、判断和概括能力，有助于对方更清楚了解自己的感觉和观点。

示例

成员 A：今天太倒霉了，上班时公共汽车太挤，迟到了，赶到公司门口被老板撞见了，被他狠狠地批了一通。在办公室发现我昨天写好的材料不见了，我又要花时间重写，部门经理接着要我去拿和某个公司的合同。咳，没有哪件事情顺心。

领导者：今天你遇到了几件烦心的事情。

成员 A：对，更气人的是我老婆还打电话来公司查我行踪，我被她弄得不得安宁。

3. 反映　领导者用心去关注团体成员的感觉，包括面部表情、姿态、语调、动作等非语言行为，并通过自己的语言、动作和表情反映团体成员的信息，让成员体会到领导者能够理解他的处境，体会他的感受，接纳他的行为。反映有镜子般的功能，使成员更清楚地了解自己。反映技术包括了内容反映和情感反映。内容反映是表达对方表达信息中的主要含义，情感反映是表达对方表达信息中的情绪成分。

示例

成员：我不想做这个推销工作，每天都在外面跑来跑去，非常辛苦。还要和那么多人打交道，动不动就看那些人的冷眼，真让人受不了。

领导者：你觉得做销售工作是既费力又累心的事情。（情感反映）

领导者：你认为销售工作没有多大意思。（内容反映）

4. 澄清 针对成员表达不清楚的或混淆的地方，领导者澄清那些重要但被混淆的信息，使成员重新整理或进一步表达信息，使意思更清楚和准确。因为成员表达时经常会笼统、含糊，不仅使领导者和其他人不能准确地了解他的意思，而且他自己也因表达不清而夸大或混淆了一些事情。领导者澄清成员所表达的内容，使之具体、清晰，可以促使成员更深入地自我探索。

> **示例**
>
> 成员A：我最近晚上经常失眠，上课没精神，干什么事情都提不起劲来。
> 成员B：你该早点睡觉，上课就有精神了。
> 领导者：（对成员B）谢谢你对A的关心。（对成员A）发生了什么事情让你心事重重？

5. 提问 领导者需要对成员表达的一些重要信息提出询问，以更清楚地了解信息，促使成员进一步表达。提问有开放式和封闭式，一般以开放式提问为好，因为这种提问可以获得更多的信息，而封闭式提问得到的信息较少。

> **示例**
>
> 成员：我觉得自己太笨了，他们都瞧不起我，没有人愿意和我交朋友，我也恨自己不争气。
> 领导者：这种情况从什么时候开始的？（开放式）
> 领导者：你的心情是不是很郁闷？（封闭式）

6. 总结 在团体完成某个主题或即将结束活动时，领导者用简要的叙述概括团体活动过程中发生的事情，使成员加深认识或对本次团体活动有整体的印象。

> **示例**
>
> 领导者：刚才我们讨论了学习兴趣的问题，有几位同学很苦恼对自己的专业不感兴趣，也有

同学提出了他们的看法，经过讨论，大部分同学对学习有了新的态度。

领导者：今天的活动就要结束了，在这次活动中，有3位成员谈到了他们曾经碰到的问题，有两位成员也说到听别人的故事时自己的感受和启发，我和大家一样在今天的团体活动中有很深的体会。

（三）加强影响的技术

1. 解释 团体领导者为团体成员语言行为或非语言行为赋予意义的过程，其目的在于帮助成员自我了解，引导他们改变自己的行为。当成员对自己的行为有曲解时，解释是非常必要的。不过，解释不是说服，而是让成员从另外的角度思考。领导者需用清晰、准确、简洁的语言使成员明白。

> **示例**
>
> 领导者：今天的团体活动进行了半个多小时，大家说了许多这个星期的所见所闻，刚才谈的大部分内容和我们的团体没有多少关系。我想是否有些人觉得谈自己的事情比说些公共的话题要难得多。

2. 保护 为了确保团体成员在团体中免于不必要的伤害或冒险而采取的反应。因为在人数较多的团体里，经常可能出现冲突和矛盾，甚至负性行为，领导者要及时觉察，并做安全疏导。

> **示例**
>
> 成员A：我上周又去参加应聘会了，没有收到一份面试通知，我感到自己好失败哦。
> 成员B：应聘会有哪些单位？他们要人的标准是什么呢？
> 成员C：我觉得找一个工作一点都不难，我上个月去应聘时，只投了一个单位就签了合同，没有什么大不了的事情。

成员 D：如果你一直找不到工作该怎么办呢？

当领导者观察到成员 A 听了这几个人的反应更沮丧时，应及时保护成员 A，使他不再受到伤害。

领导者：我知道你们几个对 A 同学都很关心，但我觉得你们的话可能给他更大的负担。

3. 支持　领导者给予团体成员鼓励，增强其信心，有助于提高团体凝聚力。成员在面对自己的心理问题时，经常会表现出抗拒或不愿意坦率地表达。领导者的鼓励和支持，肯定他们的优点和已有的进步，能让他们感到安全，也有面对问题的信心。

示例

领导者：刚才小强讲了他小时候的一些事情，让我很感慨，我很感谢他对我们团体的信任，能把埋在心底多年的事情讲出来。我也很感谢其他同学，你们听得那么认真，真诚地说出了自己的看法，我很高兴我们大家在团体里能相互信任。

4. 自我表露　自我表露也称自我开放，指团体领导者在适当的时候有意识地、建设性地分享个人经验、感受和观点，以促进团体成员自我认识或促进其更深入地探索自我。领导者自我表露的内容需与团体的主题有关，与此时此刻成员关注的问题有关，而且领导者的表露是一种促进技术，其目的不是满足自己的需要，而是帮助成员进一步表达，有助于团体关系的建设，营造良好的团体气氛，增强成员示范性学习的效果。

示例

领导者：刚才有 4 个同学都谈到了考试的焦虑，我当初上学时也有这样的情况，越是重要的考试我越紧张，后来好朋友教我做些放松活动，让我不要有太高的目标，我的心情慢慢得到放松，考试紧张的情况也有好转。

5. 询问　领导者帮助成员进一步了解与自己目前生活有关的内容，使其更加具体、深入地了解自己的问题，并愿意承担改变的责任。领导者询问的问题需与成员当前状况有关，不要因个人好奇而问与成员当前状况无关的问题。询问有两种形式，即开放式询问和封闭式询问。开放式询问常会用到几个"W"，如谁（who）、什么时间（when）、与谁（whom）、在哪里（where）、为什么（why）、做什么（what）、怎样做（how）。一般情况下，开放式询问可以引导成员对自己行为的原因进行具体的探索，增进自我了解。封闭式询问常常会用"是否""对不对"，只要答案，因此限制了成员的自我表露。

示例

（1）开放式询问

成员 A：我最近心情很不好，做什么事情都没有兴趣。

领导者：你能不能说说什么时候开始有这种情况的？当时发生了什么事情呢？

（2）两种询问的对比

成员 A：我退休后很不习惯一个人待在家里，觉得很无聊。

领导者：你退休后有没有什么计划？（封闭式询问）

领导者：你退休后有哪些计划呢？（开放式询问）

6. 对质　当团体关系良好时，领导者可以明确指出成员在思想、感觉、行为方面存在矛盾和不一致的地方，使其认识到自己的问题。领导者采用对质技术时要善用实际的资料，以接纳和尊重的态度，让成员愿意自我思考，勇敢面对现实，这有助于成员的成长。如果对质使用不当，成员会感到被攻击和被威胁，反而会妨碍他的表达。所以，领导者在应用对质时的态度和语气是非常重要的，应让成员体会到领导者的真诚和接纳，而不是指责和批评。一般在以下几种情况可以用对质技术：成员当前所说的与所做的不一致，成员所说的和所感受的不一致，成员现在所说的与过去所说的不一致，成员所说的和领导者观察到的不一致。

示例

（1）成员当前所说的与所做的不一致

成员 A：现在研究生教育的水平很差，那些学生简直是在混日子。老师也只顾自己的事情，从来不关心学生，我觉得自己就是在浪费时间。

领导者：你觉得现在研究生教育水平不行，读研究生是浪费时间，我看到你读书还很认真，你可以告诉我们这是为什么吗？

（2）成员所说的和所感受的不一致

成员 B：我才不和那些人来往，他们有什么了不起的，不就是城市人嘛。

领导者：你说不在乎和他们交往，但你对他们不理你感到很生气，你能解释一下吗？

7. **示范**　通过电影、录像、领导者和同龄人的适当行为，为团体成员提供仿效的榜样，以矫正不适应行为。在团体心理辅导中，团体领导者无论是否愿意，其言行都为成员起到示范作用。有些领导者邀请与成员有类似背景的、适应良好的志愿者为成员提供好的学习和模仿榜样，经常会产生出人意料的效果。

六、妇幼领域的团体心理辅导建议方案

（一）青少年积极自我团体心理辅导建议方案

1. **活动目标**　通过思考自己创作的形象的特点，发掘自己的优势和长处，增加对自己的了解。

2. **活动时间**　60 分钟。

3. **工具材料**　每组一套 24 色轻质黏土，若干白纸和若干彩笔。

4. **活动程序**

（1）每人用轻质黏土捏制一个自己心目中的自我形象（也可以在纸上画一个形象），这个形象能够代表制作者自己；思考为什么能够代表自己，有哪些优势和长处，并用一张白纸写下。（25 分钟）

（2）组内逐一分享。（15 分钟）

（3）每组随机抽取 1～3 名学员表达自己在本活动中的感受。（15 分钟）

（4）主持人总结：每个人都是独一无二的，各有各的特点。（5 分钟）

5. **注意事项**

（1）启发大家从生理方面、人际方面、心理方面认识自己。

（2）根据现场组数调整具体时间，如果组数比较多可以减少每组分享人数。

（二）青少年积极情绪团体心理辅导建议方案

1. **活动目标**　通过案例分析、角色扮演等，向学员讲解不合理信念的特点，并传授与不合理信念辩论的方法，建立合理的思维模式，学会自我接纳。

2. **知识点**　常见的不合理信念。

3. **活动时间**　90 分钟。

4. **参考活动程序**（仅供参考，可以根据实际情况调整）

（1）领导者给学员讲述：认知改变情绪的故事比比皆是，如桌上有半杯水，悲观主义者的反应是"真糟糕，只剩下半杯水了"，乐观主义者的反应是"真不错，还剩有半杯水"。分享一则小故事：一位父亲有一对双胞胎儿子，在儿子生日这天，父亲给儿子甲买了一大堆各种各样的玩具放在他的房间里,满以为他会高兴得手舞足蹈,但是当父亲去看他的时候,他却在伤心地哭泣;父亲在儿子乙的房间里放了许多马粪,满以为他会不高兴地吵闹,但是当父亲去看他的时候,他却兴奋得满脸是笑。儿子甲哭泣的原因是有太多的玩具,他都不知道应该怎么玩;儿子乙高兴的原因是房间里有这么多马粪,一定有一匹可爱的小马藏在什么地方!

讨论:再好的事情也会有缺憾,也会有消极的一面,就像儿子甲那样,面对有趣的玩具也能找到哭泣的理由;再不好的事情,也会有积极一面,就像儿子乙那样,从房间里的马粪,想到了可爱的小马!当你情绪低落的时候,你是不是也能像儿子乙那样,看到事情积极的一面,从另外一个角度,想到可能会有的转机呢?对同一件事的不同想法会使人产生不同的情绪。积极的想法使我们产生愉快的情绪,消极的想法使我们感到愤怒、悲伤。烦恼时分析一下自己此时的想法,换个角度看事情就会豁然开朗。

(2)给每位学员发一张不合理信念质辩卡,思考并分析:在生活过程中存在哪些不合理信念及其可能会导致的不良情绪和行为,包含的范围越广越好,记录在卡片上。请学员报告自己最典型的不合理信念,由其他人判断是否为不合理信念,提出自己的看法。

(3)领导者进行总结,简要讲述合理情绪疗法,引导学员总结各自不合理信念的特点。

(4)带领者进行引导:那么我们该如何与这些不合理想法辩论呢?刚刚我提到,与不合理想法辩论是指通过指出想法中不合理的地方(绝对化要求、过分概括化、糟糕至极等),以合理的想法取代不合理的想法。

(5)请学员两人一组结合,一人扮演消极的"我"——引出不合理信念;一人扮演积极的"我"——思考如何驳斥不合理信念,然后两者互换,并在卡片上记录。最后分享各组的典型辩论过程,并由领导者总结。

5. 注意事项

(1)注意各步骤的时间控制:步骤(1)时间控制在10分钟左右,使学员对不合理信念有个初步认知;步骤(2)、(3)时间约30分钟,目的是使学员了解不合理信念的特点;步骤(4)、(5)时间约30分钟,目的是教授学员掌握并练习与不合理信念质辩的过程。

(2)在日常的工作和生活中,有一种通过自我觉察来减少压力和焦虑情绪的方法——"STOP"。这是一种使身体和心灵恢复平衡的简单而有效的方法:S(stop)=停止;T(take a breath)=呼吸;O(observe)=觉察;P(proceed)=继续。

(三)孕产妇个性优势助力孕育幸福团体心理辅导建议方案

【活动一】

1. **活动目标** 通过思考自己创作的形象的特点,发掘自己的优势和长处,增加对自己的了解。随后进行24项优势和美德测试,进一步了解自己的优势和美德,并思考这些优势和美德对于怀孕和养育孩子的帮助。

2. **活动时间** 90分钟。

3. **工具材料**

(1)每组一套24色轻质黏土,若干白纸和若干彩笔。

(2)24项优势和美德测试量表(72题)和计分原则,领导者还需掌握计分原则和初步解读(也可在线填写,实时出结果)。

4. **活动程序**

(1)每人用轻质黏土捏制一个自己心目中自己的形象(也可以在纸上画一个形象),这个形象能够代表自己;思考为什么能够代表自己,有哪些优势和长处。(25分钟)

(2)组内讨论:为什么觉得它能够代表自己,有哪些优势和美德。(15分钟)

(3)填写24项优势和美德测试量表(72题)。(15分钟)

（4）组内讨论：根据结果对比之前对自我的认识，看看自己还有哪些优势和美德没有被发掘，自己的发现和量表测量结果一致说明什么，不一致又说明了什么。（15分钟）

（5）每组随机抽取1～3名成员表达自己在本次活动中的感受。（15分钟）

（6）主持人总结：每个人有自己的优势和美德，只要善于发现，我们都可以成为更好的自己。（5分钟）

5. **注意事项**

（1）启发成员思考自己的优势和美德，从生理方面、人际方面、心理方面认识自己。

（2）根据现场组数调整具体时间，如果组数比较多可以减少每组分享人数。

【活动二】

1. **活动主题** 我要成为什么样的妈妈。

2. **活动目标** 自我认识不仅包括知道我是谁，还包括我要做什么，孕产期就是我要成为什么样的妈妈。

3. **活动时间** 60分钟。

4. **材料** 若干白纸和若干彩笔。

5. **参考活动程序**（仅供参考，可以根据实际情况调整）

（1）请每个人自己画一棵树，在树根上写上自己在上一个活动中发现的并且与孕育孩子有关的3～6个优势和美德，然后在树冠上画花朵或者果实，这些花朵或果实代表在未来孕育孩子的过程中这些优点可能带来的好处，请简要表明。例如，你的优点是"好学"，带来的孕育孩子的好处是"掌握孩子每个时期的特点，有针对性地养育孩子"；优点是"宽容"，带来的孕育孩子的好处就是"可以更好地处理夫妻和代际关系，为孩子的成长提供更和谐的家庭氛围"等。（15分钟）

（2）在小组内每个人用2～3分钟时间简单跟大家分享自己的优点以及带来的好处，尤其是这个优点在怀孕前后是怎样帮助自己度过孕期

的，要具体一些，引用具体的事例来讲述。（20分钟）

（3）每组推举1～2人在大组分享。（20分钟）

（4）主持人总结和布置课后作业：每个人都体会到了自身的优势和美德给自己带来的好处，请在接下来的一周内再用自己的一个优势和美德带来好处，记录下来。（5分钟）

（四）夫妻成长团体心理辅导建议方案

1. **活动目标** 通过真诚的讨论，夫妻双方理解对方的成长历程和对于养育孩子的期待，最终达成对养育方式和家庭氛围的共识。

2. **参加人员** 孕产妇及其配偶。

3. **活动时间** 约60分钟。

4. **参考活动流程**（仅供参考，可以根据实际情况调整）

（1）组内：每位孕产妇逐一分享前两周课程的体会和感受（2分钟），每位孕产妇的配偶自我介绍（1分钟）。（10～15分钟）

（2）每个组内，夫妻双方共同决定谁做第一个提问和回答的人，并交代规则，讲述的时候，聆听一方只是全然地聆听，不要插话、评论等，然后真诚地说"谢谢"。然后夫妻两人一组进行对话。（40分钟）

1）第一人：请告诉我一件，你感到感激的被养育的方式。

第二人：……（回答）

第一人：谢谢你！

两人共同：STOP练习。

（重复三遍）

然后互换角色，重复三遍。

2）第一人：请告诉我一件，你在被养育过程中感到困难的一件事。

第二人：……（回答）

第一人：谢谢你！

两人共同：STOP练习。

（重复三遍）

然后互换角色，重复三遍。

3）第一人：请告诉我一件，在养育过程中，你想使用的与你被养育的方式相似的方法。

第二人：……（回答）

第一人：谢谢你！

两人共同：STOP 练习。

（重复三遍）

然后互换角色，重复三遍。

4）第一人：请告诉我一件，在养育过程中，你希望与你的被养育方式不同的方式。

第二人：……（回答）

第一人：谢谢你！

两人共同：STOP 练习。

（重复三遍）

然后互换角色，重复三遍。

5）第一人：请告诉我一种，你可能会应用你所学到的积极心理学的练习方法创建的，你想生活在其中，并且希望你的孩子回忆时能记得的家庭方法。

第二人：……（回答）

第一人：谢谢你！

两人共同：STOP 练习。

（重复三遍）

然后互换角色，重复三遍。

（3）拥抱并感谢你的伴侣。

（4）大组分享：每大组 1 ～ 2 组夫妻分享感受。（15 分钟）

（五）围产期妇女团体心理辅导建议方案

1. **活动目标**　为孕妇提供一个安全、支持性的环境，帮助她们积极应对孕期的情绪波动和压力，促进心理健康和全面幸福感的提升。通过共享经验、学习应对技巧和情感支持，帮助孕妇增强自我意识，培养积极的情绪调节策略，建立内心的坚固力量。

2. **材料**

（1）纸和笔：用于记录个人感受、情绪和思考。

（2）图像和照片：用于情感表达、触发记忆和启发讨论。

（3）音乐和音频材料：用于放松、情绪调节和刺激创造力。

（4）小组活动手册：包含工具和资料，以供参与者在辅导结束后继续使用。

3. **人数**　每个治疗团体心理辅导小组的人数建议在 6 ～ 10 人。小组规模适度，能够确保每个成员都有足够的时间和空间来分享自己的经历和接受支持。

4. **场地**　选择一个安静、舒适且私密的场地进行心理团体心理辅导。确保场地能够满足小组成员的需求，并提供必要的隐私和安全保障。

5. **团体心理辅导流程**

（1）欢迎和介绍（15 分钟）：①介绍治疗团体心理辅导的目的、规则和保密性原则；②提供一个舒适的环境，使每个人都感到安全和受欢迎。

（2）热身活动（20 分钟）：①进行简单的放松和冥想练习，帮助孕妇放松身心，减少压力；②使用音乐、视觉图像或冥想指导等工具，帮助孕妇进入专注和放松状态。

（3）主题讨论（60 分钟）：①提供特定的主题或话题，如孕期情绪变化、孕期压力管理、母婴关系建立等；②鼓励孕妇分享她们的体验、挑战和成长，以及应对策略；③通过群体互动、角色扮演和小组讨论等方式，促进成员之间的交流和支持。

（4）活动实践（30 分钟）：①提供一系列与主题相关的活动或练习，如情绪日记、放松练习、情绪调节技巧培训等；②引导孕妇在小组环境中尝试新的技能和策略，并与其他成员分享他们的体验和反馈。

（5）总结和回顾（15 分钟）

1）总结当天的讨论和活动，强调重要的学习点和体验。

2）鼓励孕妇制订个人目标和行动计划，以

在日常生活中应用所学的技能和策略。

3）提供支持资源和建议，鼓励孕妇在辅导结束后继续寻求支持和发展。

通过以上流程，帮助孕妇建立内心的坚固力量，培养积极的情绪调节策略，并为其提供情感支持和实用的工具，以应对孕期的挑战和转变。通过专业的团体心理辅导过程，孕妇们将能够更好地面对自己的情绪、建立积极的亲子关系，顺利度过这段特殊的旅程。

（六）围绝经期妇女团体心理辅导建议方案

1. **活动目标**　本团体心理辅导为系列活动，分为4期。旨在为围绝经期女性提供一个安全、支持性的环境，帮助她们了解围绝经期女性的心理和生理变化，启发围绝经期女性保持积极的生活状态，提升围绝经期女性的获得感、幸福感和安全感。通过讲座与共享，帮助更年期女性认识围绝经期，增进人际互动，学习身心减压课程，提高情绪管理水平，促进心身健康。

2. **材料**

（1）纸和笔：用于记录个人感受、情绪和思考。

（2）幻灯片：用于讲解围绝经期保健知识及心身减压内容。

（3）瑜伽垫、桌椅：便于听讲和减压练习。

3. **人数**　每个治疗团体心理辅导小组的人数建议在8～12人。小组规模适度，确保每个成员都有足够的时间和空间来分享自己的经历和接受支持。

4. **场地**　选择一个安静、舒适且私密的场地进行团体心理辅导。确保场地能够满足小组成员的需求，并提供必要的隐私和安全保障。

5. **团体心理辅导流程**

（1）欢迎和介绍（15分钟）：①介绍团体心理辅导的目的、规则和保密性原则；②提供一个舒适的环境，使每个人都感到安全和受欢迎。

（2）热身活动（5分钟）：进行转圈跟读顺

口溜，帮助围绝经期女性放松身心，减少压力。

（3）围绝经期心身变化及应对策略（30分钟）：①每期1个主题，如围绝经期情绪变化、围绝经期常见疾病及应对方法、女性心理保健、女性全生命周期保健等；②通过学习，使围绝经期女性了解心身变化原因及应对措施，减轻焦虑。

（4）减压实践（60分钟）：①提供一系列减压练习，每次不超过3个，如呼吸训练、葡萄干练习、身体扫描、减压行走、减压伸展运动等；②引导参与者讲述自己在围绝经期的心身变化，尝试减压练习，并分享他们的体验和反馈。

（5）总结和回顾（10分钟）：①总结当天的讨论和活动，强调重要的学习点和体验；②交代长期练习的必要性和方法，鼓励将减压练习用于日常生活和工作；③通知后续团体心理辅导课程内容，鼓励家庭成员共同参与。

通过以上流程，让围绝经期女性了解心身变化的原因及应对策略，学习心身减压技术，以应对围绝经期的挑战。通过一系列团体心理辅导，围绝经期女性将能够更好地面对自己的心身变化、提高情绪管理水平，促进心身健康。

（七）使用辅助生殖技术的妇女团体心理辅导建议方案

1. **活动目标**

（1）支持和辅助使用辅助生殖技术的女性在心理层面上应对过程中的挑战和困扰。

（2）促进使用辅助生殖技术女性之间的情感交流和互助，建立支持性社交网络。

（3）增强个体内在力量和自我认同，提升情感健康和心理抗逆能力。

2. **材料**

（1）纸和笔：用于练习心理放松技巧、写作和绘画活动。

（2）图像和图片：用于情感表达和启发创造性思维。

（3）文章和书籍：提供专业知识和心理技能

的学习材料。

（4）感官刺激物品：如香薰蜡烛、放松音乐等，用于调整情绪和创造安静的氛围。

3. 人数 建议每个团体心理辅导小组不超过12人，以确保每个成员都能够得到足够的关注和支持。

4. 场地 选择一个温馨、私密、安静的场所，可以是心理诊所的舒适会议室或安静的社区空间。

5. 团体心理辅导流程

（1）热身活动：开始时进行热身活动，以缓解紧张情绪和建立成员之间的联系。可以使用破冰活动、小组互动游戏或轻松的身体放松练习。

（2）主题介绍和心理知识分享：引入当天的主题，如"接纳与希望的平衡""重塑自我认同"等。分享相关的心理学知识，解释与辅助生殖技术过程相关的情绪和应对挑战。

（3）小组讨论和互助分享：组织小组成员分享个人经历、感受和情绪，鼓励互相支持、倾听和理解。通过小组讨论促进成员之间的情感交流

和共情，以建立安全和支持性的环境。

（4）心理放松和应对技巧训练：引导成员学习和实践各种心理放松技巧，如深呼吸、渐进性肌肉松弛和正念练习。同时，教授应对焦虑、压力和负面情绪的技巧，如认知重构和情绪调节策略。

（5）创意表达活动：通过绘画、写作、音乐或其他艺术媒介，鼓励成员表达内心情感、期望和愿景。这有助于促进情感的自我认知和情绪的释放，同时提升创造性思维和问题解决能力。

（6）总结和反思：结束活动时，带领成员回顾当天的经验和学习。鼓励他们分享自己的成长、发现和目标，并提供反思和个人发展的机会。

通过以上流程，团体心理辅导旨在帮助接受辅助生殖技术的女性建立内心的坚固力量，培养积极的情绪调节策略，并为她们提供情感支持和实用的工具，以应对辅助生殖过程的挑战和转变，更好地面对自己的情绪。

（罗晓敏）

参考文献

[1] 樊富珉. 团体心理咨询. 北京：高等教育出版社，2005.

[2] 樊富珉. 团体心理辅导. 2版. 上海：华东师范大学出版社，2022.

[3] 刘勇. 教师团体心理辅导. 北京：科学出版社，2007.

[4] 丹尼·韦丁，雷蒙德·科尔西尼. 当代心理治疗. 10版. 伍新春，臧伟伟，付芳，等译. 北京：人民卫生出版社，2017.

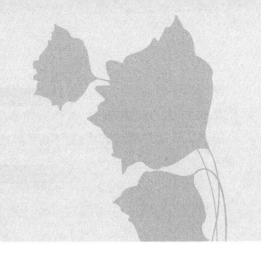

第五章
女性心理发展特点

第一节　儿童期女性

一、概述

　　婴儿期是指从出生到1岁的时期。这一阶段是儿童心理发展的关键期，如果在该阶段没有得到适当的喂养、照顾与交流，可能会造成个体心理发展方面的障碍。

　　幼儿期是指1～3岁的时期。在此阶段，儿童开始独立走动，活动范围扩大，能够自己吃饭、穿衣、大小便，用简单的语言沟通。儿童通过触摸、感觉进行学习，探索各种事物，但并不会区分有害或危险的行为。

　　学龄前期是指3～5岁。学龄前儿童可以使用言语沟通，理解成人话语的意思，还会模仿成人的动作，学习成人的行为。

　　学龄期是指6～12岁。此阶段儿童的身体与心理发展较前相对平稳和缓慢，到青春期之后才会再次快速发展。学龄期儿童的运动能力增强，行动更为灵活，可以从事多种活动。除了学习知识以外，儿童还练习如何与他人交往，建立社会化的经验。

　　总体而言，男性和女性在儿童期的心理发展遵循共同规律。

二、生理与认知发展

（一）婴儿期

　　0～2岁的婴幼儿通过感官和动作学习和理解外部世界。根据皮亚杰的认知发展理论，该阶段称为"感知运动阶段"。这一阶段是思维发展的萌芽初期，吸吮、抓、咬、舔、抚摸等是婴幼儿了解环境和认识世界的方式。

　　1.思维与认知

　　（1）听觉：新生儿具备一定的听觉能力，可以辨别声音的音量、持续时间、方向和频率。婴儿对音调高的声音，特别是母亲的声音感兴趣。研究表明，婴儿能够分辨音素（基本的语言单位），辨认自己经常听到的词语，察觉到不常听到的异样音素。当听到有人叫自己的名字，4月龄的婴儿会将头转向声源方向，如果是听到叫别人的名字，婴儿就没有这样的反应。6月龄的婴儿可以辨别乐曲旋律和音调，开始随音乐律动。18月龄的婴幼儿能够匹配男性、女性的面部与嗓音。

　　（2）味觉与嗅觉：婴儿能察觉不同的气味，对甜味有明显偏爱，对不喜欢的气味会做出排斥反应（如扭头并露出厌恶的表情）。1～2周的母乳喂养婴儿能够辨别出母亲的气味。

　　（3）触觉：触觉是婴儿获取外部环境信息的主要方法。温柔的拍打和按摩能够促进婴儿适应环境和心理发展。婴儿对温度、疼痛刺激也很敏感。

　　（4）视觉：出生24小时的婴儿视敏度为成人的1/10；出生15天时能分辨不同的颜色；2～3月龄时能分辨所有的基本色，能觉察并追随视野内物体的运动；1岁左右婴儿的视敏度和成人基本一致。有证据表明，6月龄的婴儿能够区分图画中的成年男性和女性，10月龄的婴儿能够区分男女的面孔。

（5）空间知觉：2～6月龄的婴儿开始系统地探索视目标，感知形状，辨认熟悉的面孔；3～5月龄时立体视觉有了较好的发展，逐步建立了大小恒常性；6月龄有深度知觉；9～12月龄时能够根据线索建构形状。

（6）记忆：5～6月龄的婴儿可以认识母亲，区分熟悉的人和陌生人。

2. 言语与沟通 1岁之前的婴儿大多不会说话，此阶段被称为"前语言"阶段。婴儿通过声音、表情、身体姿势和动作来表达感受和要求，与养育者进行沟通。例如，婴儿通过哭、摇晃手、身体使劲来表示饥饿、想小便或想让妈妈抱。养育者只有读懂婴儿的"语言"，才能了解婴儿，满足其需求。

1～2月龄的婴儿能用不同的哭声向母亲表达情绪和需求，会发出"啊啊"的声音。如果母亲以相似的节奏、声调回应婴儿，母婴之间就产生了愉快的交流。在"前语言"阶段，婴儿对父母的情绪状态特别敏感。父母与婴儿交流时，可以表现出足够的亲密，用欣赏、喜爱、关注的目光看着婴儿的眼睛，充分的目光交流及声音沟通能促进婴儿沟通能力的发展。

6～9个月以后的婴儿能发出"baba""mama"等音。婴儿有时大喊或大声尖叫，以引起他人注意或表达愤怒。在这个过程中，父母和婴儿逐渐学会根据对方的反应及时调整自己的行为，以双方都喜欢的方式交流。

婴儿听不懂成人语言的内容，但是能听懂声调，通过语调识别他人的情绪，做出大体适宜的反应。例如，当妈妈大声训斥婴儿，婴儿会瘪嘴或哭泣。

3. 动作与行为 新生儿先天具备一些反射行为，如抓握、觅食、吸吮乳头。在出生后第1

年，婴儿控制自身运动和动作的技能获得显著发展。动作发展遵循从头部向下发展、从中心向四周发展的原则，首先发展出对头部、颈部、前臂的控制，然后是对腿、脚和手的控制。2月龄的婴儿，会朝向与自己说话的人脸的方向注视，同时听对方的声音。婴儿能根据父母的语速、语气而挥动小手，对成人的话语声调表达有节奏的反应。6～7月龄时会玩"藏猫猫"游戏，9～10月龄时会根据成人的指令做动作，10月龄时可以自己用手拿东西。婴儿在1岁之前，自主够物和抓握等精细动作也得以发展。婴儿能够认识到事物之间的暂时联系。例如，在绳子的一端系上摇铃，然后系在婴儿的脚踝，脚踝无意中活动后摇铃就响了；慢慢地，铃声与脚踝活动建立了联系，婴儿想听铃声，就会主动活动自己的脚踝。12～18月龄时，女孩更喜欢布娃娃、过家家和柔软的玩具，男孩更喜欢汽车、工具类玩具。

（二）幼儿期

2岁以后幼儿的认知方式进入"前运算阶段"，具有直觉性、自我中心的特点，缺乏逻辑性。幼儿通过在头脑中再现事物而进行思考，判断与思考主要依赖于自己的直接观察或体验，以自我为中心，难以理解别人的立场和观点。幼儿的语言在该阶段也迅速发展，开始尝试用语言来表达愿望。

符号功能的出现是前运算阶段的标志之一。符号功能是指用某一事物来表征其他事物的能力，语言是幼儿符号功能的主要形式。象征性游戏（假装游戏）是前运算阶段的另一个重要特征。幼儿会扮演不同角色，借助一些物品作为道具，还可能沉浸在假想世界中，创造出想象的伙伴。象征性游戏有利于幼儿的认知发展，并构建有关外部世界的复杂表征。

1. 思维与认知 2～3岁的幼儿能够描述事物的特点，并将其编辑成"概念"存储在头脑中。例如，鸟是有翅膀和羽毛、会飞的动物；球是圆形、能够滚动的物体。这种加工信息、反映客观事物的能力被称为心理表征能力。幼儿的心理表征能力主要依赖对事物的直接观察而建立，形成的概念尚不完善。幼儿形成的"前概念"都是自己感知到的具体事物，头脑中还没有抽象事物的概念（如死亡、疾病等）。

18～24月龄的幼儿可以对看不见的物体进行心理表征，并以此指导自己找到一些东西，此时幼儿具备了"客体永久性"概念，即虽然看不到某个事物，幼儿仍然知道这个物体是存在的，并没有消失。

想象游戏是幼儿心理表征发展的体现。例如，2～3岁的幼儿会假装打电话，假装把杯子倒满水，喂玩具娃娃喝水。幼儿如果缺少玩伴，可能会产生"想象中的朋友"；幼儿幻想出人物和场景，可能面对着墙壁或图书，好像在与人说话。如果家长参与幼儿的游戏，引导幼儿，使游戏的主题更多样，更接近真实的生活场景，幼儿就能积累更多的社会经验，掌握更多的社会技能。

直观、新奇有趣、富有色彩的事物，容易引起幼儿的注意。幼儿的知识经验是在生活、游戏等情境中，自然而然记住的，而非有意识、有目的的识记，称为无意识记忆，这是幼儿主要的记忆形式。

2. **言语与沟通** 幼儿在与照料者游戏互动时，会模仿成人的发音、表情和动作。这样的互动游戏有利于幼儿语言和交流技能的发展。

幼儿会使用手势表达要求，实现自己的愿望。父母有意识地引导幼儿用语言表达需求，幼儿会逐渐减少手势，尝试语言表达。父母对幼儿的发音给予积极、认真的回应，同时不要过分矫正幼儿的表达，有助于幼儿语言的发展。

幼儿在1岁左右会说出第一个词，内容一般是"妈妈""爸爸"或其他主要养育者。幼儿对探索周围的事物感兴趣，会模仿父母对常见物体的命名，词汇量快速增长。1岁半到2岁是语言发展的敏感期。随着词汇量的增长，幼儿开始把两个词组合起来说话，如"妈妈水""爸爸抱"等，称双语句或电报语。2岁左右的幼儿能理解简单的语法，学会说3～5个词组成的简单句。语句结构多为名词和动词，如"妈妈上班""宝宝吃饭"。有时语句不完整或前后颠倒，有时省去句中的某些词。2～3岁的幼儿开始说复合句，如"爸爸给我笔，宝宝画画"。语句中开始出现副词、形容词和代词。幼儿的好奇心强，常会运用语言提问、表达要求。父母和幼儿说话时尽量用短句，发音清楚，新的词汇要在多种情景下重复出现，以利于语言的发展。

3. **动作与行为** 幼儿的粗大动作逐步发展，2岁能跑，用脚踢皮球，自己上下楼梯；3岁能骑小三轮车，两脚跳跃。精细动作方面，幼儿在1岁时能堆两三块积木，2岁时可以堆4块以上积木，3岁时可以堆到10块。幼儿还不太会用筷子，只会用勺子或叉子。16月龄的幼儿可以涂鸦或描画线条，搭多层积木。

1岁到1岁半的幼儿开始尝试用不同的手段和工具解决问题，如使用棍棒去够拿不到的东西，从不同位置找到隐藏的玩具。幼儿的延迟模仿能力开始发展。延迟模仿是指不是立即模仿眼前人物的动作，而是在一段时间后（可长达数月）进行模仿。幼儿开始对自己的行为进行控制、自己做决定，包括对大小便进行控制，学会自己穿简单的衣服，自己用勺子吃饭，按时上床睡觉，养成日常生活的规律。

这个时期，幼儿开始出现攻击行为。当玩具被抢走、被人欺负、情绪不好时，幼儿可能会打人、抓人、推搡。当出现这种情况，家长应首先弄清楚"打人"的原因，再引导幼儿如何应对、如何管理情绪，进行合理的宣泄，向他人寻求帮助。

（三）学龄前期

1. **思维与认知** 4岁以上的学龄前儿童，思考和判断仍然较多受到直觉的影响，以直觉与感觉来解释自己的所见所闻，缺乏逻辑性，称为直觉思维阶段。

学龄前儿童的思维缺乏守恒的判断能力。例如，在两个同样的玻璃瓶里装等量的水，将其中一瓶水倒入一个又细又高的玻璃杯，让儿童判断水量变化，学龄前儿童一般认为细长玻璃杯中的水更多，因为"水面升高了"。儿童能够结合实物理解物体的数量，如一个苹果、两个皮球，但是对抽象的数字没有明确的概念，进行加减运算存在困难。学龄前儿童可以把相同的物体归类，并按照事物的性质（如大小、长短、粗细、厚薄、宽窄、轻重等）进行分类。

学龄前儿童的大脑发育尚未成熟，往往分不清想象和现实，会把想象的事当成现实来说。这时期的儿童爱"吹牛"或"说谎"，说一些明显与现实不符的事情，如说家里有一架飞机、自己飞上天去和外星人玩等。

学龄前儿童的注意能力逐步提高。面对任务时，会先思考对策，还会根据目标分配注意力。儿童的记忆能力明显提高，讲故事时结构更有逻辑性、更详细。父母多问儿童问题，交流对事情的看法和评价，将促进儿童记忆力和语言表达能力的发展。

2. **言语与沟通**　4～5岁儿童的言语能力快速发展。随着发音器官发育完善，儿童的发音能力逐步加强，多数儿童韵母发音清晰，但声母的发音正确率相对较低。儿童的词汇量进一步发展，词汇内容日渐丰富，以名词和动词为主，数词、形容词逐渐增多。

如果儿童听到成人在情绪波动时说某些侮辱、攻击性词汇，可能会模仿学习，并感到这些词汇是强有力的。因此，当儿童使用带有强烈情绪色彩的词汇时，想表达的可能是其他含义。例如，当儿童说"我恨你"，想表达的意思可能是"我很生气，我想让你帮助我，让我感觉好受一些"。家长可以通过观察、沟通去理解儿童语言的真正含义，引导儿童用适宜的语言表达感受。

学龄前儿童能够与成人就某一个话题进行交流，在角色扮演游戏中根据不同的年龄、性别、角色特点调整自己的语言、语调。

3. **动作与行为**　在粗大动作方面，学龄前儿童能交替使用双脚上下楼梯，跑得更平稳，能单脚站立、单脚跳，扔球、抓球、骑三轮车等动作更协调。在精细动作方面，儿童学会独立使用叉子，自己穿脱衣服、系纽扣、鞋带，绘画技能明显提高。总体而言，男孩和女孩的运动技能非常相似，男孩更为强壮，活动量更大，女孩更擅长需要灵活性、精细性及协调性的活动。女孩和男孩在游戏方面的喜好也不同，男孩更喜欢参与户外活动和竞争性活动，与同龄儿童发生冲突时会采用强有力的控制策略；女孩更喜欢象征性游戏，更多涉及合作性和责任感。

4～5岁的儿童在集体中行为的有意性增加，专注从事某种活动的时间延长，能完成力所能及的任务，表现出一定的责任感，如在幼儿园完成值日任务，在家里整理物品、做家务等。

（四）学龄期

1. 思维与认知

6～9岁儿童的思维方式逐渐从"直觉思维"发展到"具体形象思维"，进入"具体运算阶段"。儿童不再完全依靠直接观察与经验来认识世界，可以根据他人的解释说明或举例来获取知识，同时考虑问题或事物的不同方面，思考更具灵活性。儿童开始了解事物间的联系，能够根据种属关系对事物进行分类和简单的分析概括，但是思维依赖于具体的对象和情境，仍然难以理解抽象的概念。思维的具体形象性，可以通过实物演示的方法，引导儿童学习。

10岁左右儿童的思维逐渐过渡到以"抽象逻辑思维"为主要形式，开始独立进行逻辑思维推理。

学龄儿童的思维开始具备守恒性和可逆性。守恒性是指在进行思维活动时，能综合考虑问题的各个方面。例如，有两个大小、形状一样的瓶子，里面装有等量的水，分别倒入矮粗、细高的两个玻璃杯，儿童会综合考虑原有的瓶子和后面两个玻璃杯高矮、粗细等因素，整合性地得出两个玻璃杯水量相同的结论。可逆性是指可以反向思考。例如，当盒子里的糖掉到地上，儿童能认识到糖并没有减少，只要把地上的糖捡起来放回盒子，就可以恢复原有的数量。

低年级学龄儿童仍然保留"无意识记忆"的特点，但是学校教育给儿童提出了新的记忆要求。记忆的目的性增强，儿童要付出一定的努力才能记住相关内容，上述过程称为"有意识记忆"。小学儿童有了明确的学习目的，学习动机加强，"有意识记忆"逐渐占据优势。

低年级学龄儿童的注意的目的性不强，称为"无意注意"，注意的稳定性较差，不能持久，上课时会走神、做小动作，作业不能坚持完成，需要督促。随着学习活动的进行，"有意注意"逐渐占据主导地位。有意注意是指有明确目的的注意，一般 7～10 岁儿童可以连续集中注意 20 分钟左右，10～12 岁可以集中注意 25 分钟左右，12 岁以上可以集中注意 30 分钟左右。在组织良好的教学活动中，小学高年级儿童可以保持注意 30～45 分钟。注意的稳定性随着中枢神经系统的成熟而发展，也受兴趣和动机的影响。

低年级儿童不善于分配注意，在同一时间只能把注意力集中于一个对象，难以同时关注两个以上事物。随着年龄增长、知识技能的发展、活动范围的扩大，儿童的注意分配能力逐渐发展。中高年级儿童能做到边听讲边记笔记，同时还能注意自己的坐姿是否正确。注意转移能力也随年龄而逐步发展。

2. **言语与沟通** 学龄儿童的词汇量明显增加，能够理解词性，更准确地解释词义。儿童能使用丰富的语言表达事物的概念和自己的想法，语言结构变得复杂，具有一定的条理性和连贯性。

儿童的阅读能力有所发展，包括朗读和默读两个方面。大声朗读可以增强对词汇的熟悉程度，练习发音，有助于理解语句要表达的思想情感，培养儿童良好的语感，锻炼形象思维能力。亲子阅读有利于保持良好的亲子关系，激发儿童的阅读和学习兴趣。默读时口腔不再发音，阅读速度明显提高，儿童不用把每个字读出来，而是通过思维理解字意、段落大意、文章主旨。

高年级学龄儿童会通过"假设性语言"表达意愿和沟通。例如，当家长要求儿童完成作业时，儿童可能提出某些条件（如先玩一会玩具，再写作业）来与父母进行谈判。

3. **动作与行为** 学龄儿童的运动能力进一步发展。大运动方面，儿童的跑、跳、投等能力提升，身体的灵活性、平衡感提高。精细动作方面，动手能力增强，书写、绘画能力提升，字迹越来越工整，学会构图、布局，能更好地把握图画的细节与层次。学龄儿童行为的动机性和目的性也逐步发展。低年级儿童行为的动机和目的常常是为了得到父母、老师的奖赏和表扬，其行为目的的持久性较差，容易受周围环境的影响。三四年级的儿童逐渐能独立确定行为的动机和目的，自觉支配自己的行为。儿童的良好表现不只是为了得到奖赏，而是为了集体的荣誉，逐步建立起社会道德观。

三、心理社会发展

（一）婴儿期

婴儿的生物本能和欲望主要是得到满足与舒适，获得安全感。婴儿期欲望的满足大多通过口部获得，弗洛伊德将 0～1 岁这一阶段称为"口欲期"。婴儿期的心理发展任务是形成对外部世界的基本态度，培养信任感。婴儿期对人和环境的基本信任感是形成健康人格的基础，也是后续各个时期发展的基础。如果婴儿无法经由"口欲"获得满足，如丧失母亲或母亲没有时间照顾婴儿,婴儿会表现为过度依赖照料者或依赖替代性的物体或对象。婴儿长大以后,可能通过吸烟、吃口香糖等经口的方式来排解紧张或焦虑。

1. **情感** 婴儿从出生起,就能用动作来表达情绪。哭和笑是婴儿最早出现的情绪,分别代表舒适和不舒适的感受。新生儿会表达好奇、伤心、厌恶、满足的情绪。2月龄的婴儿在与照料者互动的过程中,会展露社会性微笑。婴儿2～7个月时开始出现愤怒、悲伤、快乐、惊讶、恐惧的情绪,即初级情绪。婴儿4～5个月时,开始能识别他人的情绪反应,知道高兴、惊讶是"好"情绪,悲伤、害怕是"坏"情绪;开始"怯生",看到不熟悉的面孔会不安甚至哭泣,在陌生的环境中变得机警和害怕。

婴儿有一定的情绪调控能力。1岁之内的婴儿通过远离不喜欢的物品、不断吸吮的方式减少不愉快的情绪体验。婴儿通过皱眉、撇嘴来压抑自己的愤怒和难过,但难以掩饰恐惧。

2. **人际关系** 婴儿喜欢与父母亲近,喜欢被抚摸皮肤,从而感到舒适和愉快。婴儿在日常生活中的吃饭、睡觉、洗澡、与父母游戏等需求得到满足的程度,决定着婴儿感到安全和信任父母的程度。如果父母或照料者给予婴儿适当、稳定、不间断的关注与照顾,婴儿就会对父母产生信任感,认为世界是安全且可信赖的。如果父母照顾不周、环境多变、喂哺习惯改变、对婴儿态度恶劣,婴儿就难以建立安全感和信任感,长大后可能面临各种心理问题,如自信心不强、依赖他人,逃避问题或困难,对陌生环境感到恐惧、担忧和不安,难以保持稳定、亲密的人际关系。

3. **自我认识** "自我界限"是指个体建立的与外界、他人的心理界限。在婴儿期,婴儿与主要养育者(母亲)之间还没有形成明显的自我界限,对"自己"与他人、客观世界还不能清楚地区分。例如,婴儿饿了,马上就要喝奶,尿湿了,马上就要换尿布。婴儿感受到躯体的舒适,才会有心理上的满足感。如果婴儿的生理需要没

有得到及时满足,不利于建立对他人和外界的信任感。

2～6月龄的婴儿逐渐能够区分自己和外部世界。4～5月龄的婴儿可以对成人的表情做出不同的反应。婴儿可以被熟人逗笑,看到陌生人会不安,甚至哭泣。9～10月龄的婴儿,听到别人叫自己的名字,会有反应。上述表现提示婴儿开始逐步区分自己和他人。婴儿还可以通过性别、年龄等社会维度来认识自我与他人的区别。

(二)幼儿期

在多数社会文化中,排便训练是幼儿能力训练的主要内容,这一阶段被弗洛伊德称为"肛门期"。幼儿的运动能力增强,对外界充满兴趣与好奇,活动范围增加,喜欢跑动。由于幼儿的运动能力还未完全发育成熟与稳定,容易摔倒、受伤,或者把东西弄坏。因此,父母会对幼儿进行管理与约束。肛门期的特点在于训练幼儿对自我欲望和冲动的控制,包括大小便(括约肌)的排泄训练及各种行为动作的管理与控制。在这一时期,幼儿受到的训诫、表扬和恐吓大多与此有关。

1. **情感** 随着自我意识的发展,幼儿能意识到自己与他人不同,知道是别人而不是自己在体验某种情绪。通过观察表情、理解说话的内容,幼儿能够对他人的感受进行推断,对他人情绪反应的理解能力增强,具备了一定的共情能力。当愿望得不到满足,幼儿会感到愤怒,甚至出现攻击行为。害怕是幼儿常见的情绪体验,可能见于各种场景和诱因,如突然发生的巨响、陌生的人和事物、无人陪伴等。

2岁的幼儿开始出现更多复杂的情绪,如尴尬、羞怯、内疚、窘迫、嫉妒、骄傲,被称为"自我意识的情绪"。幼儿的情绪会受到父母或养育者情绪的影响,通常只有成人在场观察时,婴幼儿才会表现出自我意识的情绪。儿童要到学龄期才可能内化规则和评价标准,在没有外部监督

的情况下为自己的行为感到骄傲、内疚或惭愧。

嫉妒是幼儿将自己与同伴做比较后产生的消极情感体验。嫉妒的产生可能是因为他人使自己失去了受关注的地位，例如，在多子女家庭，幼儿因弟妹的出生和同胞受表扬而感到嫉妒。当看到别的幼儿比自己强或拥有自己没有的东西，幼儿产生不安、痛苦、烦恼、怨恨，并有针对他人的干扰、破坏企图或行为。幼儿的嫉妒兼具积极和消极作用。父母应尽量避免使幼儿产生嫉妒心理的环境刺激，例如，平衡对多个子女的关注与爱护，和幼儿讨论其他幼儿取得成功的原因，引导幼儿注重行动的过程而非仅仅比较结果。

幼儿具有一定的攻击性，容易发脾气，破坏东西，甚至咬人，缺乏控制能力。如何适当控制自己的攻击冲动，是这个阶段幼儿的训练课题。

2. 人际关系　幼儿的社会化进程逐渐发展。2岁以前的幼儿不太会和其他幼儿一起玩，几个幼儿在一起时多是各玩各的，互不相干。3岁左右的幼儿开始参与集体游戏，幼儿互动合作，学习如何与人相处。幼儿如果只与养育者亲近，缺乏与同龄儿童相处的经验，就不易与养育者分离，上幼儿园时可能出现"分离焦虑"的情况。2～3岁的幼儿更喜欢和同性别的幼儿一起玩，女孩会更早出现这种偏好。

3. 自我认识　幼儿的自我意识萌芽，开始区分自己和他人，知道自己的名字，知道自己想要什么、喜欢什么、不喜欢什么，以及哪些东西是自己的。幼儿开始运用代词"我"，这是产生"自我"界限的标志之一。

幼儿阶段是形成自主或羞怯心理的时期，心理发展的任务是培养自主性。如果幼儿在婴儿期建立了对他人和外界的信任感，在幼儿阶段会开始尝试摆脱婴儿期完全依赖的状态，与父母分离，尝试独立处理事情，不喜欢成人帮忙。幼儿逐渐学会自己吃饭、上厕所、穿衣服、控制大小便，开始自己照顾自己。在尝试独立、发展自主性的过程中，当成人不同意幼儿的意见而要约

束、管理时，可能会发生亲子间的争执和冲突，幼儿甚至会与父母作对，出现"第一反抗期"。

父母既要支持、鼓励幼儿在力所能及的范围内按自己的意愿自主行动，又要启发、引导幼儿对行为进行适当控制。如果父母允许幼儿的尝试与探索，启发引导得当，幼儿会认识到自己的能力，并逐渐懂得应该控制自己的行为，有利于建立自主、自律的人格和自信心；反之，父母溺爱、过度保护，或过多管制、批评指责，可能使幼儿怀疑自己对自我和环境的控制能力，无法学习自主、自律，导致羞耻感的产生。

性心理的发展是幼儿心理发展的重要任务。幼儿在2～3岁时发展出性别认同，即对于自身作为女性或男性的个体感知。幼儿能够准确标记自己的性别，可以把自己的照片和同性别儿童的照片放在一起，对玩具和游戏表现出性别定型化偏好，如女孩喜欢布娃娃、家具玩具，男孩喜欢玩具汽车或枪支。2岁的儿童开始形成有关性别的刻板定型，能够认识到一些物品（如丝带、裙子）与女性有关，另一些（如枪、螺丝刀）与男性有关。在3岁左右，儿童的性别角色已基本形成。多数儿童从3岁开始对"我从哪里来""男孩和女孩的不同"这样的问题感兴趣，好奇男性和女性有什么不同，但注意力很快又转到其他方面。直到4～6岁时，儿童才逐渐具备性别恒常性概念。

（三）学龄前期

学龄前儿童阶段的发展任务是培养主动性，养成自动、自发的心理。由于身体活动能力和语言的发展，儿童的活动范围扩大，喜欢尝试探索环境，增加生活经验。如果父母或教师耐心听取、认真回答儿童的问题，对儿童的想法和行动给予适当的鼓励，有利于发展儿童的主动性，培养其道德感。

1. 情感　随着心理表征能力、语言和自我认识的发展，学龄前儿童能够更加准确地了解自

己和他人的情感，进行情绪表达。儿童能够理解情绪产生的原因，认识到情绪和行为的关系，由此产生进一步的想法和行动。例如，儿童在幼儿园看到新来的儿童哭泣，推断他可能是因为想妈妈、不熟悉环境而心情不好，就想去提供帮助，言语安慰儿童，和他一起玩玩具。

父母的情绪会对儿童的情绪产生影响。如果家庭环境和父母教养方式存在不利因素，例如，父母在儿童面前吵架，忽略与儿童的交流，父母过于严厉、对儿童非打即骂，儿童经常体验负面情绪，感到焦虑、烦躁、愤怒，容易出现违纪、攻击行为及其他情绪行为问题。因此，父母要注意调控自身情绪，注意观察儿童的情绪变化，及时和儿童交流，引导儿童用语言表达情绪、感受和愿望，讨论应对方法。

学龄前儿童能够谈论自己的消极情绪体验，父母或陪伴者可以帮助儿童积极应对消极的情绪。儿童通过转移注意力、想象美好事物来抑制不愉快的感受、用自己更能接受的方式重新解释不良事件，调控不良情绪。

学龄前期儿童对他人的评价比幼儿期更为敏感，会对自己做得不好的事情感到不安、羞愧、内疚。此阶段的儿童主要根据成人的反应来判断自己行为的好坏。如果父母对儿童及其行为给予负面消极反馈，如"你做得不好""你不是个好孩子"，儿童会感到更内疚。如果家长对儿童的想法和行为采取否定、阻止、指责的态度，可能使儿童认为自己笨拙且令人讨厌，产生内疚感与失败感，不利于儿童主动探索行为的发展。父母应该多关注儿童行为的过程而非结果，对儿童的好奇心和探索行为给予支持鼓励，耐心解答儿童提出的问题，及时表扬做得好的方面，分析错误的原因，讨论解决问题的方法，鼓励儿童再尝试。

学龄前儿童善于幻想，会通过想象去了解外部世界，或是在幻想中解决现实中解决不了的问题。如果父母对儿童通过想象来解释问题、应对困难给予理解和肯定，有利于儿童想象力和创造性的发挥。反之，如果父母否定儿童不切实际的幻想，不利于儿童主动性和创造性的发展，甚至对自己的能力感到怀疑和内疚。

2. 人际关系 随着运动能力的发展和认知能力的提升，儿童的生活范围扩大，社会活动增多。在游戏过程中，儿童之间的合作与互动增加，例如与同伴交换玩具，评论他人的行为。在某些游戏中，儿童为了共同的目标而分工合作。

学龄前期儿童开始认识到男女性别的不同，但玩耍时不分男女同伴，仍在一起玩。在和其他儿童交流玩耍的过程中，儿童开始体验如何与人相处，建立友谊。这时期儿童对友谊的认识是可以一起玩和分享玩具，而非建立在互相理解、信任基础上的稳定、持久的关系。友谊给儿童提供了社会支持，有助于儿童更好地适应幼儿园生活。

学龄前儿童的心理发展进入"性蕾期"。儿童对性的兴趣开始萌芽，亲近异性父母，对同性父母怀有对立情感，男孩喜欢母亲而害怕父亲，女儿喜欢向父亲撒娇而排斥母亲。这种对异性感兴趣的倾向在性蕾期出现，随着年龄增长逐渐减弱，在青春期性成熟时再次表现。儿童与异性父母之间的情感联系与爱恨冲突，形成基本的三角形人际关系，包含父亲、母亲、儿童三个部分。三角性人际关系将不同程度地影响成年后异性间的人际关系。三部分相对平衡地发展有利于儿童的心理发展和将来的人际关系。

3. 自我认识与信心 3～5岁的儿童可以进行具体的自我描述，包括自己的身体特征、拥有的物品、能做的动作等。儿童能够区分"你""我""他/她"，自我界限的划分更为清晰。儿童开始具有"同理心"，学会考虑他人的感受和处境。

学龄前儿童开始出现自尊的体验。儿童的自我评价较多依赖于有权威的成人（如父母或老师）的评价，容易受到他人暗示的影响。儿童的情绪和行为也会受到父母或其他权威者评价的影响。父母对儿童进行客观的评价，表扬恰如其分，批评具体、中肯，有利于儿童树立自信，接纳自我，建立正确的自我认知。当儿童学到知识、增长见识或有所收获，会感到有成就感；一旦遇到挫折或失败，也很容易放弃或者丧失信心。父母要关注儿童所付出的努力，关注其行为的积极方面，为儿童解决困难提供信心和帮助。

学龄前儿童的行动有更多的自发性，开始尝试自我管理，喜欢自己做事，给予他人关心和帮助。帮助他人可以进一步增强儿童的自理能力和自主感。

学龄前儿童通过父母和老师的教育引导，以及对父母及其他成人言谈举止的观察模仿，开始了解事物是非好坏的判断标准并逐渐内化，建立内在的判断标准与是非观念，成为自己的行为准则。在这个阶段，如果能得到父母的鼓励与赞赏，儿童的自我认识会比较积极、正面。反之，常被父母责骂或被处罚，就容易形成负面的自我观念。

（四）学龄期

学龄期儿童的发展任务是培养勤奋的习惯。如果在学习、游戏等活动中不断取得成绩，得到成人的赞许和奖励，儿童将会以此为荣，培养乐观、进取和勤奋的人格；如果由于老师教学不当或自己不够努力，儿童多次遭受挫折，或自己的成就被忽视，就容易形成自卑感。此阶段影响儿童活动的主要人群由父母变为教师和同伴。教师在克服儿童的自卑感、培养勤奋感方面具有特殊的作用。儿童在这一阶段发展起来的勤奋感或自卑感可能延续终身。

1. **情感**　低年级学龄儿童的情感外露，容易冲动，调控情感的能力较弱，情感反应容易受到周围环境和事物的影响，喜怒哀乐都会明显地表露出来。随着年龄增长，儿童逐渐了解哪些情绪可以在特定的情境中表达，或应该被抑制，控制情绪的能力逐渐增强，情感趋于稳定，能够在一定程度上约束自己的情感与行为。

学校是学龄儿童的主要活动场所。随着活动范围的扩大，接触事物的增多，儿童情感体验的内容日渐丰富。学习成绩、人际关系、自己在集体中的表现，会引起不同的情绪。儿童的情绪反应不仅取决于老师和家长的态度与评价，还受到儿童自身是非评判标准的影响。

学龄儿童能够把情感反应和具体的事件联系起来。如果通过努力取得进步或成绩，儿童会感到自豪，犯了错误会感到自责、内疚。通过这样的过程，儿童逐渐建立自尊自强的意识。适度自责可以促使儿童改正错误，但过多的羞愧感可能影响儿童的自尊，产生无助感，消极躲避引起负性情绪体验的情景，失去进步的动力。父母与儿童一起面对失败、挫折与错误，分析原因，讨论改进的办法，将使儿童有信心继续努力，产生自豪感，激励自己不断克服成长过程中的挑战和困难。

2. **人际关系**　与学龄前期的"亲子三角关系"模式不同，学龄儿童开始认同、模仿同性父母。男性与父亲一起踢球、运动，女性与母亲一起购物、做家务、打扮。学龄儿童与父母的关系从完全依赖开始走向自主，从对成人权威的完全信服，转变为带有批判性的怀疑和思考。儿童与父母仍然保持着亲密的关系，对父母怀有深厚的依恋。父母对儿童的温情、鼓励、支持、期望、倾听、少用惩罚，对儿童社会性的发展发挥重要作用。

同伴关系是学龄儿童人际关系的重要内容。不同于学龄前期较为松散的游戏关系，学龄儿童会三五成群，形成同伴团体。团体成员有共同的爱好和行为标准，能力较强、有组织才能的儿童被视为团体的领导。团体的成员有归属感、认同感，在团体中逐渐有了一定的分工，找到自己的定位，并学会与他人合作。如果不能很好地融入集体，被同伴排斥或忽略，儿童会感到孤独，影响学习与环境适应。

父母教养方式、儿童的认知、生理和行为特点会影响儿童是否被同伴接纳。民主权威模式父母的子女往往善于沟通，较受欢迎；专制、冷漠、打骂儿童的父母养育的子女常常具有攻击性和破坏性，容易受同伴排斥。聪明、学习好、身体强壮、爱运动、外向活泼、友善的儿童容易受同伴欢迎，学习差、身体肥胖、有破坏攻击行为、羞怯、退缩的儿童容易受同伴排斥。

朋友和同伴的行为往往是儿童的榜样，对儿童有潜移默化的影响，儿童会主动模仿、学习榜样的各种行为。

学龄前期萌芽的性兴趣，在学龄期暂时被搁置，心理发展进入"潜伏期"阶段。儿童多与同性交往，与异性疏远，甚至相互排斥。在这一阶段，儿童的性别意识强烈，性别角色认同表现为两极分化。儿童将某些特征看作是性别所独有的，例如，认为坚强、勇敢、好斗、调皮是男孩特有的，温柔、安静、听话、懂事是女孩特有

的。学龄儿童在社会生活中正确地理解自己的性别，并投身到同性别伙伴的活动中，有助于儿童对自身性别的接受，逐渐形成符合自身性别的社会期望、社会规范的行为，最终适应社会生活。

3. **自我认识与信心**　学龄儿童的个人爱好和习惯日渐发展并稳定，认识到自己的特点，开始有了自我意识。低年级学龄儿童对自我的评价还不全面，对自己的看法存在两极分化，非好即坏，尚不能理解复杂的情感体验。随着年龄增长，儿童逐渐能够以整合的方式进行自我评价，通过与同伴在相貌、学习、能力方面的比较，认识到自己的优点与不足，评价更为客观准确。

学龄期儿童的自信心主要来自自身的经验，也受到他人评判与反馈的影响。儿童把来自他人的信息整合到自我认知，如果被老师、朋友或同学喜爱，被友善对待，儿童就对自己有积极的看法，悦纳自己；否则就不喜欢自己，对自己的能力产生怀疑，缺乏自信。

（曹晓华）

参考文献

[1] 黛安娜·帕帕拉，萨莉·奥尔茨，露丝·费尔德曼. 发展心理学：从生命早期到青春期：第 10 版. 李西营，译. 北京：人民邮电出版社，2013.

[2] SHAFFER DR, KIPP K. 发展心理学：儿童与青少年：第 9 版. 邹泓，译. 北京：中国轻工业出版社，2016.

[3] 林红，王成彪. 父母与子女的心理辅导：呵护孩子心灵成长. 北京：北京大学医学出版社，2012.

第二节　青春期女性

一、概述

青春期是儿童走向成年的过渡时期。在此阶段，青少年的躯体与生理发生显著变化，出现第二性征，心理发生急速变化，行为出现剧烈的变迁。在社会化的过程中将要面对和解决许多波折。

二、生理与认知发展

青少年的认知发展处于"形式运算阶段"，能够进行抽象思考，不再依赖于真实世界的具体存在物，不必进行实际操作就能想出解决方案。青少年有能力在假定的情境中思考并解决问题，可以通过言语形成假设，进行逻辑推理，考虑各

种可能性之间的逻辑关系，或从抽象的表述中推导出结论。

由于抽象思考能力增加，青少年开始具备独立判断能力。对父母的看法有所评论，能看出成人的错误和弱点；会批评父母，反抗父母或其他权威者的意愿。因此青春期被称为"第二反抗期"。

（一）生理特点

青少年发育陡增（adolescent growth spurt）标志着青春期的开始，一般而言，女性青春期开始和结束比男性早2年左右。女性的发育陡增一般始于10.5岁，12岁时发育速度达到高峰，13～13.5岁时速度回落到较慢水平。男性的发育陡增比女性滞后2～3年，13岁进入发育陡增，14岁时达到高峰，16岁左右回落到较慢的速度。在此阶段，男孩身高和体重的增长比女孩更明显。身体形态方面，女孩脂肪组织增加，身型变得更圆润。青少年进入青春期的年龄存在个体差异，可相差2～5岁。

1. 性成熟 多数女性的性成熟始于9～10岁。当女孩进入身高生长加速期，乳房发育，性器官开始成熟，包括子宫、阴道、外阴的发育。女孩大约在11～12岁出现月经初潮，这是性成熟的主要标志。遗传、生理、情绪、环境因素共同影响月经初潮的时间。初潮后12～18个月为无排卵月经，不具备生育能力，此时月经不规律，可伴随痛经。1～2年后卵巢规律排卵，月经更有规律，疼痛减轻。初潮第2年，随着乳房发育完成和腋毛出现，女性的性发育告一段落。

2. 青春期的性发展 青春期生理方面的剧烈变化与激素水平的改变，使个体的性驱力明显升高。青少年开始更加注重自身的性特征，这将对自我概念产生明显影响。

在多数文化中，父母不会主动对青少年进行性教育，当青少年询问时采用回避的态度。许多青少年是从同伴、哥哥姐姐处得知如何与异性交往。青少年会通过电视、电影、杂志等媒体和互联网进行性探索，了解与性有关的信息，探索对自己的性认同，了解他人的性态度，甚至发展网络性爱关系。在当今时代，青少年从不同渠道（父母、同胞、媒体）获得的与性相关的信息可能是矛盾、混乱的，因此对待性的态度具有高度的不稳定性。

青春期女孩和男孩对待性、性行为的态度存在差别。青春期男孩比女孩更早开始性行为。女孩更有可能坚持性与爱的结合，即生理上的亲密与情感上的亲密要一致，也更可能与第一个性伴侣保持稳定的关系。影响性行为开始的因素包括青春期、家庭、同伴、个体性格等。双亲家庭、家庭经济水平高、父母教育水平高、亲子交流好、父母教养方式一致与较晚开始性行为有关。有性主动的同胞、父母持性自由的价值观、低自尊水平、儿童期性虐待经历、家庭经济水平低与较早开始性行为有关。不安全的性行为可能导致少女妊娠和性传播疾病。妊娠会对青少年女孩产生消极影响，包括辍学、失去社会关系、未来低收入水平，同时青少年女孩将承受更大的教养压力，不能很好地承担母亲的责任。青少年妊娠对婴儿也有不利影响，包括更多的围产期并发症、早产，以及学龄前期认知发展、情感调节、人际关系方面的障碍。

明确性取向（sexual orientation）是个体建立性认同的重要方面。性取向的形成受遗传因素影响，也与母亲孕期某些激素水平有关。环境因素的影响尚无定论。

3. 青春期的心理影响 月经初潮是女性生活中的重要事件。营养和医疗水平的提高，使女性月经初潮和青春期开始的时间提前。环境压力（如不良家庭生活环境）也与青春期的提前有关。青春期女孩对月经的感受是复杂的，包括期待、羞愧、尴尬、厌恶等。

青春期女孩希望自己变得更有吸引力，与此同时会担心体重水平。对青春期的感受和青春期变化的最终结果，将对青少年同一性发展产生重要影响。如果青少年对身体变化持积极看法，更可能具有高水平的自尊，建立积极的同伴关系。

对身体意象（body image）不满是青春期女孩常见的问题，青春期女孩比同龄男性更关注体重和外表，表现为消极的身体意象，对体重不满意，或是认为自己不够苗条，可能采用节食等不健康的体重控制策略，上述情况受到社会文化的影响。部分女孩可能出现神经性厌食、神经性贪食等进食障碍。患有神经性厌食的女孩会有意节制饮食，即使体重明显低于正常标准或出现严重的营养不良，仍然恐惧发胖，拒绝正常进食。患者通过过度体育锻炼、滥用泻药、减肥药、催吐等方式来控制体重。减肥和控制体重可使其获得控制感、满足感，对于体型和体重的歪曲认知，使患者否认饥饿感，忽略已经出现的身体疾病，也否认自身的情绪反应。神经性厌食的躯体并发症包括消瘦、腹部不适、排便紊乱、月经紊乱，严重者甚至危及生命。神经性贪食表现为反复发作、不可抗拒的摄食欲望以及多食、暴食行为，进食后通过自我诱吐、导泻、利尿、禁食、过度运动等方法避免体重增加。患者的行为特征是"暴食-清除循环"，暴食呈发作性、不可控，多在社会心理应激下发生，暴食过程可以缓解内心紧张，但是进食结束后会感到自责、羞耻、压抑，主动清除已经摄入的食物。患者明知这样的行为模式不正常，但难以自控。

家庭相关因素可能影响青少年的饮食模式和体重控制行为。家庭气氛不良、冲突多、情感表达低、父母离异或去世、进食障碍家族史、家庭成员过于注重外貌和身体形象，会增加青少年罹患进食障碍、采取不健康体重控制策略的可能性。患有进食障碍的青少年更多表现为情感内化（不向外表达情感）、完美主义倾向。如果家庭参与程度高，青少年进食障碍的治疗效果会更好。

女性发生青春期事件的时间存在个体差异。早熟的女孩可能感到尴尬、羞怯，有研究提示早熟的女孩较晚熟女孩自尊心偏低，自身意象较差。早熟的女孩倾向与比自己年龄大的同伴在一起，可能更早开始性行为、吸烟、饮酒等冒险活动。在高中阶段，早熟的女孩可能因为成熟的外表被其他女孩嫉妒，可能在很多问题中成为晚熟女孩的指导者。晚熟的女孩常不满意自己的外表，但是在高中阶段，身体的发育使晚熟的女孩也受到欢迎，并且更满意自己的外表。

（二）思维与认知

青春期青少年的认知逐渐转入"形式运算期"，与成人的思考形式相似，能了解抽象概念，懂得逻辑关系，通过假设、推论进行验证；从复杂的资料与信息中找到重点与主线，解释因果关系，得出结论。

青少年为了解决问题和验证假设，需要开展调查研究、实验或实践，进行判断和推理，提出疑问和答案，并在现实中进行检验。这一过程在自然科学课程的学习和实践中表现得尤为明显。青少年的知识与经验尚显不足，在评价和认识事物时有一定片面性。

随着形式运算思维能力的发展，青少年变得思维活跃、好争辩，当自己的观点与父母或他人不同，会为自己的观点进行辩解。这种争辩有利于青少年将父母及他人思想观念中合理的部分整合到自己的观念中，有利于思维的发展。青少年学习的计划性和决策性有所提高，阅读能力、学习技能也有进步。在日常生活中，当需要做计划或决定，尤其在面临两难局面时，青少年可能显得不理性。

视空间能力（包括心理旋转、空间知觉、空间想象等）方面，女孩的表现比男孩略差；数学成绩方面，女孩较男孩表现得更好。

（三）言语与沟通

随着抽象思维能力的发展，青少年的表达能力较儿童有明显进步，能够更准确地理解抽象词汇的含义，沟通能力增强，学会讽刺、挖苦的言语技巧，喜欢使用反语、双关、隐喻的修辞手法。青少年能够根据不同的语言环境，采用不同的语气、语调、语句进行交流沟通，对肢体语言的把握更加准确。例如，在与同学辩论时，语速较快，采用条理性和说服性强的语言；请求他人帮助时，面带微笑，采用有礼貌的肢体语言和平缓的语调。青少年能够根据不同听众的特点，采用不同的语言或表达方式。青少年与同龄人交流时，逐渐发展出一些独特的语言。当青少年对事情的看法与成人不同，会批评成人的做法。青少年喜欢与同伴分享，逐渐不肯与父母、老师等权威者接近和袒露内心体验。

青春期女孩在词汇、阅读、写作、语法、语词流畅等方面的表现比男孩更好，但性别差异不大。这一差异在婴儿期就有体现，女孩说话较早，说更长的句子，词汇量较多，说话也更流利。

（四）动作与行为

青少年运动技能稳步提高，男孩和女孩运动技能的变化模式有所不同。女孩的发展缓慢而渐进，在14岁左右趋于平稳；男孩比女孩有更多的肌肉、更少的脂肪，在力量、速度及耐力方面表现出急剧发展。运动能力好的青少年会得到同伴更多的赞赏，这有利于自尊心的发展，为青少年在自信、团队合作、问题解决等方面提供重要经验。

三、心理社会发展

在青春期，男孩和女孩表现出第二性征。女性子宫增大，月经来潮，乳房开始发育，脂肪分布在臀部与大腿；男性射精，睾丸增大，长出阴毛与胡须，声音改变且有遗精现象。男孩和女孩开始学习如何与异性发展出亲密关系，对于自我的性感觉认知度增加。随着器官发育成熟，个体进入了"生殖期"。

（一）情感

青少年的情感丰富、强烈且易变，情绪反应强烈而不稳定，有时以躯体化的方式或以行动来代替情感的表达。当遇到负性生活事件，青春期青少年较学龄期儿童更易产生消极情绪反应，如孤独、低自尊、抑郁。负面情绪的出现与性成熟带来的心理和激素水平变化，青少年与父母、老师、同伴间的矛盾，来自环境和自我体验到的压力有关。随着年龄增长，青少年的自我控制能力增强，情感体验的稳定性将逐渐提高。随着社会化的逐渐完成与心理的成熟，青少年能根据一定的条件或目的来表达情绪，有时外部表情与内心体验并不一致。当遇到不公正的对待，青少年的反应较为激烈，情绪易波动，把情绪"行动化"，甚至以冲动的方式表达情感。

（二）人际关系

1. **家庭关系** 在青春期，青少年开始对异性朋友感兴趣，以批判性的态度看待父母的行为与作风，在情感上与父母逐渐疏远，喜欢跟同龄人在一起，不喜欢父母的参与或干涉。在日常生活中，青少年希望逐渐脱离父母的保护，有行动的自由。但是当遇到困难，青少年仍缺乏应对经验，需要父母帮忙。

在青春期早期，父母和青少年在自主性方面的冲突较为普遍，涉及青少年的衣着打扮、交友、学业、家务等方面。例如，青少年希望有独立的房间，不想让父母随意进入，不愿家长看自己的日记或手机，甚至在社交账户中屏蔽父母；当青少年和朋友联系、外出活动时不想让父母干涉；对于父母在学业、生活方面的要求和管束，有时不愿听从。这些冲突源于父母和子女的观点不一致，父母想要监管子女的行为，子女认为父母侵犯了自己的权利和自由。青少年晚期，亲子关系可能重新变得亲近。家庭冲突的减少可能标志着青少年对青春期重大变化的适应，以及父母和子女间对权利的平衡重新达成共识。

具有安全型依恋的青少年能在发展自主性的同时与父母保持亲密的依恋，更可能自由表达观点、拥有更多的自主性，而且不用担心会失去父母的关爱。

权威型的教养方式将接纳、尊重与灵活的行为控制结合起来，有助于青少年自主性的发展和社会适应。权威型父母坚持重要的规则、标志和价值观，但乐于倾听子女的想法，并和子女一起讨论问题；会对子女的行为进行适当控制，但不会控制子女的自我意识。过度控制或过度纵容都不利于青少年自主性的发展，甚至出现抑郁、行为叛逆等问题。

2. 父女关系 父亲是女性接触的第一个异性，充满爱心的父亲能够赋予女性自我价值意识和性别角色意识。勤奋、踏实、勇敢、自信的父亲形象对于女性的成长尤为重要，可给女性带来足够的信任和安全感。这样的形象需要父亲努力塑造，也需要母亲的维护。

在青春期，女孩对于父亲的依赖随着年纪的增长而逐渐减少，父女关系中距离与尊重同等重要。有些父亲与进入青春期的女儿变得疏离，排斥与女儿亲近接触，把自己对女儿的爱转变成了过多的管制和担心，反而破坏了亲子关系。因此，父亲用恰当的方式表达对女儿的关爱仍然非常重要，如多交流，了解女儿的兴趣、参与的活动和学业情况；适当地鼓励和表扬，表达对女儿的认可；平等地讨论问题，征询女儿的意见。

父女关系对女孩的学业、社交、身心健康都有深远的影响，这种影响母亲无法替代，也不同于父亲对男孩的影响。在良好的父女关系中，女孩体会到父亲对自己女性身份的尊重，体会到父亲对自己的理解、认可和赞美，感受到亲密和安全，更可能成长为坚定、自信、积极看待男性和亲密关系的女性。

学业成绩方面，当自尊作为调节变量时，父女关系的质量与女孩的成绩呈显著正相关。

人际交往方面，父女关系良好有助于女孩与同伴间的信任与沟通，拥有更多朋友；有助于女孩以父亲为榜样，了解男性的品质，为将来与男性相处奠定基础。如果家庭中父亲角色缺失，或父女关系存在问题，将影响女孩对于男性的看法和亲密关系的发展，女孩难以建立与男性相处的适当模式，表现为过度渴求或回避与男性的接触，或胆怯、缺乏自信，或把握不好尺度和分寸，表现得唐突和挑衅。

心理健康方面，父女关系影响女性青春期和成年的自尊、自信和幸福水平。良好的父女关系会使女性具有更强的心理调节能力，较少的反社会行为，培养坚强、独立和自信的品质。父女关系失衡，如父亲过度保护、父女关系冷漠疏远、父亲角色缺失都显著影响女性的自尊，出现抑郁情绪和孤独感。国内有关高中女学生抑郁水平的研究表明，父女关系及母亲的支持存在交互作用，当父女冲突较低，母亲支持越高则女孩的抑郁水平越低；父女冲突较高时，母亲支持并不能减少女孩的抑郁情绪。在控制母亲积极教养行为因素后，父亲参与教养能显著预测女孩的合作性、责任感、自我控制及总体社会技能。

3. 同伴关系 青春期是建立自我认识、自我形象的重要阶段，在前期心理发展和模仿父母行为的基础上，青少年学会表达自己，听取他人的意见，以适合的形象出现在他人面前，在群体中扮演适当的角色。男孩向父亲学习勇敢、果断的男子汉气概，女孩向母亲学习温柔体贴的母性形象。在青春期，青少年对异性开始感兴趣，而且在社会规范许可的范围里开始与异性朋友接触。即使开始浪漫关系，多数青少年仍选择同性别的人作为最好的朋友。

亲密地与他人分享思想和感受是青春期友谊的重要特征。女孩间的友谊往往比男孩间的更为亲密，女孩在友谊中得到自我宣泄和情感支持，期望得到好友的友爱、忠诚、信任、理解。青春期女孩对友谊表现出更多满意，更可能和不在身边的朋友维持亲密关系；男孩的友谊更注重参加集体活动，包括运动和竞争游戏。

（三）自我认识与信心

青春期是自我认识的发展阶段，是青少年建立自己的态度、认识和信心的时机。青春期的发展课题是建立自我认同（identity），即决定"我是谁""我想要什么样的生活"。埃里克森认为，青少年通过把早期的各种认同整合成"一种新的、大于部分之和的心理建构"，从而形成同一性。青少年同一性形成的过程涉及三个问题——选择职业、形成价值观、建立满意的性别同一性。

如果儿童在前几个阶段中形成了积极的人格品质，如信任感、自主感、主动感、勤奋感，有利于在青春期建立稳定的自我认同。反之，同一性危机将持续到儿童人生发展的后续生活之中。职业选择、个人竞争和人际关系是自我认同的中心。

自尊是青少年自我概念的重要部分。心理学研究提示，女性的自尊与和重要的人之间的联系及依恋有关，而男性的自尊更多来自个人的成就。青春期女孩比男孩表现出更高比例的低自尊，但这种差异并不显著。

青少年开始关注自己的外表，乐于在朋友面前表现自我。青少年想了解他人眼中的自己是什么形象，关注他人对自己的评价，担心自己不被他人喜欢或接纳，被人忽略或嘲讽。他人的态度与评价，对于青少年自信心的建立、同伴关系、社会技能的学习产生重要影响。

青少年关注自己外表的发育，更多地以与性别有关的方式来审视自己，使自己在异性方面更具有吸引力。例如，女孩关注自己走路、言谈、饮食、衣着和微笑的样子，男孩关注自己在体育竞技、科学竞赛等方面的表现。青春期早期，性别角色刻板定型更为严格，女孩被期待做出"女性的"行为。女孩会增加自己的性别刻板定型行为，以提高对异性的吸引力。

四、性别特征与性别角色发展

性别认同（gender identity）是指个体对自己性别及所在社会对该性别的全部要求的觉知，是自我概念的重要部分。性别角色建立、性别认同的发展是心理发展的重要内容，对个体的自我意象、人际关系将产生深远影响。这一过程受到生理、心理、社会等因素的共同影响，贯穿个体心理发展的早期过程，从胎儿期直至青春期。

（一）性别特征的形成与发展

性别特征形成（gender-typing）是性别认同的重要部分，是指儿童获得性别角色的过程。儿童期是性别角色建立与发展的主要阶段。性别特征的形成涉及性别角色认同、性别刻板印象的发展、性别特征行为的发展三个方面。

1. **性别角色认同** 性别角色（gender role）是指某种文化中适合男性、女性的行为、兴趣、态度、技能和人格特质。在大部分文化中，人们期望女性专心料理家务、照看子女，表现得顺从，充当养育者的角色；男性维持家庭生计、保护家庭，表现得主动、具有攻击性和竞争性。在现代社会，性别角色趋向于更加灵活、多样化。性别角色认同是指区分自己是男性还是女性，并认识到性别是无法改变的特征。4月龄的婴儿可以在感知觉测验中将男性与女性的声音与照片进行匹配；1岁时，婴儿能够根据头发长短等特征，区分男性和女性的照片。2～3岁的幼儿能够表达性别相关的内容，并且能准确地说出自己是男性还是女性。但是幼儿并不能认识到性别是不能改变的。直到5～7岁时，儿童才能够真正理解性别是不可改变的特征，形成稳定的、以未来为指向的性别认同。

2. **性别刻板印象的发展** 性别刻板印象（gender stereotype）是先入为主的、关于男性和女性各自应该是什么样的观念。性别刻板印象广泛存在于多种文化中。儿童在明确自己是男孩还是女孩的同时，开始学习性别角色的刻板印象。2岁半到3岁半的儿童已经了解较多性别刻板印象的知识，如女孩喜欢洋娃娃，喜欢帮助母亲做家务，说话多，不打架；男孩喜欢玩小汽车、制作东西，喜欢和父亲在一起。幼儿能够根据照片区分其他儿童的性别。

学龄前和学龄儿童对于哪些活动更适于男孩或女孩，有了更为清晰和明确的认识。小学高年级的儿童能够认识到各自性别特征的积极和消极方面，如四五年级的学生认为女性更为柔弱、情绪化，富有同情心和爱心，男性更为坚定、雄心勃勃，喜好支配、攻击。

5～7岁的儿童逐渐形成性别恒常性（gender constancy），开始认真地看待性别刻板印象，并应用于自己和他人。对于违背性别刻板印象的行为，儿童显得不能接受和容忍。7～9岁的儿童开始吸收、整合各方面的信息，性别角色的观点趋于灵活，性别刻板印象不再那么严格。此阶段的儿童能够接受一些与性别刻板印象不符的行为，如认为男孩一般不玩洋娃娃，但玩的话也是可以接受的。如果儿童逾越性别刻板印象、参与异性从事的活动（如女孩踢足球、男孩玩洋娃娃），儿童和成人通常对女孩给予更多的宽容。

青春期早期的儿童对于男性和女性的特征、爱好、发展的事业抱有灵活的态度。但是这一阶段较为短暂，很快青少年开始变得不能容忍跨性别的行为，这与青少年经历的"性别强化"过程有关。性别强化（gender intensification）是指性别差异的增加，与个体进入青春期后的性别角色压力增长有关。男孩开始认为自己更具男子气，女孩开始关注自己女性化的特点。性别强化与父母、同伴的影响有关。青少年意识到遵循性别角色的标准更可能得到异性的青睐。

3. 性别特征行为的发展 性别特征行为的发展是指儿童发展出对同性别群体成员通常所从事活动的偏好。在形成性别认同之前，14～24月龄的婴幼儿就表现出玩具偏好的性别差异。

2～3岁的幼儿表现出对同性伙伴的偏好，这种现象被称作性别分离（gender segregation）。性别分离现象见于多种社会文化，随着儿童年龄增长而逐渐明显，持续至青春期之前。这一现象与儿童的激素水平、游戏风格、对于性别刻板印象的认知有关。

在许多文化中，男性角色具有更高的地位，但男孩比女孩承受更多的性别角色压力，外界更加期待男孩的行为与自己的性别特征相符，对于女孩突破性别刻板印象的行为容忍度更高。因此，儿童逐渐明确外界对自己的期望，依照习俗、规范来行动。但女孩比男孩更有可能对异性儿童的玩具、兴趣、活动感兴趣。

青春期开始后，由于生理、认知、社会方面的因素，多数女孩会倾向于女性化的性别角色。身体发育使女孩更加具有女性特征，女孩意识到女性化的表现有助于吸引异性和得到外界的认同。

（二）性别角色发展的理论

心理学家提出过多种理论，用以解释性别角色的发展。其中有的理论强调不同性别的生物学差异，有的理论关注社会因素对儿童的影响。一些理论强调社会如何影响儿童，另一些则探讨儿童自己的选择如何发挥作用。多数理论认为，性别特质、行为和角色是社会构建的，是从儿童与他人的相互作用中发展而来的。

1. 进化理论 进化理论从进化论的视角解释性别角色发展的过程。该理论认为，男性和女性在人类历史上承受不同的进化压力，自然选择的过程导致男性和女性的根本差异及劳动分工。为了延续基因，男性和女性的付出与投入并不相同。女性需要投入大量时间、精力才能孕育并抚养儿童长大，因此表现为温和、慈爱、善于照顾他人，以成功养育后代。女性倾向于寻找能够提供食物和保护、可以保证后代存活的男性。男性为保证基因延续，表现为更具攻击性、竞争性，以提高自己赢得伴侣和获取食物的可能性。简而言之，生存和延续基因的需要使男性、女性发展出不同的性别特征行为。

2. 生物社会理论 玛尼和恩哈特指出，一系列关键性的经历或事件将会影响个体最终形成男性还是女性角色的偏好。这些关键事件包括：母亲妊娠时胎儿从父亲那里获得的是 X 还是 Y 染色体；性腺激素分泌导致睾丸或卵巢发育；胎儿激素的分泌及外生殖器的发育；出生后父母及他人对儿童生理特征的反应和态度、儿童对自己身体特征的反应，形成初步的性别认同；青春期男性、女性激素分泌，刺激生殖系统的发育、第二性征的出现、性冲动的产生，进而成为成人性别认同、性别角色偏好的基础。上述的遗传和环境因素交互发挥作用。

3. 精神分析理论 根据精神分析理论，性器期（3～6岁）是性别认同和性别角色偏好形成的重要阶段。弗洛伊德认为，男孩被迫认同父亲，以减轻阉割焦虑、解决恋母情结，逐步内化男性的特质和行为。性别特征的形成对于女性而言更为困难，因为女孩没有阴茎，感到已经"被阉割"，被迫认同母亲以解决对恋父情结（Electra complex）的恐惧。由于女孩的父亲会鼓励母亲的女性化行为，为了取悦父亲或在未来发展与其他男性的关系，女孩会内化母亲的女性特征，完成性别认同。

有观点认为，弗洛伊德的理论是高度男性偏差的，强调性别发展的解剖基础。该理论涉及的概念多为潜意识领域的内容，不能定量测量，不易被实验证实。此外，该理论并未考虑社会环境因素的影响。

4. 社会学习论 班杜拉等学者提出的社会学习论认为，儿童的性别同一性是在强化和模仿中完成的。直接强化法、模仿和观察性学习是获得性别特征行为的主要方式。

2 岁左右的儿童尚未获得基本的性别认同，此阶段父母已经开始鼓励儿童做出与性别相适应的行为。根据操作性条件反射的基本原理，女孩的某些行为（如表现得文静、温柔，装扮自己，玩洋娃娃）会受到鼓励，另一些行为（如拆装玩具、跑跳攀爬）得不到鼓励，甚至还会受到惩罚。于是女孩逐渐倾向于多做受到鼓励的行为。换言之，儿童之所以按某种性别模式的行为去行动，是因为这样会受到奖赏和赞许，这就是"直接强化法"在儿童性别定型化过程中的作用。母亲是儿童行为的有力强化者，母亲的表扬或批评是影响儿童行为的关键因素。随着儿童成长，父亲和其他成人也成为儿童行为的强化者。有研究证据提示，父母在强化某些性别特征行为方面，对待男孩和女孩是有区别的。

模仿是指儿童模仿他人的行为。观察学习是指通过观察角色榜样而学会一种行为，而非通过直接实践。社会学习论认为，儿童通过选择性观察和模仿同性别的榜样（包括父母、哥哥姐姐、教师、同伴、公众人物、电视节目或书籍中的人物等），学习性别典型特征和兴趣，了解到哪些玩具、活动、行为适于男孩或女孩。女孩模仿母亲以及其他成年女性多于模仿男性。

模仿和直接强化法是相互作用的，如果女孩因模仿母亲的行为而得到奖赏，性别的定型就会更进一步。儿童观察性学习得到的信息可贮存10～15年，在青春期或成年期需要与性别相关的知识时再启用。例如，女孩观察母亲如何照料弟弟或妹妹，并储存上述信息，在成年做母亲时应用。

随着心理发展，儿童不仅通过他人的奖励或惩罚来指导行为，而且开始内化性别相关行为的标准。儿童最初做出与自己性别相适宜的行为，是因为期待得到奖励，但随着性别相关内部标准的建立，儿童做出与性别相称的活动，更多是为了获得自我满足、避免自我责难。

大量证据表明，强化和观察学习有助于促进性别角色的发展。但是，该理论将儿童描述为这一过程的被动承受者，忽略了儿童自身对性别角色社会化的贡献。

5. 认知发展理论 科尔伯格提出的认知发

展理论认为，性别角色的发展依赖于认知的发展，儿童必须对性别特征有一定程度的了解之后，才能被社会经验影响。儿童的发展既非先天的性驱力的作用，也不是由外部奖惩推动，而是主动学习的过程。儿童不仅是社会影响的被动承受者，也会积极参与自身的社会化过程，主动探索不同性别功能的模式和规则，发展关于女性、男性应该做什么的概念，并遵循这些规则，从而更好地适应社会要求。

如前所述，社会学习理论认为儿童在父母的鼓励之下学会做男孩或女孩该做的事，模仿同性别的榜样，以获得稳定的性别认同。认知发展理论则认为，儿童首先建立起稳定的性别认同，然后再积极寻找同性别的榜样或相关信息，让自己表现得符合性别。

科尔伯格指出，儿童性别认同的发展经历以下三个阶段：①基本性别认同：3岁左右的儿童可以准确说出自己的性别，但还不知道性别是不可改变的；②获得对性别稳定性的理解：儿童逐渐认识到随着时间推移，性别不会改变；③获得性别恒常性：在5~7岁，儿童能认识到性别在不同情境中是稳定的，如性别不会因为穿异性服装、从事异性的活动而改变。

根据科尔伯格的观点，具备性别恒常性是获得性别角色的关键基础。只有获得性别恒常性、对性别有充分理解之后，才会真正触发性别特征的形成，儿童才会主动寻找同性别榜样，学习同性别的行为。一旦女孩获得性别稳定性，性别自认将会成为个人自我认同的重要部分。为了得到积极的自我感，女孩逐渐对女性特征怀有好感，并最终与女性角色认同。

性别角色学习有助于儿童发展稳固、积极的自我概念。性别角色学习不仅受到外界反馈的影响，也是自我动机高度作用的结果。形成这样的动机，是由于儿童赋予与自我形象一致的行为较高的价值，并认为与性别角色相符的活动符合道德要求。女孩在成长的过程中渐渐认识到女性角

色美好的方面。但是在很多社会文化中，对男性与女性角色的文化估价并不相同，这可能带给女孩心理冲突与困惑，她们出于本能重视女性角色，习俗却使其感到女性角色不尽如人意。

6. 性别图式理论 马丁和哈弗森提出了性别图式（gender schema）理论。这一理论将认知发展与社会学习理论结合，认为儿童发展出相互关联的关于性别的想法与图式，引导社会知觉与行为。性别图式是指一系列有关男性和女性的观念与期望，即男性和女性是什么样的，应该怎样思考和行动。性别图式影响儿童关注、编码加工和记忆何种信息，儿童会有意识地收集与自己的性别角色一致的信息，填充到自我图式中。与认知发展理论相似，该理论同样认为儿童会积极主动地获取与自身性别一致的兴趣、价值观和行为方式，但这一过程始于2.5~3.0岁，即形成基本的性别认同之后，而非获得性别恒常性的年龄（5~7岁）。

性别图式的形成源于性别规范和社会实践的学习。该理论认为，在社会期待的基础上，儿童形成与性别相联系的特质、角色概念，并使用这些信息调节自己的行为。与认知发展理论不同的是，性别图式理论更强调社会规范、实践的重要性。

（三）性别发展的影响因素

父母亲通过给儿童提供不同的服装、房间装饰、玩具，来影响其性别的发展。婴儿从出生开始，就被许多表明性别特点的提示所包围，如特定颜色或样式的衣服、尿布、毯子。父母会鼓励男孩、女孩参与不同的活动，在教育方式上也有所偏重（如对女儿的控制、照顾比较多，给儿子更大的自主性）。父母的家庭角色与分工对于儿童性别概念的发展具有示范作用。如果父母分工明确、分别从事与性别刻板定型一致的职业或家庭活动，儿童更容易出现性别相关的刻板定型，反之亦然。在学校里，教师对男孩、女孩不同的

教育方式会影响性别发展的过程。同伴压力、媒体影响也是不容忽略的因素。

（四）认知功能、社会行为和人格特质的性别差异

科学研究提示，男性和女性在部分心理学特点方面存在一定的差异。

1. **言语能力** 女孩获得语言、发展言语技能的年龄较男孩早。在学龄期、青春期，女孩在阅读理解、言语流畅性方面的表现较男孩有优势；对于需要言语策略的数学测验，女性的得分高于男性。

2. **视空间能力** 男孩在视觉、空间能力（根据图片信息进行推理或在心理层面操作图片）方面的表现优于女孩。

3. **数学能力** 青春期阶段，女孩的计算技能优于男孩，但男孩掌握更多的数学问题解决策略。高中阶段男孩的优势更为明显。

4. **攻击行为** 婴儿在攻击行为方面没有明显性别差异。2 岁开始，男孩的身体攻击、言语攻击均多于女孩，学龄前期儿童攻击行为的性别差异更为明显。男孩比女孩表现出更多的身体攻击性，青春期时卷入反社会行为、暴力犯罪的可能性远高于女孩。女孩则更多利用同伴关系来实施攻击和伤害（关系攻击行为），如冷落、忽略他人，故意破坏他人的人际关系和社交地位。女孩更容易成为关系攻击行为的受害者。

5. **亲社会行为** 包括帮助他人、安慰、分享、合作等使他人受益的行为。多数研究未发现男孩和女孩在亲社会行为方面的差异。有证据表明，女孩有更多的同理心和助人倾向。成年后，男性更多表现为特定的助人行为（如救助陌生人），女性更多提供心理上的支持与帮助。

6. **顺从** 根据性别刻板印象的观点，女性比男性更容易受影响、更为顺从，有一些研究证据支持这一观点。当希望他人顺从自己时，女性一般采用礼貌、机智的方式进行建议，男性更多运用命令、控制的策略。

7. **情感表达** 与男婴相比，在婴儿期，女婴在陌生情境中更为恐惧、胆怯，更为谨慎小心，冒险活动更少；2 岁时，女孩更多使用与情绪有关的词语；在学龄前期，父母与女孩更多地谈论情绪，女孩比男孩表达更少的愤怒、更多的恐惧；在学龄期，儿童开始隐藏悲伤、失望等负性情绪；在青春期，女孩表达更多的悲伤、羞怯、内疚，男孩倾向于否认这些情感体验。女孩比男孩更多地表达同理心。女性的情感表现比男性丰富，在正面情感（安全、喜悦、快乐、幸福等）和负面情感（尴尬、惭愧、恐惧、忧虑等）方面表现的程度与频率都高于男性，且更容易发生情感波动。

8. **心理健康与疾病** 部分精神心理障碍的发生存在性别差异。一项关于青少年应激事件体验的研究提示，女性儿童更多经历与家庭情境相关的应激与冲突，青少年女孩比男孩更多体验到人际交往方面的应激，特别是来自亲子关系、同伴关系的应激与心理冲突；女孩面对应激时，更易出现抑郁反应。近年一项针对 11～14 岁青少年的大样本研究发现，女孩比男孩报告更多的心理健康困扰（特别是情绪问题），主观幸福感更低，这可能与女孩更早进入青春期、消极的应对方式、更多的亲子与同伴关系困扰有关。与此同时，在从小学到中学阶段的转变过程中，女孩比男孩更少出现行为问题、多动冲动和攻击行为。

总体而言，上述性别差异是针对群体的，是非常微小的。男性和女性在心理上的共性远大于差异性。

（曹晓华）

[1] 黛安娜·帕帕拉，萨莉·奥尔茨，露丝·费尔德曼. 发展心理学：从生命早期到青春期：第10版. 李西营，译. 北京：人民邮电出版社，2013.

[2] SHAFFER D R, KIPP K. 发展心理学：儿童与青少年：第9版. 邹泓，译. 北京：中国轻工业出版社，2016.

[3] ETAUGH C A, BRIDGES J S. 女性心理学. 苏彦捷，译. 北京：北京大学出版社，2003.

[4] 张海钟. 精神分析学派与女性心理学的发展. 兰州：兰州大学出版社，2006.

[5] YOON Y, EISENSTADT M, LEREYA S T, et al. Gender difference in the change of adolescents' mental health and subjective wellbeing trajectories. Eur Child Adolesc Psychiatry, 2023, 32(9): 1569-1578.

[6] HYDE S J. Gender similarities and differences. Annual Review of Psychology, 2014, 65(1): 373.

[7] SHIELD S, STEPHANIE A. Gender and emotion: what we think we know, what we need to know, and why it matters. Psychology of Women Quarterly, 2012, 37(4): 423-435.

[8] MARTIN J, HADWIN J A. The roles of sex and gender in child and adolescent mental health. JCPP Advances, 2022, 2(1): e12059.

[9] DANIELS E A, ZURBRIGGEN E L, WARD L M. Becoming an object: A review of self-objectification in girls. Body Image, 2020, 33: 278-299.

第三节　育龄期女性

一、基本特点

女性一生会经历约30年的育龄期，直至进入围绝经期后生育功能衰退。与未成年女性相比，育龄期女性开始承担家庭、社会责任，这一时期女性的主题涉及婚姻、孕育和抚养后代、职业人生发展等，是女性生命历程中的重要时期之一。

（一）认知发展特征

个体的各项认知能力在成年早期达到巅峰，随着时间的推移，在中年期逐渐衰退，即处于育龄期的女性的流体智力水平是一生中最鼎盛的时期。表现如下。

1. **思维**　育龄期女性在处理家庭和工作问题时，思维更加全面，通常能够从多个角度进行思考，权衡各种利弊，做出理智的决策，从而更好地应对生活中的挑战。

2. **理解**　育龄期女性在经历了婚姻和生育的过程后，能够更好地理解自己和他人的情感和需求，从而更好地进行沟通和交流，对人生和世界的理解更加深入，从而更好地适应家庭和职场的变化。

3. **情绪管理**　育龄期女性通常能够更好地管理自己的情绪，避免在重要的时刻失控，同时也能够更好地理解和处理他人的情绪，从而更好地应对人际关系中的挑战。

4. **学习意愿**　育龄期女性通常具有较强的学习意愿，渴望通过学习来提升自己的能力和素质，以更好地适应不断变化的社会环境。这种学习意愿使女性在面对新的挑战时，能够更快地适应和学习，从而更好地应对各种问题。

5. **目标**　育龄期女性通常具有明确的生活和职业目标，并且能够在家庭和职场中更加明确地追求自己的目标，从而在实现自己的人生价值方面更有方向和动力。

育龄期女性在认知发展方面表现出思维更加

全面、理解更加深入、情绪管理更加成熟、学习意愿更强和目标更加明确等特征。这些特征使其在面对生活中的挑战时，能够更好地应对和解决，同时也为个人成长和发展提供了有力的支持。

（二）个性发展特征

1. **独立自主** 育龄期女性通常需要平衡家庭和事业，因此更加独立自主。育龄期女性逐渐承担家庭责任，处理家庭事务，同时也能够处理好工作上的问题。这种独立自主的个性使女性在家庭和职场都更加自信和有魅力。

2. **成熟稳重** 育龄期女性经历了婚姻和生育的洗礼，逐渐变得更加成熟稳重，更容易倾听和理解他人，能够在面对家庭和工作的压力时保持冷静和理智。这种成熟稳重的个性使女性在社会中受到更多尊重和信任。

3. **情感丰富** 育龄期女性对情感有更深刻的理解和体验。更加关注情感交流和人际关系，能够更好地照顾家人和朋友。这种情感丰富的个性使女性在人际交往中更加得心应手，能够建立更加紧密的人际关系。

4. **追求平等** 育龄期女性更加关注平等和公正。追求平等的工作机会和平等的家庭地位，努力为自己和家人争取更好的生活条件。这种追求平等的个性使女性在社会中更加积极向上，敢于争取自身权益。

5. **富有责任感** 育龄期女性承担着家庭和工作的双重责任。尽职尽责地完成工作任务，同时要照顾家人。这种富有责任感的个性使得女性在职场和家庭都更加可靠，值得信任。

育龄期女性在经历婚姻、生育等重大变化后，逐渐形成了自己独特的个性发展特征，包括独立自主、成熟稳重、情感丰富、追求平等和富有责任感等，帮助女性在家庭和职场中发挥出自己的优势，为社会做出更大的贡献。

（三）情感发展特征

这一时期女性对客观事物与个人需要间的态度体验逐渐成熟，情绪逐渐显现出平衡、和谐与稳定的特点。在情绪的表现上，伴随生活范围的日益扩大和社会认识的发展，女性情绪的冲动性和境遇性逐渐减少，稳定性逐渐增加，生理功能的成熟也使情绪表达趋于平衡。在情绪的调控上，女性能够有效调控情绪，避免直接的、冲动性和爆发性的外露，尽可能以间接的方式出现，以延迟对刺激的反应。在情绪的表达上，女性的强烈、粗暴情绪表现较少，温和、细腻的情绪逐渐占主导地位。

1. **情感** 育龄期女性在经历婚姻和生育的过程中，情感更加丰富和深沉。对家庭、爱情、友情等情感关系的理解更加深刻，能够更好地体验和表达各种情感，这种丰富的情感使女性在人际交往中更加有吸引力和影响力。另一方面，女性根据条件需要在一定程度上支配和控制自己的情感，会表现出外部情感和内心体验的不一致，在情绪上自我压抑也较常见，有时候可能影响心身健康。

2. **自我成长** 育龄期女性更加关注自我成长和个人发展。渴望实现自己的梦想和目标，追求个人价值和成就感。这种关注自我成长的情感发展特征使女性在面对挑战时更加勇敢和自信。

3. **人际关系** 育龄期女性通常对人际关系更加敏感。注重与家人、朋友和同事之间的沟通和交流，努力维护和谐的人际关系。这种敏感性和关注使女性在人际交往中更加得心应手，能够建立更加紧密的人际关系。

4. **家庭和爱情** 育龄期女性对家庭和爱情的关系更加珍惜和重视。努力维护家庭的和谐和幸福，同时也注重与伴侣之间的沟通和相互支持。这种对家庭和爱情的重视使女性在婚姻和恋爱关系中更加稳定和幸福。

总之，育龄期女性在情感发展方面表现出情

感丰富、责任感强、关注自我成长、对人际关系敏感以及对家庭、爱情珍惜等特征。这些特征使女性在面对生活的挑战时，能够更好地处理情感问题，建立稳定的人际关系，并实现个人成长和发展。

（四）职业发展特征

职业适应和发展是女性告别学生时代、以独立自主的身份进入成人社会、步入职业生涯的重要阶段。这一时期，女性要做出职业选择、适应职业生活，进行职业发展。社会态度对女性的职业选择有明显影响。

1. **职业规划** 育龄期女性在职业发展方面通常具有更长远的规划。关注当前的职位和薪酬，同时注重未来的职业发展和个人成长。努力提升自己的能力和素质，为未来的职业发展打下坚实的基础。

2. **职业平衡** 育龄期女性在职业发展方面更加注重平衡。努力在家庭和职业之间寻找平衡点，既能够完成工作任务，又能够照顾好家庭。这种平衡使女性在职业发展中更加稳定和有信心。

3. **适应能力** 育龄期女性通常具备更高的适应能力。快速适应职场的变化和挑战，同时也能够更好地适应家庭和工作之间的转变。这种适应能力使女性在职场中更加灵活和有竞争力。

4. **团队合作能力** 育龄期女性通常具备更强的团队合作能力。注重与同事之间的沟通和协作，能够更好地融入团队环境。这种团队合作能力使女性在职场中更加高效和有成果。

5. **创新能力** 育龄期女性通常具备更强的创新能力。能够在工作中提出新的想法和解决方案，为团队带来新的思路和创意。这种创新能力使女性在职场中更加有创造力和影响力。

育龄期女性在职业发展方面表现出职业规划更加长远、更加注重平衡、具备更高的适应能力、团队合作能力更强和创新能力更强等特征，

这些特征使其在职场中更加稳定、灵活、有竞争力和创造力，为职业发展提供了有力支持。

（五）性心理特征

1. **性欲和性需求** 育龄期女性的性欲和性需求可能会发生变化。在结婚和生育后，由于生理和心理的变化，性欲和性需求可能会变得更加复杂和多样化。这种变化包括对性行为的需求减少、对性的关注度降低、对性的态度更加理性和成熟等。

2. **情感与性的联系** 育龄期女性通常会更加注重情感与性的联系。更加理解性行为不仅是生理需求，还与情感和亲密关系密切相关，更加追求情感上的满足和亲密感。

3. **性行为的自主性和选择性** 育龄期女性通常会更加自主和有选择性地进行性行为。更加注重自己的感受和需求，而不仅是迎合他人的期望。这种自主性和选择性使其在性行为中更加自信和有主导权。

4. **对性和生殖健康的认识** 育龄期女性通常会更加关注性和生殖健康。了解自己的身体和性反应，并注重采取措施保持健康。这种认识使其在性行为中更加注重安全和健康，从而减少性传播疾病的风险。

5. **对婚姻和家庭的责任感** 育龄期女性认为性行为是婚姻和家庭生活的一部分，并注重保持婚姻和家庭的稳定和幸福。这种责任感使得女性在家庭中更加注重与伴侣及家人的沟通和相互支持。

育龄期女性在性心理发展方面表现出性欲和性需求的变化、情感与性的联系加深、性行为的自主性和选择性、对性和生殖健康的认识增加以及对婚姻和家庭的责任感增强等特征，反映了育龄期女性在性心理方面的成熟和变化。

（六）部分人群心理特征

1. **未生育女性** 随着生长发育，女性生殖

育系统逐渐成熟，婚恋和生育是我国社会文化、家庭文化中重要的话题，也是女性生命中的重要事件。当然并不是每一名女性都会选择婚恋，也不是每一名女性都会选择生育。这里所讲的未生育女性是指尚未妊娠或生育子女的女性。

未生育女性的心理特点因人而异，部分个体会表现出对生殖健康和生育能力的关注、焦虑和不安，对自身和伴侣的婚姻关系、家庭计划的担忧，以及社会和文化期望带来的压力和挑战。同时也可能存在对生育风险、育儿负担等问题的担忧和焦虑。此外，未生育女性也可能面对来自周围人的质疑和冷漠态度，这可能会增加其压力和心理负担。但是也存在部分未生育女性并不强烈渴望生育，并对自己的身份和人生规划感到满意和肯定。

2. 妊娠女性　妊娠是正常的生理现象，但也是女性生命中一个特殊且重要的时期，这个时期会经历一系列的生理、心理、生活状态上的变化。妊娠期女性的情绪状态常出现脆弱、易激惹、焦虑不安，对异性兴趣明显下降，特别关注自己和胎儿，担心胎儿发育不正常，生育对家庭和职业的影响，甚至在"重男轻女"思想影响下，部分孕期女性还会担心生女孩遭到家人的冷遇等。分娩临近时女性常出现紧张、恐惧和焦虑等不安心理，害怕胎儿异常、阴道试产后改剖宫产等；部分妊娠期女性到预产期无产兆，容易失去信心与耐心。此外，产褥期的生理变化明显，女性的激素波动大，产后2周内更为敏感，易受暗示，依赖性较强，因此保持产后心情愉快，避免发生产后抑郁等心理障碍非常重要。

当前女性在社会中承担的角色越来越丰富，妊娠和分娩是重要的影响女性心身状态的应激事件，认识女性孕产期心理特点有助于促进女性心理保健，促进母婴健康。

3. 不孕女性　不孕症是一种生殖健康障碍，是指女性未避孕、正常性生活至少12个月未孕。近年来，妇科疾病、环境因素、生活方式、心理因素等均影响女性生殖健康，不孕症的发病率日趋升高。据WHO预测，21世纪不孕症将成为仅次于心脑血管疾病和肿瘤的第三大疾病。

不孕症患者容易出现不良的情绪，承受巨大的心理压力，也影响夫妻感情、家庭和谐、社会关系的稳定。心理压力不仅会影响不孕症患者正常的生理活动和社会活动，还会影响患者的治疗效果和结局，使不孕症患者的妊娠率和生活质量显著降低。因此不孕症已不仅是一个简单的医学问题，还是涉及医学、心理学和社会学的综合问题。根据2023年世界卫生组织发布的一份报告，约17.5%的成年人（约1/6全球人口）患有不孕不育症。

当确诊为不孕症时，患者通常会产生自卑、内疚、孤独、焦虑和抑郁等负面情绪。部分患者会选择辅助生殖技术治疗，在这个过程中会承受很多身心压力。

（1）家庭压力：不孕症可直接或间接影响患者身心健康、夫妻感情及家庭关系。在我国文化背景下，孩子是生命的延续，生育普遍受到家庭的重视与期待。不孕症患者常伴随内疚、孤独、负罪感及失落感等不良情绪，夫妻性生活受到影响，破坏夫妻感情，进而对辅助生殖技术的治疗效果造成不利影响。受传统观念的影响，不孕症患者难以得到家人的理解和支持，会对父母、亲戚、朋友的关心或询问感到压抑和不自在，长时间承受较大的心理压力得不到缓解、释放，易出现焦虑、抑郁症状。不孕女性也非常容易卷入婚姻冲突中，面临婚姻破裂的威胁，还可能遭遇家庭暴力等极端情况。

（2）治疗压力：辅助生殖技术治疗的发展使不孕症患者的妊娠率明显提高，患者在接受治疗的不同阶段（初诊、复诊）以及采用不同的治疗方案治疗时的心理状况并不相同。辅助生殖过程较为复杂，不仅治疗时间长、费用高，还要进行较多的侵入性检查，如需要频繁抽血、经阴道超声检查、取卵术、胚胎移植等，女性患者容易产生焦虑、抑郁症状，当面对任何治疗阶段的失败或整个治疗周期的失败，女性患者更容易产生负性情绪，焦虑症、抑郁症的发生率更高。采用辅助生殖技术治疗的患者焦虑和抑郁程度随治疗进程也会明显上升，特别是在取卵术后和等待妊娠结局阶段，患者的治疗压力明显增加。部分患者在治疗结束后，正常妊娠时仍伴随焦虑或抑郁状态，治疗失败患者的心理问题在短时间内难以改变，部分女性甚至会产生自杀的想法或行为。

（3）社会压力：生育是育龄期女性的一种生理行为，母亲也是女性一生中的重要角色，无法正常生育会使有生育意愿的育龄期女性产生多种负性心理，长时间不孕、年龄增长、卵巢功能减弱、反复治疗、治疗结果不确定等都会增加不孕症患者的心理问题。

4. 不再生育的女性 不再生育的女性是指随着年龄等发展自然进入不再生育阶段或无意愿再次生育的女性。她们可能会面临身体上和心理上的变化，如围绝经期等，她们需要不断适应这些变化并寻求支持和帮助。此外，不再生育的女性也可能需要考虑避孕措施以预防不必要的意外妊娠。

不再生育的女性的心理特征可能有以下几点：①内心觉得完成了生育任务，对自己的身体和独立生活更有信心；②感觉到个人和家庭已经足够完整，不需要再添加新成员；③重视事业和自我实现，认为抚养后代会妨碍自己的发展；④对育儿的压力和责任感到厌倦，希望有更多的时间和更高的自由度；⑤对未来的社会和环境问题持悲观态度，不想让后代面临不可预测的风险。

二、婚姻

（一）夫妻（伴侣）关系的建立与适应

根据美国心理学家苏珊·坎贝尔的观点，夫妻（伴侣）关系的建立与适应一般可以分为五个阶段，包括浪漫期、权力争夺期、稳定（整合）期、承诺期和共同创造期。

1. 浪漫期 这是夫妻（伴侣）关系中最初的阶段，充满了浪漫和激情。在这个阶段，双方对彼此充满了新鲜感和兴奋，相互之间的了解还不够深入，往往会将自己对理想伴侣的期望和幻想投射在对方身上。然而，这个阶段的关系建立在表面的形象上，当真实的特质开始显现，可能会带来失望和挑战。

2. 权力争夺期 随着关系的深入，双方开始发现彼此之间存在着差异和冲突。在这个阶段，双方会努力争夺关系中的权力和控制地位，试图满足自己的需求和期望。这个阶段往往伴随着争吵、冲突和相互的权力博弈。

在夫妻（伴侣）关系中，权力争夺本身并不是问题，但是当一方或双方认为自己有权力去控制对方的行为时，可能会导致问题的出现。因此，如果双方能够放下这种理所当然的主宰态度，就可能出现真诚的分享和亲密。在这种情况下，伴侣双方能够互相尊重、支持和理解对方，建立起平等和健康的关系。然而，如果双方无法放下这种控制欲望，那么可能会选择放弃，并结束这段关系。这样的决定虽然可能带来痛苦和失望，但有时候是为了个人和关系的成长和幸福考虑。每对伴侣都需要经历自我反思和决策，以确保在关系中的平衡与和谐。

3. 稳定（整合）期 当伴侣度过了权力争夺期，双方开始逐渐适应和接受对方的差异。在这个阶段，双方学会了相互包容和理解，积极寻求共同的解决方案，逐渐建立起稳定和健康的相互关系，开始互相支持和依赖。进入稳定（整合）期的伴侣双方会开始真正好奇，想要了解对方，询问并倾听对方，用接纳取代抗拒。双方会表现出更大的兴趣，渴望了解对方的内心世界、价值观和需求。双方会主动提出问题，并且真诚地倾听对方的回答。这种积极的沟通方式有助于建立更深入的情感连接和更高程度的相互理解。此外，伴侣也会更加注重觉察、承认、接纳和行动这四个沟通模式。

4. **承诺期** 在稳定期之后，伴侣双方开始进一步深化彼此的关系。双方会表达对彼此的承诺，并且愿意为了关系的长久发展而付出努力。承诺期是夫妻关系中的一个重要里程碑，双方会更加坚定地决定共同走向未来。

5. **共同创造期** 在关系稳定且承诺强烈的基础上，伴侣双方进入共同创造的阶段。开始共同制订目标、规划未来，并且积极合作，实现共同的愿景。在这个阶段，伴侣双方会感受到彼此之间的紧密联系和共同成长的喜悦。

这些阶段并不是固定的时间段，每对伴侣的经历和时间可能会有所不同。了解这些阶段可以帮助伴侣双方更好地理解彼此，并且在关系中面对挑战时有所依据。

（二）婚姻满意度与家庭权力分配

婚姻满意度是指已婚夫妻对于婚姻关系满意程度的主观感受，是反映两性关系和婚姻质量的主要指标，用于衡量夫妻双方在婚姻中的幸福感和满足程度。婚姻满意度是一个动态的概念，可能随着时间和情境的变化而有所差异。夫妻双方的期望、价值观和个人经历也会对婚姻满意度产生影响。

随着经济发展和现代化进程的推进，传统的婚姻观念正在被审视，我国的离婚率逐年升高，带来了一系列家庭和社会问题。在此背景下，关于婚姻满意度和亲密关系的研究成为心理学研究的主要方向之一。夫妻之间的满意度对婚姻的长期稳定至关重要。同时，维持健康的婚姻关系对于个体的身心健康有重要影响。婚姻满意度低可能导致压力增加和身体健康问题，包括心血管疾病风险增加、免疫力下降以及预期寿命减少等。此外，满意度低的婚姻关系还可能导致焦虑、抑郁、自尊心下降以及其他心理疾病的发展，夫妻间的冲突和不满意可能对个人的幸福感和生活质量产生负面影响。

家庭关系模式是影响婚姻满意度的重要因素。在传统的家庭结构中，男性通常拥有更多的家庭权力和决策权，而女性则更多地承担家务和育儿的责任。这种权力分配方式与婚姻满意度之间存在一定的关系。当女性在家庭中拥有更多的决策权和影响力时，女性的婚姻满意度通常会更高。这可能是因为女性更注重沟通和分享决策过程，当能够参与决策时，女性会感觉更加被尊重和重视。当男性在家庭中拥有更多的决策权和影响力时，女性的婚姻满意度可能会降低。这可能是因为女性更注重平等和相互尊重，当感到被排除在决策过程之外时，满意度可能会下降。平等分配家务责任的夫妻通常会表现出更高的婚姻满意度。这可能是因为夫妻双方都能够分担家庭责任，减轻一方的负担，从而增强彼此之间的支持和理解。此外，夫妻之间的权力分配也受到文化和社会因素的影响。在一些文化中，男性被赋予更多的家庭权力和决策权，而在其他文化中，女性则拥有更多的权力和影响力。

浙江大学传媒与国际文化学院课题组于2021年7月至8月在北京、上海、广州、深圳、杭州、成都、武汉、西安、太原、南宁十个城市，通过线上线下结合的方式，建立多源的样本招募渠道，对20～49岁的大众展开婚姻满意度调研。调查发现，我国城市家庭的婚姻满意度处于中等偏上水平，平均得分为3.79（1分为非常不满意，5分为非常满意），70%的受访者的婚姻满意度得分在3.5分以上。不同性别对婚姻的满意度有较大差异。男性对婚姻的满意度平均得分为3.95，而女性的满意度平均得分为3.64，明显低于男性。在20～49岁，随着年龄增加，婚姻的满意度逐渐下降，40～49岁的中年群体的满意度最低，呈现较为明显的婚姻"中年危机"。根据《中国婚姻家庭报告2023版》的相关数据，2013—2021年我国初婚人数减少约50%，预示着出生人口数和生育率进一步下降。2017—2022年我国出生人口数连续6年下降，总和生育率从2017年的1.58下降到2022年的1.07，背后的原因与初婚人数不断下降是分不开的。各地政府部门出台相关政策措施鼓励年轻人结婚生育，降低年轻人的结婚生育成本，加大生育支持力度，在心身保健工作中，引导年轻人树立积极的恋爱观、婚姻观，促进现代家庭观念的健康成长，共同关心适婚人群的婚姻问题也是心理保健探寻的重要工作内容。

（三）夫妻关系中断

夫妻关系中断是指夫妻之间由于各种原因导致的婚姻关系终止或解除。

1. 影响夫妻关系中断的因素

（1）沟通问题：夫妻之间缺乏有效的沟通是导致关系中断的常见原因之一。沟通问题可能包括缺乏共同语言、不愿意分享感受和需求、倾听能力不足等。当夫妻之间无法顺畅地交流和理解对方时，误解和矛盾就容易产生，最终导致关系破裂。

（2）信任危机：信任是夫妻关系的基石，当信任受到破坏时，夫妻关系往往会受到严重影响。信任危机可能由一方或双方的背叛、欺骗、隐瞒等行为引发，也可能由于误解、怀疑和无根据的猜疑而产生。重建信任是一个漫长而困难的过程，很多夫妻因此无法修复关系。

（3）家庭责任分配不当：夫妻之间家庭责任分配不当也是导致关系中断的重要因素之一。当一方承担过多的家庭责任，而另一方则缺乏参与和贡献时，会产生不平衡感和不满情绪。这种情况可能导致争吵和矛盾升级，最终破坏夫妻关系。

（4）经济压力：经济问题是夫妻关系中常见的矛盾来源。当夫妻面临经济困难、失业、财务危机等问题时，会产生压力和焦虑情绪。经济压力可能导致夫妻之间的争吵和冲突增加，甚至引发暴力行为，最终导致关系破裂。

（5）出轨：出轨是导致夫妻关系中断的极端因素之一。当一方与他人发生婚外情时，会严重破坏夫妻之间的信任和忠诚。出轨行为可能引发激烈的争吵、家庭暴力甚至离婚。即使夫妻试图修复关系，重建信任和共同未来也是一个艰巨的任务。

（6）家庭暴力：家庭暴力是夫妻关系中断的极端表现之一。无论是身体暴力、情感虐待还是经济控制，家庭暴力都会对受害方造成严重的身心伤害。家庭暴力会破坏夫妻之间的信任和亲密关系，使受害者感到恐惧和无助，最终导致关系破裂。

（7）个人成长与价值观差异：夫妻之间个人成长和价值观的差异也可能导致关系中断。当一方在职业、兴趣爱好、生活方式等方面发生显著变化时，可能与另一方产生距离感。此外，如果夫妻之间的价值观存在严重分歧，如对待家庭、事业、子女教育等方面的看法不一致，也可能导致关系破裂。

无论是在哪种文化背景下，都有幸福美满的婚姻，也有不尽如人意的婚姻。人际关系科学研究学者致力于探究成功婚姻和失败婚姻之间的差别。"相互依赖理论"的倡导者乔治·莱文杰提出了影响婚姻关系破裂的三种因素。

（1）吸引力：夫妻双方应该在亲密关系中为彼此提供一些奖赏，如闲暇时光的相互陪伴、性方面的满足、对于婚姻的承诺和社会地位等；而在亲密关系中所付出一些代价，如争吵、意见不合产生的矛盾或因工作等原因使个体投入亲密关系的时间和精力减少等，都会减弱夫妻之间的吸引力。

（2）个体的替代选择：最明显的就是夫妻中的一方可能会被婚姻外的其他伴侣所吸引，或是任何能够替代婚姻关系的事物，如独处的安静时间、事业上升取得的成就感等，都可能吸引个体离开现有的伴侣关系，转而投入新的关系中。

（3）难以逃脱的亲密关系：在亲密关系周围存在着许多无形的障碍，如婚姻法、社会的压力、宗教和道德约束等，特别是在一些保守的文化背景下，个体很难逃脱亲密关系的束缚，如离婚后无力承担抚养子女的经济压力。

每一桩婚姻都必然会面临压力事件，这需要伴侣彼此提供支持并适应新的环境。有些应激源（如一段时期的失业或重病在身）只会发生在部分婚姻中，但另一些应激源（如妊娠、分娩和养育）则普遍存在。当出现压力事件时，伴侣间如何应对和适应压力也是维持婚姻关系健康非常重要的部分。

2. 夫妻关系中断的步骤 对婚姻感到不满和离婚的想法并非瞬间产生，而是一个逐渐积累和加深的过程。这期间夫妻之间可能会经历情感波动、关系紧张和矛盾加剧，导致他们开始思考婚姻是否还有继续的意义。因此，婚姻的结束往往需要经历一段的思考和决策过程。在思考结束一段亲密关系的过程中，伴侣双方会经历复杂的情感体验，通常经历以下过程。

（1）一方伴侣开始失去对亲密关系的兴趣，开始注意他人。

（2）失去兴趣的一方开始疏远对方，这可能表现为拒绝对方的性要求、分居或更喜欢应酬而不喜欢回家。

（3）双方试图解决问题。

（4）如果无法解决问题，相处时间变得更少。

（5）出现分手的念头，并逐渐变得强烈。

（6）一方或双方开始关注他人（所谓的"开放关系"更多在这个时候出现）。双方再次试图解决问题。

（7）再次失败后，夫妻一方或双方考虑分手。

（8）最终，夫妻关系破裂，准备采取行动，如离婚等。

在夫妻关系最终结束之前，人们对亲密关系结束的预期往往展现出矛盾反复、曲折迂回的特征。当然，这仅仅是一个可以观察到的趋势，每段夫妻关系的中断经历仍然是独一无二的。

（四）成人依恋与亲密关系

依恋贯穿个人发展的一生，其中成人依恋对亲密关系有着非常重要的影响。成人依恋的研究主要有两个取向，分别是认知与发展取向、社会与人格取向。认知与发展取向的心理学家认为成人依恋是个体对早期依恋经历的回忆再现以及评价，侧重于研究早期经验对依恋形成的影响。社会与人格取向的心理学家认为成人依恋是个体成年后在社会生活中形成的，是目前与同伴稳定而持久的情感联结，侧重于研究成人依恋对个体的社会认知、情绪调节和人际关系等方面的影响。

1. 成人依恋类型 Main 与其同事设计了成人依恋访谈（adult attachment interview，AAI）来评估成人在儿童时期的依恋关系，通过个体对其早期童年经历的描述，评价这些经历和体验对当前个体人格及其他心理、社会功能的影响，来确定成人依恋的风格与类型。

（1）Allen 和 Hauser 认为成人在 AAI 中的四种依恋类型与婴儿在"陌生情境"中表现出来的四种依恋类型具有一一对应的关系。成人的安全型（secure）、冷漠型（dismissing）、迷恋型（preoccupied）、未确定型（unresolved）分别对应于婴儿的安全型、焦虑回避型、焦虑矛盾型、混乱型。其中，安全型约占 50% 以上，冷漠型约占 25%，迷恋型约占 20%，而剩下的 3%～5% 则被归为少见的未确定型。

（2）Hazan 和 Shaver 将 Ainsworth 的分类系统（详见本节三、妊娠与分娩）应用到了成人依恋风格的描述中，即成人依恋被分为安全型、回避型和焦虑 - 矛盾型三种。

（3）Bartholomew 从内部工作模式的对象和性质出发，拆分出"自我 - 他人"和"积极 - 消极"两个维度，由此将依恋风格分为四种类型，即积极自我和积极他人、积极自我和消极他人、消极自我和积极他人、消极自我和消极他人。另外一种分类维度则是从情感调节的角度，分为焦虑和回避，其中焦虑即对被对方拒绝或抛弃感到担忧，回避则指对他人的亲近或亲密接触的回避。事实上，研究证明这两种划分维度有着相对应的关系：高焦虑得分反映消极的自我模型，而高回避得分反映消极的他人模型。

2. 成人依恋对亲密关系的影响 成人依恋显著影响亲密关系的满意度。国外研究表明，安全型依恋比非安全型依恋拥有更高的关系满意度。安全型依恋者在亲密关系中更少受到情绪困扰，更少体验到孤独感，能更积极地与伴侣进行情感沟通，情感互动质量更佳，更容易体会到积极情绪，在冲突中能更多地使用建设性策略解决问题，性生活的频率和质量更高，因此具有更满意的亲密关系。另有研究表明，非安全型依恋者容易忽视伴侣对他们的关爱和积极行为，从而对关系评价更低。非安全型依恋与亲密伴侣的暴力行为有关：个体的依恋回避和伴侣的依恋回避、依恋焦虑与身体攻击的实施有关，也与心理侵略的实施有关。相比于安全型依恋的个体，高水平焦虑依恋的个体需要更多的时间、情感和自我表露才能把双方的关系理解为"亲近"，而高水平回避依恋的个体则需要更少的时间、情感和自我表露来界定"亲近"一词。

国内许多对亲密关系的研究表明，依恋回避和依恋焦虑可以反向预测关系满意度。除了直接影响，成人依恋还能通过影响关系中的认知和行为因素来改变关系满意度。有研究者发现，高依恋回避的情侣会对恋爱中的消极事件做消极归因，从而导致亲密关系满意度下降。依恋回避者会通过抑制认知重评的情绪调节策略和积极解决的冲突解决策略来降低关系满意度。其他研究还发现，成人依恋可通过沟通模式影响亲密关系的体验，个体的权力感和人际关系效能感可以调节成人依恋对亲密关系满意度的影响。

三、妊娠与分娩

（一）备孕期心理健康

随着我国优生优育政策的实施，备孕的重要性逐渐被大众接受和认可，在临床工作中也经常会遇到夫妻自愿自主一起做备孕检查，以更好地保障母亲的健康和胎儿的生长发育。

1. 心理因素 与计划妊娠相比，意外妊娠更容易使夫妻双方产生一些生活计划和安排方面的矛盾，进而影响女性孕期心身状态。而当夫妻双方都有孕育新生命的强烈意愿，并且就此达成一致时，双方更能积极主动地一起投入备孕期的准备工作，以更好的心身状态迎接新生命的到来。

备孕期女性常见的情绪反应与困惑：①焦虑和压力，担心自己不能顺利妊娠或难以生育，担心生育后的责任和负担；②兴奋和期待，对未来的生活充满希望和憧憬，期待成为母亲；③不安和恐惧，对生育过程、分娩疼痛、产后护理等方面感到害怕；④忧虑和烦躁，因为生活习惯和饮食调整、激素变化等原因而感到不适和烦躁；⑤多愁善感和敏感，情绪波动大，容易受到他人言语和行为的影响。

2. 生理因素 夫妻双方都需要积极地进行备孕。

（1）女性准备：在月经来潮第三天，可考虑进行性激素六项、甲状腺功能检验，有助于了解排卵功能；月经干净后，进行子宫附件超声检查，可了解备孕女性的子宫情况，排除妊娠禁忌证；建议进行衣原体、支原体、淋球菌检测，排除生殖道感染；必要时进行 TORCH 检测，即针对孕前弓形虫、风疹病毒、巨细胞病毒、单纯疱疹病毒感染的检测，排除可导致胎儿畸形的病毒感染。同时，备孕期女性的 BMI、血糖水平等也需要关注。

（2）男性准备：日常生活中，许多不良的生活方式都会影响男性备孕，如吸烟、酗酒、经常泡温泉、穿紧身牛仔裤、不健康的饮食习惯等。香烟中的尼古丁会减少性激素分泌，导致精子数量减少、畸形率高，引起不育；乙醇对精子质量有一定的损害，还可能会诱发性欲减退、性功能障碍、前列腺炎等其他疾病；经常泡温泉则会使阴囊、睾丸的温度上升，而精子的生成和发育需要略低于正常体温的温度；经常穿紧身牛仔裤，不利于会阴部透气、降温，也会导致睾丸温度升高，还容易滋生细菌，引起感染；长期、大量地不规律进食、营养摄入不均衡，会导致代谢紊乱，造成肥胖，甚至糖尿病、高血压等慢性疾病，而肥胖是男性不育的重要危险因素。在备孕时，建议男性至少要提前3个月纠正这些不良的生活习惯，做到戒烟禁酒，避免阴囊局部高温，均衡饮食。

男性备孕时，也要完善相关的孕前检查，评估生育能力。常规的男性孕前检查包括精液分析、性激素、生殖系统超声检查以及遗传学检查等。精液分析是最重要的检查之一，可以非常直观地观察到精液液化以及精子数量、活动能力、形态等情况，是判断男性生育能力合格与否的标准。但该检查结果可能会有较大的波动，需要严格按照要求采集精液标本。如果发现精液异常，可进行多次复查。当发现有精子量少、活力差等精液质量问题时，孕前检查能够帮助医生分析原因，更有针对性地进行治疗。精子的生成受内分泌的控制，性激素检查能够帮助医生评估男性体内激素水平，分析病因。生殖系统超声检查包括睾丸、附睾以及附属性腺的检查，可以帮助医生评估睾丸、附睾以及附属性腺是否存在解剖异常。遗传学检查主要包括染色体检查和特异基因检测，一般遗传学检查是选做项目，有意向的男性可以考虑。但如果有习惯性流产、畸形儿、智力发育迟钝儿童的家族病史，则建议积极进行相关的遗传学检查。

（3）备孕期夫妻注意事项：①维持健康的饮食习惯，摄入足够的蛋白质、维生素和矿物质；②保持适度的体重，过胖或过瘦都可能影响生育能力；③停止吸烟和饮酒，减少咖啡因等刺激性物质的摄入；④进行规律的有氧运动，如散步、游泳等，同时避免过度疲劳和剧烈运动；⑤定期进行体检，确保身体健康，对于有遗传病、慢性疾病和传染病而准备妊娠的女性，应予以评估并

指导；⑥控制情绪，减轻压力，避免长期紧张和焦虑；⑦停止避孕；⑧及时补充叶酸以保证孕期健康和胎儿的正常生长。

3. 母亲与父亲角色的建立

（1）女性可以在备孕期间与伴侣共同对母亲、父亲的社会角色进行心理建设。①保持良好的饮食习惯、适度的运动和充足的休息，有助于提高身体素质和增强抵抗力，为妊娠和分娩做好准备。②增强对育儿相关内容的了解，学习育儿知识，了解孕期和产后的生理变化和常见问题，以及照顾新生儿的基本技能。③建立良好的家庭氛围，维护夫妻关系和谐，处理好与家人和亲友的关系，营造温馨的家庭氛围，有利于孕妇的心身健康，促进胎儿的健康发展。④学会沟通和表达，与伴侣和家人沟通和表达自己的需求和感受，尊重彼此的意见，有助于构建家庭和睦的关系，促进家庭的和谐发展。⑤做好直面妊娠和育儿过程中的压力和挑战的心理准备，保持平和乐观的心态，积极寻求帮助。

（2）备孕期间男性也应该与伴侣一起进行社会角色的准备：①接受生育的责任和角色，男性应该认识到他们在生育过程中的重要性，并愿意承担起相应的责任和角色。②了解生育知识，男性应该积极了解生殖健康、生育知识等方面的信息，以便更好地承担父亲的角色。③积极参与备孕过程，男性应该积极参与备孕过程，如陪伴妻子去医院检查、一起规划生活方式等，增强夫妻之间的互动和情感联系。④保持良好心态，备孕期间可能会遇到一些挑战和困难，男性需要保持良好的心态，以便更好地应对这些问题并给予妻子支持和鼓励。⑤保持健康的生活方式，如注意饮食、适量运动、避免吸烟和酗酒等，有助于提高生育能力和健康水平。

（二）孕期心理健康

妊娠是女性一生中的重大生活事件，可能作为重要的应激源给孕妇带来众多的负面情绪和不

良心境。这些不仅影响孕妇的妊娠过程，还会对胎儿的智力、情绪和行为发展带来明显的影响。为此，心理保健工作者应努力拓展预防保健渠道，丰富预防保健内容，在整个孕期给予孕妇合适的、有针对性的鼓励、安慰及有效的干预，积极参与妊娠情感支持，开展健康教育，减轻孕妇的心理负担。妊娠虽是生理现象，但对于孕妇来说是一种持久而强烈的应激源。孕妇的精神、心理因素能够直接影响机体内部的平衡、适应力和健康状态。必须重视孕妇这一阶段的心身变化，给予及时的心理干预以减少心身疾病的发生。

1. **生理反应**

（1）早孕反应：早孕一般指妊娠14周之前，这个时期正是胚胎形成、胎儿器官分化的重要时期。同时，这个时期的孕妇也会产生一系列的早孕反应。最常见的早孕反应是孕吐，一般在早晨较为明显，还会出现嗜睡、食欲减退、头晕、乏力、喜酸厌油腻等。一般在第16～18周会有所缓解。

（2）停经：一般月经周期规律的育龄期女性，如果在性行为后月经过期，应考虑妊娠。但是停经不是妊娠特有的症状，也可能是由于生殖器官过于敏感，紧张或者劳累引起经期推迟。因此，当月经过期应及时就医检查，避免将流产后阴道流血误以为是月经来潮，造成身体上的损伤。

（3）乳房变化：女性在初次妊娠期间可能会出现乳房胀痛和触痛的症状，乳房进行二次发育，出现乳头变大等现象，乳房皮下静脉变得明显，乳晕颜色逐渐加深，乳房周围出现一些小结节。乳房变得膨胀和瘙痒，有时还会因为挤压而有乳汁流出。这些主要是因为妊娠期间雌、孕激素分泌旺盛。

（4）尿频：由于妊娠期间子宫增大前倾，压迫膀胱所致。注意与膀胱炎鉴别。

（5）皮肤变化：妊娠期由于色素沉着，面部可能出现妊娠黄褐斑；腹部皮肤张力增大，皮肤可能因弹力纤维断裂出现妊娠纹。

2. **心理反应**

（1）孕早期（14周之前）：孕妇还没有准备好担任母亲的角色，依然沉浸在夫妻关系的甜蜜中。此期孕妇常有心理矛盾，对妊娠有不确定的感受，同时因为身体的不适症状而感到焦虑。孕早期是孕妇较易产生心理波动的时期，各种早孕征兆及反应通常使妊娠期女性很难保持心理的平静和愉快。

（2）孕中期（14～27^{+6}周）：如果周围人一直过度呵护，孕妇的心理依赖性可能会不断增强。虽然距分娩还有一段时间，但是孕妇已经开始感到有压力。此期孕妇已接受妊娠的事实，身体不适症状逐渐减轻，由于胎动增加，对胎儿充满幻想和期待。但是仍有部分孕妇无法接受，主要表现为焦虑，担心宝宝发育不良及其他。孕中期孕妇的体型发生改变，可能因身材焦虑而影响夫妻关系。

（3）孕晚期（28周及以后）：临近预产期孕妇会担心生产分娩时的疼痛及胎儿健康。此期孕妇经常心态较脆弱且易受到伤害，对分娩既抱着期待，但又非常恐惧。孕晚期胎儿生长迅速，常蹬腿、翻身，孕妇会猜测孩子的性别、长相、健康、害怕临产及分娩，初次妊娠的女性为即将做母亲而激动、茫然。部分孕妇还会受传统观念的影响，担心婴儿性别而出现心理上的困惑和烦恼，导致自卑、焦虑、抑郁。

3. **家庭支持**　孕产期要处理好孕产妇与家庭成员之间的关系，伴侣及家人对胎儿性别持有正确态度，让孕妇有一个和谐的家庭支持环境，全身心地投入备孕、孕期、分娩各个时期的准备中。家庭中的主要成员共同参与，掌握孕妇的妊娠情况及伴随的种种情绪变化，以正确对待妊娠、分娩，帮助孕妇缓解、减轻甚至消除焦虑及抑郁症状。孕妇在有心理压力时，需要及时得到来自丈夫、朋友、亲人的关心和支持，增强抗压和消除压力的能力，必要时可以通过专业心理治疗、心理咨询进行疏导和治疗干预。伴侣作为准父亲的身份在女性妊娠的特殊时期，应温柔、体贴、积极、幽默、理解、包容地安排好妻子的物质生活与精神生活，积极承担伴侣、父亲角色的责任。

家庭成员可以从以下几个方面为孕妇提供支持：①提供健康饮食，确保孕妇获得足够的营养；②给予情感上的支持和安慰，如倾听孕妇的想法，帮助她们减轻压力；③提供实际上的帮助，如购物、烹饪、清洁、育儿等；④适度参与产前检查和产科医生访问，提供陪伴和意见；⑤了解孕妇可能面临的问题和挑战，如早孕反应、胎动变化等，并提供必要的帮助和支持；⑥鼓励孕妇参加孕期锻炼和准备分娩的课程；帮助孕妇制订孕期计划，如出生计划、育婴计划等。

代际关系作为家庭内部的特殊人际关系，在孕产期更易产生冲突性事件，从而影响家庭环境、夫妻关系、生活质量等。孕期代际关系的调整可以从以下几个方面入手：①沟通。及时沟通，让对方知道自己的想法和感受，同时也要倾听对方的意见和建议。②尊重。尊重彼此的价值观和生活习惯，不要轻易批评和指责对方。③合作。合作处理家庭事务，共同分担家务和育儿责任，形成良好的互助关系。④理解。理解对方的处境和心情，若有误会应及时沟通消除。⑤保持距离。在必要时保持适当的距离，避免互相干涉和纠缠过多。

4. **产前检查**　产前检查简称产检，能为孕妇提供了一系列的医疗护理措施并提出相关建议，包括孕妇常规项目检查、胎儿监护等。目的是早预防、早发现妊娠过程中的风险及并发症等问题，通过正确的医疗手段来改善妊娠结局，减少不良影响，降低母婴患病率，提高母婴生存质量。

（1）孕早期：孕早期做产检可以及早确定妊娠，并通过全面体格检查、相应实验室检查以及遗传咨询等全面了解孕妇的身体健康情况，高危孕妇建议转入有条件的上级医院进行系统监护，并评估孕妇的身体情况是否可以承受妊娠的全过程，确定有无不利于妊娠的危险因素。

（2）孕中期：孕中期产检可以及时观察了解孕妇的身心变化以及胎儿的生长发育情况，进行严重出生缺陷的筛查和诊断，并开始为分娩做好早期相应的准备。

（3）孕晚期：孕晚期产检可以在分娩前及时发现异常情况，并积极防治，方便医生给予正确的产前健康指导，并选择合适的分娩方式，确保分娩安全、顺利。同时，方便孕妇进行孕期保健、合理营养、自我监护与获取母乳喂养知识指导，消除孕妇对分娩的恐惧心理和不必要的顾虑，增强孕妇的信心和自我保健能力，减少孕期合并症的发生。

产检过程中孕妇常见的心理状态：①害怕产检。医院作为特殊性质的公共场所，天然会带给孕妇一些心理压力，再加上孕育新生命的小心翼翼，部分孕妇会担心检查结果有问题，担心胎儿是否发育异常，导致害怕就医、害怕检查的畏惧心态。②害怕麻烦、烦躁。家与医院的距离太远、产检项目多、产检耗费的时间长等因素都会增加产检过程中孕妇的烦躁感和不适感，进而拒绝一些产检项目。甚至部分孕妇担心进出医院不安全，也可能自行将某些产检项目延时或省略。③经济压力。当前我国社会保险、医疗保险政策不断推进与落实，很多产检项目都可以医保报销，包括夫妻双方的生育险，都可以减轻家庭经济负担。但部分孕妇对血尿化验、B超检查的接受度和重视度高于心理筛查、分娩指导、母乳喂养等项目，从经济和实用性角度出发而放弃了这些项目。④投机心态。在一些经济文化相对落后的地区，或孕妇及家属认知不足时，部分孕妇会拒绝产检，认为产检没有必要，因此失去了预防和发现胎儿发育畸形、妊娠风险等问题的机会。

《孕前和孕期保健指南（2018）》推荐的产检孕周分别为孕 6～13^{+6} 周、14～19^{+6} 周、20～24 周、25～28 周、29～32 周、33～36 周、

37～41周，共7～11次。具体按个体情况不同存在差异，如低危孕妇整个孕期的产检次数在7～8次较为合理，而高危孕妇视情况增加检查次数。

孕期产检的心理准备建议：①了解产检流程和目的。提前了解每次产检需要进行的检查项目，以及每项检查的目的，有助于消除不必要的担忧和恐惧感。②建立积极的态度。对产检尽量保持积极的态度，相信自己和胎儿都会健康成长，避免将医院就诊作为应激源而带来焦虑和紧张情绪。③与医生及时沟通。产检中遇到任何问题或疑虑，及时与医生交流和沟通，获得专业的意见和建议。④注意营养和生活方式。良好的饮食和生活习惯可以促进胎儿的健康发育；注意均衡饮食、适当运动、合理安排休息时间等。⑤主动寻求支持。与家人、朋友或其他孕妇分享经验和情感，寻求支持和理解，可以帮助缓解心理压力。

5. 母子角色适应 母胎依恋（maternal-fetal attachment，MFA）是指母亲和胎儿之间在妊娠期间形成的抽象和单向的联系，是母亲对于腹中胎儿所产生的情感联结。良好的母胎依恋关系不仅可以促进母亲的角色认同，还有利于为胎儿构建良好的宫内生长发育环境，从而提高妊娠质量，为以后的亲子关系奠定基础；对儿童的成长、心理健康和社会适应也有着重要影响。母胎依恋的体验分为5个部分：了解胎儿、与胎儿在一起、保护胎儿免受身体或精神伤害、确定胎儿的需求以及避免与胎儿分离，其中爱是母胎依恋的核心体验。

（1）孕妇可以从以下几个方面尝试建立和提升母胎依恋关系。

1）与胎儿交流：孕妇可以通过和腹中胎儿说话、唱歌等，让胎儿感受到母亲的声音和温暖。

2）注重饮食和身体健康：孕妇要注意健康的饮食和适当的运动，保证自己和胎儿的健康。

3）安排定期产检：孕妇要按照医生的建议进行产检，及时发现问题并给予干预，保护胎儿的安全。

4）为胎儿的分娩做准备：孕妈妈孕妇可以为胎儿准备衣物、床铺、玩具等，表达对胎儿的期待和爱。

5）接受合适的心理咨询：如果孕妇有心理问题或困扰，可以接受专业的心理咨询帮助自己更好地与胎儿建立联系。

（2）准父亲可以从以下几点帮助孕妇更好地建立母胎关系。

1）给予情感支持和鼓励，使孕妇感受到被理解和支持。

2）参与产检和孕期保健，了解胎儿的成长发育状况，积极参与孕妇的各项孕期生活。

3）与孕妇一起参加孕妇学校的孕产妇心身成长课程，了解如何照顾新生儿、哺乳等知识，共同为胎儿的健康成长做准备。

4）在家庭生活中积极参与家务、照顾孕妇，减轻负担，让孕妇有更多时间休息和与胎儿相处。

5）对孕妇进行鼓励和赞美，让其感受到自己的价值和重要性，增强对分娩和养育的信心和责任感。

（三）产后心理健康

1. 产后心身反应及康复

（1）产后生理特点与变化

1）腹部特点：由于受妊娠期腹部长期膨胀的影响，弹力纤维断裂，腹壁出现妊娠纹，产后表现为腹壁明显松弛，腹直肌呈不同程度分离。腹壁肌张力的恢复与产后腹肌锻炼、产次及营养有关。营养适当和产后运动适度可帮助产妇恢复或接近未孕前状态。

2）体重变化：妊娠期间体重大概增加10kg，包括增加的脂肪、组织液、血液，以及子宫和乳房的增大等。在分娩后体重可减少5～6kg，但产后体重比未怀孕时大，产褥期恶露、母乳喂养等也可使体重减轻，正常情况下，一般在5～6周可以恢复到孕前体重。产后可表现为不同的肥胖类型：水肿型、脂肪肥胖型、混合型、下身肥胖型和肌肉肥胖型。

3）骨盆变化：骨盆的主要功能是支撑身体、保护子宫和膀胱盆腔脏器。分娩引起盆底肌肉与筋膜过度伸展、弹性降低。产褥期坚持产后康复锻炼，盆底肌可能恢复至接近未孕状态。

4）外阴、阴道变化：顺产产妇的外阴，因分娩后受压迫而水肿、疼痛，于产后数日内逐渐消退。处女膜因分娩撕裂仅留有处女膜痕，成为经产妇的特征。大阴唇向两侧分开，阴道口不再被大阴唇覆盖，阴道口裸露在外阴部。产妇生产后扩大的阴道腔逐渐缩小，阴道壁肌张力逐渐恢复。如经过挤压撕裂，阴道组织受损，其恢复需要更长的时间。至产褥期结束阴道仍不能完全恢复至未孕时的紧张度。分娩次数过多，阴道可能无法恢复。另外，产后需要及时通过一些康复锻炼来恢复会阴部肌肉的肌张力。

（2）产后心理特点与变化

1）情绪波动：妊娠期、产褥期和哺乳期，女性激素水平的变化会引起情绪波动，如情感脆弱、易怒、焦虑等。

2）疲劳和睡眠障碍：新生儿需要频繁喂养和护理，产妇容易出现疲劳和睡眠不足，这可能导致心理健康问题。

3）自我认同的调整：产妇需要适应新角色和责任，可能导致对自己的身份和价值观进行重新审视。

4）身体形象的改变：分娩和哺乳期间，产妇的身体形象会发生改变，这可能导致其产生不安全感。

5）社会支持的需求：产妇需要家人和社区的支持来帮助她们适应新的角色和生活方式。

产褥期产妇需要面对的问题：①产妇需适应身份的转变：产妇及家属在产后多会将注意力转移到新生儿身上，从以孕妇为中心突然变成了更多地以新生儿为中心，产妇易有被冷落、不被重视和关心等失落的感觉，从孕妇到产妇的突然角色转换，失落感会更明显。此时，伴侣和家人的关心十分重要，要帮助产妇接受家庭角色的变化和情感转移。②产妇还需处理与家人的关系：在我国，产后常由婆婆或产妇母亲承担母婴照顾者的角色。代际关系需要双方都做出更多的心理调节来适应。随着社会发展，专业的母婴护理师和护理机构逐渐被社会接受和选择，减轻了家庭内部分产后照顾的压力。新生儿的性别或健康也是引起产后家庭矛盾的一个因素，虽然公众对于子代性别的要求与期待已逐渐发生变化，但是在部分家庭内，仍然存在性别偏见，这也会对产后家庭关系、产妇的心身状态产生不良影响。③产妇可能疲于照顾新生儿：很多产妇总是感到自己责任重大，对是否能照顾好新生儿没有信心，实际上也往往是手忙脚乱、身心俱疲，这也是引起焦虑的原因。此时可以向其他产妇请教、交流，阅读育儿书籍，减缓焦虑情绪，相信自己可以慢慢学会照顾新生儿。此外，在哺乳问题上，周围的人要充分鼓励，给产妇信心，同产妇一起面对当前母乳喂养的困难，积极应对，进行科学喂养。

（3）产后抑郁症：产后抑郁症是常见的产后心理问题。有研究发现，产后心理状态与激素的分泌有很大关系。分娩后雌、孕激素急剧减少，导致脑内和内分泌组织中儿茶酚胺减少，从而影响高级脑活动，促使某些个体产生心境障碍。再加上新生儿的哺育，产妇在精神上处于剧烈的转换期。另外，遗传、产科、社会因素也可能诱发产后抑郁症。

产后抑郁症的具体表现：情绪低落，常常感到沮丧、悲伤或无助；失眠或睡眠质量下降；进食障碍，可能会出现食欲减退或暴饮暴食的情况；疲劳和体力不足；缺乏对新生儿的兴趣或关注，可能导致母亲难以建立亲子关系；焦虑和不安，经常感到紧张和担心，易激怒、烦躁；自责自罪感，觉得自己没有尽到母亲的职责；常常哭泣，甚至在没有明显原因的情况下也会哭泣。重者可能出现幻觉或自杀等症状。这些症状可能会在产后几个月内持续存在。

家庭可以采取以下措施帮助产妇：①给予情感支持和理解，与产妇沟通交流，尊重其感受和需要。②帮助产妇寻求专业的医疗帮助，如咨询精神科医生或心理治疗师。③分担家务和育儿责任，减轻产妇的负担和压力。④鼓励产妇积极参加社交活动和运动，提升身体和心理的健康水平。⑤避免指责和批评，给予积极的鼓励和支持，帮助产妇增强信心和自尊心。

产妇如果出现产后抑郁相关的一些症状，应该及时就医，寻求专业的帮助，如专业的心理治疗师或精神科医师等可以提供诊断和治疗方案；积极加入支持小组，与其他经历过类似困难的产妇交流，分享经验和感受，获得情感上的支持；保持积极的生活方式，坚持锻炼、规律饮食、充足睡眠等有助于缓解产后抑郁症状；必要时遵医嘱使用抗抑郁药物等控制症状；寻求家人和朋友的帮助，请家人和朋友提供帮助，减轻产后生活的负担，更好地专注治疗。

2. 产后睡眠 分娩可能造成女性持久且强烈的应激反应。产后各种心身状态的改变可能造成睡眠紊乱，影响产妇的睡眠质量和产后恢复状况。

（1）产后睡眠的特点：①睡眠质量下降，产妇需要经常起床哺乳或换尿布等照顾新生儿的需求，产后睡眠质量通常较差。②睡眠时间不稳定，由于需要照顾新生儿，产妇的睡眠时间一般会分散在 24 小时内，而不是连续的时间段。③多梦和噩梦，可能与激素水平变化有关。④由于产后身体恢复需要消耗大量能量，产妇可能会感到疲劳和昏昏欲睡。⑤部分产妇在产后会出现抑郁和焦虑表现，可能影响睡眠质量。

（2）产后影响睡眠的因素

1）躯体因素：产后伤口、乳腺疼痛等会降低产妇的幸福感。无论是剖宫产还是顺产，在产后最初的几天，伤口疼痛、乳房胀痛，都会极大影响产妇的睡眠质量。当开始母乳喂养时，不熟练可能会使产妇持续地采用不正确的姿势喂养，不正确的乳房保养容易引发乳腺炎，如果乳头被吮吸破裂，也会影响产妇的睡眠。

2）心理因素：有时产妇难以适应角色转换，在精神上还没有真正做好准备。当开始照顾新生儿时，感到紧张和焦虑，这种不安的情绪会通过中枢神经的反馈作用减少催乳素的分泌，导致泌乳减少，新生儿因饥饿而哭闹，影响产妇睡眠。由于照顾新生儿的疲惫加上产后激素水平改变，产妇可能出现一段时间的情绪低落，不适应的感觉也会严重影响其睡眠。

3）外在环境因素：医院嘈杂环境，院内床铺、枕头不适应，回家后亲友探望，都可能会影响产妇的休息与睡眠。

（3）改善产后睡眠的方法：①创造舒适的睡眠环境，保持房间安静、避光和适宜温度。②学习和进行放松训练，在睡前尝试做一些放松的活动，如冥想或深呼吸。③管理睡眠时间，尽量保持规律的睡眠时间，并避免午睡或过度睡眠。④与伴侣或家人分担育儿任务，以减轻负担，有更多的时间休息。⑤寻求医疗帮助，如果在进行调整后不能帮助改善睡眠，及时寻求专业的医疗帮助。

3. 母乳喂养 母乳是婴儿理想的天然食物，母乳含有丰富的营养、免疫活性物质和水分，能够满足 0～6 月龄婴儿生长发育所需的全部营养。母乳喂养可以降低婴儿患感冒、腹泻、肺炎等疾病的风险，促进婴儿体格和大脑发育，减少母亲产后出血、乳腺癌、卵巢癌的发生风险。促进母乳喂养是保障母婴健康、推进健康中国建设的重要基础性工作。

母乳喂养涉及每一代人的健康发展与促进，值得我们在细微处对产妇及每个家庭的关注与重视。产妇的职业、家庭收入、自觉母乳量、对母乳喂养的看法、产妇的角色转换和心理准备、家庭支持尤其是伴侣对母乳喂养的态度、产后抑郁或焦虑情绪、母乳喂养的信心等因素都会对母乳喂养产生影响。同时，这些因素是相互关联的，当哺乳期女性遇到各种困难，产生心理压力及不良情绪，会抑制泌乳，进而影响母乳喂养的自信心。

（1）母乳喂养对婴儿和产妇的意义和作用

1）婴儿生长发育：母乳中的蛋白质、脂肪、乳糖、钠、钙、磷、维生素等营养物质有利于促进婴儿生长发育，增强免疫力，有效减少疾病发生；对 1 型糖尿病、炎性疾病、肥胖等都有预防作用；此外，母乳中的长链多不饱和脂肪酸可调控脂肪酸去饱和酶等，有助于脑神经发育，促进婴儿智力发育。

2）母婴依恋关系：进行母乳喂养时，母婴间的拥抱、亲吻、抚摸都对婴儿发育形成了外界刺激。在这个过程里，母亲能关注到婴儿的需要，并且及时、温柔、耐心地满足婴儿。这有利于建立良好的母婴关系，进而影响婴儿后期与外界依恋关系的形成、探索世界、安全感的建立、压力应激的积极应对等。母乳喂养是母亲与婴儿亲密接触、建立亲密情感联结的重要时机。

3）产妇恢复：母乳喂养可以促进女性产后恢复，减少产后出血，利于子宫恢复，抑制排卵，降低卵巢癌和乳腺癌的患病风险。同时，母乳喂养能即刻降低心理应激所引起的皮质醇反应，通过降低应激反应程度，减轻抑郁等不良情绪，促进身心健康。

（2）情绪健康对母乳喂养的影响：泌乳是一种特殊的生理活动，妊娠期及产后是否接受母乳喂养宣教和哺乳技术指导以及产前高危因素、分娩方式、受教育程度、社会心理因素、乳房本身的条件等，都会对产妇是否选择母乳喂养及母乳喂养是否顺利产生一定影响。其中，情绪健康是母乳喂养的重要影响因素。躯体化、强迫症状、抑郁、焦虑、偏执、精神病性症状都会降低纯母乳喂养率，而抑郁是影响母乳喂养的主要因素。分娩后雌、孕激素明显下降是引起产后抑郁的重要原因，剖宫产、会阴撕裂、慢性疼痛、家庭关系、育儿焦虑、工作压力等生活事件也是产后抑郁的诱因。产后抑郁会引起产妇失眠、食欲减退、易疲劳、情绪低、哭泣等，直接减少母体营养吸收，进而影响乳汁成分和量。更重要的是，产后抑郁会引起催乳素减少，随之乳汁分泌减少，影响母乳喂养。

《母乳喂养促进策略指南（2018 版）》中提到母乳是婴儿理想的天然食物，不仅为母亲和婴儿带来很多健康益处，同时也具有重要的社会发展意义。母乳喂养需要全社会的支持，家人要给母亲精神和体力双重支持，共同学习母乳喂养知识，多鼓励少责备，帮助承担更多家事，让其有充足的睡眠与体力，减轻母乳喂养的压力。同时，女性在妊娠期及产后进行定期的心理筛查对于及时了解心身状态，促进母乳喂养也有重要的意义。

4. 母婴依恋和代际传承 依恋关系对婴儿及其一生的发展都有非常重要的影响。而在母婴依恋关系的建立过程中，母亲起着至关重要的作用。Bowlby 认为，母亲身体的亲近是婴儿存活的基础。依恋对象的可接近性和反应性会让婴儿感到安全。

（1）依恋的影响因素：Bowlby 关于依恋理论的构建和 Ainsworth 对婴儿依恋类型进行测量的陌生情境法的创建，大大推动了研究者对于依恋领域的研究，特别是对婴儿依恋的影响因素及其神经心理机制等的研究。

Ainsworth 的经验性研究发现，婴儿的依恋类型与抚养品质相对应，安全型儿童的母亲多能保持一致、稳定、合作、敏感、易接近等特性，对儿童发出的信号极为敏感，并能及时恰当地回应，乐于与儿童亲密接触；回避型婴儿的母亲倾向于拒绝和不敏感，有时对儿童缺乏耐心、反应迟钝，常常表现消极；反抗型婴儿的母亲虽然也愿意与儿童进行亲密的接触，但常常错误地理解儿童的需求，不能形成与儿童和谐相处的节奏；混乱型婴儿的母亲常常虐待儿童，对儿童的看护不连贯和不规律，母亲对儿童的情感矛盾，常常表现出强烈的亲近和强烈的回避行为，致使儿童的情感混乱和矛盾。据此，Ainsworth指出，母亲良好的敏感性是安全型母婴依恋形成的一个关键因素，并将母亲的敏感性（sensitivity）定义为母亲在看护行为中对婴儿的生理需求和情感信号等能否准确感知，并及时恰当地做出回应。

1997年Meins提出了"将心比心"（mind-mindedness）的概念，并将其定义为父母将孩子看作有独立心理的个体的倾向，表现为使用心理特征的语言来描述孩子的倾向。近年来，研究者发现敏感性并不能很好地解释依恋模式的形成，而Meins等人的研究提供了一个探讨亲子依恋关系的新视角。Meins认为根据Ainsworth提出的母亲的敏感性概念，一个敏感的母亲不仅能够感知儿童的信号，而且能够正确地解释它们，这就需要理解儿童的心理状态。因此母亲对婴儿的"将心比心"是敏感性的一个先决条件，并且能够预测依恋的安全性。"将心比心"也极好地说明了Ainsworth等人对敏感性母亲和非敏感性母亲的区分。即倾向于"将心比心"的母亲对婴儿"正在进行的心理工作"非常敏感，并且希望改变自己的行为来对婴儿的信号做出反应。总之，"将心比心"是母亲对婴儿的一种认知倾向，从某种意义上说它是敏感性的更为深层的心理机制。研究发现，它能够预测婴儿依恋的安全性，并且与儿童的语言能力、表征能力的发展以及心理理论相关。

此外，Kagan注意到1岁婴儿安全型、反抗型、回避型依恋的百分比与容易型、困难型、启动缓慢型总体气质特征的百分比有相当高的一致性。据此，Kagan提出了"气质假说"，认为陌生情境法测量的婴儿依恋其实是婴儿气质上的个体差异，婴儿气质能解释其在陌生情境中的依恋行为反应的差异性。具体说来，容易型气质的婴儿更易被归为安全型依恋，而困难型则易被归为反抗型依恋，启动缓慢型易被归为回避型依恋。Kagan指出，气质在儿童依恋形成与发展中的意义在于，它是影响儿童行为的动力特征的关键因素，在很大程度上赋予儿童依恋行为以特定的速度和强度，制约着儿童的反应方式与活动水平。Stevenson等人通过在实验室情境中对回避型和反抗型婴儿的母亲与婴儿的交往过程进行观察，发现在敏感性上，回避型和反抗型婴儿的母亲与安全依恋型婴儿的母亲并无显著差异，只是这些母亲报告其更焦虑而且对婚姻满意度较低。近年来，父母婚姻质量以及母亲自身的情绪和人格特征等对婴儿依恋关系的影响亦引起了越来越多研究者的关注。

儿童一出生就处在特定的文化氛围之中，诸多跨文化研究结果表明婴儿依恋类型的分布有文化差异。与其他因素相比，文化对儿童依恋发展的作用更具有间接性，它通过影响社会与家庭结构、父母抚养方式与教育方式等渗透到儿童的具体成长过程当中，使儿童的依恋质量及其类型分布呈现一定的文化特色。

（2）依恋的代际传递性：依恋的代际传递性是依恋理论在21世纪的重大发展。Van I Jzendoorn将其定义为根据特殊照料者（常常是父母）有关依恋的心理状态可以预测婴儿与特殊照料者之间依恋关系的安全性，即父母的依恋模式和婴儿的依恋模式有一定的相关性，父代的依恋模式对子代的依恋模式有一定的预测性。换言之，依恋模式在父代和子代之间可以传递。一般认为，婴儿会和父母有类似或相同的依恋模式，研究发现儿童早期与父母形成安全依恋，在儿童长大为人父母时，也更加容易和儿童形成安全依恋，反之亦然。

根据Bowlby的依恋理论，儿童时期与父母交往的经历使个体形成了有关自我与他人的"内部工作模型（internal working model）"或者说

"内部心理表征"，并整合到个性结构中，成为个性结构的组成部分，这一工作模型会影响到其未来为人父母时对孩子的行为。这种工作模型有一种稳定的倾向，一旦建立起来就倾向于永久。根据 Bowlby 的观点，人类依恋对人从出生到死亡都起着重要的作用。Ainsworth 在题为"婴儿期后的依恋"的演讲中，讨论了青少年和成人与父母的持续关系，与亲密朋友的关系，以及依恋在异性和同性情侣中的作用。

对于具有不良依恋历史的母亲，如何打破依恋的代际传递，养育出安全型依恋的儿童变得至关重要。Fonagy 的研究表明，具有较强反思能力的父母拥有安全型依恋孩子的概率比反思能力较弱的父母高出 3～4 倍。这证明了强大的反思能力可以打破依恋代际传递的"恶性循环"。Fonagy 将人能够反思自己的感受，区分自己与他人的经验并进一步能够理解他人的能力称之为心智化。他认为心智化是依恋的核心，父母的心智化对促进儿童安全型依恋的形成起重要作用。

5. 不同社会文化下的家庭支持

（1）中国文化背景下的产后家庭支持形式

1）产褥期护理：传统观念上，中国人认为产妇在产褥期需要特别的照顾和保养，包括饮食、卫生、休息等方面。

2）家庭成员的关注和帮助：在中国文化中，家庭是至关重要的。产妇通常可以得到家庭成员的关注和帮助，如家人照顾新生儿、做家务、准备饭菜等，以减轻产妇的负担。

3）社区支持：许多社区组织提供产后支持服务，如开设产后恢复班、母乳喂养指导等。

4）医疗保健：在中国，医疗保健系统也为产妇提供了必要的支持，包括产后检查、妇科保健、新生儿护理等。

5）传统文化活动：一些地区会举办传统的产后文化活动，如满月宴、百日宴等，以庆祝新生儿的到来并向亲朋好友展示新生儿的成长情况。

（2）西方文化背景下的产后家庭支持形式

1）专业医疗人员的支持和指导：包括产科医生、助产士、儿科医生等。

2）家庭访问护士的帮助：提供新生儿健康监测、喂养技巧、婴儿护理、产妇恢复等方面的建议和指导。

3）伴侣或其他亲戚朋友的协助：如照顾宝宝、购物、清洁等家务事情。

4）社区支持组织的帮助：提供关于育儿知识和资源的信息和指导。

5）在线社交媒体平台的支持：提供与其他产妇交流、分享经验和获取信息的渠道。

6. 产后社会角色适应　社会角色是指对存在于社会中的有某一特点身份的人的行为期望，以及与这一期望相应的一整套行为规范。社会角色不是天生就存在的，不是人的自然属性，而是人在社会化过程中认同并逐渐内化，社会赋予其角色的行为规范。社会角色与个体的社会文化背景有很大的关系。

从人类自然模式发展角度上看，女性理所应当扮演母亲的角色；从经济文化前进发展的角度看，越来越多的女性承担职业女性的社会角色。家庭角色和工作角色也是很多女性较难处理的关系冲突，如果难以找到女性社会角色的平衡点，尤其是产后阶段，绝大部分女性会面临重返工作岗位、平衡家庭与工作角色的两难境地，在关注女性身体康复的同时，也要关注到女性此时心理、情绪的反应，及产后社会角色的承担、转换与适应。

（1）家庭角色分配：传统产后家庭功能角色的分配通常包括：①母亲，主要负责照顾婴儿，包括喂养、换尿布、擦洗等。②父亲，协助母亲照顾婴儿，同时也需要承担一些家务工作，如购物、做饭等。③祖父母：可以帮助照看婴儿，以减轻父母的负担。④其他家庭成员：根据实际情况和需求，可以分担一些家务工作或照顾婴儿的任务。

需要注意的是，传统的产后家庭分工并不适

用于每个家庭，在分配家庭角色时，需要充分考虑每个人的能力、意愿和时间等因素，并进行合理的安排，以确保家庭生活的平衡和和谐。

（2）社会身份变化：产后女性因其社会身份的变化，需要对人生规划做出不同的选择。大部分产后女性会做出以下两种人生选择，继续回归职业生涯，并且兼顾照料家庭的责任；或者退出职业发展，投入家庭稳定与后代的教育中。

1）职业发展规划与适应：产后职业规划与发展是指女性在产后面临如何平衡工作和家庭责任的问题，制订适合自己的职业计划，并采取必要的行动实现职业发展目标，包括灵活的工作安排、寻找支持和资源以及培养必要的技能和知识等。重要的是要根据自己的情况和需求，进行个性化的规划和选择。

可以根据以下几点进行产后职业规划与发展。

Ⅰ．确定职业目标：首先需要考虑自己的职业目标，包括希望在何时、何地、从事何种职业等。

Ⅱ．寻找灵活的工作安排：对于需要照顾婴儿的女性来说，灵活的工作安排可能更加适合。可以考虑远程工作、兼职或弹性工作时间等方式。

Ⅲ．培养必要的技能和知识：根据自己的职业目标，学习和掌握相关的技能和知识。可以通过自学、参加在线课程或参加培训班等方式提升。

Ⅳ．寻找支持和资源：可以通过加入职业组织、与同行交流和分享经验等方式获取支持和资源。

Ⅴ．制订计划并执行：制订详细的职业发展计划，并采取必要的行动实现职业目标。同时需要不断评估和调整计划，以适应情况变化。

2）全职妈妈：全职妈妈指的是一位母亲放弃就业、全身心投入照顾儿童和家庭事务中的角色。她们通常没有外界工作，而是全天照看儿童、从事家务劳动以及其他家庭管理任务。

全职妈妈可能会面临以下心理压力。

Ⅰ．持久性的任务和责任感：全职妈妈需要不断照顾儿童，处理家务等琐碎任务，对这种持久性的任务可能会感到疲惫并产生责任感。

Ⅱ．缺乏个人空间：全职妈妈可能没有足够的个人时间和空间，无法进行自我关注、放松。这可能会导致焦虑、疲劳和抑郁等问题。

Ⅲ．社交孤立：全职妈妈可能因为照顾儿童而缺少社交活动。这可能导致孤独感和与社会脱节感。

Ⅳ．经济压力：全职妈妈可能会面临经济上的压力，尤其是之前无收入或需要支付额外的育儿费用时。

Ⅴ．教育压力：全职妈妈可能会对儿童的教育感到有压力，如如何提供足够的学术资源和社会经验。

全职妈妈是一种选择，她们把大部分时间用在照顾儿童和家庭上，这是一个非常具有挑战性的角色，需要巨大的耐心、责任感和组织能力。社会应该尊重和支持全职妈妈的选择，并认识到她们所做的工作同样重要，也需要得到相应的社会价值和经济回报。同时，也应该理解其他母亲或女性可能选择不同的生活方式，包括继续工作或追求自己的事业发展。

（白晓瑛　聂戈　张云巧）

参考文献

[1]　王琦. 基于层次分析法的职业女性二孩生育意愿影响因素研究. 经济研究导刊，2022（1）：144-148.

[2]　DOVOM M R, TEHRANI F R, ABEDINI M, et al. A population-based study on infertility and its influencing factors in four selected provinces in Iran (2008-2010). Iran J Repord Med, 2014, 12(8): 561-566.

[3] LUKE M A, MAIO G R, CARNELLEY K B. Attachment models of the self and others: Relations with self-esteem, humanity-esteem, and parental treatment. Personal Relationships, 2010, 11(3): 281-303.

[4] WISEMAN H, MAYSELESS O, SHARABANY R. Why are they lonely? Perceived quality of early relationships with parents, attachment, personality predispositions and loneliness in first-year university students. Personality and individual differences, 2006, 40(2): 237-248.

[5] COLLINS N L, FEENEY B C. A safe haven: An attachment theory perspective on support seeking and caregiving in intimate relationships. Journal of personality and social psychology, 2000, 78(6): 1053-1073.

[6] CREASEY G. Associations between working models of attachment and conflict management behavior in romantic couples. Journal of counseling Psychology, 2002, 49(3): 365-375.

[7] MIKULINCER M, SHAVER P R. Attachment in adulthood: Structure, dynamics, and change. 2nd ed. New York: Guilford Publications, 2010.

[8] GABLE S L, REIS H T, DOWNEY G. He said, she said: A quasi-signal detection analysis of daily interactions between close relationship partners. Psychological Science, 2003, 14(2): 100-105.

[9] SOMMER J, BABCOCK J, SHARP C. A dyadic analysis of partner violence and adult attachment. Journal of Family Violence, 2016, 32(3): 1-12.

[10] HUDSON N W, FRALEY R C. Adult attachment and perceptions of closeness. Personal Relationships, 2017, 24(1): 17-26.

[11] 孙嘉秀, 何赟, 马皑. 成人依恋对关系满意度的影响: 拒绝敏感性与关系真实性的链式中介. 中国临床心理学杂志, 2020, 28（6）: 5.

[12] 宾春萍. 纯母乳喂养对婴儿生长发育的影响. 临床医药文献电子杂志, 2020, 7（18）: 2.

[13] MARKUS H, GUNTHER M, INGA N, et al. Effects of suckling on hypothalamic-pituitary-adrenal axis responses to psychosocial stress in postpartum lactating women. Journal of Clinical Endocrinology & Metabolism, 2001(10): 4798-4804.

[14] 代艳, 袁源, 邓雨峰, 等. 产妇精神心理状况与母乳喂养的相关性研究. 现代医药卫生, 2021, 37（6）: 998-1001.

[15] FONAGY P. Attachment theory and psychoanalysis. New York: Karnac Books, 2001.

第四节　围绝经期女性

一、基本特点

（一）围绝经期定义

围绝经期指女性绝经及其前后的一段时间，是从有生育能力到无生育能力状态的过渡，包括绝经前期、绝经及绝经后的一段时间。绝经指女性结束一生中最后一次月经，但需要在最后一次月经的 12 个月之后方可确认。40 岁以上女性末次月经后 12 个月仍未出现月经，排除妊娠及其他可能导致闭经的疾病后则可临床诊断为绝经。绝经的平均年龄在 48 ～ 52 岁，约 90% 的女性在 45 ～ 55 岁绝经。绝经是女性成年后除妊娠外另一重要的生理性变化，也是出现骨质疏松、中心性肥胖等健康问题的关键时期。资料显示，绝经年龄受女性的种族、社会文化背景、初潮年龄、生育次数、教育与饮食等因素影响。

1994 年世界卫生组织人类生殖特别规划委员在日内瓦会议中对绝经、绝经后期、绝经过渡期及围绝经期等术语给予了较清晰的定义，认为进入绝经过渡期的标志是 40 岁以上的女性在 10 个月之内 2 次相邻月经周期长度的变化 ≥ 7 天，是从临床特征、内分泌学及生物学上开始出现绝经迹象直至最后一次月经的时期。而围绝经期包括了绝经过渡期和绝经后 1 年。围绝经期的通俗说法即"更年期"，则包含了围绝经期及以后3～5年甚至更长时间，通常指40～65岁。

（二）围绝经期女性的生理变化

围绝经期是女性一生中生理变化最为显著的时期，由于卵巢功能的衰退、内分泌环境改变，80%的围绝经期女性会出现潮热出汗、眩晕、复发性阴道炎、性交痛、尿失禁等症状，称为绝经综合征。同时围绝经期女性还面临一些社会和家庭问题，如工作状态的改变、"空巢"现象、家庭结构改变、亲人离世等，使围绝经期女性抑郁、焦虑和失眠高发。

1. **围绝经期女性的内分泌变化** 围绝经期卵巢功能衰退，卵泡数量迅速下降，雌孕激素分泌减少，对下丘脑和垂体的负反馈调节减弱，下丘脑、垂体功能性亢进，导致促性腺激素释放激素（gonadotropin-releasing hormone，GnRH）、卵泡刺激素（follicle stimulating hormone，FSH）、黄体生成素（luteinizing hormone，LH）含量增多，引起下丘脑 - 垂体 - 卵巢轴（hypothalamic-pituitary-ovarian axis，HPO）功能紊乱。围绝经期性激素变化一般可分为孕激素不足、雌激素相对升高、雌激素低下和卵巢内卵泡耗竭4个阶段。卵巢分泌雌激素的相对或绝对不足是女性绝经前后最关键的内分泌改变，同时也会引起脑内儿茶酚胺等神经递质的变化及下丘脑体温调节中枢功能的改变，由此可产生自主神经功能紊乱，诱发潮热、出汗、乏力等症状。有研究显示，围绝经期功能障碍的发生和严重程度也许受下丘脑、垂体功能亢进的神经内分泌影响多于且早于卵巢分泌雌激素下降造成的影响，且内分泌改变的发生率与年龄显著相关。

睾酮是女性体内最有活性的雄激素，雄激素受体广泛分布在中枢神经系统、外周神经系统和大脑皮质。50%睾酮来源于卵巢与肾上腺，另外50%来自周围组织中雄烯二酮的转化。绝经前的健康女性每日产生睾酮约300μg，大约是成年男性的5%。从女性围绝经期开始，循环中的雄激素随着卵巢和肾上腺分泌功能的下降而下降，绝经后睾酮水平降低约50%。在老年期，卵巢中卵泡虽然衰竭，雌激素明显减少，但间质细胞反而增加，仍能分泌一定量的雄激素。雄激素影响性欲、睡眠、认知能力、学习能力、体温调节、视觉空间和语言流畅等，能促进蛋白质合成和肌肉生长，并刺激骨髓中红细胞的增生。

围绝经期女性睾酮水平下降会引起性欲下降；睾酮可能以某种方式调节 5- 羟色胺受体的活性，能够止痛并且降低焦虑。有研究显示，抑郁症妇女血清睾酮水平低于正常妇女，尤其是围绝经期抑郁症妇女的血清睾酮含量最低。既往大量研究显示围绝经期雌激素降低是围绝经期骨质疏松的重要原因，近来研究发现血浆睾酮水平的降低也是女性骨质疏松的标志之一。

围绝经期除下丘脑 - 垂体 - 卵巢轴失衡外，交感 - 肾上腺素髓质及交感 - 肾上腺素皮质系统功能也会失调，血浆中儿茶酚胺含量增高，尤其以多巴胺的增高较为显著，随着神经递质的变化，围绝经期女性发生情志改变。有许多报道证实，神经递质的变化与绝经综合征的发生有内在的联系。另有报道称女性围绝经期症状的发生与瘦素、睾酮和胰岛素等激素的异常分泌有关。

2. **围绝经期女性的身体变化** 雌激素受体存在于机体的多个器官中，女性绝经后雌激素水平逐渐降低，相应器官也随之出现各种变化。

（1）生殖器官萎缩：外阴由于失去大部分胶原和脂肪而萎缩，阴毛脱落，颜色灰白，外阴皮肤干燥，阴道口缩窄。阴道缩短、变窄，皱褶减少，弹性降低，易出现性交疼痛或不适，同时雌二醇减少抑制阴道黏膜角化，细胞内糖原减少，抑制乳酸产生，使阴道自净作用减弱，对感染的抵抗力降低而易发生感染或老年性阴道炎。宫颈开始萎缩，表面苍白，宫颈腺体分泌减少，宫颈管狭窄，易发生粘连。子宫肌层逐渐发生纤维变性退化，胶原物质和弹性蛋白减少，子宫腺体和肌层萎缩，子宫体积缩小，内膜变薄。

（2）生殖功能的衰退：随着年龄增加，卵巢内存留的可募集卵泡数目减少，生育能力下降，同时卵母细胞质量下降，形成胚胎后非整倍体和其他染色体异常增加。绝经过渡期女性月经不规则，此时可出现排卵不规律，但仍有意外受孕的可能，如妊娠易为病理性，如葡萄胎等，严重危害围绝经期女性的身心健康。

（3）身体机能改变

1）体成分变化：有研究显示，体重和 BMI 在绝经前 1 年加速增长，绝经 3 年左右增速减慢，在围绝经期体重和 BMI 平均年增长率为 0.3% 和 0.4%，体重平均每年增加 0.25kg，BMI 平均每年增加 $0.12kg/m^2$。Yang 等对 5 119 名女性进行了为期 20 年的跟踪研究，发现围绝经期女性超重和肥胖的发生率从围绝经期前的 31% 和 14% 分别增加到了 38% 和 20%。同时，女性肥胖特别是绝经后女性的腹部型肥胖发病率和增长率高于男性。据 2005 年世界卫生组织统计，每年大概有至少 260 万人的死亡和 44% 的糖尿病、23% 的癌症可归因于超重或肥胖，这已经成为影响人们健康的头号杀手。肥胖是 2 型糖尿病、高血压、心脑血管疾病、代谢综合征及肿瘤等疾病的高危因素。

2）代谢综合征：代谢综合征（metabolic syndrome，MS）是一组多种代谢紊乱的临床症候群，包含蛋白质、脂肪、碳水化合物等物质代谢紊乱的病理状态。2020 年中华医学会糖尿病学分会总结中国人代谢综合征的诊断标准：①腹型肥胖（即中心型肥胖）：腰围≥ 85cm（女性）、腰围≥ 90cm（男性）；②高血糖：空腹血糖≥ 6.1mmol/L 或糖负荷后 2 小时血糖≥ 7.8mmol/L 和 / 或已诊断为糖尿病并治疗者；③高血压：血压≥ 130/85mmHg 和 / 或已确认为高血压并治疗者；④空腹甘油三酯≥ 1.70mmol/L；⑤空腹高密度脂蛋白胆固醇＜ 1.04mmol/L。符合以上 5 项标准中的 3 项即可诊断为代谢综合征。影响围绝经期

女性代谢综合征发生发展的因素较多，具体的发病机制目前还不够明确，有研究人员认为围绝经期女性的内分泌环境较为紊乱，同时性激素水平出现显著的改变，对女性的心理和生理都产生明显的影响。绝经后女性这些因素的发生风险显著高于绝经前。有研究显示，随着年龄的增加，代谢综合征的患病率逐渐升高。来自我国 11 个省市的调查显示，45 岁以上、55 岁以上人群代谢综合征患病率分别是 35 岁以上人群的 2.0 倍和 2.8 倍。

围绝经期女性的脂肪分布也发生改变，表现为躯干脂肪及内脏脂肪增加，四肢脂肪减少，躯干 - 四肢脂肪量比显著增加，脂肪分布呈中心型。围绝经期内脏脂肪增加对身体是有害的，如胸内脂肪（心包壁层外脂肪）堆积与心血管疾病风险的联系密切；腹部脂肪被认为是内分泌器官，能够分泌脂肪因子和其他物质，这些物质与胰岛素抵抗、2 型糖尿病和代谢综合征等代谢疾病密切相关。

3）骨质疏松与肌少症：骨量是指单位体积内骨组织（骨矿物质和骨基质）的含量，世界卫生组织将骨质疏松定义为一种以骨量低下、骨微结构破坏导致骨脆性增加、易发生骨折为特征的全身性骨病。在围绝经期，骨量以每年 1% ～ 2% 的速度丢失，在 42 ～ 52 岁的女性骨量丢失加速，末次月经前 1 年至末次月经后 2 年骨密度下降最快，并且骨强度下降，这种改变可能是永久性的，增加了绝经后骨质疏松的发生风险。围绝经期女性因为骨质丢失，身高每年降低 0.22cm。卵泡刺激素可以通过多种直接或间接作用促进骨吸收，围绝经期女性的骨量与血清卵泡刺激素水平呈负相关。骨密度值每下降一个标准差，骨折的危险性就会增加 1.5 ～ 3.0 倍。绝经 1 ～ 5 年内第 1 ～ 4 腰椎骨密度下降约 8%，股骨颈骨密度下降约 5%。绝经 5 年以上的女性骨质疏松症发生率明显增加。

肌少症是一种以肌肉质量、肌肉力量以及肌

肉功能下降为主要特征的中老年人高发病。随着年龄的增加，人体各器官功能减退、激素水平改变，均可导致运动能力下降、肌肉质量和肌肉力量丢失。长期卧床、久坐，长期酗酒、吸烟，膳食摄入能量、蛋白质及维生素不足，以及原有的慢性疾病、手术、恶性肿瘤、内分泌疾病、多器官衰竭、某些药物治疗等因素，均可导致肌少症的发生。其中，原发性肌少症只与年龄相关，继发性肌少症多与运动、营养、疾病相关。亚洲老年人肌少症患病概率，男性为 6.7% ～ 56.7%，女性为 0.1% ～ 33.6%。肌少症患者的数量将在未来 30 年将急剧增加，肌肉恶性衰老损失造成的临床结局将成为一个主要的公共健康问题。

二、常见心理健康问题与应对

（一）概述

随着卵巢功能衰退、内分泌功能变化，围绝经期女性常出现多种心身健康问题，心理变化主要表现在注意力不集中、容易激动、情绪波动较大、紧张、抑郁、焦虑、自我封闭、固执、有内心受挫感及自责自罪感等，同时常伴有失眠、头痛、头晕、乏力等躯体不适，其中焦虑、抑郁、失眠等是影响围绝经期女性心身健康的常见问题，甚至出现性格和行为方面的改变。

围绝经期女性可出现情绪不畅或情绪障碍。研究显示，围绝经期情绪障碍发生率高达 30% ～ 60%，烦躁易怒、情绪易波动等症状的发生率可排在前 5 位，焦虑和躯体症状高达 75.1%，抑郁症状的发生率在 30% ～ 45%。焦虑和抑郁是最常见的围绝经期情绪障碍，严重影响心身健康和生活质量。

1. **焦虑症** 焦虑症是以焦虑情绪为特征的心身疾病，表现为对未来不确定事件的过度担忧和自主神经系统活动的紊乱，表现形式有急性、慢性两种，急性焦虑即惊恐发作，慢性焦虑则为广泛性焦虑。女性在围绝经期产生的焦虑症即围绝经期焦虑症（perimenopausal anxiety），属于广泛性焦虑，是指在没有明显诱因的情况下出现的，既没有明确对象和内容又与现实情境不符的过分担心及紧张、害怕，同时伴有较显著的自主神经症状和运动性不安。精神症状表现为焦虑、担忧、害怕、恐惧、紧张不安；躯体症状表现为心悸、胸闷、气短、口干、出汗、肌紧张性震颤、颜面潮红、苍白等自主神经功能紊乱症状，失眠、食欲紊乱，性功能减退，精力丧失，以及一些非特异性躯体症状，如头痛或全身疼痛、周身不适、胃肠道功能紊乱、胸前区疼痛、尿频、尿急等。患者时常表现为敏感性增高、易激惹，严重干扰了正常生活，严重者甚至出现社会功能受损的情况。

2. **抑郁障碍** 围绝经期抑郁障碍是指首次发病于围绝经期，以情绪忧郁、焦虑紧张为主要症状的症候群，主要特征是在女性自然绝经前后由各种原因引起的以显著而持久的情绪低落为主要临床特征的一类心境障碍，可伴有不同程度的认知和行为改变，不仅会降低社会功能，还会促进骨质疏松、代谢综合征、心血管疾病的发生，部分患者存在自伤、自杀行为，甚至因此死亡。研究报道，女性抑郁症患病率是男性的 2 倍，20% 以上的抑郁症女性会伴随明显的健康残损，女性激素变化较大或分泌不足时抑郁症发生风险更高，因此围绝经期女性更易患抑郁症，其症状比非围绝经期女性更为显著。有研究表明，26% ～ 33% 的围绝经期女性可出现显著的抑郁症状；绝经综合征程度越重、持续时间越长，抑郁症的发病率越高。

3. **睡眠障碍** 睡眠障碍是围绝经期女性最常见的困扰之一，表现为入睡困难、多梦、睡眠中断、易惊醒或早醒等，严重者甚至不能入睡。睡眠障碍会导致围绝经期女性紧张、急躁，发生躯体不适症状，如头晕、头痛、心悸、乏力等，严重时还会导致逻辑推理能力障碍、认知功能减退及情绪障碍等。资料显示，长期睡眠障碍会诱发许多内科疾病，增加阿尔茨海默病发病率及自杀等过激行为的发生率，增加围绝经期女性冠状动脉粥样硬化性心脏病的风险。

（二）围绝经期常见心理问题及其影响因素

1. 生理因素与围绝经期心理变化　围绝经期女性卵巢功能衰退，雌激素分泌减少，机体一时难以调节和适应，导致 HPO 轴功能失调，是出现抑郁症状的主要原因。同时，雌激素受体在大脑中枢广泛分布，海马、杏仁核、前额叶是雌激素作用于情绪的主要中枢位点，可以影响焦虑、抑郁等情绪行为及认知功能。此外，雌激素还通过影响多种神经递质如 5- 羟色胺、去甲肾上腺素、多巴胺等的合成间接调控情绪行为。

下丘脑被认为是调节女性情绪与生殖内分泌系统的关键环节。研究发现，下丘脑和抑郁障碍相关的大脑前额叶边缘网络脑区存在功能连接，下丘脑与围绝经期抑郁症状可能存在相关性；对围绝经期抑郁大鼠的研究还发现，GnRH 神经元上有 β- 内啡肽受体。β- 内啡肽是一种活力较强的内源性阿片神经肽，具有止痛、抗抑郁、缓解压力的作用。通过增加围绝经期大鼠下丘脑中 β- 内啡肽的含量，可抑制 GnRH 的释放，进而缓解围绝经期抑郁症状。围绝经期雌激素水平降低、卵泡刺激素水平升高是围绝经期抑郁的危险因素。

研究显示，影响围绝经期女性心理变化的主要躯体原因包括慢性疾病或自我健康状况评价差、既往有生殖相关情绪障碍（如产后和 / 或经前抑郁症状）、子宫切除（伴或不伴卵巢切除）、卵巢早衰（过早绝经）、卵泡刺激素和雌二醇等性激素水平变化、血管舒缩症状（如潮热、出汗、烦躁等）、睡眠障碍、缺少体育锻炼、高BMI 等。痛经成为围绝经期女性抑郁症发生的独立危险因素，可能由于痛经与部分妇科疾病（如子宫内膜异位症）有直接联系，使围绝经期

女性心理压力持续加重。

2. 社会心理因素与围绝经期心理变化　心理现象的动态过程包括认知过程、情感过程和意志过程。认知过程反映个体在实践活动中对认知信息的接受、编码、储存、提取和使用的心理过程，主要包括感知觉、思维、记忆等过程。情感过程是个体在实践活动中对事物态度的体验，包括喜、怒、哀、乐、惊、恐、悲等情绪反应，产生依恋感、友谊感、道德感、理智感、审美感等情操体验。意志过程是个体自觉地确定目的，并根据目的调节和支配自身的行动，克服困难，实现预定目标的心理过程。顽强的意志能够使人在困难面前坚韧不拔、百折不挠。所以，个体不同的成长经历、受教育程度、社会关系、家庭状况、工作环境等社会心理因素必将对其情绪状况产生不同而复杂的影响。

调查研究发现，影响围绝经期心理变化的社会心理因素主要包括以下方面：精神疾病史及家族史，如抑郁症、焦虑症及其他精神疾病；失眠、性格内向、自我评价低、敏感多疑、多思多虑、情绪不稳、反刍思维倾向；未产；夫妻关系差、性生活满意度低；赡养老人和抚养子女的双重压力；受教育程度较低，健康知识缺乏；存在经济问题、失业、丧失父母等亲人、子女离家、离婚、丧偶等负性生活事件；对衰老和围绝经期的态度消极；社会支持低等。有围绝经期症状、生活工作压力大等表现的女性更易出现抑郁症状。若不进行治疗，围绝经期症状会持续存在，围绝经期女性饱受围绝经期症状困扰；若接受治疗，治疗所致的经济压力可能使女性担忧家庭整体经济是否被自己的疾病拖累，产生严重的病耻感，增加抑郁症的发生风险。定期参加体育锻炼、自身健康状况良好、主动获取健康知识是围绝经期情绪障碍的保护因素。

3. 现代家庭结构变化和角色适应　传统家庭通常指由一对夫妇及其子女组成的核心家庭。父母和多对已婚子女共居的联合家庭、父母和一

对已婚子女组成的主干家庭也是中国传统家庭的常见形式。在当代社会背景下也有学者提出，传统家庭是指包含传统文化要素的家庭。传统家庭的普遍价值观通常赋予婚姻和子女很高的价值，偏好双亲家庭的完整性而不是其他多元形式。现代社会的开放度提高，婚姻观、生育观，尤其是性观念的变化，已成为影响家庭变迁的主要原因之一；社会经济的快速发展，物质文化生活水平大幅度提高，人们的物质需求与精神需求都能从社会中得到满足，对家庭的依赖性越来越小。单亲家庭、核心家庭和双职工家庭等都是社会发展的必然产物。"独生子女"间接导致家庭结构的微观结构逐步向小型化过渡。而家庭规模的小型化、家庭关系的平等化、家庭功能的多样化以及家庭成员的流动化等，对围绝经期女性在家庭中的角色和地位提出了新的挑战。

（1）围绝经期常见的家庭结构变化：有学者将婚姻历程分为新婚期、哺乳期、负重期、围绝经期和成熟期5个阶段。其中哺乳期和围绝经期是婚姻多变的危机时期。围绝经期阶段往往是夫妻双方事业成功的黄金时期，但也是身体和家庭变故的多事之秋。

1）亲人离世：在中国家庭生活中，女性往往承担了更多照顾生病父母的工作，不仅劳动强度不断加大，而且情感上得不到被照护者的回应，照护者常有挫败感、痛苦不堪。经历亲人患病和离世后会出现更加明显的心理障碍，尤其是医院内死亡，可能导致丧亲者出现精神疾病、生理疾病，严重时甚至增加引发社会问题的风险。从诱发精神疾病的角度，丧亲者严重哀伤反应或应激障碍的发生率明显增多；从导致生理疾病和社会问题的角度，亲人离世诱发心脏疾病、注意力无法集中导致事故发生、个人自杀等原因导致的丧亲者死亡率也明显增加。因此，应该定时轮替照护患者，让长期照顾患者的照护者能得到良好的休息，以保持足够的体力；丧亲后要多沟通，帮助照护者宣泄不良的情绪。

面对亲人离世，约85%的丧亲者会在最初感受到强烈的悲伤，并伴随各种各样的哀伤反应，如烦躁不安、过度的怀念、认知混乱、脑海中出现闯入想法和画面。随着时间的推移，大部分人的痛苦和哀伤情绪、想法和行为会逐渐减轻直至消失，但小部分人的哀伤反应却迟迟无法得到缓解，这些丧亲者在情绪表现、认知功能甚至行为方面开始表现出失能状态，更进一步会导致其生活质量的明显下降、社会功能的严重损害。这种在失去亲人6个月后仍然存在的、强烈的、持久的哀伤反应被称为复杂性哀伤障碍（complicated grief disorder，CGD）或延长哀伤障碍（prolonged grief disorder，PGD），进而转变成为创伤后应激障碍（post-traumatic stress disorder，PTSD）。复杂性哀伤障碍作为一种独特的症候群，不同于创伤后应激障碍、焦虑障碍以及抑郁障碍。在2015年，"复杂性哀伤障碍"作为一种新的疾病分类，被收录在第11版国际疾病分类（international classification of diseases-11，ICD-11）中的应激相关障碍类目下。复杂性哀伤障碍以悲伤、后悔情绪为主，在亲人死亡后患者的最初反应是强烈的急性悲伤，表现为对离世亲人充满强烈的渴望、巨大的悲痛以及持续的思念。同时，也会伴随其他痛苦情绪，如焦虑、羞愧、愤怒等。复杂性哀伤障碍患者的悲伤程度或持续时间远远超出正常人的范围，他们会觉得失去了离世的亲人，生活便失去了目标和意义，很难再与其他人形成如此亲密的人际关系，进而很难适应生活和参加各种活动。目前已有的较为成熟的评估量表有哀伤认知问卷（grief cognitions questionnaire，GCQ）、延长哀伤障碍问卷（prolonged grief disorder questionnaire，PG-13）以及复杂性哀伤问卷（inventory of complicated grief，ICG）。及早发现复杂性哀伤障碍，及时进行个体化心理疏导、心理咨询和治疗，可以让丧亲者得到支持和帮助。

2）子女离家：随着子女离家求学、就业和

结婚，越来越多的中年空巢家庭开始出现。"空巢"是家庭结构的骤然突变，分离焦虑和适应障碍是父母空巢期最初的反应，严重者出现焦虑、坐卧不安、情绪低落、失落抑郁、过分担心、饮食质量下降、怅惘无措，尤其在传统的团圆佳节，此种心情更加强烈，久而久之，就会出现了空巢心理危机。生活枯燥乏味，加上围绝经期生理变化，使空巢女性生活质量下降。随着时间延长，空巢心理会逐渐适应，但过渡时期很多女性不适应，研究显示单亲家庭女性更为严重。除物质生活维度外，空巢心理女性的生活质量等各维度都显著差于正常健全家庭，空巢心理越重，主观生活质量越差。应积极关注围绝经期空巢女性，帮助其培养多种兴趣爱好，及时调整其心态。

3）新成员增加：当子女结婚生子，围绝经期女性面临着与家庭新成员的相处。首先是对新成员加入后的家庭变化要有足够的心理准备。新成员的加入不只是增加一个个体，而是诞生了一个新的小团体（新夫妻）。家庭关系尤其是母子关系会发生变化，要尊重子女的选择，言行有边界。降低对新成员的期待值，新的家庭关系刚开始建立，有陌生感、疏远感是正常的。一般来说，最初新成员加入时对长辈比较尊重，有时为了使长辈高兴，可能会有一些"讨好"表现。随着时间的推移、相互了解和熟悉后，"不拘礼"的成分会增加，就可能引起失望，产生不愉快情绪。因为代际间在价值观念、生活态度、生活习惯等方面有差异，现实生活中有冲突是正常的，需要相互体谅。随着孙辈来临，教育问题常常是家庭矛盾的导火索。教育是一个家庭的事，不仅要有理解和尊重，还应及时沟通，解决在教育中出现的问题。首先，应理解教育观念的代际差异，互相分享教育思想、经验，整合教育方法，学会接受新事物和知识，更新自己的教育观念；在照顾孙辈时学会放手，让子女独立解决问题。其次要重视隔代教育对幼儿心理的影响，为子

女创造更多的陪伴时间。

（2）围绝经期女性的多重角色适应：家庭角色是围绝经期女性最重要的社会角色之一。围绝经期女性在家庭中具有多重身份，如妻子、母亲和女儿。而家庭角色的适应与家庭成员之间的关系十分密切。如果家庭成员之间的沟通和理解不足，围绝经期女性的家庭角色适应可能会受到影响。

在社会角色方面，围绝经期女性的社会角色不仅涉及职业角色，还包括在社交和家庭生活中的角色。在工作方面，围绝经期女性的表现会受到很多因素的影响，如身体状况、职业环境、家庭支持等。既往研究表明，围绝经期女性容易出现情绪波动、压力增大等问题，这对她们在职场上的表现会产生一定的负面影响。但随着社会的进步和人们的认识不断提高，围绝经期女性也可以充分发挥自己的优势，如经验丰富、稳定性强、心态成熟等，以迎接职业生涯更多的机遇和挑战。在社交方面，随着时代的变迁，越来越多的女性开始进入职场或从事社会公益活动等，在社交和家庭生活中的角色也变得多样化和复杂化。围绝经期女性不仅是家庭中的母亲和妻子，还拥有自己的理想、人生追求和生活方式，也会主动地参与到更多的社交活动和公益事业中。因此，围绝经期女性需要合理安排自己的时间，以便更好地适应这些角色。

总之，围绝经期女性在社会和家庭中的角色均十分重要，在不同的角色中展现出了不同的魅力和价值。围绝经期女性的家庭角色也在不断适应着新的需求。首先，围绝经期女性需要兼顾、平衡家庭和工作，尤其在是家庭中更多的经济支柱的情况下，以便更好地适应新的家庭角色。其次，围绝经期女性还需要注意自身的心身健康，可以尝试一些健康和放松的活动，如瑜伽、按摩等，以缓解身体和心理的疲劳，从而更好地适应角色转变，维护家庭和谐。

（三）心理健康问题的应对

围绝经期女性的精神心理疾病常伴有躯体症状，精神神经系统症状具有隐匿性，常因为非精神专科医护人员认识不足、患者自我识别能力弱等原因不能被及时识别，故提高围绝经期女性心理健康素养，提高非精神科医护人员对围绝经期抑郁、焦虑的识别能力，尤其是对存在自杀倾向患者的识别至关重要。根据《妇幼保健机构妇女心理保健专科建设和管理指南》及国家更年期保健特色专科建设要求，参照《更年期女性心理健康管理专家共识》相关内容，围绝经期女性心理健康问题应对包括预防、保健与治疗三级预防措施，目的是使围绝经期女性心理问题早发现、早诊断、早治疗，减少严重心理疾病的发生和复发。

1. **一级预防——健康教育** 通过传统媒体和新媒体等多种形式开展围绝经期健康宣教课程，针对围绝经期女性的生理特点、心理特点、围绝经期心理保健的重要性、围绝经期常见的心身健康问题及影响因素、异常心理问题的自我识别和调节方法等内容提供相应知识，帮助广大女性正确认识围绝经期及绝经综合征。

健康教育内容：鼓励围绝经期女性养成健康的生活方式，营养合理，适当增加膳食纤维和微量元素，充足睡眠，适当户外运动，避免肥胖；建立多种兴趣爱好，多参加体育锻炼、结交朋友、学会沟通，恢复自信；鼓励其向医务人员讲述身体和心理上的症状，避免紧张、疲劳和情绪激动，减轻精神压力，学会一些积极的心理防卫，提高社会适应能力；同时，鼓励家庭成员了解围绝经期保健知识，为围绝经期女性提供生活上和精神心理上的支持和帮助。

2. **二级预防——围绝经期女性常见心理问题评估** 围绝经期女性常有潮热、月经失调、失眠等躯体症状，目前围绝经期情绪障碍识别率低，容易被漏诊、误诊，对于同时伴有焦虑情绪

的患者，诊断方面要着重考虑焦虑与躯体化症状之间的关系是因果还是共存；抑郁和焦虑常同时出现，应注意评估患者的抑郁症状，通常诊断抑郁和焦虑是根据两组症状的主次程度来决定；精神科评定量表常用来评估患者是否存在心理障碍。精神科评定量表种类繁多，大致可归纳成3类：①症状量表，用以评定某类疾病症状的严重程度。②诊断量表，有用于特定疾病的诊断和鉴别诊断，也有与特定的分类诊断系统配套的。③用于特定目的的特殊量表，如副作用量表用以评定精神药物副作用的严重程度，社会功能缺损量表用以评定患者的社会适应功能缺陷程度。更年期保健门诊常采用症状量表评估围绝经期女性的精神心理状态。

（1）抑郁障碍筛查常用评估量表：①患者健康问卷：属自评量表，可用于评价个体近2周的抑郁情绪。量表总分0～4分为无抑郁症状，5～9分为轻度抑郁症状，10～14分为中度抑郁症状，15分以上为重度抑郁症状。②抑郁自评量表：用于评价个体近1周抑郁状态的轻重程度及其在治疗中的变化。

（2）围绝经期焦虑障碍筛查的常用评估量表：①广泛性焦虑量表：属自评量表，可用于评价个体近2周焦虑症状的严重程度。总分0～4分为不具有临床意义的焦虑症状，5～9分为轻度焦虑症状，10～14分为中度焦虑症状，15分及以上为重度焦虑症状。②焦虑自评量表：用于评价个体近1周焦虑情绪的主观感受。

值得注意的是，在心理和情绪障碍中，抑郁与焦虑症状常合并存在，同时可能合并躯体化症状，即"混合性焦虑与抑郁障碍"。

（3）自杀风险评估常用量表：贝克自杀意念量表（Beck scale for suicide ideation-chinese version，BSI-CV）用于量化和评估自杀意念。量表共有19个条目，前5项为筛选项，评估个体是否有自杀意念，如果第4项或第5项任意1个选择答案是"弱"或者"中等到强烈"，则为有

自杀意念，需要继续完成后面的 14 项，后 14 项可用来评估自杀倾向。得分越高，自杀意念越强烈，自杀危险性越大。

（4）围绝经期症状量表：改良 Kupperman 评分表和绝经期生存质量量表是目前国际上通用的评估围绝经期症状的工具，能较好地识别绝经相关症状。

改良 Kupperman 评分表能较好地识别绝经相关症状。该量表共 13 个条目，涉及 13 种最常见的围绝经期症状，包括潮热及出汗、感觉障碍、失眠、易激动、抑郁及疑心、眩晕、疲乏、骨关节痛、头痛、心悸、皮肤蚁走感、泌尿系统症状和性生活状况。每个条目根据选项得分加权后相加得出总分。评分 ≤ 6 分为正常，7 ~ 15 分为轻度，16 ~ 30 分为中度，> 30 分为重度，总分越高代表绝经相关症状越严重。

绝经期生存质量量表是专门测量围绝经期女性生存质量的工具，可较为全面地评价围绝经期女性的生存质量及其变化情况。量表包括 29 个条目，分为血管舒缩症状、心理社会状态、生理状态、性生活 4 个维度，其中心理社会状态包括感到焦虑或紧张、记忆减退、做事不如以往得心应手、感到抑郁、情绪低落或沮丧、对别人缺乏耐心、总想一个人待着。围绝经期女性对过去 4 周内自己有无相应症状进行评价，若有则进一步对该症状的困扰程度进行评分，0 分表示没有困扰，6 分代表极度困扰。分别计算每个维度下所有条目的平均分，得分越高，生存质量越差。

（5）睡眠量表：①阿森斯失眠量表：属自评量表，以近 1 个月睡眠的主观感受为主要评定内容，可用于睡眠质量状况调查。量表共 8 个条目，每条从无到严重进行四级评分（0 ~ 3 分），总分小于 4 分为无睡眠障碍，4 ~ 6 分为可疑失眠，6 分以上为失眠。②匹兹堡睡眠质量指数：该量表适用于睡眠障碍患者、精神障碍患者的睡眠质量评价、疗效观察以及一般人群睡眠质量的调查研究，一般作为睡眠质量与心身健康相关性

研究的评定工具。

3. 三级预防——围绝经期女性精神心理问题干预 鼓励建立与完善多学科联合会诊机制，在不同医疗机构和科室之间形成协作工作体系，为围绝经期保健门诊提供心理保健服务技术指导和支持，共同制订围绝经期女性心理健康管理计划，加强相关科室人员对心理问题的识别意识，完善转诊网络体系，做到及时转诊。

（1）健康教育：围绝经期女性精神心理问题常伴有躯体症状，可以采取健康教育、适量运动、减压干预、家庭社会支持等方法缓解潮热、出汗、抑郁、焦虑等症状，提升围绝经期女性心身健康水平和幸福感。

（2）通过病史询问、量表评估、精神专科会诊等明确围绝经期女性精神心理问题及程度，给予个体化处理。

精神治疗通过言语、表情、态度、行为和周围环境的作用，影响、改变患者的感受、认知、情绪和行为，从而改善患者的心理状态、行为方式以及由此引起的各种躯体症状，使其人格向着较为积极的方向发展。应为围绝经期女性提供专业的心理治疗服务，可采用团体或个体形式，根据患者特征和治疗者的专业特长选择认知行为疗法、人际心理治疗、基于正念的认知减压疗法、心理动力学治疗等技术。目前认知行为疗法为围绝经期女性患者的主要心理治疗方法。

有选择地使用药物治疗可以使围绝经期抑郁、焦虑症状很快得到控制，其起效比心理治疗快，而且适用于心理治疗效果不佳或无效的患者，但药物的使用目前仍有许多局限，应于专科治疗，使用过程中需要注意药物的适应证、禁忌证以及不良反应等。主要包括抗抑郁和焦虑治疗、绝经激素治疗、中医药治疗，针灸治疗、运动疗法、松弛训练等辅助方法也有一定的疗效。

各种治疗手段可以单独使用也可以联合使用。网络、电话等远程心理服务模式可以帮助更

多围绝经期女性应对焦虑、抑郁情绪或失眠问题。同时需要建立完善的转诊网络体系，做到及时转诊。

三、绝经综合征

围绝经期内源性雌激素水平的下降可引起多种症状，如潮热、出汗、情绪改变、睡眠紊乱、向心性肥胖和生殖泌尿系统症状等。部分女性在绝经过渡期症状已开始出现，持续到绝经后2～3年，少部分女性可持续到绝经后5～10年。这些症状严重影响女性生活质量，导致出现一系列身心健康问题。

（一）概述

绝经综合征（menopause symptom，MPS）是绝经前后性激素波动和/或减少所致的以自主神经系统功能紊乱为主，伴有神经和心理症状的一组症候群，包括血管舒缩症状（vasomotor symptom，VMS）、阴道和泌尿系统问题、睡眠障碍、情绪波动、认知功能变化及腹部脂肪增加等，多发生于45～55岁。据调查，高达78.4%的女性受到绝经综合征的困扰，其中以乏力、易激动、失眠、骨关节和肌肉疼痛、潮热6种症状最为常见；最新的调查显示绝经生殖泌尿综合征的患病率也高达78.5%。

绝经综合征的严重程度与体重、健康状况、心理、情绪、环境、性格和文化修养等密切相关。我国围绝经期症状及相关因素分析表明，文化程度较高的脑力劳动女性更易患本病；初潮年龄早，月经周期短、不规律或有痛经者，发病率高；而周围环境安定、家庭和睦则发病率低。研究结果还表明，未处于工作状态的女性绝经期症状发生率更高；刚退休者（55～60岁）的表现会相对显著；丧偶或离异者更易出现较严重的绝经期症状。此外，伴侣的健康状况和绝经期女性的自身健康状况也是重要的影响因素。

（二）绝经综合征的常见症状

一般绝经前4～5年，女性就会出现绝经综合征症状，如潮热出汗、睡眠障碍、月经紊乱、情绪变化及全身肌肉关节痛；绝经后开始出现萎缩症状，如皮肤皱褶、泌尿生殖道萎缩及黏膜萎缩；65岁之后，逐渐出现骨质疏松、心脑血管疾病以及阿尔茨海默病等疾病，并影响生活质量。据统计，围绝经期症状多达一百余种，涉及机体的各个方面。

1. **月经异常**　月经周期改变是围绝经期女性最早出现的临床症状，65%的女性会出现月经周期逐渐延长、经期缩短、经量减少、逐渐停经；10%～15%的女性会突然出现闭经，月经不再来潮；10%～20%的女性会出现不规则出血。围绝经期由于卵巢内卵泡数目的减少和卵泡对垂体促性腺激素敏感性的降低，导致卵泡不能发育为成熟并进行排卵，无排卵月经周期增加。孕激素分泌减少或无孕激素分泌，导致子宫内膜缺乏孕激素保护，长期单一雌激素刺激易引起子宫内膜病变，甚至发生子宫内膜癌，故对于围绝经期月经周期不规律者，临床医生需要关注子宫内膜情况。

2. **血管舒缩症状**　潮热、出汗是雌激素下降的常见症状，也是围绝经期特有症状。自然绝经者潮热发生率超过50%，人工绝经者发生率更高。潮热发作的次数和持续时间有很大的个体差异，症状轻者每日发作数次，持续数秒；重者十余次或更多，持续数分钟。夜间或应激状态易诱发潮热，如夜间发生可影响睡眠，日间发生会感到疲乏、注意力下降，对女性睡眠和生活质量影响非常大。

有研究分析美国1 449例有频繁血管舒缩症状的绝经过渡期患者，其血管舒缩症状持续的中位时间为7.4年，绝经后症状持续中位时间为4.5年，且持续时间存在种族差异，亚裔女性约为5年，白种人为7年，西班牙裔为9年，黑种人长达10年。北京协和医院的生殖衰老队列数据显示，83.4%的受试者在绝经过程中出现过潮热症状，潮热的中位持续时间达4.5年。

3. 自主神经失调症状 围绝经期雌激素水平波动或下降均会出现神经系统功能紊乱的症状，症状表现为头痛、头晕、耳鸣、失眠、多梦、易惊醒、记忆力衰退、思想不集中、易激惹、焦虑不安或情绪低落、表情淡漠、敏感多疑、过度自尊或自卑、不能自我控制情绪等，甚至出现抑郁，严重影响日常工作和生活。这些症状可持续到绝经后2～3年，少数可持续至5年以上。

4. 精神神经症状 雌激素水平下降，下丘脑中酪氨酸羟化酶（儿茶酚胺合成的限速酶）活性增加，去甲肾上腺素转化率增加使下丘脑体温调节中枢下调，加上脑内5-羟色胺水平下降，导致脑内β-内啡肽异常，产生精神神经症状，经雌激素治疗症状可缓解。围绝经期精神神经症状表现为焦虑不安或情绪低落、失眠、不能自我控制情绪等。有研究显示，围绝经期女性的焦虑状态比例升高，14.51%的围绝经期女性焦虑自评量表评分显示为焦虑状态，高于同期男性，其中收入低、健康状态差、遇重大事件是影响评分的主要原因。记忆力减退和注意力不集中也较常见。根据2018年中国医师协会睡眠医学专业委员会公布的数据，失眠患者中有75.0%因为情绪导致睡眠质量下降，睡眠质量差者达到36.3%。常见的睡眠障碍有失眠症、嗜睡症、睡眠觉醒节律紊乱、睡行症、夜惊、梦魇。

5. 心血管症状和心血管疾病风险增加 心血管系统症状主要表现为心悸、心慌、胸闷、呼吸困难、假性心绞痛、阵发性心动过速或心动过缓等，特点是症状多、体征少、心肌功能良好、心电图及运动试验大多正常。心血管系统症状还可以表现为血压升高。围绝经期血管舒缩功能不稳定，血压升高以收缩压为主且波动明显，休息后可降到正常，性激素治疗有效。目前认为相对于舒张压升高，收缩压升高是更重要的心血管事件预测因子。

雌激素对女性心血管系统具有保护作用，可增加血流和抑制动脉粥样斑块的形成，减少血脂紊乱，后者是冠心病发病的主要原因。绝经后雌激素水平降低，心血管疾病称为影响绝经后女性健康的首要因素。女性绝经前冠心病发病率低于男性，而绝经后易发生动脉粥样硬化、心肌缺血或梗死、高血压和脑缺血。绝经后女性冠心病发病率及并发心肌梗死的死亡率也随年龄而增加。流行病学显示，女性心血管疾病的始发年龄大约比男性晚10年；尽管心血管疾病在绝经前女性相对少见，但在45～54岁（即绝经年龄）后发病率显著增加；45～55岁女性绝经后动脉粥样硬化发生率增至绝经前的4倍，冠心病的发病率是绝经前的2.7倍。

6. 绝经生殖泌尿综合征 阴道、宫颈、子宫和尿路上皮是雌激素的敏感靶器官。雌激素减少可导致这些部位的组织发生萎缩性改变，引起阴道和泌尿生殖道上皮细胞的组织学和功能改变，超过一半的绝经后女性会有泌尿生殖道萎缩相关症状，称为绝经生殖泌尿综合征（genitourinary syndrome of menopause，GSM）。最新研究显示，高达78.5%的绝经女性会出现GSM，GSM患者大多以生殖道症状为主，泌尿道症状也占有重要比例，分别为95.5%和46.4%。绝大多数GSM女性并无特异性感染，阴道正常菌群失调所致的细菌性阴道病为绝经后泌尿生殖道感染的最常见类型。

绝经后阴道皱襞及弹性组织减少，阴道变窄，阴道黏膜上皮萎缩，常伴毛细血管破损，导致不规则淋漓出血或血性分泌物，自觉阴道干涩，有性交痛。生殖道症状包括阴道萎缩、外阴阴道疼痛、瘙痒、干涩、烧灼、刺激、性生活障碍、反复发作的萎缩性阴道炎等。尿道和膀胱的黏膜变薄、抵抗力下降，可反复发生萎缩性尿道炎、膀胱炎，表现为尿频、尿急、尿痛，甚至耻骨上区疼痛等。泌尿道症状包括尿急、尿频、尿痛、反复泌尿系统感染，以及压力性尿失禁。

7. 骨质疏松　雌激素是维持女性骨量的重要激素，雌激素可促使甲状腺分泌降钙素，抑制骨吸收，对骨骼起保护作用。围绝经期女性雌激素水平下降，约25%患有骨质疏松。绝经后骨矿含量以每年3%～5%的速度丢失，前5年丢失最快，并将持续10～15年，绝经后早期，前臂远端每年平均减少约3%骨密度，脊椎和股骨颈绝经后3年内平均每年减少2%～3%骨密度，绝经早的女性（45岁前），骨密度下降更快速，平均每年骨密度减少3%～4%。

骨质疏松症多发生在绝经后5～10年，雌激素缺乏，破骨活动相对增强，大量骨质丢失，极易引起椎骨压缩性骨折及股骨、肱骨等处骨折，而且愈合极缓慢。人工绝经比自然绝经的骨量丢失更迅速，症状更严重。约51.6%的65岁以上女性患有骨质疏松症，出现脊椎变形伴变矮或驼背，跌跤或受伤时极易发生骨折。随着骨密度快速流失，患者常感到腰背痛、关节痛、肌肉痛等症状。骨关节疼痛常在晨起明显，可出现全身性关节疼痛，以膝关节多见。

8. 盆底功能障碍性疾病　以盆腔器官脱垂和压力性尿失禁为主要表现的女性盆底功能障碍性疾病是中老年女性的常见病和多发病。全国范围的流行病学调查显示，绝经后女性盆底器官脱垂的发病率约为50%，根据我国人口普查结果推算，将有数千万女性受此疾病困扰。

雌激素受体不仅存在于子宫、阴道和输卵管，还存在于主韧带、宫骶韧带、肛提肌、阴道后穹窿和阴道壁等女性泌尿生殖道组织中，雌激素受体表达的强弱受月经不同期别的雌激素状态影响。绝经后雌激素水平下降，导致盆腔支撑结构缺陷或退化，盆底肌肉失去张力，韧带及结缔组织弹性降低。子宫脱垂、阴道前后壁膨出等盆底功能障碍性疾病随着年龄的增长症状加重。

9. 皮肤衰老　围绝经期女性皮肤干燥、瘙痒、弹性减退、光泽消失、变薄易损伤，出现皱纹、色素沉着、水肿，少部分女性出现唇毛和下颌毛增多等改变。

10. 胃肠道不适　围绝经期可见恶心、咽部异物感、嗳气、胃胀不适、腹胀、腹泻、便秘等症状。

（三）围绝经期症状与生活质量的评估

除了Kupperman评分表和绝经期生存质量量表，常用的绝经相关症状评估量表还有更年期生活质量评分量表（menopause rating scale，MRS）和Greene更年期量表（Greene climacteric scale，GCS）等，主要用于评估更年期女性当下或过去一段时间的围绝经期症状及生活质量，常见的评估维度包括躯体症状、血管舒缩症状、心理症状、泌尿生殖系统症状或性生活等。

（四）绝经综合征的处理

绝经综合征的发生及其严重程度受多种因素影响，需要从多方面对其症状进行调控，包括健康科普和多学科综合管理，改善生活环境和交际环境，定期进行心理疏导。慢性病已成为我国主要的公共卫生问题，围绝经期女性慢性病患病绝对数和相对数都在增长，防治女性围绝经期症状已经成为社会发展的需要，提高围绝经期女性的健康水平，对围绝经期女性的保健至关重要。

1. 健康教育　调查显示，我国女性获取围绝经期保健相关知识的渠道有限，围绝经期相关知识知晓率低，不能及早识别症状、及时就医，导致错过最佳保健时间，给老年健康带来很多隐患。已就诊的围绝经期女性以绝经后、高学历、中高收入女性为主，合并中心型肥胖、高脂血症、高血压等慢性病的比例较高，因此应重视全民围绝经期保健工作，以提高社会整体健康水平。2011年，李丽玮等采用分层整群抽样方法、面对面方式进行问卷调查和改良Kupperman评分量表评估，共调查了1 654名女性，平均绝经年龄为（49.89±3.25）岁，围绝经期症状发生率为 94.26%，但在有症状的女性中，仅有 21.8% 的人曾去医院就医，采用雌激素补充疗法的仅 2.75%；47.46% 的女性属于肥胖型，但仅有 5.45% 的女性控制饮食。2020 年谢小倩等对广州白领女性进行了围绝经期相关知识调查，显示 47.60%（485/1 019）对围绝经期早期症状充分知晓，但仅仅 14.52%（148/1 019）对绝经远期危害充分知晓；40 岁及以上白领女性围绝经期相关症状的发生率为 73.11%（416/569）；77.72%（792/1 019）认为有必要或非常有必要科普围绝经期相关知识。2019 年针对某医院职工的相关调查显示，对于绝经相关远期并发症，13.77% 的被调查者不知道绝经增加骨质疏松/骨折风险，23.32% 的调查者不知道绝经增加心血管事件风险。具有医学教育背景和研究生学历的女职工知晓率显著增加。然而只有 29.98% 的女职工认为围绝经期需要激素治疗，仅有 18.80% 希望了解绝经激素治疗，仅有 5.94% 有围绝经期症状的女职工接受过绝经激素治疗，且与文化程度、教育背景无关。这些调查研究提示我国大多数女性包括医院女职工对绝经综合征的症状表现有一定认识，但对其远期危害认识不足，保健意识薄弱，保健知识不足，对获得围绝经期知识有较大需求，农村女性尤为严重，大多数围绝经期女性认为潮热、烦躁等是围绝经期的正常生理现象，不能也不需要治疗。目前，围绝经期女性获得相关科普知识主要来源于医生，但上述调查结果显示医务工作者虽然对围绝经期症状了解较充分，但对围绝经期是否需要治疗及围绝经期综合管理认识不足；提示亟须尽早普及和加强围绝经期保健知识，要特别重视医务人员的科普教育，有必要开展围绝经期相关知识的宣教，促进女性围绝经期健康。

健康教育是一种传播保健知识和技术、促进人体健康发展的一门科学。通过健康教育，女性在面临围绝经期身心变化困扰时可以正确识别、走进医院，向医生寻求帮助，必要时给予医学干预。同时，在医生的建议下、家庭和社会的支持下做好自我保健和自我管理。围绝经期女性只有充分了解自身身体和心理变化、及早预防和识别绝经综合征症状，尽早就医，才能平稳地、科学地度过围绝经期，从而为老年期打下扎实的健康基础。

研究显示，健康教育可以明显提高女性对围绝经期知识的知晓率，可以有效地、科学地帮助围绝经期女性建立健康行为。健康教育的方式也有很多种。例如，通过举办围绝经期保健知识讲座班，了解围绝经期女性健康知识需求的重点，发现围绝经期女性普遍重视保健知识，重视生活素质，重视生理、心理健康状况，通过围绝经期知识学习，对围绝经期保健知识的问卷调查得分从 70.62 分增加到 92.80 分，对围绝经期保健知识的知晓度显著提高；同时，了解围绝经期女性保健知识对其行为改变有很大的帮助，自身健康关注程度明显提高，并且愿意将保健知识转变为行为，落实到行动，从而提高围绝经期女性整体的生活素质。

健康教育方式和技巧对健康教育结果即所传授的知识的采纳程度有一定影响。健康教育学要求教育内容具备五性（思想性、科学性、针对性、群众性、艺术性）和五知识（基础医学知识、预防医学知识、卫生统计知识、影视技术知识、文学知识）。立体式健康教育形式多样，以围绝经期女性健康为宗旨，医务人员和患者及家属共同制订疾病治疗方案，充分满足围绝经期女性的需求，从不同的角度出发，将患者作为健康的核心，调动患者及家属的参与度，通过这种"多层次、多渠道、多元化"方式保证健康教育的规范性和标准性，提高患者自我保健意识和对疾病管理的参与度，从而达到更好的围绝经期健康管理。

围绝经期健康教育的具体内容包括：①组建立体式健康教育路径专科小组：选择资历深且经验丰富的人员作为小组成员，包括护理人员、医生、家属等，根据患者实际情况、共同参与制订针对性健康教育内容、疾病治疗方案与护理方案，做到"因人而异，因病而异"，并保证方案有序开展。②评估患者病情：医务人员应详细了解患者的年龄、受教育程度、工作性质、月经情况、围绝经期症状及情绪波动情况，与患者多沟通、多交流，给予患者鼓励和安抚，指导患者表达实际需求，加强个人健康教育。③解决患者的问题：医务人员帮助患者及家属建立正确认识，了解围绝经期相关心身变化，耐心解释患者询问的问题，在患者的情绪管理、骨质疏松预防、膳食、运动及心理保健等方面给予全面指导。④实施动态健康教育管理：医务人员通过电话随访、网络平台追踪、门诊随访等多种形式联合家属共同监督、教育、指导执行情况及健康教育效果，记录病情变化情况，并对路径进行及时调整。唐珂等发现立体式健康教育路径在围绝经期女性保健管理中的效果优于普通健康教育，通过立体式健康教育，健康知识知晓率和健康行为采纳率均明显高于普通健康教育，围绝经期女性的Kupperman 评分、更年期评定量表、焦虑自评量表及抑郁自评量表评分均低于普通健康教育。立体式健康教育以健康为宗旨，将"以疾病为中心"管理模式转换为以"健康为中心"管理模式，医护工作者、患者、患者家属共同参与健康教育和治疗方案制订，并监督实施，并根据患者状态和病情变化不断动态调整健康教育和治疗方案，形成"了解情况 - 共同决策 - 监督实施 - 调整再实施"的闭环管理，可以在围绝经期门诊推广应用。

近年来，随着人们生活方式的改变、生活水平的不断提高，绝经后的女性对生活质量和健康状况的要求已与以往不同，应顺应形势，将医疗工作和健康保健服务结合起来，开展中老年女性的健康宣传教育和咨询服务，提高广大女性的健康意识，保障生活健康。同时，个体对健康、疾病的认识以及与医护人员之间的决策过程已经越来越受到重视，注重强调女性的自主性、合作精神，个体要完全接受综合管理方案，积极参与，才能取得最大的依从性和最好的治疗结果。

2. 围绝经期自我管理　我国围绝经期女性的自我保健意识和自我保健现状仍然不容乐观。有研究显示在更年期综合门诊就诊的患者中高脂血症、高血压、骨质疏松、糖尿病的患病率分别为 58.43%、19.02%、15.19%、12.01%，知晓率分别为 13.11%、13.11%、9.73%、5.86%。至少患 1 种慢性疾病的人占 65.64%，同时患 3 种及以上慢性病的人占 5.95%。围绝经期患者糖尿病、高血压、高脂血症、骨质疏松的患病率高，但知晓率低，有必要对围绝经期女性进行慢性疾病的筛查，提高女性的整体健康水平。为了预防疾病，提高生活质量，围绝经期女性需要学会一些有效的自我保健措施，以促进身心健康。

3. 饮食与运动指导

（1）饮食指导：一项对长春市企事业单位围绝经期女性营养知识及行为习惯现状的调查分析显示，围绝经期女性在营养知识、饮食习惯、饮食行为等方面存在较多问题。每天坚持喝牛奶者占 34.7%，坚持食用豆制品者占 17.7%，每天坚持摄入适量鱼肉蛋者只占 45.0%，还有 61.8% 的人很少或从不讲究粗细搭配，80.0% 以上的人不吃或很少吃粗粮，68.9% 的人很少或从不根据食物的营养价值选择食物，还存在暴饮暴食、节食及不吃早餐的行为。研究结果提示，围绝经期女性的营养知识、行为习惯亟须提高和改善，各种媒体应加强对营养知识的宣传管理，医疗保健机构及社区应大力开展对围绝经期女性合理营养及平衡膳食的咨询指导和健康教育。

围绝经期女性饮食需求特点：控制热量的摄入，保证蛋白质的供应，低脂、低糖饮食，摄入适量多种维生素，人体必需的矿物质，膳食纤维和水。指南推荐中国围绝经期女性饮食特点应为：①低热量、低脂肪、低盐、低糖。一般摄入谷类食物 250 ～ 400g/d，蔬菜 300 ～ 500g/d，水果

200 ～ 400g/d，饮水 1 500 ～ 1 700ml，奶 300ml 为宜。②增加膳食纤维摄入量，20 ～ 30g/d。粗细粮应该搭配食用，最好能达到 50 ～ 100g/d，每周食用 5 ～ 7 次。③微量元素的摄入推荐量：钙 1 000mg/d，铁 15mg/d，钠＜ 5g/d。④维生素的补充建议：摄入维生素 A 3mg/d，维生素 B_1 1.2mg/d，维生素 B_2 1.0mg/d，维生素 B_6 1.5mg/d，维生素 B_{12} 2.4μg/d，维生素 C 100mg/d，维生素 D 20μg/d，维生素 E 14mg/d。⑤避免二手烟暴露。二手烟中含有大量有害物质和致癌物，二手烟暴露可以导致不吸烟女性患肺癌、乳腺癌、冠心病、脑卒中的风险增加。⑥适量饮酒。乙醇可促进血液循环，可能有利于高血压和血脂异常的预防。适量饮酒对于围绝经期女性有一定的保健作用，但饮酒要限量，45 ～ 59 岁的中老年人乙醇摄入量应掌握在 5 ～ 10g/d 为宜。

（2）运动指导：运动作为非药物干预手段，在治疗女性围绝经期症状中作用越来越受到重视。运动有益于缓解围绝经期女性相关症状，提高生活质量。不同运动对改善围绝经期症状具有不同的作用。有氧运动改善激素水平，抗阻训练提高肌肉力量、缓解骨质疏松，身心运动则改善焦虑、睡眠和身心状态。应鼓励围绝经期女性参与多种体育运动，可结合药物和营养等多种干预手段，根据不同治疗目标制订适宜的组合方式，以增强干预效果。

适当的体育活动能增强人体器官的功能，规律运动可改善围绝经期的体成分、心血管风险因素及整体健康状况，并减缓骨质流失。与同龄不参加任何锻炼的老年女性相比，绝经 5 年以上坚持体育锻炼 3 年以上的老年女性的骨质较厚，骨小梁排列整齐，而且与应力方向保持一致。适当的运动能改善血脂水平，使胆固醇、甘油三酯及低密度脂蛋白水平降低，高密度脂蛋白增加；抗阻训练可改善绝经后女性的血脂水平和胰岛素敏感性。可能机制：①机体受到适宜运动负荷的良性刺激可引起中枢 β- 内啡肽含量增加、下丘脑 - 垂体 - 卵巢轴的适应性变化和卵巢功能改变，雌二醇、孕酮、睾酮分泌明显升高，进而增加生长期骨量，延缓骨密度的生理性降低，减少发生骨质疏松的危险。②运动可明显提高脂蛋白脂肪酶的活性、增加卵磷脂胆固醇酰基转移酶活性。脂蛋白脂肪酶是人体内甘油三酯分解代谢的关键酶，而且在促进低密度脂蛋白向高密度脂蛋白转化的过程中起重要作用。卵磷脂胆固醇酰基转移酶是促进血脂分解代谢的另一种重要酶，能提高血浆高密度脂蛋白水平，促进外周细胞内胆固醇的逆向转运。③长期运动可以延长心脏舒张期，使心肌血供增加；增加血管弹性扩张系数，主动脉排空增速、阻力降低，改善微循环，降低血液黏度，血小板黏附、聚集性降低，促进机体的新陈代谢，减缓组织细胞随增龄出现的衰老现象。

围绝经期症状的运动干预呈多元化，包括有氧运动、抗阻训练、身心运动、其他运动和混合干预手段。有氧运动是围绝经期症状运动干预的主流手段，不同运动强度对围绝经期女性机体产生的影响可能不一致：中等强度（心率 111 ～ 134 次 /min）和高强度（心率 135 ～ 155 次 /min）有氧运动对绝经综合征症状缓解效果更佳；与低强度健身运动相比，持续 24 周中等强度的有氧运动和抗阻运动对改善雌激素和自由基代谢水平，缓解围绝经期心理焦虑、抑郁症状的效果更好。但也有学者发现，中等强度运动可能比高强度运动更能改善代谢综合征，建议成人每天进行 30 分钟中等强度运动。不同运动方式对骨密度的影响也不一样。负重练习对维持或提高骨密度有积极的促进作用；中等或低强度运动对骨形成起正向作用，高强度运动降低骨密度。据 Nilon 报道，举重运动员骨密度最高，其次是投掷运动员，然后是赛跑运动员、足球运动员，游泳运动员骨密度最低。对于高强度运动不利于骨形成的解释有两种说法，一种是认为随着压力增加，骨的生长增加，当达到峰值后，如果负荷继续增加，则骨生长反而减少；另一种解释是女性运动员激素失调、月经紊乱、闭经导致了骨丢失。美国运动医学学会（American College of Sports Medicine，ACSM）建议围绝经期女性每天进行 20～60 分钟有氧运动，强度为最大摄氧量（maximal oxygen uptake，VO_{2max}）的 40%～85%，每周消耗 700～2 000kcal，以提高有氧能力并改善身体成分。推荐围绝经期女性坚持户外运动和晒太阳；适当锻炼调节神经功能，促进机体代谢；每周至少坚持 150 分钟中等强度的有氧运动，如走路、慢跑、骑车、游泳、跳舞等；每周至少进行 2～3 次肌肉张力锻炼，以增加肌肉量和肌力，运动前要与医生沟通，确定运动方式及强度，并根据情况进行调整。

与有氧运动相比，抗阻训练有助于增加肌肉质量、力量和代谢率，降低空腹血糖浓度，提高身体功能并通过增加骨骼质量来降低骨质疏松的风险。但受训练类型（如抗阻器械、自由重量或弹性带）、训练强度、训练量和训练时间的影响，其治疗围绝经期肥胖和血脂异常的效果尚存争议。

情志对疾病的影响不可忽略，身心运动将人作为一个整体来看待，强调身、心的协调与统一，克服围绝经期的情绪波动、易怒、焦虑甚至激素波动带来的绝望和悲伤，全面减少围绝经期症状和肌肉骨骼疼痛，改善情绪和睡眠。因此，身心运动通常可有效治疗多个症状，有助于减少围绝经期症状和记忆丧失等认知障碍，可在不使用药物的情况下改善自我依赖，且不存在副作用或药物相互作用的风险。身心运动包括瑜伽、冥想、普拉提、太极、渐进式肌肉放松等多种形式；我国很多民族传统体育项目不仅具有身体活动的特性，还蕴含精神意志，内外兼修，也属于身心运动。气功练习（每天 30 分钟，持续 12 周）对围绝经期症状和睡眠质量都有明显的改善作用，练习的时间越长，改善作用越大。八段锦是以肢体开合动作寓于阴阳运动之中，养形怡神，"以心行气"的意念活动可直接调整大脑皮质兴奋与抑制的转换，大脑运作与休息协调规律，纠正大脑皮质因高度兴奋产生的焦虑和失眠现象，可使锻炼者注意力得到明显提高，促进神经系统与肢体动作的协调一致，心静神宁，有利于保持良好的精神状态。木兰拳练习（持续 24 周）可增加围绝经期女性腰椎、股骨颈和股骨近端的骨密度，并改善骨代谢相关激素（甲状旁腺激素）的水平。太极拳练习（持续 9 个月）可明显改善绝经后骨质疏松女性的股骨颈骨密度以及预测跌倒的摇摆参数，是一种安全、可行的降低多种骨折风险的干预措施。太极运动能缓解围绝经期女性的躯体疼痛，改善总体健康、生命力和心理健康，提高脊柱骨密度，但对躯体功能、情感角色、社会功能及骨盆骨密度无明显影响。

（3）心理保健：抑郁、焦虑、失眠等是在围绝经期发生较多且影响较为严重的精神心理问题。心理健康是指个体的心理活动处于正常状态下，即认知正常，情感协调，意志健全，个性完整和适应良好，能够充分发挥自身的最大潜能，以适应生活、学习、工作和社会环境的发展与变化。心理健康需要有自我控制能力，保持良好的情绪状态，调整心态，保持好心情，建立良好的精神防御机制，提高适应能力。劳逸结合，培养兴趣，参加社会活动，和他人交流，努力学习新的东西，学会心理放松。日常形成良好的生活习惯，合理膳食，保证充足的营养，并坚持运动，推荐每周运动＞3 次，有氧运动可作为一种正性刺激，有利于缓解抑郁情绪，也能减轻患者压力、改善情绪，同时缓解围绝经期抑郁障碍患者体重增加及躯体化症状。心理咨询师向患者介绍自我情绪调节的方法，如音乐疗法、意念放松疗法、全身肌肉放松训练等。嘱家属多陪伴、安慰患者，营造良好的家庭氛围。

心理治疗在围绝经期抑郁治疗中具有重要作用。通过心理治疗，能使患者认识到不合理信念及负性认知想法，进而更深层次地改变负性认知结构，提高治疗依从性。认知行为疗法对围绝经期抑郁患者有明显疗效。正念疗法是以正念为核心的心理疗法，通过正念冥想、身体觉察、瑜伽等唤醒内在专注力，提高自我调节能力，提升自我接纳和应对能力，可以很大程度上减少围绝经期抑郁和焦虑的心理症状，从而有效疏导患者的心理压力，减轻机体不适感，并提高其生存质量，因此其在绝经综合征女性中有较大应用空间。心理治疗不能改善患者症状时可联合抗焦虑、抑郁药物治疗，以更快缓解相关症状。

（4）激素治疗：绝经激素治疗（menopause hormone therapy，MHT）是针对卵巢功能衰竭而采取的一种医疗措施，科学应用 MHT 可以有效缓解绝经相关症状，绝经早期使用还可在一定程度上预防老年慢性疾病的发生。

MHT 用于治疗绝经综合征始于 20 世纪 40 年代的美国，曾被称为激素替代疗法（hormone replacement therapy，HRT），经历了数次大起大落。20 世纪 70 年代报道使用雌激素会增加患子宫内膜癌的危险性。特别是 2002 年，美国的女性健康倡议（women's health initiative，WHI）研究及英国的临床试验结果显示，HRT 使冠心病、脑卒中、乳腺癌的发病率增加，给 MHT 的应用带来了更多的争议、困惑与恐惧，临床应用迅速减少。后来经过循证医学的客观分析，发现 WHI 研究人群年龄偏大，存在统计学评估缺陷，如扩大了实际增加的乳腺癌风险的比值、未对研究对象进行风险分层等，其结果不能代表适合应用激素治疗的人群。激素治疗的安全性很大程度上取决于年龄。围绝经期及绝经早期女性应用激素依然是延缓衰老、预防疾病和提高生活质量的必要措施之一。越来越多的研究主张绝经早期开始激素治疗受益更大，风险更小。在补充雌激素时序贯或联合运用孕激素拮抗，不会导致子宫内膜癌患病风险增加；因 MHT 而增加的乳腺癌实际上很少发生，而且与孕激素的种类密切相关，研究发现天然孕激素和某些合成孕激素并不增加乳腺癌的发生率。目前认为，MHT 的主要风险是血栓，而经皮使用雌激素可降低血栓风险。

国际绝经学会（International Menoause Sosciety，IMS）也指出，激素治疗是维持绝经后女性健康策略的一部分，与饮食、运动、吸烟和饮酒等健康生活方式的推荐一样。目前，关于 MHT 各共识均强调 MHT 是一种医疗措施，是针对女性因卵巢功能衰退、性激素不足所导致的健康问题而采取的一种临床医疗措施，有相应的适应证和禁忌证。MHT 在我国的接受度和使用率都相对较低，包括普通人群和医务人员。研究结果提示，女性对围绝经期早期症状和绝经远期危害的认知度较差是 MHT 使用率较低的主要原因。对 MHT 的认识不足和错误认识在一定程度上也影响了 MHT 的使用率。

随着社会与科技进步，中国女性预期寿命已接近 80 岁。健康预期寿命是指人群在保持健康状态下存活的期望年限。MHT 是缓解绝经综合征、防治绝经相关并发症的一线方案。中华医学会妇产科学分会绝经学组制定的《中国绝经管理与绝经激素治疗指南 2023 版》指出 MHT 属医疗措施，启动 MHT 应在有适应证、无禁忌证、女性本人有通过 MHT 改善生活质量主观意愿的前提下尽早开始。绝经过渡期女性与老年女性使用 MHT 的风险和获益不同。对年龄＜ 60 岁或绝经 10 年内、无禁忌证的女性，MHT 用于缓解血管舒缩症状、减缓骨量丢失和预防骨折的获益风险比最高。不推荐仅为预防心血管疾病和阿尔茨海默病的目的而采用 MHT。雌激素缺乏后尽早开始 MHT 可使女性获得雌激素对心血管和认知的保护。有子宫的女性在补充雌激素时，应加用足量足疗程孕激素以保护子宫内膜；已切除子宫的女性，通常不必加用孕激素。MHT 必须个体化。根据治疗症状的需求、获益 / 风险评估、相关检查结果、个人偏好和治疗期望等因素，选择性激素的种类、剂量、配伍、用药途径、使用时间。接受 MHT 的女性每年至少接受一次全面获益 / 风险评估，包括绝经症状评分、新发疾病筛查、全面体检、必要的检查检验，讨论生活方式和防控慢病策略，根据评估结果个体化调整MHT方案。目前尚无证据支持限制MHT应用的时间，只要获益/风险评估结果提示获益大于风险则可继续使用MHT。不推荐乳腺癌生存者全身应用MHT。仅为改善绝经生殖泌尿综合征时建议首选阴道局部雌激素治疗；当口服或经皮MHT不能完全改善生殖泌尿道局部症状时，可同时加用局部雌激素治疗。绝经后腹部脂肪增加与雌激素水平降低有关。雌激素治疗可减少绝经后腹部脂肪堆积，减少总体脂肪量，改善胰岛素敏感度，降低2型糖尿病的发病率。

MHT治疗方案包括单用孕激素、单用雌激素、雌孕激素序贯、雌孕激素联合或替勃龙治疗，需要根据患者的年龄、绝经年限和出血意愿进行选择。药物选择方面，推荐选用天然雌激素、天然或最接近天然的孕激素，即天然黄体酮或地屈孕酮。MHT的用药途径包括系统性用药和泌尿生殖道局部用药。口服是最经典的用药方式，但存在肝脏首过效应，可能增加血栓和胆囊疾病风险；经皮用药途径的优势在于避免了肝脏首过效应，减少了对肝脏合成蛋白质和凝血因子生成的影响，对于有静脉血栓栓塞或缺血性脑卒中风险的女性安全性更高。如在MHT期间出现了MHT禁忌证，应立即停药。

（5）中医治疗：绝经综合征属中医绝经前后诸症、脏躁、郁证、虚劳、失眠、心悸、汗证等

病的范畴，是妇科常见病、多发病。中医学认为肾气虚衰、冲任脉虚是绝经综合征的主要病机。《素问·上古天真论》说"七七，任脉虚，太冲脉衰少，天癸竭"，说明女性49岁左右正是冲任功能逐渐衰退的一个过渡时期，天癸属肾，冲为血海，肝为藏血之脏，因此本病与肝肾失调有密切关系。基本病机为精血不足，阴阳平衡失调，出现肾阴肾阳偏盛偏衰现象，或由于心境不遂，情志不畅，肝郁化火，发生本病。在治疗上，多采用滋阴补肾解郁化瘀等治则。

一些中药所含植物雌激素可能是中药用于防治疾病的物质基础。植物雌激素是指某些能结合并激活哺乳类动物及人类的雌激素受体，从而具有雌激素样和/或抗雌激素活性的植物成分。现已知道的化学分子包括黄酮、异黄酮、二氢黄酮、黄酮醇、香豆素、木脂素等。植物雌激素的结构和甾体类激素相似，在人体内可结合雌激素受体。含有植物雌激素的中药主要集中在补肾（淫羊藿、补骨脂、菟丝子、肉苁蓉、枸杞子、女贞子），补气（人参、甘草），活血化瘀（丹参、川牛膝、红花）三大类中药中。

围绝经期是一个复杂而漫长的过程，中医药治疗绝经综合征有其自身的优势，疗效尚好，应继续发挥中医的整体观念，为围绝经期女性健康服务。

（梁开如　黄星）

参考文献

[1] 王相兰，陶炯，钟智勇，等. 围绝经期女性静息状态下丘脑功能连接与性激素和抑郁症状的相关性. 中华医学杂志，2015，95（39）：3190-3195.

[2] 杨亚茹，陈赟，卢苏. 清心滋肾汤对绝经期大鼠下丘脑β-EP和5-HT的影响. 辽宁中医杂志，2018，45（2）：409-411.

[3] 中华医学会精神科分会. CCMD-3中国精神障碍分类与诊断标准. 3版. 济南：山东科学技术出版社，2001.

[4] 郑洁，贾碎林，缪慧慧，等. 更年期女性情绪障碍心理社会因素调查及两者相关性研究. 中国妇幼保健杂志，2021，36（17）：3905-3908.

[5] 金群，张守亚，杜志梅. 更年期女性心理健康相关影响多因素Logistic分析及心理健康指导干预机制. 中国妇幼保健杂志，2021，36（7）：1666-1669.

[6] POTTER B, SCHRAGER S, DALBY J, et al.

Menopause. Primary Care: Clinics in Office Practice, 2018, 45(4): 625-641.

[7] 唐瑞怡，陈蓉. 绝经激素治疗的诊疗管理. 中国计划生育和妇产科杂志，2022，14（1）：26-28.

[8] 朱兰，娄文佳. 中国女性盆底康复现状. 中国计划生育和妇产科杂志，2020，12（10）：3-8.

[9] 杨丽，黄星，王淑霞，等. 中国11个省份妇幼保健机构和综合性医院更年期保健门诊现况调查. 中华预防医学杂志，2020，54（5）：5.

[10] 司微. 情志干预疗法对女性更年期激素水平和心理状况的影响. 国际老年医学杂志，2019，40（1）：39-41，50.

[11] 盛秋，徐欣雨，校玉山，等. 高校社区更年期女性KABP及生存质量现状调查. 中国妇幼健康研究，2019，30（1）：41-44.

[12] DEPYPERE H, DIERICKX A, VANDEVELDE F, et al. A randomized trjal on the effect of oral Combined estradjol androspirenone on glucose and insulin metabolism in healthy menopausal women with a normal oral glucose tolerance test. Maturitas, 2020, 138: 36-41.

[13] 中华预防医学会女性保健分会，更年期保健学组. 更年期女性保健指南（2015年）. 实用

妇科内分泌杂志（电子版），2016，3（2）：21-32.

[14] 邹欣欣，王瑞青，霍记平，等. 医护人员对更年期及绝经期激素治疗认知情况调查. 中国计划生育和妇产科杂志，2019，11（7）：86-89.

[15] 谢小倩，陈亚肖，方玲玲，等. 广州市白领女性对更年期知识和绝经激素治疗的认知现况调查. 生殖医学杂志，2020，19（1）：62-67.

[16] 唐珂，顾燕芳，陈瑜，等. 立体式健康教育路径在更年期女性保健管理中的应用. 实用妇科内分泌电子杂志，2021，8（8）：33-38.

[17] YEH M L, LIAO R W, HSU C C, et al. Exercises improve body composition, cardiovascular risk factors and bone mineral density for menopausal women: a systematic review and meta- analysis of randomized controlled trials. Applied Nursing Research, 2018, 40: 90-98.

[18] 付丽霞. 社区更年期女性自我保健意识现状调查. 当代医学，2020，26（33）：127-128.

[19] 惠凌云，王亚文，张琳，等. 血清睾酮水平与围绝经期抑郁症的相关性研究. 中国妇幼卫生杂志，2016，4：1-4.

第五节　老年期女性

一、基本特点

（一）老年期的定义

在平均预期寿命延长和人口出生率下降的双重作用下，老龄化已经成为不可逆转的全球性现象，人类将在很长一段时间内面临着人口老龄化的挑战。《中国统计年鉴2020》显示，2019年中国65岁及以上人口占总人口比重为12.6%，老年抚养比为17.8%，十年内65岁及以上人口比重上升了4.63%，与上个十年相比上升幅度提高了2.72个百分点。同时，第七次全国人口普查结果显示，截至2020年底，我国60岁及以上

老年人口已达到2.64亿规模，占总人口比例的18.7%，预计2025年将突破3亿。

全球通用的传统老年定义源自联合国，以日历年龄为界，把60岁或65岁及以上的人口称为老年人口，根据1956年联合国《人口老龄化及其社会经济后果》和1982年维也纳老龄问题世界大会确定的标准，当一个国家或地区60岁以上老年人口占人口总数10%，或65岁以上老年人口占人口总数的7%，即意味着这个国家或地区处于老龄化社会。这一标准至今没有修订过。

我国为保障老年人合法权益，使老年人能够幸福地安享晚年，于1996年颁布实施了《中华

人民共和国老年人权益保障法》，法律明确规定，老年人是指 60 周岁以上的公民。

近年来国际学术界开始出现重新定义老年与老龄化的前瞻性研究，以 Scherbor 和 Sanderson 为代表的人口学者提出了按照"期望余寿"15 年倒推老年标准的新思路，该全新老年定义是会随着预期寿命的持续延长而相应变化的动态老年定义。他们对于老年与老龄化的新思考在国际学术界引起了热议并得到较多的肯定，其研究成果已相继发表在 *Science* 和 *Nature* 等国际顶尖学术期刊上。国内近年来也开始有学者就老年定义问题进行再探讨，在总结了老年定义的历史经验与现实要求的基础上探讨老年的科学依据与动态标准。

应该认识到老年是一个相对的概念，是人类生命周期的一个阶段。随着时代的演进，人口特别是老年人口本身的生理与心理状况、生产与生活方式、人力资本与社会资本积累、参与经济社会发展的机会与能力、所处的社会环境和科技水平等均发生了显著变化，不同时代或世代的老年人口具有不同的内涵，不同时代对老年的认知和界定也存在差异。此外，未来随着经济社会的进一步发展、现代医疗和生命科学的进步，人口的平均预期寿命还将继续延长，在整个生命周期中老年期占比也将发生变化，老年人口的生理、心理与社会年龄将始终处于动态变化中，因此老年应当是一个动态变化的相对概念。

（二）老年期女性的生理变化

老年期女性生理变化的主要特点是机体老化、功能障碍。随着年龄的增长，人体各系统、组织和器官功能逐渐衰退，导致机体活动减退、生物效能减低、环境适应能力减弱和器官应激能力衰减，还表现为基础代谢率下降。60 岁以后，人体的分解代谢大于合成代谢，60 岁时代谢率相比 20 岁下降了 16%，而 70 岁则下降了 25%，导致多种器官和功能出现衰退现象，产生生理性老化。衰老过程开始的年龄、速率和表现均具有某些共同的特征，包括累积性、普遍性、渐进性、内因性和危害性。

老年综合征是引起老年人患病和死亡风险增加的易感因素，表现形式多样，可能涉及多个系统和器官，不仅直接影响老年人的躯体功能，还会引起消极心理和负面情绪。我国将老年综合征定义为由于年龄增加、功能衰退、各种损伤效应累积影响机体多个系统，表现出对外界刺激的应激性差、脆弱性明显，进而出现一系列临床病症的。2013 年，国际老年学和老年医学学会亚洲和大洋洲地区分会发表共识指出老年综合征包含阿尔茨海默病、跌倒、听觉下降、视觉下降、肌少症、衰弱和压疮等 12 种疾病或症状。高龄、机体功能衰退、认知受损和活动受限是老年综合征最常见的促发因素。

身体老化的结果主要表现为老年病的发生。当从机体整体角度观察老化现象，表现为个体对周围环境变化的适应能力日趋降低。机体适应能力是指机体在基本维持内环境稳态时，对周围环境变化（一般性或应激性刺激）产生的最大限度的反应能力，而身体上的老化使这种适应能力降低以至丧失、维持内环境稳态的各层次调节机制效率普遍低下、机体功能下降，易患多种代谢性疾病，老年综合征风险增加。

衰弱是一种与增龄相关的老年综合征，《预防老年人失能核心信息中国专家共识（2019）》将衰弱定义为老年人以肌少症为基本特征的全身多系统（神经、内分泌及免疫等系统）构成的稳态网体系受损，导致生理储备下降、抗打击能力减退及应激后恢复能力下降的非特异性状态，是最具临床意义的老年综合征。衰弱是一个早期可逆的过程，预防可逆性因素、早期识别和积极干预可以延缓健康和衰弱前期老年人走向衰弱及失能状态。

1. **内分泌系统功能衰退** 人体衰老是一个十分复杂的过程，影响因素很多，其中内分泌系统的老化及其功能衰退占有特殊而重要的地位。内环境紊乱、衰弱、认知障碍、跌倒等老年综合征是在多种激素的共同作用下发生的，如肌少症与睾酮、维生素 D、生长激素、皮质醇、炎症因子等有关。

内分泌系统主要由内分泌腺（包括垂体、甲状腺、甲状旁腺、胰岛、肾上腺、性腺等）和分布在脑（尤其是下丘脑）、脂肪、心血管、呼吸道、消化道、泌尿生殖道等的内分泌组织和细胞组成。内分泌系统可以合成和分泌各种在生命活动中起重要作用的激素，从而调节人体的代谢过程、脏器功能、生长发育、生殖衰老等生命现象，并且维持内环境相对稳定。

内分泌系统的衰老以老年人维持内环境平衡的能力逐渐下降为特征。变化的特点：一方面，与生长、生殖功能有关的激素水平下降，如生长激素（growth hormone，GH）-胰岛素样生长因子 -1（insulin-like growth factor-1，IGF-1）轴、下丘脑 - 垂体 - 性腺轴、肾上腺皮质合成的性激素前体物质脱氢表雄酮（dehydroepiandrosterone，DHEA）下降；另一方面，某些激素对靶组织的敏感性下降，如胰岛素。在老年机体中，各类与激素特异性结合的受体普遍减少，导致生理性变化或内分泌系统受到刺激时，反应速度慢且程度降低。内分泌腺衰老的一般规律是腺体萎缩、重量减轻和功能减退。重量以胰腺、甲状腺、肾上腺的顺序减少。

（1）下丘脑和垂体的变化

1）下丘脑的变化：下丘脑在人体的衰老过程中起重要作用，是神经内分泌系统的调节中枢，可分泌多种激素，以垂体为中介，直接或间接调节靶器官（组织）的激素分泌，并接受其他脑部投射来的神经纤维的支配，以维持机体内环境的稳定和整合机制的平衡。衰老时，下丘脑促生长激素释放因子的含量和释放逐渐减少，而生长抑素的合成和分泌逐渐增加，从而引起垂体 GH 的释放周期延长、释放幅度和释放总量降

低；促肾上腺皮质激素释放因子和促甲状腺激素释放激素的合成和释放能力逐渐降低，老年应激反应能力的衰退与这一因素直接相关；抗利尿激素（antidiuretic hormone，ADH）由下丘脑室上核分泌，储存于垂体后叶。老年人 ADH 的调节作用下降，表现为在低血压或低血容量的情况下，ADH 不能足够释放。此外，ADH 对肾脏的作用减弱、醛固酮水平降低、心房利尿钠肽增加、渴感减弱等均使老年人容易发生脱水。老年人也可能出现 ADH 相对过多，表现为基础或渗透压刺激（盐水输注）后 ADH 分泌增加，加之老年人肾脏对水的清除减少，使其更容易发生低钠血症。长期低钠将引起骨钙的丢失甚至骨质疏松。

2）垂体的变化：垂体位于下丘脑 - 垂体 - 内分泌腺 - 靶细胞轴的中枢部位，对生长、发育、生殖、代谢、应激、衰老等各种活动都具有重要调节作用。老年人垂体的重量可减轻 20%，血供明显减少。但促肾上腺皮质激素、促甲状腺素、促黄体素等激素的释放和储备功能不受增龄的影响。

Ⅰ. 生长激素：GH 由垂体前叶分泌，刺激肝脏产生 IGF-1，IGF-1 可以促进肌肉和骨骼的生长。GH 受到生长激素释放激素、生长抑素和胃促生长素的调控。老年人体内 GH、IGF-1 以每 10 年 14% 的速度逐渐下降，其体力活动减少、脂肪组织（特别是内脏脂肪）增多及睡眠质量降低与 GH 分泌减少有一定的相关性。

Ⅱ. 催乳素：老年人催乳素脉冲分泌的幅度减小，夜间分泌高峰下降。高催乳素血症可以引起继发性性腺功能减退和骨质疏松。如果老年人催乳素水平升高应注意寻找其病理因素，如应激、剧烈运动、下丘脑和垂体肿瘤、原发性甲状腺功能减退症、慢性肾衰竭、药物（雌激素、阿片类、西咪替丁）影响等。

老年人下丘脑 - 垂体系统的变化，对内环境稳定性的调控力减弱，易导致全身性代谢紊乱、

动脉粥样硬化、高血压及冠状动脉和脑动脉的血循环障碍。

（2）肾上腺的变化：随增龄，血浆肾上腺皮质醇浓度保持不变，其分泌的昼夜节律亦维持正常，但肾上腺皮质轴功能降低，所以当超过适量的应激力时可导致老年人应激性失调，出现短期、长期或永久性应激病，甚至死亡。此外，20 岁以后由肾上腺产生的重要性激素前体——DHEA 开始随年龄的增长而逐渐下降，到 70 岁后仅为年轻时的 10%。因此，DHEA 降低被视为衰老的一个标志，又称肾上腺更年期（adrenopause）。机体缺乏 DHEA 等雄激素会对脑、肌肉、骨骼、皮肤、肝脏和乳房的功能产生一系列影响。老年人血浆醛固酮水平和排出率均下降 50%，代谢清除率下降 20%，肾素与醛固酮的含量呈明显正相关，其活性也随之下降。约有 1/3 的 70 岁以上女性对缺钠、体位改变及运动等功能状态的变化无相应反应。

老年人去甲肾上腺素水平升高，肾上腺素基本不变或轻度降低。去甲肾上腺素升高是由于交感神经兴奋性增强，而非肾上腺髓质分泌增加，可能是一种组织对去甲肾上腺素作用减弱的代偿反应。

（3）甲状腺和甲状旁腺的变化：在人的一生中，青春期是甲状腺最旺盛的时期，到了老年期，甲状腺合成激素的功能明显下降，组织靶细胞的结合力也有所下降。老年人甲状腺素（thyroxine，T_4）脱碘转换成三碘甲状腺原氨酸（triiodothyronine，T_3）的速率降低，其血清总 T_3 水平明显低于成人，总 T_4 与成人无明显差别。老年人 T_4 的转换率减少，因此新陈代谢变得缓慢，如果饮食量大，则体重容易增加，并易出现怕冷、皮肤干燥、心率缓慢、倦怠等症状。随着甲状腺功能减退，血中胆固醇增加，可加重动脉粥样硬化。

甲状旁腺分泌的甲状旁腺素（parathyroid hormone，PTH）可以调节钙磷代谢。PTH 升高可以增加骨钙的释放，加重骨质疏松。尤其是老年女性在绝经后雌激素分泌减少，不能对抗甲状旁腺的作用，骨钙丢失，易患骨质疏松症。

（4）胰腺的变化：老年人胰岛素分泌不减少，甚至增多，但抗胰岛素物质浓度增高和肌肉葡萄糖转运体减少都使老年人对胰岛素的敏感性下降，口服葡萄糖后血糖恢复正常的时间减慢，年龄每增加 10 岁，机体口服葡萄糖的耐量下降 0.33mmol/L，75 岁者进行葡萄糖耐量试验的 2 小时血糖浓度较 25 岁高 1.7mmol/L。空腹血糖随年龄的增加而轻微增加，糖尿病的患病率也随年龄的增加而增加。

（5）性腺和性激素的变化：绝经后期即老年期卵巢中的卵泡几乎完全枯竭，卵巢功能处于不可逆的、相对稳定的极度低下状态。

1）雌激素：在正常月经周期中，体内雌激素大部分由发育的卵泡和排卵后的黄体产生，主要成分是雌二醇；少数由肾上腺分泌的雄烯二酮在脂肪组织转化而来。育龄期女性体内的雌激素以生物活性最强的雌二醇为主，雌二醇 / 雌酮比值＞1。绝经后期雌激素缺乏，尤其是来源于卵巢的雌二醇明显减少，循环中的雌激素以雌酮为主，且主要来自肾上腺雄激素前体物质在腺外的转化，转化程度与体重呈正相关，肥胖者转化率高。绝经后雌二醇 / 雌酮比值＜1，一般血清雌二醇的水平低于 80pmol/L，雌酮均值约为 100pmol/L。

2）孕激素：在正常月经周期中，孕激素主要由排卵以后的黄体产生。绝经后不再排卵，孕激素会明显减少，血中孕酮水平很低，仅为育龄期女性卵泡期孕酮水平的 30%。

3）雄激素：绝经后血中三种雄激素的分泌均有不同程度下降。

Ⅰ. 雄烯二酮：正常育龄期女性血中的雄烯二酮 50% 来自卵巢，50% 来自肾上腺。绝经后卵巢产生雄烯二酮的能力明显下降，肾上腺的生成率亦稍有下降，故血中雄烯二酮的含量会下降至育龄期女性的一半，且主要来自肾上腺（80%～

85%），卵巢来源仅占 15% ～ 20%。

Ⅱ．睾酮：是女性体内活性最高的雄激素，主要来源于卵巢与肾上腺，约各占 25%，其余的 50% 由周围组织中的雄烯二酮转化而来。绝经后，肾上腺和周围组织中转化的睾酮略有减少，卵巢中卵泡分泌的睾酮减少，但卵巢间质仍可继续分泌。因此，血中总睾酮水平低于绝经前，约下降 20% ～ 30%，但明显高于双侧卵巢切除术后（手术绝经）的女性。部分绝经后女性卵巢间质增生，睾酮分泌增加，因而表现为绝经后多毛。

Ⅲ．脱氢表雄酮和硫酸脱氢表雄酮：由肾上腺分泌，绝经后约下降 60% ～ 80%。

4）抑制素：卵巢分泌的抑制素可抑制垂体卵泡刺激素（FSH）的分泌，因此抑制素的变化与卵巢功能衰退有密切关系。在卵巢老化刚刚开始时，血雌二醇水平尚未降低，抑制素先行下降导致 FSH 出现升高的趋势。最新的研究表明，抑制素比雌二醇能更早更敏感地反映卵巢衰老过程的开始。

5）促性腺激素：下丘脑、垂体与卵巢之间存在着正、负反馈调节。绝经后卵巢激素分泌减少，特别是抑制素分泌下降，对垂体促性腺激素的抑制作用减弱，FSH 和黄体生成素（LH）均升高，尤其是 FSH 升高发生得更早、更明显。

（6）其他相关激素：包括松果体分泌的褪黑素、脂肪组织分泌的瘦素等。研究显示，老年人褪黑素水平下降可能与睡眠障碍有关。一般认为瘦素可以参与调节糖、脂肪和能量代谢，使人体进食减少，能量释放增加，并抑制脂肪细胞合成，使体重减轻。随着年龄的增加女性瘦素水平下降。

2. 神经系统功能下降 神经系统是机体内一个重要的调节系统，它接收来自体内外环境的信息，产生感觉、完成运动、调节机体各器官的生理功能，实现学习、记忆、思维等高级神经活动，从而维持机体生命活动的正常进行。神经系统的老化是指随年龄增加，大脑萎缩、退化，脑细胞数减少。一般认为，人出生后脑神经细胞即停止分裂，自 20 岁开始，不同种类、部位等的脑神经细胞以每年 0.8% 的速度选择性减少。

（1）中枢神经系统功能下降：老年时不仅神经细胞数量减少、大脑重量减轻，而且轴突萎缩，树突分支缩小、萎缩，侧棘突趋向消失，突触数量也相应减少，这些改变是导致突触信息传递延迟、神经纤维最大传导速度减慢、反射潜伏期延长等信息传递障碍的结构基础。据报道，80 岁者的神经传导速度比 50 岁者减慢了 10% ～ 15%，肌肉动作和反射均较迟钝，女性比男性更明显。

随着年龄增长，脑血流量逐渐减少。从 17 岁至 80 岁，每 100g 脑组织中，脑血流量从 79ml/min 降至 46ml/min，同时脑的耗氧量也从 3.6ml/min 降至 2.7ml/min。阿尔茨海默病患者的脑血流量和耗氧量处在最低水平。同时，由于脂褐素沉积、老年斑形成、轴索萎缩、神经递质分泌失调、下丘脑衰老退化，使老年人中枢神经系统功能下降，高级神经活动障碍，严重影响老年人的运动、视听感觉、学习、记忆、语言等功能，导致短期记忆力下降、体温调节能力减弱、灵活性差、对外界反应迟钝、动作协调性减退、注意力不够集中等。

由于老年人脑血流量和脑耗氧量减少、脑血管阻力增加，从而影响全身各器官、系统的功能。脑血液循环减慢、脑红细胞沉降率下降，可导致脑组织缺氧和营养不足、代谢产物输送缓慢等，这与老年人的一些精神和神经症状有关，如短期记忆衰退、长期记忆不减。

（2）感觉功能下降：在感觉功能的变化中，以视觉为例，老人对"形"感知的最小识别阈值升高，对长度的感觉随增龄而绝对误差增大，视野范围减小，暗适应能力降低，视觉反应延长。老年人眼球中晶状体弹性减退、屈光能力变差而发生老视。

老年人听力减退较普遍，尤其对一般说话声音的听力减退较为明显。由于老年人接受高音频音调的感受器细胞变性、萎缩，供应内耳的动脉硬化，故对高音刺激的接受能力大幅降低，谈话时需大声才能使之听到。

老年人由于皮肤水分和皮下脂肪减少，缺乏弹性，易出现皱褶，皮肤薄而显干燥、松弛。这些变化使老年人皮肤水分容易蒸发，保温作用降低，难以适应寒冷的天气；皮肤汗腺减少，散热能力降低，因而怕热；皮肤的天然防护作用减弱，老年人易感染霉菌，湿疹也较常见；皮肤痛觉、冷热觉减退，容易导致外伤或烫伤。

老年人由于味觉和嗅觉减退，故易觉食物味道不浓，喜欢多加调料或偏食。

3. 心血管系统功能减退 与其他脏器不同，心脏随年龄增长而逐渐增大。20 岁左右的年轻人心脏重量约 250g，60 ～ 70 岁老年人的心脏重量可达 300g 以上，主要表现为左心室肥大，一般认为这是由于动脉硬化、收缩压上升而发生的适应性现象。

老年人心肌中脂肪组织增多而心肌纤维减少，心肌收缩力降低，舒张不完全，心排血量和每搏输出量均减少，心脏指数降低。正常人心排血量为 5L/min，成年后每增加 1 岁，心排血量减少 1%，心脏指数减少约 0.8%。老年人心排血量较青年人减少 30% ～ 40%，这些变化均使心脏贮备降低，故心脏负荷较大（如劳累、输液、高热、贫血等）时易诱引心力衰竭。老年人冠脉血流量减少，仅为青年人的 65%，故易发生心肌缺血。

老年人的血管弹性降低（由于管壁弹性纤维减少）、动脉粥样硬化斑块增加，使管壁变硬、管腔变窄、血流速度减慢、外周阻力增大，故老年人血压随年龄增加而上升，动脉收缩压可上升得很高而舒张压则较低，导致脉压差增大。

老年人颈动脉窦和主动脉弓压力感受器敏感性下降，反射性调节血压的能力降低，对于抗重力效应的正常代偿机制减弱，突然由仰卧位变为坐位或立位时，易发生体位性低血压。

4. 泌尿系统功能下降 老年人肾脏重量逐年减轻，80 岁时可比 40 岁减轻 50g；肾单位数目减少，与 30 岁相比，80 岁时肾小球损失 30%。且由于老年人心排血量下降、肾小动脉粥样硬化、内膜增厚，故管腔狭小，使肾血管阻力增大和肾血流灌注量明显减少，肾有效血流量减少，有效血管床减少。随着这些组织结构的改变，老年人肾功能减退、膀胱逼尿肌萎缩、括约肌松弛，尿失禁成为一种普遍现象。

随着年龄增长，肾小球滤过率逐渐下降，但并不影响血清肌酐水平，因为肌酐是肌肉的代谢物，老年人有不同程度的肌肉萎缩，使肌酐生成减少，因此老年人血清肌酐浓度不能作为判断肾小球滤过率的指标，而必须以肌酐清除率为指标。

随着增龄，老年人肾小管内部分溶质增加，血供不足，重吸收功能减退，可使尿量改变。部分老年人出现尿糖和尿量增多，也是增龄所致肾小管重吸收功能障碍的表现。此外，肾小管上皮细胞本身变性萎缩，可直接影响葡萄糖、水、钾、钠和磷的重吸收。老年人排出钠、钾、镁、氯等电解质均减少。

老年人肾脏调节酸碱平衡的能力降低，易发生酸碱平衡失调。肾细胞老化，老年人肾脏自稳作用调节酸碱平衡的反应比青年人慢。在应激状态下，如脱水、失血、感染、循环衰竭和缺氧时，老年人比青年人更易发生体液和电解质平衡失调，甚至引起急性肾衰竭。

5. 老年人消化系统功能减退 老年人牙齿脱落或有明显的磨损，舌乳头上的味蕾数目减少，黏膜萎缩，味觉和嗅觉降低，运动功能减退。老年人胃黏膜和胃腺萎缩，胃酸分泌减少、消化腺分泌的消化酶减少，胃液的消化能力下降，黏蛋白含量减少；胰液的分泌功能下降，对脂肪和糖的分解活性下降，但对蛋白质的分解活性不变，胰腺的分泌功能在老年期容易较快地衰老。因此，老年人消化能力减弱，食欲逐渐降低。

老年人胃肠血流量和胃酸分泌减少，使钙、铁和维生素C吸收减少，易发生营养不良，可导致老年人患缺铁性贫血、骨质软化等。老年人吞咽功能下降、贲门括约肌松弛，食管扩张和无推动力的收缩增加，胃排空延迟。老年人胃肠平滑肌张力不足、蠕动减弱，故常发生便秘。

老年人肝细胞萎缩，肝血流量下降，结缔组织增生，部分肝细胞酶活性降低，肝脏解毒功能减弱，蛋白质的合成和贮备减少，血浆白蛋白下降，球蛋白和纤维蛋白原相对升高，血胆红素减少。

老年人胆囊壁和胆管壁增厚，胆囊变小而弹性降低，胆汁浓缩并含有大量胆固醇和胆红素，故易沉积而形成胆石。患胆石症时，胆汁排出受阻，因此易发生胆囊炎与胆管炎，胆管炎可使胰腺发生自身消化而成为急性胰腺炎。因此老年人易患胆石症、胆囊炎和急性胰腺炎。

肠道功能下降对食管、胃和结肠运动有着特殊的影响。老年人尤其容易出现营养不良、餐后低血压、吞咽困难、便秘和大便失禁等生理现象。这是因为胃肠道绒毛的退化会影响消化、吸收，且小肠表面的髓鞘丛神经细胞数量减少会导致营养吸收功能减弱。研究表明，与年轻人相比，老年人的饥饿感更少，同时对食物的渴望也较少，这是因为胆囊收缩素、瘦素、生长激素释放肽、胰岛素等激素在食物摄入过程中释放，一方面影响关键大脑区域的活动，进而控制食物摄入，另一方面，也会影响老年人的胃肠道。另外，其他的生理因素，如口腔内的牙根、牙龈萎缩、牙齿松动并出现脱落，对食物的嗅觉、味觉和视觉等感知降低，均会影响老年人对的食物摄入。

6. 呼吸系统功能下降　随着年龄增加，老年人的呼吸道老化，具体表现为鼻、喉黏膜等结构萎缩而变薄，呼吸肌力量减退。老年期肺功能出现退行性变化，主要表现为肺泡囊和肺泡出现扩大现象，甚至使肺丧失大部分弹性、回缩力减退，最终使有效呼吸面积减少。因肺组织僵硬、弹性回缩力衰退、肋软骨钙化、胸廓运动减弱、脊柱萎缩变形或胸廓硬化变形，肺活量减少，残气量增加，换气效能减弱。老年时，呼吸和心血管功能的各种改变均可影响到机体的氧供应，使老年人容易发生缺氧。

7. 免疫功能下降　生理衰老同样伴随着免疫系统的下降，正常免疫功能在青春期达到高峰，然后随着年龄增长，免疫功能逐渐降至年轻时峰值的5%～30%。老年人胸腺萎缩，成熟T细胞减少，胸腺素水平下降，细胞免疫、体液免疫功能降低，对外源性抗原产生抗体的能力下降，对自身抗原产生抗体的能力却增强，故易患自身免疫性疾病。与青年人相比，老年人的促炎细胞因子TNF-α和IL-6水平更高，因此衰老过程中的免疫改变增加了感染的易感性，感染发生率升高。

8. 骨骼系统与体力活动变化　年龄增加对骨骼肌的影响尤为明显。骨骼肌变化主要体现在骨骼肌量、骨骼肌质量和骨骼肌力量3个方面，其中骨骼肌量的下降与肌纤维数量和肌纤维分布减少有关。骨骼和肌肉性能的降低对老年人健康是巨大的威胁。骨质疏松症是因为骨骼中的无机盐含量增加，造成骨骼的弹性和韧性降低，使老年人容易发生骨折，尤其是髋部、脊柱和前臂远端。老年人的肌肉萎缩，不仅是肌肉质量下降导致了肌肉功能的恶化，其他因素如肌肉成分、有氧代谢能力、脂肪渗入、胰岛素抵抗、纤维化和神经激活等同样也会影响肌肉的质量。

在美国，一半以上的70岁以上老年人有不同程度的身体活动能力受限，仅有1/3的80岁以上老年人的身体活动能力不受限。在中国，大约330万60岁以上的老年人有不同程度的身体活动能力受限。这种活动能力受限会在一定程度上影响老年人的体力活动水平。75 岁以上老年人衰弱的最常见问题是步速缓慢，其次是握力下降和疲乏，原因可能是年龄越高的老年人平衡功能减退越明显，并因害怕跌倒而步行速度较慢，而且该人群因体力和身体功能下降明显，也更易产生疲惫感。

9. 认知功能下降

（1）认知老化：认知老化指与增龄相关的认知功能的衰退趋势，反映在记忆、智力、感知觉和思维能力等方面的老化，包括成功老龄、常态老龄、轻度认知功能损害、老年期痴呆 4 个阶段。成功老龄是指认知功能和心理状态正常，且与年龄增长相关的功能状况无变化或变化甚微的老年人群；常态老龄介于成功老龄与轻度认知功能损害之间；轻度认知功能损害是指发生躯体功能及认知功能改变，这种改变与年龄增长有关，但没有达到病理和残疾水平；老年期痴呆（senile dementia）是一种慢性进行性的精神衰退性疾病，其特征是认知功能在记忆力、语言功能、空间能力、注意力、分析及解决问题能力等方面受损，并可伴有性格改变、精神行为异常等症状。认知老化限制了老年人的工作、活动能力，降低了生活独立性，是影响老年人生活质量的重要变量。

老年期轻度认知功能损害主要以记忆、语言、视觉空间和执行功能损害为主，可能与顶叶、颞叶、枕叶三者间的联络皮质、海马结构和额叶皮质受损有关。整体上看，个体早年受教育水平、业余活动、合理的生活习惯能够调节晚年高级认知功能的老化轨迹，在脑老化的过程中起保护作用。抑郁、焦虑、工作压力等精神心理因素则是导致认知老化的重要原因。研究表明，城乡 60 岁及以上老年人轻度认知功能损害总检出率为 15.4%，且城市显著高于农村，女性显著高于男性，丧偶独居老人显著高于有偶老人。

认知老化是导致老年期痴呆的重要原因。老年期痴呆是一种以获得性认知功能损害为核心，并导致患者日常生活能力、学习能力、工作能力和社会交往能力明显减退的综合征，包含阿尔茨海默病（Alzheimer disease，AD）、血管性痴呆（vascular dementia，VD）和其他类型的痴呆。据世界卫生组织统计，全世界约有 5 500 万老年期痴呆患者，预计到 2050 年将增至 1.39 亿，国内有研究调查了上海、黑龙江、陕西、广东地区老年期痴呆的患病状况，结果显示，发病率高达 5.2%，其中女性患病率为 5.8%，男性为 4.3%。目前，老年期痴呆是危害老年健康的第一杀手，尚无治疗的特效药。

评价老年期认知活动年龄差异的两项重要指标是认知速度和认知能力，而认知能力又主要体现在感知觉、记忆、思维和智力方面。在感知觉方面，老年性听力老化是听力系统随增龄而衰减的泛发性退变，这使老年人反应时间延长，不仅影响老年人的生活质量和社会交往，还会造成复杂的心理变化。在记忆方面，现有研究更多地根据信息加工理论把记忆看成是信息编码、储存和提取的过程，并据此对记忆进行分类。如根据记忆信息储存时间的长短将记忆分为长时记忆、短时记忆、感觉记忆，根据记忆的信息指向过去还是未来将记忆分为前瞻性记忆和回溯性记忆等。前瞻性记忆（prospective memory）是指对预定事件或行为的记忆，如要记得何时吃药等。当前瞻性记忆任务和当前进行的任务要求的认知过程一致时，前瞻性记忆不会随增龄下降；当两者要求的认知过程不一致时，前瞻性记忆则出现老化现象。老年人基于事件的前瞻性记忆显著好于基于时间的前瞻性记忆，同时由于基于时间的前瞻性记忆对认知资源的需求多，两者的差异达到了显著水平。建议老年人在记忆时应尽量变时间线索为事件线索。

（2）认知衰弱：认知衰弱是老年医学领域的一个新概念，是近年来老年医学研究的热点。2013 年国际营养与衰老协会（International Academy on Nutrition and Aging，IANA）和国际老年病学协会（International Association of Gerontology and Geriatrics，IAGG）首次提出认知衰弱的定义和诊断标准，作为一种异质性临床表现。关键因素包括存在身体虚弱和认知功能障碍［临床痴呆分级量表（clinical dementia rating，CDR）评估结果为0.5，并排除阿尔茨海默病和其他类型痴呆］。这两个标准意味着认知衰弱的特点是认知储备减少，不同于生理性脑老化，但有可能是神经退行性过程的先兆。2015年Ruan等对认知衰弱的概念进行了补充和完善，将其定义为在老年个体中出现认知功能障碍（CDR≤0.5分）的异质性临床综合征，其认知损害由躯体因素（包括躯体衰弱和躯体衰弱前期）引起，同时排除并发阿尔茨海默病和其他类型痴呆，并且首次将认知衰弱分为2个亚型——潜在可逆性认知衰弱和可逆性认知衰弱。其中，潜在可逆性认知衰弱的认知功能缺陷表现为轻度认知损害（mild cognitive impairment，MCI）（CDR = 0.5）；而可逆性认知衰弱的认知功能缺陷表现为由躯体因素引起的主观认知功能减退（subjective cognitive decline，SCD）和/或阳性生物标志物的存在（如β-淀粉样蛋白堆积）。

认知衰弱的评估工具较多，且由于调查人群和地区的差异，各地报道的认知衰弱患病率差异较大，我国认知衰弱的总患病率为2.9%，女性高于男性（3.8% *vs.* 1.9%），农村高于城市（6.4% *vs.* 1.4%），并且患病率随年龄增加而升高。多因素分析显示，地区、年龄、失眠、抑郁、合并症、失能、听力障碍、跌倒和低体重指数均为老年人认知障碍的独立影响因素。在社区老年受试者中，衰弱的主要干预措施包括促进体育活动锻炼和健康饮食、戒烟、积极融入社会、保持适当的体重，以及代谢和血管风险控制，包括血脂异常、糖尿病和高血压等。在认知衰弱的不同模型中，身体衰弱均先于认知损害发作，因此改善衰弱的干预方案也可预防晚期认知障碍。体力活动和营养是预防和管理衰弱的总体干预措施，运动干预措施可减少跌倒发生，并提高步态能力、腿部力量及握力；营养干预是一种多领域的干预措施，能够在生物学、临床和社会层面改善认知衰弱。

（三）老年期女性的心理变化

2020年中国发展研究基金会发布了《中国发展报告2020：中国人口老龄化的发展趋势和政策》，该报告指出我国人口老龄化程度正在不断加深，老龄化趋势已不可逆转，2015—2035年，老年人口将从1.12亿增加到4.48亿，占比29%。随着生理和机体老化，老年人的心理状态也会相应地发生变化，使其对健康的需求也越来越强烈。

老年心理特点：老年人对客观事物的感知能力逐渐衰退，感觉逐渐迟钝，感情变得脆弱，易引发哭泣、忧郁、焦躁不安或淡漠等；注意力不能长时间集中，近期记忆力减退，远期记忆迟钝，思维缓慢，对新鲜事物不敏感，适应新环境的能力差；情绪体验的强度和持久性随年龄增长而提高，易激动、喜唠叨，甚至大发雷霆，并且需要更长时间才能恢复平静；由于活动能力减弱，老年人喜欢安静，不爱动，兴趣狭窄，生活圈子越来越窄，甚至缺乏目的性和计划性。

（四）老年与健康

1. **健康的定义**　传统的健康观念是人体内各个器官能够有效地运作以及没有疾病，通俗地讲就是"无病即健康"。而现代人的健康观已突破了原有的观念，涵盖的范围更加广泛，内容也更加全面。1948年世界卫生组织提出了一个较完善的健康概念，即健康不仅为疾病或羸弱之消除，还是身体、精神与社会的完好状态。1978年阿拉木图会议在肯定了世界卫生组织对健康的定义的基础上，提出应把健康视为一项基本人权。1989年世界卫生组织对健康概念进行了完善和补充，新增了"道德健康"，其涵盖的内容由原来的三个方面扩展为四个方面，也就是说，真正意义上的健康人，需要同时具备躯体、心理、社会适应和道德等四个方面的健康。

2. 生理健康定义与评价 衰老是持续且不可逆、不可避免的过程，身体生理健康是指机体各个器官和系统功能处于良好的运作状态，这要求机体的各个组织、器官和系统的生理功能能够相互协调且处于正常状态。健康是一个多维而难以衡量的变量，目前还没有一个较为公认而权威的衡量方法，生理健康是多维度健康和死亡风险的显著预测指标之一。当前衡量中老年人健康水平较为常用的指标包括自评健康评价（self-rated health status，SRH）、日常生活能力评定（evaluation of activities of daily living，evaluation of ADLs）、慢性疾病患病情况、认知和抑郁等。评估内容主要包括两个方面：①客观指标，生理、生化等医疗诊断指标，慢性病及其并发症情况，躯体症状（反映即时健康问题）、躯体功能，日常生活自理能力；②主观评估，即对生理健康的自评，是主观指标，评价方式和评价工具更加多样化和不统一。

身体意象是指一个人对自己的外表和身体功能的心理感受，是衡量生理健康和心理健康的重要指标之一。身体意象的概念最早在 1935 年由澳大利亚神经学者 Paul Schilder 在其著作《人体的意象与外貌》（*The Image and Appearance of the Human Body*）中提出。他将身体意象定义为个体头脑中形成的关于自己身体的图画，由身体感觉系统、心理、社会三个层面结合而成，是人与环境互动的结果。国外的身体意象研究历史悠久，国内始于 20 世纪 90 年代末期，尚处于起步阶段。目前，学术界对身体意象的定义尚未统一，国内外学者的研究表述虽各有侧重，但仍有其一致性和共同特征：身体意象是个体对自己身体和身体相关概念的态度、认知和评价；身体意象具有多维度，是系统、动态的；身体意象受个体生理心理、社会环境、重要他人等影响；身体

意象会影响健康状况及行为。身体意象与生活质量、身体健康、心理健康呈正相关，乳腺癌、头颈部肿瘤、炎性肠病等患者的身体意象越积极，生活质量评分越高。具有消极身体意象者常采用限制饮食、使用减肥药、主动呕吐和过度运动的方式控制体重，其性不满意度和抑郁、焦虑、犯罪、自杀的报告率也较高，因此了解和评估自身身体意象对于促进健康具有重要意义。闫心语运用文献资料和专家咨询法，参考我国和 WHO 成人 BMI 分级标准等，绘制的我国不同体型老年女性的身体意象三维图像，可作为测评我国老年人体型认知和满意度的工具，有助于促进健康、预防疾病。

3. 我国老年人生理健康状况及影响因素
人口老龄化是社会进步的必然产物，是社会发展的体现，但同时也带来了巨大的健康压力和社会影响。老年人是一个特殊群体，他们在生理健康、心理健康上都处于不利地位，并且随着年龄的增长，这种不利将愈发凸显。老年人口健康不仅是衡量社会文明程度和社会经济发展水平的重要指标，也是老年人生活质量的核心内容。我国人口老龄化问题日益加重，而庞大的老年人口基数也决定了老年人健康问题分布的广泛性。目前，慢性病已成为影响老年人口身体健康的重要原因。史平对北京市 5 170 名 60 岁以上的老年人进行了调查，发现被调查的老年人中 76.5% 患有慢性病，其中患病率最高的 3 种疾病分别是高血压、冠心病和高脂血症。有调查结果显示，乡村、城镇、城市慢性病患病率分别为 89.0%、91.7% 和 91.6%，其中位于前 5 位的依次是心脏病、高血压、糖尿病、骨关节病和脑血管病。慢性病的病程长、并发症多、复发率较高，不仅严重影响老年人的身体健康，也容易造成心理负担，导致抑郁、焦虑、担忧等不良情绪的产生，影响心理健康。

中国老年人生理健康的影响因素众多，主要有人口学、社会经济、生活方式、疾病与医疗卫

生服务四大因素。人口学因素包括年龄、性别、受教育程度、婚姻状况等。随着年龄的增大，老年人心脏病的患病风险增高，与男性相比，女性的高血压、心脏病和骨关节病患病率较高。社会经济因素包括生活环境、收入、职业、社会经济地位等。饮食习惯、体育锻炼和居住方式等也与老年人健康自评息息相关。生活方式健康的老年人，如经常参加社会活动、进行锻炼、与家人居住在一起，有着更为积极的自评。大量研究证明，慢性病患病状况、就医方式及卫生服务可得性都对老年人的健康自评和生活自理能力有显著影响。

4. 老年与心理健康

（1）心理健康的定义：老年人心理健康的定义为一种个体内部心理和谐一致，与外部适应良好的稳定的心理状态，具体可体现在五个方面，即认知功能正常、情绪积极稳定、自我评价恰当、人际交往和谐、适应能力良好。其涵义为：①个体心理活动内部一致，知、情、意心理过程协调。②个体心理活动与外部环境统一，表现一致，即主观反映与客观现实相符。③个体与环境协调，人际关系和谐，人格健全，个性心理特征相对稳定。心理健康的内涵与标准是心理健康研究的核心问题。世界卫生组织将心理健康定义为一种幸福的状态，在此状态下，每个个体都意识到自己的潜力，能应对正常的生活压力，也能富有成效地工作，并能为自己或自己的社区作出贡献。这一定义强调心理健康是一个全方位的心理状态，而不仅是把心理健康视为有无疾病。因此，一个心理健康的老年人应是能够意识到自己独特之处，能合理安排和享受空闲时光，并可为他人、为社会继续作出自身贡献的人。

（2）心身健康的影响因素：国外学者VanHeckE从生态学角度对所有影响个体心理健康的因素进行了整合。按照生态学观点，有4个小环境对个体的身心健康有影响。①社会文化环境，包括性别、年龄、社会经济地位、教育水平及文化背景等。②人际环境，包括正式与非正式的社会关系网络。③个人环境，主要指日常生活中个人与其生活环境的关系及个人的特征等。④当时情境，指事件发生时的即刻情境。这4个环境从不同层次对老年人老化过程的身心健康产生着影响。

国内对心理健康的相关研究也越发重视。党的十八大以来，以习近平同志为核心的党中央高度重视心理健康问题，明确提出加强心理健康服务。中国科学院心理研究所的吴振云教授多年深入老年心理学研究，把心理健康概括为个体内部心理和谐一致，与外部适应良好的稳定的心理状态，涵盖了认知功能正常，性格健全、开朗乐观，情绪积极稳定、善于调适，自我评价恰当、人际交往和谐，适应能力良好、能应对应激事件五个方面。该标准已普遍得到国内研究者的认可。影响老年心理健康的主要问题来自以下四个方面：①衰老与疾病；②离退休的心理反应与适应；③婚姻与家庭；④活动与交往。针对老年心理健康的影响因素和表现出的具体问题，吴振云将老年心理健康的影响因素归为主观因素和客观因素两大方面，前者主要包括各种满意度（生活满意度、经济满意度、健康满意度、夫妻关系满意度、子女关系满意度等）和幸福感，后者则包括老年人口学特征（年龄、性别、文化程度、职业、婚姻等）、健康状况、患病数、生活事件数及其他社会因素（如家庭、经济等）。

（3）心身健康与老化态度：老化态度是老年人对自己变老过程和年龄的体验和评价，包括积极和消极两个方面。老化态度是影响老年人心身健康的一个重要的心理变量。Bellingtier和Neupert发现，老年人持积极老化态度能帮助其更好地应对生活压力；同时，积极老化态度对老年人的身体功能和心理健康都有益，还能帮助老年人成功地适应老年生活。相反，老年人存在消极老化态度可能是导致认知能力下降的危险因素，如产生更多压力削弱免疫系统和增加疾病的可能性，并对老年人的心理健康状况产生负面影响，甚至影响老年人的生存意愿和预期寿命。因此，老年人积极和消极的自我老化态度可能对他们心理健康产生不同的影响。

5. 中国老年人心理健康状况 2020年第七次全国人口普查数据显示，我国65岁及以上人口为19 064万人，占总人口的13.50%。与2010年第六次全国人口普查数据相比，我国65周岁及以上人口总数增加了7 170万人，占总人口的比例上升了4.63%。联合国经济和社会事务部人口司发布的《2019年世界人口展望报告》中，预计2035年中国的人口老龄化率为20.7%，排第44位；2050年中国的人口老龄化率为26.1%，排第33位。伴随着人口老龄化进程不断加快，我国老年人口的健康问题越来越受到重视，其中心理健康问题日渐突出。老年人口的心理健康状况直接影响其社会活动参与和生理健康水平，心理问题导致的家庭关系和社会关系破裂严重影响其生活质量。国家卫生健康委员会相关调查数据显示，城市老年人心理健康率为30.3%，农村老年人心理健康率仅为26.8%，在一定程度上表明我国老年人口心理健康状况不容乐观，并且存在城乡差异。加强对老龄人口的精神关爱和理解是国家《"十三五"国家老龄事业发展和养老体系建设规划》的重要内容之一，党的第十九届中央委员会第五次全体会议通过的《中共中央关于制定国民经济和社会发展第十四个五年规划和二〇三五年远景目标的建议》提出，完善全民健身公共服务体系，重视的精神卫生和心理健康，实施积极应对人口老龄化国家战略。这说明我国老年人口的心理健康问题已经受到党和国家以及社会各界的普遍关注。

在老年人心理健康问题中，孤独、抑郁、焦虑、恐惧情况严重，孤独和抑郁位居榜首，严重孤独、抑郁的老年人常以自杀终结生命。

孤独感或情感孤立被定义为缺乏或失去友谊的主观不受欢迎的感觉，而社会孤立被认为是老年人和社交网络之间的接触和交往的客观缺席或缺乏。一些疾病与孤独密切相关，包括生理疾病和心理疾病，孤独感总是带来不良影响，如抑郁、认知能力降低、心脏疾病或脑卒中。

老年人孤独感随着年龄的增长而增加。老年女性的孤独感强于男性，农村老年人强于城市老年人。影响老年人孤独感的因素很多，在所有因素中，婚姻状况对老年人的影响最大。研究显示，有配偶的老年人最不孤独（平均分为1.53分），其次是离婚的老年人（2.12分），然后是没有结过婚的老年人（2.26分），孤独感最强的为丧偶的老年人（2.33分）。目前子女数为2人的老年人最不孤独，子女数为1人、3人、4人者的孤独感也较低，没有子女的老年人孤独感最强。独居老人比非独居老人更孤独，独居老人的孤独感平均分比非独居老人高1分。此外，文化程度越低、生活自理能力越低的老年人，孤独感越强。生活满意度方面，对自己的经济状况、健康状况、社会参与状况、子女赡养和照料状况、与子女孙辈沟通状况越满意的老年人，孤独感越弱。以上分析可以看出，解决老年人的孤独问题可以从多方面入手。

长期孤独的老年人容易发生焦虑症、抑郁症，这也是老年女性患焦虑症、抑郁症较多的原因。抑郁症状是一种情绪低落、失去活动兴趣的状态，可以影响一个人的思想、行为倾向、感觉和幸福感。抑郁障碍的症状表现为悲伤、缺乏活动、难以思考和集中注意力，食欲和睡眠时间明显增加或减少，很多人有沮丧、绝望的感觉，有时还有自杀倾向，以及认知功能障碍、阿尔茨海默病等疾病的风险增加。这不仅影响老年人自身生活质量，也增加家庭经济负担和国家医疗卫生资源消耗。1980—2000年的研究表明，我国中老年人群抑郁症状患病率尚较低（4.14%～16.55%），显著低于西方国家。然而，随着我国急剧的社会经济变迁，文化传统、生活节奏、家庭结构以及社会支持系统都发生了巨大的变化，这些变化势必直接或间接地影响我国老年人的心理健康问题。为全面了解我国老年人的心理健康状况，2011 年中国科学院心理研究所老年心理研究中心在全国 22 个省份启动了我国首次老年心理健康状况调查，结果表明，中国城市社区老年人抑郁情绪问题检出率为 39.86%，意味着近四成中国城市老年人存在抑郁情绪问题。2015 年刘梦琪等使用 CHARLS 数据进行研究，发现 34% 的受访老年人存在不同程度的抑郁症状。2019 年有研究显示约 31.74% 的中国老年人存在抑郁。人口学变量包括年龄、受教育水平、居住地点均对抑郁症状的产生有影响，其中年龄对中老年女性产生抑郁症状的影响相对复杂，随着年龄增长抑郁症状先加重后减轻，发病年龄峰值在 50 ～ 60 岁。子女数量与中老年女性产生抑郁症状相关，子女数量越多，中老年女性抑郁症状发生风险越高。分析原因可能为子女数量较多，一方面使中老年女性对应的生活、教育、医疗等成本增加，经济负担加重；另一方面多个子女的就业、婚恋等问题也可能会增加中老年女性的心理负担。受教育水平越高的中老年女性产生抑郁症状的风险越低，相较于居住在农村的中老年女性，居住在城镇的中老年女性产生抑郁症状的风险较低。此外，抑郁症状的发生情况在我国地区分布存在不平衡，中部地区老年人更容易出现抑郁症状，而东部、西部地区老年人的抑郁状况相似，这可能与地区间的经济发展水平密切相关。农村、女性、独居、自评健康状况差、自评记忆力差、自身残疾、睡眠时间小于 5 小时、生活满意度低、日常生活能力受损、工具性日常生活活动受损、无城镇医疗保险和养老保险的老年人更容易出现抑郁症状。

60 岁以上首次发病的原发性抑郁症称老年抑郁症。随着老年人口的不断增加，患病率和发病率亦增加，老年抑郁症作为老年期常见的精神障碍应引起医学界广泛重视和注意。抑郁症会严重影响老年人的躯体健康和生活质量，也是老年人自杀的重要诱因。据世界卫生组织预计，21 世纪抑郁症将和癌症、心血管疾病一样，成为危害人类健康的最主要疾病因素。

老年期患抑郁症的比例显著高于其他年龄段。上海市精神卫生中心的统计显示，60 岁以后首发精神障碍的初诊患者中有 75.6% 为抑郁症患者。伍小兰等的调查显示，30% 的城市老年人具有轻度抑郁症状，还有 13.6% 的老年人表现出中度和重度抑郁症状。有关数据显示，我国当前老年人空巢家庭比例大于 30%，城市空巢家庭比例大于 40%。由于空巢老人长期无人照顾和陪伴，他们面临着各种慢性疾病、心理问题和意外情况，被称为"空巢综合征"。其主要症状为精神空虚、无所事事、孤独、悲观、社会交往少、睡眠质量差、心率加快、血压升高、抑郁等。老年人的心理测评研究表明，空巢老年人的抑郁和焦虑的指数高于非空巢老年人。

老年抑郁不仅患病率高，还具有难发现、难治疗的特征。首先，因为抑郁本身不易被发现，识别率、诊断率低；其次，老年人自身未意识到需要精神卫生专科医生的服务，对心理疾病的重视度不够；最后，老年抑郁无法自然恢复，如一项对抑郁老年人的跟踪研究发现，1 年的自然转归无明显缓解。对有抑郁情绪但尚未达到抑郁症的老年人进行筛查和提前心理干预，可以有效预防和降低老年抑郁症的发生。

老年群体的机体功能常常出现衰退，再加上并发高血压等基础疾病，所以极易出现紧张、焦虑等负面情绪。记忆力减退会增加他们焦虑的持续时间。焦虑症患者可出现注意力不集中、脾气暴躁、心烦意乱、焦虑紧张等临床表现。

老年人的恐惧主要表现为跌倒恐惧和死亡恐惧。跌倒恐惧是指在某些活动时为了防止跌倒而出现的自我信心的降低；死亡恐惧是死亡态度的一部分，反映了对待死亡的消极情绪和认知状态。

二、退休与丧偶

（一）概述

1. **退休**　退休是跟随劳动而产生的生命历程的新阶段，是劳动形态和保障形态共同塑造的系统建构。

2. **丧偶**　丧偶事件是老年人面临的主要丧亲事件，给老年人的生理和行为带来一系列影响。我国女性的平均寿命高于男性，结婚年龄倾向于男大女小，导致了老年丧偶女性化现象。

丧偶率逐年增高也是人口老化的显著特征。第七次人口普查结果显示，我国老年人数已达2.64亿，占人口总数的18.7%；而丧偶老年人数已上升至5 000万，占老年人口总数的18.9%，相较于2010年增加了约260万，15岁及以上丧偶人数（人口抽样调查）为52 739人，其中男性14 946人，女性37 793人，表明女性丧偶率远高于男性。同时，人口普查数据显示中国人的婚姻大约持续47年，当配偶去世后，老年男性存活期约为11年，女性约为15年。当一位女性60岁时，她的丧偶概率接近15%，即在60岁前其配偶去世的概率约为15%，这一概率在男性中为5%。女性的最终丧偶概率为67%，而男性为33%。不难想象，未来丧偶对于老年人（尤其是老年女性）生活的影响将更为普遍。有研究预测，我国丧偶老年人口数量在2010—2050年会不断增长，到2050年将达到11 840万人，其中丧偶女性人口总数将达到9 449万人，占丧偶老年人口总数的80%以上。由此可以预计，今后的很长一段时间里我国老年丧偶女性数量会呈现增长速度快、绝对数量大等特征，老年丧偶女性面对的问题将会非常严峻。联合国自2001年起将每年的6月23日定为"国际丧偶妇女日"，呼吁大家关注丧偶女性的生活。

（二）退休、丧偶女性的心理变化

1. **退休女性的心理变化**　退休和健康问题给中国新时期养老、医疗社会保障体系的可持续发展带来了巨大挑战。退休会对居民的生活产生明显影响，退休后的时间分配、社交网络、健康行为、社会关系、消费结构及消费倾向等都会发生转变，退休可能会通过这些变化影响退休人员的健康水平。

老年人离退休后不能及时地适应新的社会角色、生活环境和生活方式而出现焦虑、抑郁、悲哀、恐惧等心理健康问题，或因此产生偏离常态的行为，甚至引起疾病，称为离退休综合征。消极情绪、退缩、内向、不愿与人来往、忐忑不安、多疑、易怒、抑郁等症状都是离退休综合征的表现。据估计，25%的离退休人员会出现不同程度的离退休综合征。其中影响最大的是抑郁情绪，严重时可转化为老年抑郁症，这是一种老年人多见且危害较大的精神疾病，严重时可导致老年人自杀。婚姻状况、居住情况、子女关系、兴趣爱好均是影响离退休老年人心理健康的因素，并且不同职业的离退休老人的心理健康现状不同。

但是退休与健康之间的因果关系在学术界存在较大争议，结论也大相径庭。有研究表明，退休改善了退休人员的主观健康状况（如自评健康）、客观健康状况（如高血压等慢性病）和心理健康状况，显著降低了门诊就医概率，提前退休降低了死亡率，具有积极的正面影响。但也有文献表明，退休对健康具有负面影响，使日常活动限制和患病概率分别增加5%～16%、5%～6%，心理健康状况下降6%～9%，显著增加患慢性病的风险，自评健康水平下降，死亡率上升。邓婷鹤和何秀荣的研究发现，退休对男性老年人的生理健康没有显著影响，但是显著促进了其心理健康。叶金珍的研究发现，退休对心身健康产生负面影响，也会改变部分生活习惯，其中饮酒频率、失眠频率和社交活动发挥了显著的渠道和中介作用。李伟的研究结果发现，企业离退休老年人存在一定的心理健康问题，37%

的老年人不情愿退出现任岗位。

随着退休，老年人在社会、家庭中所肩负的责任也发生了变化，因此极易发生心理问题。并且，随着衰老的发生，生理和心理随之发生变化，老年人对周围的环境更为敏感，更容易产生焦虑和抑郁情绪，而且两者往往同时存在，互相影响、相互转化。孤独感是退休老年人普遍存在的心理问题，尤其是现代社会，随着生活节奏的逐渐加快和社会竞争的日趋激烈，越来越多的空巢家庭产生，老年人的孤独已经成为重要的社会问题，且孤独与抑郁存在相关性。研究显示，老年人抑郁、焦虑和孤独等心理健康问题与生活质量、老年人认知功能障碍、阿尔茨海默病、慢性非传染性疾病以及死亡均存在相关关系。

另有研究显示，退休后认知能力健康变得越发重要。50 岁后认知能力会随着年龄的增长而急剧下降，但受教育水平、生活方式、社交网络等因素可以缓解认知能力的衰退进程。

2. 丧偶女性的心理变化 丧偶在社会再适应评定量表（social readjustment rating scale，SRRS）中被列为最高压力事件。每对夫妻在老年时期都可能经历丧偶，丧偶后老年人有可能面临着经济状况和居住状况的变化，还可能面临情感慰藉和照料可及性的下降，增加身体遭遇健康风险的概率。据统计，丧偶老年人普遍面临着身体失能、慢性病困扰和精神抑郁等健康问题，其死亡风险比长期有偶者高出 127%，其自杀率高于其他群体数倍。事实上，个体在社会中并非独立存在，而是嵌套于由亲戚、朋友构成的具体的社会关系中，每个人都注定会受到周围人生命历程中所发生的生活事件的影响。家庭是社会最基本的组成单位，家庭关系的核心是夫妻关系，夫妻关系又是社会关系中最亲密的一种。丧偶这一重大负性生活事件可能会给老年女性的生活质量造成消极的影响。丧偶对个体的生理、心理、社会层面都可能会造成一定程度的影响，其中，对心理健康的影响相对更大。丧偶对老年人心理健康状况的影响主要体现在丧偶老年人的情绪孤独和失落。国内外大量研究和文献证明，良好的婚姻关系对老年人的健康有正向的促进作用，老年人可以通过婚姻生活获取情感与社会支持。老年人的自评健康状况中，婚姻是健康的保护因素，而丧偶则为健康的危险因素。另有研究显示，老年男性丧偶后趋向于脆弱性体验，而老年女性趋向于韧性体验。国内对丧偶老年人的研究较少，未深入探讨老年丧偶女性心理、适应的发展过程和实施的社区干预等。王秋琴等把丧偶独居老年人的心理问题归纳为空巢综合征、抑郁症、脑衰弱综合征、高楼住宅综合征和其他丧偶有关的心理问题。

丧偶后一般会经历三个阶段：①第一阶段，丧偶初期的惊慌失措、无能为力、心力交瘁。②第二阶段，丧偶中期的迷茫阶段。根据每个人的身体状态、性格特征以及所处的年龄段不同，每个丧偶者度过这一阶段的时间不等，约为 6 个月，症状严重者需要 1 年，时间更长则为病态，需要接受治疗。这一阶段是最难熬的阶段，甚至可能出现精神失常。丧偶还会在一定程度上增加老年人的死亡风险，研究认为丧偶者在丧偶后的半年内死亡概率是最高的，40% 的女性和 26% 的男性会在伴侣去世后的 3 年内死亡。③第三阶段，丧偶后期的恢复重建阶段。这一阶段，丧偶女性基本上走出了丧偶的阴影，开始新的生活。

丧偶者比较突出的心理问题有明显躯体化、不同程度强迫症状、人际关系较紧张和内心抑郁四个方面。同时，还易产生不安、恐慌、绝望、抑郁、焦虑等负面情绪。丧偶冲击显著增加了老年人患抑郁的概率，使老年人抑郁得分增加 1.617 分。其中，抑郁对丧偶女性的影响程度高于男性。抑郁症是老年女性丧偶后的并发症之一，临床上多表现为从闷闷不乐到痛不欲生，自卑、抑郁甚至悲观厌世，可有自杀企图或行为。若在短期内不能治愈，会对丧偶老年女性的心理状况产生更加不利的影响。

（三）退休、丧偶女性心理变化的应对

1. 代际支持与社会支持 1943 年马斯洛在《人类动机理论》中提出，人有由低到高五个需求层面——生理需要、安全需要、归属和爱的需要、尊重的需要以及自我实现的需要。研究和改善老年心理健康状况体现了马斯洛需求层次理论。代际支持是指家庭内部子女与父母之间的资源互换关系，包括经济支持、生活照料和精神慰藉三个层面。社会支持指个体受到社会各方面给予的物质上和精神上的帮助，包括家庭、亲友、同事等社会人及单位、工会等社团。家庭支持与社会支持可以有效缓解丧偶对于日常生活自理能力的负效应，相比于社会支持，家庭支持缓解丧偶的负效应更为明显。子女和街道、社区的支持对老年人来说尤为重要，情感和认知方面的支持是老年人最需要的，社会支持网络的规模与老年人的生活满意度直接相关。

（1）代际支持：老年人与成年子女之间的社会支持活动是一种主要的社会关系。在中国尊老、敬老的传统儒家文化背景的影响下，以传统孝道为基础的子女代际支持是老年人最为重要的支持资源。个体在由伴侣、家人和朋友组成的社交网络中进入老年期，群体成员关系提供了一种归属感和社会支持，中国老年人的幸福生活和精神寄托常常与家庭联系在一起。子女代际支持通过影响老年人的老化态度间接地影响他们的心理健康水平，子女提供的经济、生活和精神支持是老年人社会参与的强大保障。子女代际支持能够满足老年父母的社会情感需要，有利于提高老年人的积极情绪和老年人身心健康水平。但是，由于老年人心理不适时很少积极主动寻求帮助，丧偶老年人的子女在担起孝顺父母、为父母提供经济支持责任的同时，更要注重他们的心理变化和需求，情感支持比生活照料和经济支持更能促进老年人的心理健康。

（2）社会支持：社会支持（social support）这一概念是在 20 世纪 70 年代作为一个科学的专业术语被提出来的，它并不是社会学的专属概念，最早源自国外精神病学的研究。社会支持在心理健康中具有重要作用，因为社会支持是个体对他人社会需要的反映，尤其在面对紧张和压力情境时，社会支持可能会成为一种通过社会关系实现的个体与个体或群体间互换的潜在心理资源。

各国学者多年来从不同角度对社会支持的内涵进行界定和解释，而至今仍未达成共识。目前，社会学定义主要从三个层面划分：①从社会互动角度，社会支持是人与人之间的密切联系，可以客观存在或被感知；②从社会行为角度，社会支持是一种可以提供扶持、帮助支撑个体的行为与过程，是他人为个体提供的社会需求的体现；③从社会资源利用角度，社会支持是个体处理紧急事件的一种内在支持，是一种可以通过社会关系、个体与他人或不同群体之间互换的社会资源。

社会支持形式具有多样性，包括来自家庭成员、朋友、邻居和其他人提供的情感、认知以及其他重要的支持。社会支持可以分为两种类型：一种是实际的支持，包括物质上的援助和直接服务；另一种是主观的支持，即体验到的情感上的支持，是指个体感到在社会中被尊重、被理解的情绪体验和满意程度。一般来说，个人的社会支持来源于两个基本渠道：一是正式的制度性支持；二是非正式的非制度性支持。邱海雄认为，社会支持不仅仅是一种单向的关怀或帮助，在多数情形下也是一种社会交换。

一般来说，好的心理健康水平和较高的社会支持之间存在相关性，社会支持可以有效缓解生活压力事件造成的不良心理反应。社会支持理论提出，无论个体是否处于压力状态、当前获得支持的情况如何，社会支持具有普遍的增益作用。

2. 社会参与 老年人从工作岗位退休后，生理、心理会逐渐出现退化，此时若无适当活动来填补心灵上的空虚，就容易加速心身老化，而社会活动参与能帮助老年人寻找到新的社会角

色，在一定程度上能够缓解他们老化的速度。根据活动理论，个体在社会中的角色并不因年龄的增加而减少，应尽量维持中年时的活动，以维持老年期心身健康。角色理论主张，当老年人失去社会角色（如退休、功能耗损、失去配偶等）和从事习惯性活动的能力，他们必须用全新的、更适合的角色和活动来取代，并调整时间与精力到新的角色和活动中。老年人积极的社会活动能带来更好的认知表现和获得较多的社会支持，从而提高自我价值、自我效能和幸福感。因此，老年人积极的社会参与可能有利于老年人心理健康水平的提升。

三、死亡教育与临终关怀

（一）死亡教育

1. 死亡的定义　生命是生物的生长、繁殖、代谢、应激、进化、运动等表现出来的生存发展意识。世界上的一切有机体都处于不断的新陈代谢和生死更替的进程之中，人作为一种高级的有机体，也遵循这种规律。

死亡的概念随着历史的演变、国家的发展而发生改变。《辞海》对死亡的定义是呼吸、心跳停止。1993 年 Faulkner 提出了成熟的死亡概念，包括 4 个要素——不可逆性、普遍性、功能停止、因果性。死亡是生物学现象，现代医学判断患者死亡的标准是器官功能活动停止，不同国家和地区对于死亡标准的定义和判断方法可能存在差异，因此在具体应用时需要结合当地的法律和医学规定。目前，医学界判断死亡最常用的标准是"脑死亡"。脑死亡是神经病学的死亡判定标准，既需要专业、熟练的知识与技能，又需要可靠、严谨的分析与证据，以免错判。哈佛大学医学院的脑死亡标准：①对外部刺激和内部需要无接受性和反应性，即患者处于不可逆的深度昏迷，完全丧失了对外界刺激和内部需要的所有感受能力，以及由此引起的反应性全部消失；②自

主的肌肉运动和自主呼吸消失；③诱导反射消失；④脑电图示脑电波平直。对以上 4 条标准要持续 24 小时，反复测试其结果无变化，并排除体温过低（＜ 32.2℃）或刚服用过巴比妥类药等中枢神经系统抑制剂。

2018 年，为了相关工作更加科学、严谨，更加具有可操作性和安全性，国家卫生健康委员会脑损伤质控评价中心组织专家修改、完善并推出了《中国成人脑死亡判定标准与操作规范（第二版）》，诊断标准共有以下 3 项：①判定先决条件：昏迷原因明确，排除了各种原因的可逆性昏迷。②临床判定标准：深昏迷、脑干反射消失、无自主呼吸（依赖呼吸机维持通气，自主呼吸激发试验证实无自主呼吸），此 3 项临床判定标准必须全部符合。③确认试验标准：a. 脑电图显示电静息；b. 正中神经短潜伏期躯体感觉诱发电位显示双侧 N_9 和 / 或 N_{13} 存在，P_{14}、N_{18} 和 N_{20} 消失；c. 经颅多普勒超声显示颅内前循环和后循环血流呈振荡波、尖小收缩波或血流信号消失。以上 3 项确认试验至少 2 项符合。判定次数：在满足脑死亡判定先决条件的前提下，3 项临床判定和 2 项确认试验完整无疑，并且均符合脑死亡判定标准，即可判定为脑死亡。如果临床判定缺项或有疑问，再增加一项确认试验项目（共 3 项），并在首次判定 6 小时后再次判定（至少完成一次自主呼吸激发试验并证实无自主呼吸），复判结果符合脑死亡判定标准，即可确认为脑死亡。脑死亡判定医师均为从事临床工作 5 年以上的执业医师（仅限神经内科医师、神经外科医师、重症医学科医师、急诊科医师和麻醉科医师），并经过规范化脑死亡判定培训。脑死亡判定时，至少两名临床医师同时在场（其中至少一名为神经科医师），分别判定，意见一致。

2. 死亡教育　死亡教育是围绕"死亡"这个核心主题开展的通过情感、思想以及行为促使人们认识死亡现象和了解死亡本质的教育，通过引起进一步思考，形成对待死亡的正确态度以促

进对生命的珍惜，从而提高生命质量。这是一种基于人道死亡观念、服务于医疗实践和社会的教育，目的是引导人们科学地认识和对待死亡，坦然地接受这一生命过程，在心理层面上认识和接受生老病死是一切自然生命过程中的必然，从而减轻或消除对于死亡的恐惧以及谈到死亡就焦虑的心理，引导人们思索死亡相关问题，挖掘、探讨死亡时刻的心理活动，为面对亲人死亡和自己死亡做好情感准备。

20世纪中叶，死亡教育在美国兴起后迅速发展，目前已经形成了较成熟和系统的教育模式。美国是第一个开展死亡教育的国家，早在1928年就将死亡教育课程覆盖各年龄阶段和各教育层次；20世纪50年代英国发动了"死亡觉醒"思想运动，在宗教改革相关内容中加入了死亡教育知识，英国医师联合会指出，要将死亡教育、临终关怀教育等纳入医疗执业培训。20世纪70年代日本开始开展死亡教育，21世纪以后，日本研究者以居家临终患者为研究对象，对其开展访谈式的死亡教育，分析居家临终关怀下死亡教育的效果，取得了预期效益。2006年中国以"尊严死"为主旨的公益网站建立，随后在2013年成立了北京生前预嘱推广协会（Beijing Living Will Promotion Association，LWPA），生前预嘱开始向社会推广，意在向社会普及自然死、尊严死的"优死观"，顺应个体自主意愿，以平缓、自然并有尊严的方式离世。

在中国，大多数人对死亡教育缺乏认同感，公开谈论死亡与传统文化、伦理观相违背，明显受到公众的思想抵触，获得的关注和支持也极少。也有人认为在濒临死亡的老年人和癌症患者中谈及死亡这类敏感而悲伤的话题，是残忍和不人道的。大多数情况下，死亡教育课程是把死亡教育融入医学人文社科类课程之中，对死亡教育的实施还停留在理论层面，大多是通过杂志、学术期刊、专著等方式对于死亡和死亡哲学的有关概念进行解释和明确，缺乏宣传教育的特色。因此，近年来不少学者纷纷呼吁，通过完善死亡教育体系，丰富教学内容，将国外的死亡教育方式与中国文化实际相结合，开展全民终生死亡教育。通过死亡教育，既可以让更多民众了解和认识其开展的必要性和价值，能更科学地对待生命与死亡，树立积极、正向、科学的生死价值观，也有助于促进医生、医学生对死亡的科学认识，帮助他们以更坦然的心态与临终患者及家属交谈，消除或缓解自身在面对死亡时的恐惧与焦虑情绪，舒缓医护人员在照护临终患者时的心理压力，有利于促进医患沟通，推进和谐社会的发展。西汉哲学家扬雄在《法言·君子》中写道："有生者必有死，有始者必有终，自然之道也。"说明我国古人就认识到有出生就必然有死亡，有开始就必然有终结。生与死相连，始与终循环，是必然规律。

（二）临终关怀

1. 临终关怀的定义 临终关怀（hospice care）又称临终护理、善终服务、安宁疗护。目前，医学界普遍认可2002年世界卫生组织提出的定义：临终关怀是一门临床学科，通过早期识别、积极评估、控制疼痛和治疗其他痛苦症状，包括躯体、社会心理和宗教（心灵）的困扰，来预防疾病和缓解痛苦，从而改善面临疾病的患者和家人的生活质量，对生命时间有限的个体提供包括心理、生理、精神的全方面关怀，从帮助患者树立正确的死亡认知入手，逐步深化到减轻临终患者的恐惧和不安情绪，满足临终者的愿望和提供对患者家属的慰藉与关怀。其目的是提高患者在有限生命中的生活质量，使患者感受到被尊重和被关爱，让患者在生命末期的自身诉求得以满足，得到足够的尊重，有意义、有尊严地离去。临终关怀的主要目标并不是提供临床医学救治，而是在控制躯体疼痛的基础上，为患者提供生理照顾、心理关怀、精神照料三位一体的关怀。张鹏在《临终关怀的道德哲学研究》里指出，临终关怀是一个综合体，包括了三层含义：①医护保健服务项目，以缓解和控制临终患者的疼痛为基础，重点是对临终患者及家属的慰藉和关怀，以舒缓临终患者身心的极度痛苦，维护患者的生命尊严，帮助他们安宁地度过生命的最后阶段，但并不企求延长他们痛苦状态下的生命。②作为一门新兴的交叉学科，临终关怀是研究临终患者的生理、心理发展及为临终患者及其家属提供全面照护的实践规律的新兴交叉学科。所形成的临终关怀学，与护理学、医学、心理学、伦理学、社会学等学科密切联系，充分体现了"生物 - 心理 - 社会"的现代医学模式特点。③无论是医院型、病房型或社区型，只要一说到临终关怀，就应想到是由护士、医生、心理学家、社会工作者、药剂师、营养师、志愿者、患者家属等多方人员组成的团队，在国外还有较多宗教人士参与，临终关怀团队在不同的条件下从各个方面为临终者及其家属服务。

孟宪武总结了我国的 5 种临终关怀模式——家庭型临终关怀、社会型临终关怀、宗教型临终关怀、医院型临终关怀、反向型临终关怀。家庭型临终关怀是最古老、最主要的临终关怀形式，指有血缘、婚姻关系的亲属，出于感情、道德、礼仪、习俗等方面的因素，对临终者表示关心和慰藉的关怀形式；社会型临终关怀是指亲友、同仁、近邻对临终患者的关心问候以及其去世后葬礼的参与与协助，体现了群体之间的情感关系；宗教型临终关怀对笃信宗教的临终患者而言可以从中获得巨大的安慰；医院型临终关怀是为临终患者设置专门的医疗场所，医院型临终关怀与传统的医院救治有着本质区别，临终关怀舍弃了对晚期患者无益而且无效的治疗，代之以符合人文关怀的照顾和宁养，以控制患者的症状、减轻病痛折磨、排解心理问题、提高生命质量，让临终患者内心宁静地面对死亡；反向型临终关怀指临终患者的行为对生者的关怀和影响，如临终之际的遗产划分、后事安排、遗嘱订立等，表明临终患者对生者的依恋和关心已进一步升华，也是临终患者对家庭、对社会的最后贡献。这 5 种类型的临终关怀各有特点，亲属应根据临终者的意愿、个性、特点、实际条件等作出选择。

目前临终关怀还没有统一的准入标准。在美国标准为已无治疗意义，预计存活 6 个月以内；在日本，患者预计存活 2～6 个月，为终末阶段；在英国以患者生存时间预计 1 年或不到 1 年为临终期。目前我国仅有少量研究探索临终关怀准入标准，在实践中，临终关怀服务转介仍以医生的工作经验来判断，缺乏相关规则和标准。临终关怀服务对象相对局限，主要服务对象为癌症晚期患者。

2. 临终患者的心理特点 潘虹调查发现，临终患者普遍存在恐惧和焦虑状态、愤怒等消极情绪、无力感和丧失感加重、防御回避即将死亡的事实等心理特点，焦虑和恐惧是临终患者最为强烈的心理反应，患者难以接纳和面对自己即将死亡的现实，患者产生焦虑、恐惧的根源是对生命的无助感和失控感，当来自躯体和精神上的双重痛苦无法应对时会出现抑郁、绝望等负性情绪。对自己病情不知情的患者还会在猜测、试图验证、拒绝接受的往复循环中感受着不确定性所带来的痛苦。而亲属同样要经历不同程度的内心恐慌、不舍、痛苦、无助和不知所措等复杂的心理。美国一项研究在观察 400 位临终患者的基础上，将临终患者的心理活动分为五个发展阶段，即否认期、愤怒期、协议期、忧郁期及接受期。否认期指对自己的病情存在否认的心理，常表现为不愿接受治疗或不愿面对现实；愤怒期是指对自己的病情感到愤怒和不公平，常表现为情绪波动大、易怒、怨恨、妒忌等；协议期指开始接受自己的病情，并与医护人员合作制订治疗计划；忧郁期指面临死亡已有准备，但患者极度疲劳、衰弱，常处于嗜睡状态，表情淡漠，却很平静；接受期指接受自己的病情，开始面对死亡。

3. 临终关怀的意义 临终关怀作为一种特

殊的医疗服务，不仅能改善患者和家属的生存质量，维护人的尊严，还能减轻国家和家庭的医疗负担。

（1）从生理学层面，为临终者减轻痛苦，维持最佳生理状态。当患者进入临终阶段，治愈希望已变得十分渺茫，临终关怀团队将重点放在对症处理和护理照顾上，包括保持患者的身体舒适、控制疼痛、提供生活护理和心理支持等，最大限度地缓解患者的痛苦，提高生命质量。

（2）从心理学层面，抚慰临终者心灵，让临终者从死亡的恐惧、无助和孤寂中解脱。临终患者常面临焦虑、恐惧、抑郁等心理问题，临终关怀团队会与患者建立良好的沟通，倾听他们的心声，提供情感支持和心理疏导，帮助他们保持积极的心态，与他们共同面对死亡，减轻其对死亡的恐惧和焦虑，感受到关爱和支持。

（3）从伦理学层面，让临终者重新认知生命的价值并保持尊严。临终关怀体现了对患者的尊重，即使生命活力降低，患者的个人尊严不应递减，个人权利也不应被剥夺。护理人员会尊重患者的个人隐私、生活方式和信仰，让他们参与医疗护理方案的制订，并在法律允许的范围内尊重患者的选择。

（4）从社会学层面，临终关怀体现了社会文明的进步、符合人类追求高生命质量的客观要求、促进社会资源的合理配置、增强社会凝聚力和人文关怀以及推动医疗行业的进步。同时，临终关怀还关注患者的家属，帮助他们应对失去亲人的痛苦，提供哀伤辅导和支持。

4. 临终关怀的原则　临终关怀的理念是将以治愈为主的治疗转变为以对症为主的照护；以延长患者的生存时间转变为提高患者的生命质量；尊重临终患者的尊严和权利，注重临终患者家属的心理支持。道德原则包括以人为本、不伤害、尊重、公正原则，在实践中应遵循以下四点。

（1）照护为主：临终患者主要指各种疾病的末期、晚期肿瘤患者，治疗不只是以延长患者的生命为主，而以全面护理为主，以提高患者临终阶段的生命质量，维护患者的尊严。

（2）适度治疗：临终患者的基本需求有三条——保持生命、解除痛苦、无痛苦地死亡。在尊重生命和死亡的自然过程方面，临终关怀提出适度治疗、全面照护的原则。

（3）注重心理：临终患者的心理是极其复杂的，且因经济状况、政治地位、文化程度、宗教信仰、职业与年龄等的不同而有差异。对临终患者及家属的护理应体现出护理的关怀和照顾，以尊重生命、尊重患者的尊严和权利为宗旨，使临终患者及家属获得帮助和支持。

（4）提高患者的生命质量：临终关怀不以延长生命时间为重，而以提高其临终阶段的生命质量为宗旨，为临终患者提供一个安适、有意义、有尊严、有希望的状态。让患者在有限的时间里，能有清醒的头脑，在可控的病痛中，接受关怀，享受人生的余晖。

5. 临终关怀的内容　临终关怀服务需要医疗、护理、心理、家政、运动、社会等多领域共同协作，从提升临终关怀的社会认可度入手，全方位提升临终关怀的服务质量。

身体关怀是指通过医护人员的医疗行为给予临终者及其家属身体照顾，通过医学治疗减轻患者的病痛，并利用合理的饮食搭配为患者的身体提供能量；心理关怀是指通过传递信念缓解恐惧、焦虑情绪，帮助患者及家属尽快度过否认期→愤怒期→协议期→抑郁期→接受期的"哀伤5阶段"，消解患者焦虑不安的情绪，使其对未来（死后）充满希望与信心；灵性关怀是指引导患者回顾人生，探索人生意义，或利用宗教使患者得到更加圆满的临终关怀。

（1）身体关怀：临终患者常伴有多器官功能下降或衰竭，出现肌张力异常、感知觉下降、意识改变、疼痛等，身体出现多方面问题，包括营养不良、皮肤变化、排泄失禁、疼痛、癌因性疲乏和静脉血栓等。

临终关怀患者营养不良发病率较高，对多数伴有营养不良的临终关怀患者而言，其治疗期间的营养干预和治疗已成为不可缺少的综合治疗措施。营养支持可以适当延长患者的生存期，使各种抗癌治疗能够顺利进行，减轻患者痛苦，提高患者的生命质量。营养照护要考虑疾病原因、代谢障碍、治疗不良反应、心理因素等多方面。不能正常进食者通过鼻饲和肠外营养提供维持生命的能量和营养元素。能正常进食者鼓励在营养师指导下多进食，食材应新鲜、易消化。Isenring 等的研究表明，采取积极的营养干预治疗的门诊晚期肿瘤患者在体重维持、营养状况、生存质量方面显著优于未进行营养干预的患者。

瘙痒是临终关怀患者常出现的症状。保持皮肤清洁干燥及其完整性是生命末期患者的皮肤护理重点，预防和治疗压力性损伤是皮肤管理的重要内容，总体目标是尽量减少疼痛和气味，增强舒适度，并潜在地改善压力性损伤的状况。保持生命末期患者床单、被褥清洁、干燥、舒适、平整，衣物以纯棉质地、宽松为宜，以此减少由于衣物、被褥等因素给皮肤带来的刺激和摩擦，减少压力性损伤的发生风险。生命末期患者宜使用 pH 值平衡的皮肤清洁品，避免使用肥皂、碱性清洁剂等刺激性液体，以防止皮肤过度干燥和刺激，同时避免频繁地清洗皮肤，以免破坏表皮和角质层。除禁忌证外，通常需要对患者进行温和的全身按摩。

大小便失禁、便秘、尿潴留是临终关怀患者常见的排泄问题。大小便失禁时要定时提醒，必要时使用成人纸尿片，注意皮肤护理，防止潮湿，预防皮肤损伤。对留置尿管的临终关怀患者要保持外阴清洁、保持尿管通畅、准确记录尿量，无禁忌者鼓励多饮水。对带有结肠造口的临终关怀患者要做好造口管理、营养和心理支持。便秘者鼓励通过改变食物种类、活动、饮水、药物等改善症状。研究证实，中医摩腹手法对便秘有很好的作用。顺肠蠕动方向摩揉腹部后可直接

加强肠蠕动，激活患者便感，同时可通过反射调节产生抑制中枢的效果，副交感神经随之兴奋，交感神经抑制，最终增加降结肠和直肠蠕动频率，肛门内括约肌处于松弛状态，促进排便；摩腹也可通过改变腹压，增强直肠复合运动，反射性引起肛门内括约肌松弛，有助于粪便顺利排出。

疼痛是癌症诊断和疾病发展过程中最常见和令人恐惧的症状之一，其发生率随着疾病进展而上升。癌症患者疼痛患病率高达 50%，其中 38% 的患者将其描述为中度至重度疼痛，而疼痛护理可通过各种针对性护理方案缓解患者的疼痛程度，对提高患者生活质量具有积极作用。疼痛照护时要做好疼痛评估，严格按照"三阶梯给药原则"使用止痛药物，即轻度疼痛首选第一阶梯，非阿片类止痛药物（以阿司匹林为代表）；如果达不到止痛效果或疼痛继续加剧为中度疼痛，则选用非阿片类药物加上弱阿片类药物（以可待因为代表）；若仍不能控制疼痛或疼痛加剧为重度疼痛，则选用强阿片类药物（以吗啡为代表），并可同时加用非阿片类药物或针刺、心理治疗等手段，后者既能增加阿片类药物的止痛效果，又可减少阿片类药物用量，降低药物成瘾性。同时要遵循首选口服药，按时服药、个体化服药、减少药物副作用等基本原则。

癌因性疲乏是由癌症及其相关治疗引起患者长期紧张和痛苦而产生的一系列主观感觉，如虚弱、活动无耐力、不能集中注意力或兴趣减少等，且病史、体格检查、实验室检查结果排除了精神障碍（抑郁、躯体化或谵妄）造成的影响。疲乏不但导致临床上明显的抑郁症状，而且会对社交、工作和日常生活等诸多方面造成严重影响。

第十次国际疾病分类修订会议（ICD-10）将癌因性疲乏定为一种疾病并提出了诊断标准：疲乏症状反复出现，持续时间 2 周以上，同时伴有以下 5 个或以上的症状表现：①虚弱或肢体沉重；②不能集中注意力；③缺乏激情、情绪低

落、精力不足；④失眠或嗜睡；⑤睡眠后感到精力未能恢复；⑥活动困难；⑦出现情绪反应，如悲伤、挫折感或易激惹；⑧不能完成原先能胜任的日常活动；⑨短期记忆减退；⑩活动后经过休息疲乏症状持续数小时不能缓解。

目前针对癌因性疲乏缺乏有效治疗方法，主要包括通过改变治疗药物和治疗方式以减少癌因性疲乏的发生，纠正代谢紊乱，治疗抑郁和失眠，进行适度的体育锻炼，认知疗法，行为治疗和营养支持等。中医中药对癌因性疲乏有一定作用。癌因性疲乏患者的照护者也需要支持和关爱，可以通过定时轮值、沟通交流等方式缓解压力。

癌症患者的临终关怀受到越来越多的关注。癌症和静脉血栓栓塞（venous thromboembolism，VTE）之间有着密切的联系，对患者生存率有显著的负面影响，是 VTE 患者死亡的主要原因之一，与癌症类型和分期、患者相关因素（如年龄、性别等）和治疗相关因素（如手术、化疗和支持治疗）密切相关。癌细胞本身也会直接或间接诱发高凝状态，肺癌、胃癌、胰腺癌、脑癌和卵巢癌比其他癌症具有更高的血栓形成风险。对静脉血栓高危患者，照护主要是以预防为主。一般预防包括运动和饮食等；物理预防包括梯度压力袜、间歇充气加压装置、足底静脉泵等；药物预防包括肝素、维生素 K 拮抗剂等。

（2）心理关怀：临终患者的心理受疾病、疼痛、家庭、社会支持状况等多种因素影响，心理关怀的重点是根据不同阶段的心理变化给予相应的心理关怀，主要措施包括减轻疼痛、加强沟通、死亡教育、家属动员、充分调动社会支持等。临终患者通过长期的学习，接受指导，建立一种健康、正向的心理状态，做好心理建设，在濒临死亡的临终阶段坦然面对死亡并珍惜身边的人和物。下面分别叙述在临终患者"哀伤5阶段"不同时期的关怀重点。

1）否认期：对此期患者，不可将病情全部揭穿。与患者交谈时，要认真倾听，表示关心、支持和理解。家属应该经常出现在患者的身边，让其感到没有被抛弃，而是时刻受到关怀。同时也要预防少数患者心理失衡，以扭曲方式对抗此期的负重感。病情告知因人而异，何人告知、何时告知、何地告知、告知什么，都需要灵活掌握。

2）愤怒期：临终患者的这种"愤怒"是正常的适应性反应，是一种求生无望的表现。要谅解、宽容、安抚、疏导患者，让其倾诉内心的忧虑和恐惧，不要对患者采取任何个人攻击性或指责性行为。

3）协议期：要尽可能地满足患者的需求，即使难以实现，也要做出积极努力的姿态，鼓励患者积极配合治疗，减轻病痛。

4）忧郁期：创造一个安静的环境，鼓励患者及时表达自己的哀伤与抑郁，并耐心倾听，使患者能顺利度过自己的死亡心理适应期，当临终患者敞开心扉诉说、释放心灵的时候，照护者包括亲友应学会倾听，因为倾听比诉说需要更漫长的时间积淀和更强大的内心历练。临终患者在诉说中整理人生，当其清醒认识到自己的生命中充满了感恩、真诚、尊重、信任、勇气、自由、富足并乐于分享时，即将离开也将感觉心安。

5）接受期：尊重患者的信仰，延长护理时间。在征得临终患者及亲属同意后，停止一切侵入性的治疗，避免任何附加的刺激及痛苦。因为让临终患者在死前尽可能保持宁静，是非常重要的。

灵性照顾是属于高层次的心理需要，是指照顾团队通过作用于患者的信念、信仰、价值观以及与他人的联系等维度来帮助其寻求生命存在的意义和获得精神的安宁舒适。灵性是一种独特的内在治愈系统，这是灵性照顾能对临床治疗起效的理论基础之一。对于灵性的需求会伴随疾病进程逐渐增加。"意义治疗"是灵性关怀的一个主要维度，但灵性还包括自我与家庭、他人等的社会关系，而且在同他人的关系中患者更能寻找到意义，两者有很重要的关联。

（梁开如　高萌）

参考文献

[1] 国家统计局. 第七次全国人口普查主要数据情况. 2021.

[2] 程悦, 刘佳, 刘彦慧, 等. 中国老年人生理健康的系统评价. 中国老年学杂志, 2020, 40（22）：4797-4801.

[3] 李慧芳, 杨贵荣, 杨长春. 老年综合征及老年综合征评估应用进展. 中国全科医学杂志, 2020, 23（8）：993-996.

[4] 林晓影. 老年人的生理特点及营养支持的研究进展. 食品安全质量检测学报, 2019, 10（19）：6598-6601.

[5] 韩君, 王君俏, 王悦, 等. 75岁及以上社区老年人身体衰弱与认知功能现状及相关性分析. 复旦学报（医学版）, 2021, 7, 48（4）：494-502.

[6] 闫心语, 梅红, 郭晓晖, 等. 老年人身体意象三维图像的研制及验证. 中国食物与营养 2021, 27（2）：55-60.

[7] SAXENA S, SETOYA Y. World Health Organization's comprehensive mental health action plan 2013—2020. Psychiatry and clinical neurosciences, 2014, 68(8): 585-586.

[8] MOIR F M, VAN DEN BRINK A R K. Current insights in veterinarians' psychological wellbeing. New Zealand Veterinary Journal, 2020, 68(1).

[9] 刘甜芳, 杨莉萍. 中国老年心理问题的现状、原因及社区干预. 中国老年学杂志, 2019, 39（24）：6131-6136.

[10] 叶海春, 闫雅洁, 王全. 中老年女性抑郁现状及其影响因素研究, 中国全科医学, 2021, 24（36）：4574-4579.

[11] 陈希, 赵丽萍, 张毅, 等. 老年人认知衰弱评估研究进展, 护理学杂志, 2021, 36（4）：109-112.

[12] 谭翠莲, 罗序亮, 李琴. 丧偶对中国老年人抑郁状况的影响分析——基于CHARLS数据, 南方人口, 2021, 36（3）：56-65.

[13] 刘非凡, 衡艳林. 近10年国内外老年衰弱综合征研究的文献计量学分析. 全科护理,

2022, 20（13）：1844-1848.

[14] 中华医学会老年医学分会,《中华老年医学杂志》编辑委员会. 老年人衰弱预防中国专家共识（2022）. 中华老年医学杂志, 2022, 41（5）：503-511.

[15] 于普林, 高超, 雷平, 等. 预防老年人失能核心信息中国专家共识（2019）. 中华老年医学杂志, 2019, 038（10）：1073-1074.

[16] 李辰文好, 姚蕴桐, 胡远东. 中国老年人心理健康的现状及干预建议. 中国医药导报, 2021, 18（15）：192-196.

[17] 王流芳, 胡志民. 中国死亡教育发展现状与思考. 医学研究杂志, 2022, 51（10）：180-182.

[18] 国家卫生健康委员会脑损伤质控评价中心, 中华医学会神经病学分会神经重症协作组, 中国医师协会神经内科医师分会神经重症专业委员会, 等. 中国成人脑死亡判定标准与操作规范（第二版）. 中华医学杂志, 2019, 99（17）：5.

[19] QUATTROCHI J P, HILL K, SALOMON J A, et al. The effects of changes in distance to nearest health facility on under-5 mortality and health care utilization in rural Malawi, 1980—1998. BMC Health Services Research, 2020, 20(1): 899.

[20] 王永斌, 王根在. 高龄老人照护手册. 2版 上海：上海科学普及出版社, 2020.

[21] 张鹏. 临终关怀的道德哲学研究. 北京：人民出版社, 2020.

[22] 沈秀敏, 马瑞妮, 王治国. 国外临终关怀研究热点及发展趋势可视化数据挖掘. 中国老年学杂志, 2019, 39（13）：3198-3201.

[23] 宋津. 试析心理工作者介入临终关怀的应用价值. 心理月刊, 2022, 17（18）：232-234.

[24] 李睿灵, 乐思逸, 吴伊凡, 等. 临终关怀国内外研究进展. 护理研究, 2021, 35（23）：4230-4234.

[25] 周思君, 谌永毅, 许湘华, 等. 生命末期患者压力性损伤管理的研究进展. 护理学杂志,

2021, 36（6）: 105-108.

[26] FERRIS A, PRICE A, HARDING K. Pressure ulcers in patients receiving palliative care: a systematic review. Palliative Medicine, 2019, 33(7): 770-782.

[27] 王静霞, 龙灿海, 周小翠, 等. 三阶梯镇痛疗法联合撤针治疗癌症疼痛的临床疗效. 中

医药学报, 2022, 50（10）: 71-75.

[28] 范婧瑶, 黄立娟. VWF在癌症静脉血栓中的研究进展. 中国实验诊断学, 2021, 25（2）: 275-278.

[29] 徐清琳, 徐彪. 临终关怀服务转介: 内涵、机制与影响因素. 卫生经济研究, 2023, 10: 6-10.

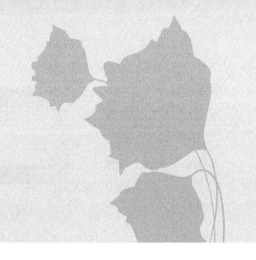

第六章
女性常见心理问题

心理健康问题是造成全球疾病和残疾负担的十大因素之一，根据全球疾病负担研究（Global Burden of Disease Study 2019）数据，1990—2019年，全球归因于精神障碍的伤残调整生命年（disability-adjusted life year，DALY）比例从3.1%增加至4.9%；2019年，全球14.6%的伤残损失寿命年（years lived with disability，YLD）可归因于精神障碍。

精神心理问题在发病率、流行病学、临床表现等方面存在性别差异。这些性别差异在一定程度上源自生物学因素，如基因、激素、解剖学、生理学等；例如，女性在生育、月经、围绝经期等生理过程中出现各种精神心理问题的比例很高。女性精神心理问题的诊疗应充分考虑女性特有的生理和心理特点，采取多学科综合干预措施，如心理治疗、药物治疗、生活方式干预等。本章旨在为卫生工作者提供女性常见心理问题的相关信息，并希望为女性心理保健工作提供建议和指导。

第一节 抑 郁 障 碍

抑郁障碍（depressive disorder）是指各种原因引起的以显著而持久的心境低落为主要临床特征的一类心境障碍的总称，核心临床表现为与处境不相称的持久的心境低落，程度可以从闷闷不乐到悲痛欲绝，甚至发生木僵，部分患者会出现明显的焦虑和运动性激越，严重者可以伴随幻觉、妄想等精神病性症状，部分抑郁障碍患者存在自伤、自杀行为。

女性在社会和心理层面上面临的压力和挑战可能更多，且受到生理周期、妊娠、产后和围绝经期等生理变化的影响，女性抑郁障碍在表现和治疗上具有独特性，症状表现可能更为复杂和多样化。例如，女性更容易表现出情绪低落、内疚、自责和无助感，且更容易出现与抑郁相关的躯体症状，如疲劳、睡眠障碍和食欲变化。

根据ICD-11，抑郁障碍包括单次发作抑郁障碍、复发性抑郁障碍、恶劣心境障碍、混合性抑郁焦虑障碍、其他特指的抑郁障碍和未特指的抑郁障碍。通常所说的"抑郁症"，即国际诊断体系中的"major depressive disorder（MDD）"，包括单次发作抑郁障碍和复发性抑郁障碍，是抑郁障碍最常见的类型，具有较高的复发风险。抑郁障碍的典型病程为发作性病程，但临床上有20%～30%的抑郁障碍为慢性病程，恶劣心境障碍是慢性抑郁障碍中最常见的一种，在基层患者尤其是慢性病患者中更常见。

一、流行病学

（一）患病率

世界卫生组织报告显示，全球约有4.3%的人受到抑郁症的困扰，即全球范围内约有3.22

亿抑郁症患者，2005—2015 年抑郁症患者数量增加了 18.4%。2021 年 *The Lancet Psychiatry* 发表的中国精神卫生调查（China mental health survey，CMHS）显示，我国成人抑郁障碍的终生患病率为 6.8%，其中抑郁症为 3.4%。

流行病学研究发现，女性患抑郁症的概率是男性的 2 倍左右，且有阳性家族史的女性是男性的 2 倍。女性与男性抑郁症患病率的差异在不同年龄段表现不同。2019 年全球疾病负担研究对全球抑郁症流行病学的评估显示，女性抑郁症的患病率为 5.8%，男性患病率为 3.5%。CMHS 数据显示，就任一抑郁障碍亚型而言，中国女性与男性的加权终生患病率分别为 8.0% 和 5.7%，12 个月患病率分别为 4.2% 和 3.0%。

目前已有很多理论解释了女性抑郁障碍的高患病率，比较公认的危险因素包括生物学因素和社会心理因素。在生物学因素方面，大量研究指出激素在女性高抑郁风险中起至关重要的作用，心境障碍中雌激素和孕激素影响神经递质传递、神经内分泌和昼夜节律，如妊娠导致雌激素和孕激素水平剧烈变化，以及下丘脑 - 垂体 - 性腺轴的变化，与产后抑郁发病有关。在社会心理因素方面，女性面对的不平等社会地位可能是其抑郁障碍高易感性的直接原因；而女性比男性更容易表达抑郁症状和寻求精神科医生等专业人士帮助，也可能导致女性抑郁障碍报告更多。

（二）病程

根据《中国抑郁障碍防治指南》（第 2 版），抑郁障碍平均起病年龄为 20 ～ 30 岁，从起病到就医接受治疗的时间平均为 3 年。抑郁发作的平均病程为 16 周，90% 的患者临床表现为中度或重度，严重影响其日常功能活动。抑郁发作治疗痊愈的时间平均为 20 周，若不治疗，病程一般会持续 6 个月或更长。

一般而言，女性抑郁发作的时间早于男性。女性抑郁症状出现的第一个高峰为青少年时期，

而男性多出现于成年早期。女性抑郁的发病年龄早于男性可能与性别角色因素、发病诱因、人格特质与负性生活事件的差异有关。

此外，相比于男性，女性的抑郁发作时间更长，更容易迁延为慢性和复发性病程。与生殖相关的应激事件可能是女性抑郁障碍易发展为慢性和复发性的一个重要因素。

（三）共病

抑郁障碍常与焦虑障碍、精神活性物质使用障碍、人格障碍和冲动控制障碍等其他精神疾病共病。例如，抑郁障碍患者共病焦虑障碍的比例为 30% ～ 50%，共病物质使用障碍的终生患病率为 30% ～ 43%。这些共病的存在常导致抑郁障碍的治疗复杂化，临床疗效更差。

抑郁障碍在躯体疾病患者中非常常见，文献显示，22% ～ 33% 的躯体疾病住院患者、15% ～ 30% 的急性冠心病患者、20% 的冠心病和充血性心力衰竭患者、9% ～ 27% 的糖尿病患者患有抑郁障碍。另外，抑郁症与阿尔茨海默病、心血管疾病、糖尿病、肥胖症、特定自身免疫性疾病的发病风险升高显著相关，与心血管疾病、代谢综合征的恶化显著相关。

大量证据显示，与男性相比，女性共病其他精神障碍的比例更高，如广泛性焦虑症、惊恐障碍、躯体化障碍、进食障碍等。女性抑郁症患者共病某些内科疾病的程度也更高，如偏头痛和慢性疲劳综合征等。

（四）诊疗现状

抑郁障碍在各个年龄段均可发生，在 20 ～ 60 岁工作人群中患病率高，功能损害严重，疾病负担重。据世界卫生组织预测，2030 年抑郁症将成为全球第一大疾病负担来源。然而，抑郁障碍的就诊率和治疗率很低。CMHS 显示，近 12 个月内存在抑郁障碍的国内受访者中，只有 9.5% 在这一时段内接受了某种治疗，且有研究

者认为只有 0.5% 的患者接受了"充分的治疗"。即使在精神心理专科，抑郁症患者接受充分治疗的比例也只有 9.2%。

二、病因学

抑郁障碍的病因和病理机制尚未完全阐明，发病的危险因素涉及生物、心理和社会多方面。

（一）危险因素

1. **遗传学因素** 抑郁障碍存在遗传倾向，抑郁障碍患者的亲属尤其是一级亲属罹患抑郁障碍的概率是一般人群的 2～10 倍。双生子调查提示抑郁障碍的遗传度约为 37%，单卵双生子抑郁障碍同病率为 40%～50%，异卵双生子同病率为 10%～25%。

遗传在女性抑郁障碍发病中所起的作用高于男性。一项纳入 42 161 对双生子的研究结果显示，女性抑郁障碍的遗传度（遗传因素在疾病发生中所起作用的程度，以百分数表示）显著高于男性，女性抑郁障碍中遗传所起的作用为 42%，远高于男性（29%）。

2. **社会心理因素** 应激性生活事件常是抑郁障碍的诱因，如丧偶、离异、婚姻不和、失业、严重躯体疾病、家庭成员患重病或突然病故、社会经济地位低下等。童年经历和创伤对成年期抑郁障碍的发生有影响，如亲子分离、幼年丧亲、父母养育风格、儿童期虐待、亲友关系与社会支持系统、生活事件等。病前人格，尤其是神经质和消极人格特征，同样与抑郁障碍的发生关系密切。

从儿童早期开始，女性调控注意和抑制冲动的能力即强于男性，而男性相对更活跃和冲动，更能从高强度刺激中获得愉悦感；缺乏积极情感和外向程度较低也与抑郁风险升高相关。青少年期开始，女性的神经质得分开始显著高于男性，并持续终身，而神经质是确切的抑郁症高危因素。另有研究显示，神经质与女性抑郁的相关性高于男性。此外，女性更容易对身体感到羞耻和不满意，且使用反刍的应答方式（如被动重复地体验伤痛）更为显著，这些均可能与抑郁的发生相关。

近年的研究显示，相比于男性，女性更容易受到社交媒体的负面影响，进而影响心境。例如，青少年女性更容易因使用社交媒体受到社会比较和寻求反馈的影响，从而导致抑郁症状加重。

3. **药物因素** 高质量研究证据显示，干扰素 -α、糖皮质激素、洋地黄（地高辛）及抗癫痫药等非精神科药物与抑郁的发生显著相关，且部分患者的症状可能相当严重；镇静助眠药、β 受体拮抗剂、组胺 H_2 受体拮抗剂、促性腺激素释放激素类似物等药物诱发抑郁的证据等级高于个案报告，但证据总体较弱或存在冲突；某些抗生素也可能诱发抑郁。

（二）病理机制

1. **神经生化研究** 抑郁障碍患者通常存在神经递质水平或相关神经通路的功能和结构异常。失调节假说认为，患者的神经递质功能和内稳态调节出现问题，而药物治疗的作用在于恢复这些系统的正常功能。相关的假说包括 5- 羟色胺假说、多巴胺系统假说、去甲肾上腺素系统假说，以及其他关于神经递质、神经肽和第二信使系统异常的假说。

2. **神经内分泌** 抑郁障碍患者在下丘脑 - 垂体 - 肾上腺轴（hypothalamic-pituitary-adrenal axis，HPA 轴）、下丘脑 - 垂体 - 甲状腺轴（hypothalamic-pituitary-thyroid axis，HPT 轴）和下丘脑 - 垂体 - 生长素轴方面存在功能异常。特别是 HPA 轴的异常表现为糖皮质激素异常升高、昼夜分泌节律改变、地塞米松脱抑制现象、肾上腺体积增大，以及脑脊液中促肾上腺皮质激素释放激素（corticotropin-releasing hormone，CRH）水平升高，促肾上腺皮质激素对外源性 CRH 的反应也表现出迟钝。

3. 神经免疫学研究 人体免疫系统与中枢神经系统之间存在密切关系。例如，接受细胞因子治疗的患者常出现抑郁样症状，而抗抑郁药物能够改善这些症状。此外，免疫系统疾病如类风湿关节炎和系统性红斑狼疮也常伴随抑郁表现。研究还证实了应激事件对免疫系统的影响，情绪障碍和应激事件可能会影响免疫功能，而免疫功能的变化也可能与抑郁障碍的发生有关。

4. 睡眠与脑电生理研究 在脑电图研究中，抑郁障碍患者左右脑半球平均整合振幅与抑郁严重程度呈负相关，且右半球的激活程度升高。这种激活程度升高主要表现在额区，尤其以右额叶为主，并认为与抑郁情绪的产生有关，然而也有不一致结果的报道。抑郁障碍患者还可出现脑诱发电位波幅较小，与抑郁障碍的严重程度相关，同时伴有事件相关电位 P_{300} 和 N_{400} 潜伏期延长。

5. 脑影像学研究 目前有关抑郁障碍的脑影像学研究尚无一致的可重复的结论性研究成果。通过功能脑影像技术［功能性磁共振成像（functional magnetic resonance imaging，fMRI）、单光子发射计算机断层成像（single photon emission computed tomography，SPECT）等］发现，抑郁障碍患者的大脑前额叶背侧皮质、额叶近眶部皮质、下丘脑、小脑、尾状核、海马、杏仁核等边缘系统部位的代谢或脑血流存在异常。但是这种异常在疾病不同时相、药物治疗前后、不同类型患者之间存在差异。

6. 遗传学研究 抑郁障碍的发生与个体的遗传素质密切相关，但遗传学影响的作用方式十分复杂，抑郁障碍是一种由多个微小作用基因共同影响的复杂疾病。

三、临床表现

抑郁障碍的主要临床表现包括核心症状以及其他相关症状，其中核心症状主要为心境低落、兴趣丧失和精力缺乏。抑郁障碍患者在心境低落的基础上常伴有其他认知、生理及行为症状。抑郁症状在不同的年龄、性别、文化背景及疾病状态下表现形式有所差异。

1. 情绪低落 患者常表现出情绪低落和心情压抑，轻度患者感到闷闷不乐、无愉快感；而重度患者则可能感到悲观绝望，甚至有生不如死的感觉。典型的抑郁表情包括忧伤和眉头紧锁，情绪低落通常昼重夜轻。

2. 兴趣减退 患者普遍对曾经感兴趣的活动失去兴趣，对愉快环境缺乏情感反应，无法从日常生活中获得乐趣，甚至丧失体验快乐的能力。患者常放弃原本喜欢的活动，即使参与也是为了消磨时间或摆脱悲观情绪。

3. 快感缺失 患者表现出无精打采、疲乏无力和懒惰，感到自己筋疲力尽和能力下降，甚至需要他人催促才能行动。初期感到力不从心，后期即使想做事也难以坚持，常感到"太累了""没有精神""没劲、缺乏动力"。这种疲劳感无法通过休息或睡眠恢复，部分患者的疲劳感也可能与睡眠障碍有关。

4. 焦虑或激越 许多抑郁症患者伴有焦虑和紧张症状，表现为忧心忡忡、坐立不安、无目的动作等。部分患者易激惹、冲动，注意力难以集中，并伴有胸闷、心悸、尿频、出汗等躯体症状，这些躯体症状可能掩盖其主观的焦虑体验。

5. 认知症状 抑郁症患者思维和言语活动减慢，决断能力降低，注意力不集中，信息处理能力减退，对自我和环境漠不关心。情绪低落背景下，常出现认知扭曲，如自我评价低、感觉无用、无助、无望，认为自己能力低下、前途暗淡，甚至产生自责和罪恶感。

6. 躯体症状 多数抑郁症患者食欲减退，体重减轻，但少数患者可有食欲增加。大多数患者有睡眠障碍，如入睡困难、睡眠不深、易醒，典型表现为早醒，少数患者出现睡眠过多。此外，性功能障碍在抑郁症患者中也很常见，包括性欲的减退乃至完全丧失、性功能障碍。

值得注意的是，部分抑郁症患者以各种各样的躯体症状作为主诉，长期在综合医院门诊反复就诊，但检查结果常无显著异常或无法解释患者的主观痛苦。这类躯体症状可包括头痛、颈痛、腰背痛等躯体任何部位的疼痛，以及口干、出汗、视物模糊、心悸、胸闷、喉头肿胀、恶心、呕吐、胃部烧灼感、胃肠胀气、消化不良、便秘、尿频、尿急等。

7. 自杀意念、自杀企图与自杀　抑郁症的患者容易产生自杀意念，部分患者会产生自杀计划，甚至发生自杀行为。自杀行为是抑郁障碍最严重的、最危险的症状。临床工作者应对曾经有过自杀意念或自杀未遂的患者保持高度警惕，做好自杀风险的评估和预防。

女性抑郁症患者大多会有悲伤的情绪体验，更容易出现躯体症状，以全身不适、躯体焦虑、睡眠障碍、食欲和体重增加为主，且容易出现季节性抑郁，多在冬季发作。此外，女性抑郁症患者自杀未遂的比例明显高于男性，但男性自杀死亡的比例明显高于女性。

四、筛查

目前，临床常用的筛检疑似抑郁症的自评量表中，患者健康问卷（patient health questionair-9，PHQ-9）和抑郁自评量表（self-rating depression scale，SDS）是常用的筛查抑郁症的自评工具；流调用抑郁自评量表（center for epidemiological survey-depression scale，CES-D）适用于一般人群流行病学调查研究；贝克抑郁问卷（Beck depression inventory，BDI）是最早被广泛使用的评定抑郁的自评工具；爱丁堡产后抑郁量表（Edinburgh postnatal depression scale，EPDS）适合在产后护理和常规产检中使用。

其中，PHQ-9 涵盖了抑郁障碍诊断标准中的所有条目，简洁易用，是最重要的抑郁筛查

量表。PHQ-9 采用 0 ～ 3 分的四级评分，总分 27 分，分数越高提示抑郁症状越重。得分 0 ～ 4 分，表示没有抑郁；5 ～ 9 分，表示轻度抑郁；10 ～ 14 分，表示中度抑郁；15 ～ 19 分，表示中重度抑郁；20 ～ 27 分，表示重度抑郁。近年来，有学者将 PHQ-9 进一步简化，取前两个条目（情绪低落和兴趣 / 快感缺失），形成 PHQ-2。PHQ-2 的得分范围为 0 ～ 6 分，3 分为理想的筛查临界值；当临界值取 2 分时，灵敏度升高；当临界值取 4 分时，特异度升高。

五、诊断与鉴别诊断

（一）诊断评估

抑郁症是一类具有"发作性"特点的精神疾病，诊断时既要评估目前的发作特点，还要评估既往发作的情况。抑郁症的诊断应结合病史、临床症状、病程特点、体格检查和实验室检查等综合考虑。

1. 精神检查　全面的精神检查包括一般表现（意识、定向力、接触情况、日常生活表现等），认知过程（包括感知觉、注意力、思维、记忆力、智能、自知力等），情感活动，意志及行为表现等。在此基础上，重点关注患者的情绪及其相关症状，评估其抑郁是否伴有躁狂、认知缺陷和幻觉、妄想等精神病性症状。评估患者的自杀风险是抑郁症评估的重要环节。同时还需评估与其他精神障碍和躯体疾病的共病情况。仔细评估上述内容有助于治疗方法的选择。

2. 病史追踪　对于存在抑郁症状的患者，应当进行完整的心理社会和生物学评估。包括现病史、症状演化过程、是否有过自杀意念，既往是否有过躁狂、幻觉或妄想等精神病性症状发作，目前的治疗情况和疗效、过去的治疗史，家族史、个性特点、嗜好及重大生活事件等。

3. 躯体和神经系统检查　检查的目的是排除躯体疾病或脑器质性疾病继发抑郁症状的可

能。如有阳性发现，应积极处理躯体和神经系统疾病。

4. 辅助检查 对疑似抑郁症的患者，除进行全面的躯体和神经系统检查外，还要注意辅助检查，尤其是血糖、甲状腺功能、心电图等。辅助检查的目的是排除导致抑郁症状的躯体病因或脑器质性病因。

另外，如果患者长期进食差，或已经发生自伤、自杀行为，应视具体情况完善必要检查，进行相应的处理，如急查血糖、电解质、心电图，如果存在低血糖或电解质紊乱及时纠正；如有开放性伤口进行必要的外科处理。

（二）诊断标准

完善上述精神检查和信息收集后，依据诊断标准进行诊断和鉴别。以下为 ICD-11 的诊断标准。

1. 核心（必要）特征 在一天中的大多数时间存在至少 5 条以下特征性症状，持续至少 2 周，且其中至少 1 条症状源自情感症状群。对症状存在与否的判断应参考其对个体重要功能的影响程度。

（1）情感症状群：①抑郁心境，源自患者的自我报告（如情绪低落、悲伤）或他人观察（如流泪、外表颓废）。儿童、青少年时期的抑郁心境也可以表现为易激惹。②在活动中兴趣及愉快感明显减退，尤其是那些患者平时很喜欢的活动，愉快感减退也包括性欲减退。

（2）认知 - 行为症状群：①面对任务时，集中和维持注意力的能力下降，或出现明显的决断困难。②自我价值感低或过分的、不适切的内疚感，后者可表现为妄想。如内疚感或自责仅来源于抑郁本身，则不考虑该症状。③对未来感到无望。④反复想到死亡（不只是对死亡的恐惧）、反复的自杀意念（有或没有特定计划），或有自杀未遂的证据。

（3）自主神经症状群：①显著的睡眠紊乱（入睡延迟，夜间醒来的频率增加或早醒）或睡眠过多；②显著的食欲改变（减退或增加）或显著的体重改变（增加或下降）；③精神运动性激越或迟滞（可被他人觉察到，而不仅是主观感觉坐立不安或迟缓）；④精力减退、疲乏或即使保持最低限度的活动也会出现明显的疲劳感。

注：①这些症状不能更好地被丧亲事件解释。②这些症状不是其他医疗状况的表现（如脑肿瘤），并非受中枢神经系统活性物质或药物的影响（如苯二氮䓬类），包括戒断反应（如兴奋剂戒断）。③临床表现不符合混合发作的诊断要求。④心境紊乱导致患者个人、家庭、社会、学习、职业或其他重要领域明显的功能损害。如果功能得以维持，则只能通过付出大量的额外努力。

2. 其他临床特征

（1）部分患者抑郁发作的情感症状主要表现为易激惹性或情感体验缺失（如"空虚感"）。如果与个人的典型功能相比，这些情绪表达形式发生了重大变化，则可以视为符合抑郁发作中情绪低落的要求。

（2）某些个体，特别是具有严重抑郁症状者，可能不愿描述某些特定症状（如精神病性症状）或者没有能力详细描述这些症状（如因为精神运动性激越或迟滞）。在这种情况下，临床医师的观察或旁证信息对于明确诊断和判断疾病的严重程度至关重要。

（3）抑郁发作可能与乙醇或其他物质使用增加、原有心理症状恶化（如恐惧或强迫症状）或躯体相关的先占观念有关。

（三）严重程度判定

对目前抑郁发作严重程度的评估应该基于症状的数量、严重程度，以及心境紊乱对个体功能的影响。此外，中度或重度抑郁发作的分级应根据发作期间是否存在精神病性症状（即妄想或幻觉），根据定义，轻度抑郁发作不伴有精神病性症状。

中度或重度抑郁发作期间的妄想通常为被害妄想或自我指向性的妄想。另外，也可出现自罪妄想、贫穷妄想、灾难妄想以及躯体相关妄想或虚无妄想等。还可以发生与影响、被动或控制体验有关的妄想，但不如精神分裂症和分裂情感性障碍中常见。幻听比幻视或幻嗅更常见。另外，精神病性症状通常不易察觉，有时与持续的抑郁性穷思竭虑或持久的先占观念之间的界限并不清晰。精神病性症状的强度可能随着抑郁发作的病程而有所不同，甚至在一天中也有变化。正在经历抑郁发作的患者也可能隐瞒其精神病性症状。

（四）鉴别诊断

1. 焦虑障碍　抑郁障碍与焦虑障碍常共同存在，但两者的核心表现不同。抑郁障碍是情绪低落，焦虑障碍是害怕、恐惧、担忧、着急。诊断上，抑郁障碍的优先级高于焦虑障碍。

2. 双相情感障碍　双相情感障碍是抑郁发作与躁狂/轻躁狂发作相互交替或交织。而抑郁障碍患者不会有躁狂、轻躁狂发作，如不明确有无躁狂/轻躁狂史，则出现以下特征时需要高度关注和评估双相的可能性：25岁前起病，不典型抑郁症状（如食欲增加、睡眠增加等），伴焦虑或幻觉、妄想等精神病性症状，有双相情感障碍家族史，抗抑郁药足量足疗程治疗症状不能缓解等。

3. 躯体情况所致抑郁障碍　躯体情况所致抑郁障碍是由躯体情况直接的生理效应所致，在时间上有明确的先后顺序。躯体情况病因包括神经系统疾病、内分泌疾病等，如脑卒中、帕金森病、脑外伤、库欣综合征和甲状腺功能减退等，其中甲状腺功能减退导致抑郁症状十分常见。

六、治疗

（一）治疗原则

目前尚无专门针对女性抑郁障碍的权威临床指南或共识。治疗目标主要为尽可能早期诊断，及时规范治疗，控制症状，提高临床治愈率，最大限度降低病残率和自杀率，防止复燃和复发。

1. 全病程治疗　抑郁症复发率高达50%～85%，其中50%的患者于疾病发生后2年内复发。目前倡导全病程治疗，包括急性期（8～12周，控制症状，尽量达到临床治愈）、巩固期（4～9个月，治疗方案、药物剂量、使用方法保持不变）和维持期（对有复发倾向的患者，应该至少维持治疗2～3年）治疗。

2. 个体化治疗　应根据临床因素进行个体化选择。不同个体对精神药物的治疗反应存在很大差异，为每个患者制订治疗方案时需要考虑患者的性别、年龄、躯体情况、是否同时使用其他药物、首发还是复发、既往对药物的反应等多方面因素，决定治疗的药物和剂量。考虑药物疗效或不良反应的性别差异选择药物种类；考虑不同年龄患者的代谢差异调整药物剂量；对于有自杀观念的患者避免一次处方大量药物，以防意外；考虑患者既往用药史，优先选择过去药物疗效满意的种类。

当患者存在人格、认知、行为等问题或有较为明显的不良事件时，可以考虑心理治疗，或在药物治疗的基础上联合心理治疗。特殊人群（妊娠或哺乳期女性）、存在药物禁忌证、患者倾向于心理治疗时，也可以考虑心理治疗。

3. 单一、足量、足疗程用药　通常抗抑郁药尽可能单一使用，并强调足量、足疗程治疗。

抗抑郁药一般在治疗2～4周后开始起效，治疗的有效率与时间呈线性关系。如果患者使用足量药物治疗4～6周无效，换用同类其他药物或作用机制不同的药物可能有效。对难治性抑郁（经过2种及以上抗抑郁药足量、足疗程治疗后无明显疗效）可以联合用药以增加疗效。

（二）药物治疗

1. 常用药物　根据作用机制或化学结构的

不同，抗抑郁药分为选择性 5-羟色胺再摄取抑制剂（serotonin-selective reuptake inhibitor，SSRI）、5-羟色胺和去甲肾上腺素再摄取抑制剂（serotonin-noradrenalin reuptake inhibitor，SNRI）、去甲肾上腺素能和特异性 5-羟色胺能抗抑郁药（noradrenergic and specific serotonergic antidepressant，NaSSA）、三环类抗抑郁药（tricyclic antidepressant，TCA）和四环类抗抑郁药，单胺氧化酶抑制剂（monoamine oxidase inhibitor，MAOI）等。TCA、四环类抗抑郁药和 MAOI 属传统的第一代抗抑郁药，其他均为新型抗抑郁药，后者在安全性、耐受性和用药方便性方面较前者更有优势，是临床首选药物，其中 SSRI 又是最常用的一类。TCA 作为二线药物使用。

2. **药效学** 由于女性的激素波动可能干扰研究者获得稳定、一致的药理学结果，同时为保护女性和其未出生的胎儿，既往不允许早期临床试验将女性纳入研究，导致女性的用药方法均由男性患者的临床资料推测而来。目前，临床工作中女性和男性抑郁症患者使用的药物种类和剂量往往并无原则性的区别，主流指南和共识也并未基于性别对药物的使用给出系统性的推荐意见。

事实上，性别可影响某些抗抑郁药的药代动力学，因此女性与男性抑郁症患者的抗抑郁药血药浓度和治疗反应也存在差异，有时具有临床意义。

（1）抗抑郁药的药代动力学：抗抑郁药在体内的吸收、分布、代谢、消除受一系列相关因素的影响，其中很多因素存在明显的性别差异，导致女性患者的抗抑郁药理论血药浓度更高，消除半衰期更长，进而影响疗效和不良反应发生率。尽管临床意义仍有待进一步确认，但针对女性抑郁症患者，尤其是老年女性患者，给予抗抑郁药时可考虑酌情降低剂量。

（2）抗抑郁药的疗效：近年来的综述和研究报告称，女性抑郁症患者使用 5-羟色胺能抗

抑郁药的疗效似乎优于男性，而男性患者使用去甲肾上腺素能抗抑郁药的疗效可能优于女性。与 TCA 中的丙米嗪相比，女性患者更有可能对 SSRI 中的舍曲林产生积极反应，而男性则恰好相反。其他研究还显示，女性患者对 SSRI 治疗的反应优于 SNRI 和选择性去甲肾上腺素能再摄取抑制剂瑞波西汀。

女性抑郁症患者对 SSRI 反应较好，可能是因为女性患者往往存在更多与非典型抑郁相关的躯体症状，而 SSRI 对此类症状疗效较好。与之类似，MAOI 治疗非典型抑郁症状疗效较好，有报道称女性患者对 MAOI 的反应也优于男性。然而也有研究显示，抗抑郁药（如氟西汀、氯米帕明、西酞普兰、帕罗西汀、吗氯贝胺）在男性和女性抑郁症患者中的疗效并无差异。关于新型抗抑郁药疗效性别差异的研究很少。

3. **常见不良反应** 抗抑郁药物常见不良反应包括口干、恶心、消化不良、腹泻、失眠、多汗等，通常在服药的前几天明显，随着服药时间延长逐渐减轻。大多数患者的恶心是短暂的不良反应，最初阶段与食物同服可降低恶心的发生率。

5-羟色胺综合征是神经系统 5-羟色胺功能亢进引起的一组症状和体征，严重时可能危及生命，通常表现为自主神经功能亢进（发热、恶心、腹泻、头痛、颤抖、脸红、出汗、心动过速、呼吸急促、血压改变、瞳孔散大），精神状态改变（轻躁狂、激越、意识混乱、定向障碍）及神经肌肉异常（肌阵挛、肌强直、震颤、反射亢进、踝阵挛、共济失调）的三联症。出现 5-羟色胺综合征时应立即停用抗抑郁药，并对症处理。

在服用一段时间的药物后停药或减药时，约 20% 的患者会出现抗抑郁药的撤药综合征。撤药综合征的临床表现可按英文首字母总结为"FINISH"，即流感样症状（flu-like symptom）、失眠（insomnia）、恶心（nausea）、难以维持身体平衡（imbalance）、感觉障碍（sensory disturbances）、高唤起状态（hyperarousal）。几乎所有

种类的抗抑郁药都可能发生撤药综合征，使用药物时间较长、药物半衰期较短时更容易发生。撤药综合征的症状可能被误诊为病情复发，临床须加以甄别。

（三）心理治疗

心理治疗对于轻中度抑郁症的疗效与抗抑郁药疗效相仿，但对于重度抑郁发作通常不能单独使用，需在药物治疗的基础上联合使用。

抑郁症患者可采用的心理治疗种类较多，常用的有支持性心理治疗、认知疗法、行为疗法、心理动力学疗法、人际心理治疗以及婚姻和家庭治疗等。一般而言，支持性心理治疗可适用于所有就诊对象，各类抑郁症患者均可采用或联用；认知行为疗法方法可矫正患者的认知偏差，缓解情感症状，改善行为应对能力，并减少抑郁障碍的复发；心理动力学疗法的短程心理治疗可用于治疗抑郁障碍的部分亚型，适用对象应该有所选择；人际心理治疗主要处理抑郁症患者的人际问题、提高患者的社会适应能力；婚姻和家庭治疗可改善抑郁症患者的夫妻关系和家庭关系，减少不良家庭环境对疾病复发的影响。

（四）物理治疗

物理治疗包括改良电休克治疗（modified electro-convulsive therapy，MECT）、经颅磁刺激治疗、迷走神经刺激治疗、深部脑刺激治疗等。

改良电休克治疗起源于 20 世纪 60 年代的"电休克"治疗，后改良为在麻醉状态下，在监护和复苏设备支持下应用肌肉松弛药，扩大了适应证范围，并降低了治疗风险。对于拒食、有自杀风险、伴有幻觉或妄想、紧张综合征或需要快速控制症状的患者，MECT 均可作为治疗的首选方案。值得一提的是，MECT 亦可用于妊娠期女性。MECT 总体治疗有效率和安全性较高。电休克治疗期间，多数抗抑郁药可继续使用。停用电休克治疗后可用抗抑郁药巩固和维持。

此外，光照治疗、运动疗法、针灸、阅读疗法以及使用 ω-3 脂肪酸等方法作为抑郁症的辅助治疗已在临床上开始使用，但目前尚缺乏有力的研究证据。

七、预后

经抗抑郁治疗，大部分患者的抑郁症状会缓解或显著减轻，但仍有约 15% 未达临床治愈，复发率约为 35%。首次抑郁发作缓解后，大约一半的患者不会再复发，但对于经历过 3 次及以上发作且未接受维持治疗的患者，复发风险几乎达到 100%。

抑郁症状缓解后，患者通常可恢复病前的功能水平，但有 20%～35% 的患者会有残留症状和社会功能或职业能力的影响。抑郁障碍是与自杀关系最为密切的精神疾病。全球每年有近 100 万人自杀，其中约 50% 可诊断为抑郁障碍。国外一项 10 年以上的前瞻性随访研究证实，抑郁障碍的自杀率为 4.0%～10.6%；荟萃分析显示，抑郁障碍的终身自杀风险为 6%。

部分研究发现，女性抑郁症患者病程更长、症状更严重，但也有研究发现无显著的性别差异，可能与研究方法、样本特征以及概念定义等多种因素有关。

总之，抑郁症在起病年龄、起病形式、病程、临床表现、治疗等方面均存在性别差异，提示为了更好地治疗抑郁症，今后在制订抑郁症的预防、治疗和康复方案时应有所区别，努力寻找性别特异的有效方法。

（姜思思　李一江）

[1] 李凌江，马辛. 中国抑郁障碍防治指南. 2版. 北京：中华医学电子音像出版社，2015.

[2] 中华医学会，中华医学会杂志社，中华医学会全科医学分会，等. 抑郁症基层诊疗指南（2021年）. 中华全科医师杂志，2021，20（12）：1249-1260.

[3] World Health Organization. International statistical classification of diseases and related health problems. 10th ed. 2019.

[4] World Health Organization. Number of people with depression increases. 2017.

[5] HUANG Y, WANG Y, WANG H, et al. Prevalence of mental disorders in China: a cross-sectional epidemiological study. Lancet Psychiatry, 2019, 6(3): 211-224.

[6] 陆林. 沈渔邨精神病学. 6版. 北京：人民卫生出版社，2018.

[7] 施慎逊. 女性精神障碍. 北京：人民卫生出版社，2014.

[8] GBD 2019 Mental Disorders Collaborators. Global, regional, and national burden of 12 mental disorders in 204 countries and territories, 1990-2019: a systematic analysis for the Global Burden of Disease Study 2019. Lancet Psychiatry, 2022, 9(2): 137-150.

[9] LU J, XU X, HUANG Y, et al. Prevalence of depressive disorders and treatment in China: a cross-sectional epidemiological study. Lancet Psychiatry, 2021, 8(11): 981-990.

[10] KUEHNER C. Why is depression more common among women than among men? Lancet Psychiatry, 2017, 4(2): 146-158.

[11] ROMANESCU M, BUDA V, LOMBREA A, et al. Sex-related differences in pharmacological response to CNS drugs: a narrative review. J Pers Med, 2022, 12(6): 907.

第二节　焦虑障碍

焦虑（anxiety）是一种防御性的情绪，让人感到紧张不安，担心、预感某种不利情况可能发生，又感觉难以应对。焦虑并非都是病理性的。

病理性焦虑（pathological anxiety），即有临床意义的焦虑症状，指持续的紧张不安、无充分现实依据地感觉将要大难临头。具有以下特点：①焦虑情绪的产生无现实依据，或焦虑情绪的强度与现实威胁明显不相称；②焦虑情绪持久存在，不随客观问题的解决而改善；③伴随强烈的自主神经系统症状，如心悸、气短、胸闷、口干、出汗、肌紧张性震颤、颤抖或颜面潮红、苍白等；④焦虑情绪导致明显的精神痛苦和自我效能下降；⑤灾难化的预感，对预感到的威胁感到异常痛苦、害怕，难以控制，缺乏应对能力。

焦虑障碍（anxiety disorder），又称焦虑症，是一组以上述病理性焦虑症状为主要临床相的精神障碍的总称。

广泛性焦虑障碍（generalized anxiety disorder, GAD）是常见的焦虑障碍之一，也被称为慢性焦虑，其焦虑症状没有明确的客观对象，不受特定外部环境的限制，其症状泛化、持续和波动。且病程通常为慢性，反复发作。患者通常具有一定的人格基础，发病时常与生活中的应激事件相关，如人际关系问题、身体疾病和工作压力等。

一、流行病学

（一）患病率

焦虑障碍是常见的精神障碍之一。2019年发表的CMHS数据显示，中国各类主要精神障碍中焦虑障碍患病率最高，成人任何一种焦虑障碍的终生患病率为 7.6%，广泛性焦虑障碍终生患病率为 0.3%。世界卫生组织对全球 28 个国家和地区进行了世界精神卫生调查和跨文化研究，发现焦虑障碍的终生患病率达 13.6%～28.8%。多项调查发现，东方国家和发展中国家的焦虑障碍的总体患病率低于西方国家和发达国家。

广泛性焦虑障碍起病缓慢，常无明显诱因，发病年龄变异性较大，但总体较晚，中年以后患病率有所增加，45～55 岁年龄组患病率最高。广泛性焦虑障碍是 55 岁以上人群中最常见的焦虑障碍类型，多呈现慢性病程，国外资料显示明确诊断前病程超过 10 年者不在少数。

虽然不同国家和地区的流行病学数据存在差异，但这些资料普遍显示，女性广泛性焦虑障碍的患病率约为男性的 2 倍。

（二）共病

广泛性焦虑障碍的共病率很高。美国共病研究显示，93.1% 的患者至少共病一种其他障碍，32.7% 的患者同时符合三种或以上精神障碍的诊断标准。广泛性焦虑障碍共病抑郁障碍的比例为 45%～60%，与其他类型的焦虑障碍（如社交恐惧症、创伤后应激障碍、广场恐惧症、惊恐障碍等）也存在密切的联系。此外，广泛性焦虑障碍与胸痛、慢性疲劳综合征、肠易激综合征、慢性躯体疾病（高血压、糖尿病、心脏病）等也有关联。据统计，在基层医疗卫生机构就诊的患者中，7%～8% 患有广泛性焦虑障碍。

广泛性焦虑障碍在共病方面同样存在性别差异。例如，女性广泛性焦虑障碍患者更多共病特殊恐惧症、其他焦虑障碍（除社交恐惧症外）、情感障碍（除双相情感障碍外），而男性广泛性焦虑障碍患者更多共病乙醇等物质滥用、尼古丁依赖及反社会型人格障碍。此外，女性广泛性焦虑障碍患者共病躯体疾病的比例也高于男性。

二、病因学

广泛性焦虑障碍的病因尚不完全清楚，可能与下列因素相关。

（一）生物学因素

1. **遗传因素**　广泛性焦虑障碍具有一定的遗传倾向，家族中有焦虑障碍病史的个体患病风险更高。

2. **脑血流、代谢和半球活动**　功能影像研究提示，焦虑患者存在脑血流和代谢增加。多数脑电图研究均提示，正常焦虑和焦虑障碍患者存在 α 波活动降低、频率增加以及 β 波活动增加。

3. **神经解剖区及其功能**　高警觉性在焦虑中扮演重要角色，涉及去甲肾上腺素（norepinephrine, NE）、5- 羟色胺能（5-hydroxytryptamine, 5-HT）系统的多个脑区。研究表明，蓝斑核对杏仁核基底外侧核的去甲肾上腺素能支配可以调控焦虑行为。中缝核是 5- 羟色胺的主要来源之一，影响情绪调节和焦虑反应。旁巨细胞网状核也参与调节这些神经递质的活动，从而影响焦虑状态。此外，边缘系统（由杏仁核、海马、隔区和下丘脑等组成）是主要负责情绪的位点，隔区 - 海马系统对焦虑的诱导和调节都很重要。

4. **神经递质**　研究发现，γ- 氨基丁酸（γ-aminobutyric acid, GABA）、NE 和 5-HT 等神经递质和促肾上腺皮质激素释放激素通路与焦虑直接相关。这些递质不仅在焦虑的发生、维持和消除中有重要意义，而且通过神经内分泌反应可以引起一系列生理变化。

（二）心理学因素

弗洛伊德的精神分析理论认为焦虑是一种生理的紧张状态，起源于未获得解决的无意识冲突，自我不能运用有效的防御机制，导致病理性焦虑。

Beck 的认知理论则认为焦虑是面临危险的一种反应，信息加工的持久歪曲导致对危险的误解和焦虑体验。病理性焦虑则与对威胁的选择性信息加工有关。对环境不能控制是使焦虑持续的重要因素。

Barlow 将广泛性焦虑障碍的核心特征过程命名为焦虑性担忧（anxious apprehension）。这是一种未来指向的情绪，在这种状态下，个体时刻准备应对将要发生的负性事件。这一情绪状态与高水平的负性情感、慢性过度唤醒、失控感以及对威胁性刺激的高度注意（如高度的自我注意，对威胁性线索的高度警觉）相关。

（三）社会环境因素

长期处于高压力的生活环境中（如经济困难、工作压力、人际冲突）可能诱发或加重广泛性焦虑障碍。此外，缺乏社会支持会增加个体的焦虑感，使其更容易发展为广泛性焦虑障碍。并且一些文化中对成功、完美主义或社会地位的过度强调可能增加焦虑的发生率。

三、临床表现

广泛性焦虑障碍的临床表现主要包括精神性焦虑、躯体性焦虑、自主神经紊乱及其他症状四类。

1. **精神性焦虑** 其核心是过度担心。广泛性焦虑障碍患者常担心未来可能发生的不可预知的危险或不幸。部分患者会经历一种强烈的内心不安和惶恐，但却无法明确意识到自己所担心的具体对象，这种状态被称为游离性焦虑（free-floating anxiety）。有时，患者的担忧与现实生活中的事件相关，但其担忧程度往往与实际情况不符。此外，警觉性增强也是该障碍的常见症状，表现为对外界刺激的敏感，有时会出现惊跳反应。

2. **躯体性焦虑** 包括运动性不安和肌肉紧张。运动性不安表现为搓手顿足、无法静坐以及频繁的无目的的小动作。肌肉紧张则表现为主观感受到一组或多组肌肉的不适和紧绷，严重时可能伴随肌肉酸痛，通常发生在胸部、颈部和肩背部。

3. **自主神经功能紊乱** 症状包括心动过速、胸闷气短、头晕头痛、皮肤潮红、出汗或面色苍白、口干、吞咽困难、胃部不适、恶心、腹痛、腹胀、便秘或腹泻、尿频等。部分患者可出现早泄、勃起功能障碍、月经紊乱、性欲减退等症状。

4. **其他症状** 患者常伴随疲劳、抑郁、强迫症状、恐惧、惊恐发作和人格解体等体验，但这些并不是该疾病的主要临床特征。

相比于男性患者，女性广泛性焦虑障碍患者通常表现出更多符合诊断标准的症状条目，更多报告易疲劳、易激惹、肌肉紧张症状，自主神经系统、心血管系统、呼吸系统、消化系统的症状更多且更显著。

此外，女性患者更多地共病抑郁和其他焦虑障碍，进而更多地寻求医疗帮助。男女患者在症状和寻求治疗方面的差异可能与性别角色认同有关，男女都有社会认同的特异性别行为和特点。女性表达恐惧和焦虑往往更易被社会接受，因此女性表达出更多的症状，且更易寻求治疗。

有学者认为，目前流行病学研究显示的男女临床症状差异可能反映了诊断标准的局限性——现有的诊断标准可能没有将男性患者的一些特征性表现纳入诊断标准中，从而造成目前的诊断标准更适用于女性患者。

四、筛查与诊断

（一）量表筛查

目前临床上最常用的焦虑评估量表是广泛性焦虑量表（generalized anxiety disorder-7，GAD-7）。GAD-7 是一个简短的自评问卷，得分范围为

0～21分，总分5～9分为轻度，提示可能存在临床水平以下的焦虑；10～14分为中度，提示可能具有临床意义的焦虑，需进一步评估和治疗（如有需要）；15～21分为严重焦虑，提示很可能需要治疗。

其他常用的焦虑评估量表还包括焦虑自评量表（self-rating anxiety scale，SAS）、医院焦虑抑郁量表（hospital anxiety and depression scale，HADS）、状态-特质焦虑调查表（state-trait anxiety inventory，STAI）、贝克焦虑量表（Beck anxiety inventory）以及由医生评估的汉密尔顿焦虑量表（Hamilton anxiety scale，HAMA）等。

（二）诊断

1. 诊断标准（ICD-11）

（1）核心（必要）特征：显著的焦虑症状，不限于任何特定周围环境的广泛忧虑（即"游离性焦虑"）；或对日常生活的诸多方面（如工作、财务、健康、家庭等）将发生不好的事情表现出过分的担忧（预期性焦虑）。

这种焦虑和广泛性忧虑或担忧伴有以下特征性症状：①肌肉紧张或坐立不安；②交感神经活动亢进，表现为频繁的胃肠道症状，如恶心和/或腹部不适、心悸、出汗发抖、颤动和/或口干；③主观体验到紧张、坐立不安，或感到"志忑不安"；④注意力集中困难；⑤易激惹；⑥睡眠障碍：入睡困难或睡不安稳，或坐卧不宁，睡眠质量难以令人满意。

（2）其他临床特征：①有些广泛性焦虑障碍患者可仅诉及慢性躯体症状伴随的广泛忧虑，但不能清晰表达特定的担忧内容；②可观察到部分患者的行为改变，如回避、频繁地需要做出保证（尤其是儿童）以及拖延等。这些行为通常代表了患者为减少忧虑或阻止不幸事件发生所作出的努力。

这些症状并非短暂出现，而是持续至少数月，且大部分时间都存在，不能用其他精神障碍（如抑郁障碍）更好地解释。此外，这些症状并非其他医疗状况（如甲状腺功能亢进）的表现，也不是物质或药物（如咖啡因、可卡因、乙醇、苯二氮䓬类药物）作用于中枢神经系统的直接效应或其戒断反应。持续的焦虑症状使患者感到明显痛苦，或导致患者个人、家庭、社会、教育、职业或其他重要方面的功能严重受损。如果想要功能得以维持，则只能通过付出大量额外的努力实现。

2. 病程特征

广泛性焦虑障碍患者通常具有以下特征：①可起病于任何年龄，但多起病于30～37岁；②症状出现早与严重的功能损害和共病其他精神障碍有关；③广泛性焦虑障碍症状的严重程度常在阈值和阈下之间波动，症状完全缓解并不常见；④尽管广泛性焦虑障碍的临床表现在一生中相对稳定，但是个体担忧的内容可能随着时间变化，且在不同年龄群体中存在担忧内容的差异。儿童青少年往往担忧学业和体育表现，而成年人更多地担忧自己和亲友的健康。

3. 鉴别诊断

广泛性焦虑障碍需要与躯体疾病、抑郁障碍、其他焦虑障碍、精神分裂症、痴呆、精神活性物质戒断相鉴别。

五、治疗

（一）治疗原则

目前尚无针对女性广泛性焦虑障碍患者的权威临床指南或共识。一般而言，广泛性焦虑障碍的基本治疗原则为综合治疗（根据生物-心理-社会医学模式，药物治疗和心理治疗对广泛性焦虑障碍均有效）、全病程治疗、个体化治疗，目标为缓解或消除焦虑症状和伴随症状；恢复患者的社会功能，提高生命质量；预防复发。其中，全病程治疗包括急性期治疗（药物治疗至症状缓解），巩固期治疗（急性期症状缓解后的治疗时期，应维持有效药物、原剂量至少2～6个月），维持期治疗（巩固期后的治疗时期，维持治疗的时间各指南建议不同，通常认为应至少维持治疗12个月以预防复发）。

（二）药物治疗

1. **一般原则** 药物治疗时应注意剂量滴定给药和维持给药。剂量滴定给药指在患者耐受的情况下，药物宜从小剂量开始逐步递增至治疗剂量，尽可能采用最小有效量，减少不良反应。足量（有效药物上限）和足疗程（4～12周）治疗后效果仍不明显的，可换用另一种同类药物或作用机制不同的另一类药物。维持给药指患者病情好转后，不将药物剂量调低，而应继续使用有效剂量维持治疗12个月以上。

2. **药物选择** 治疗广泛性焦虑障碍的主要药物有苯二氮䓬类抗焦虑药、$5-HT_{1A}$ 受体部分激动剂、具有抗焦虑作用的抗抑郁药（包括 SSRI、SNRI 及其他药物）。国家药品监督管理局批准用于治疗广泛性焦虑障碍的药物有文拉法辛、度洛西汀、丁螺环酮、坦度螺酮、曲唑酮、多塞平（三环类抗抑郁药）。美国食品药品监督管理局批准用于治疗广泛性焦虑障碍的药物有文拉法辛、度洛西汀、帕罗西汀、艾司西酞普兰、丁螺环酮。

既往苯二氮䓬类药物在焦虑障碍的治疗中发挥过重要的作用。近年来，SSRI 和 SNRI 因无成瘾性、整体不良反应较轻，常被推荐为治疗广泛性焦虑障碍的一线药物。由于 SSRI 和 SNRI 起效慢，因此早期可合并使用苯二氮䓬类药物。$5-HT_{1A}$ 受体部分激动剂常为合并用药，对轻症患者，也可单独使用。

3. **常见药物不良反应**

（1）苯二氮䓬类抗焦虑药：起效快，疗效确切，但存在耐药和成瘾的风险。因此不应该长期使用，使用时间通常不超过4周，长期使用可能会影响对新事物的注意和记忆。实际使用中该类药物的过度使用普遍存在，应提高警惕。镇静、白天困倦是最常见和最突出的不良反应。过量使用时可出现共济失调或言语不清。

（2）$5-HT_{1A}$ 受体部分激动剂：此类抗焦虑药副作用较小，无成瘾性、镇静作用轻、不易引起运动障碍、无呼吸抑制作用、对认知功能影响小，但起效需要 2～4 周的时间。常见不良反应有头晕、头痛、恶心、不安等。

（3）具有抗焦虑作用的抗抑郁药：该类药物无成瘾性，整体不良反应较轻。SSRI 最常见的不良反应是胃肠道反应，如恶心、呕吐、腹泻；激活，如坐立不安加重、激越和睡眠障碍；性功能障碍；神经系统反应，如偏头痛、紧张性头痛。SSRI 还有增加跌倒风险、体重增加的可能。SNRI 的常见不良反应与 SSRI 相似，另外还有一些与去甲肾上腺素活动相关的不良反应，如血压升高、心率加快、口干、多汗、便秘。

常见药物的不良反应往往在服药的最初2周内明显，随着服药时间延长会逐渐减轻。

4. **用药方法** 治疗广泛性焦虑障碍时，SSRI 的初始剂量应为抑郁治疗常规初始剂量的一半（因治疗早期可能出现焦虑症状加重）。老年患者常首选 SSRI，建议从小剂量起始，适当延长剂量递增周期，治疗和维持剂量常略低于普通成人剂量。

治疗目标达成、维持巩固时间充分后，可尝试逐渐减停药物，与剂量滴定给药相似，减药时也需要遵守"逐渐减量"原则，避免突然减停药物和不恰当停药引起的停药反应。研究证据显示，女性患者激素水平波动可影响苯二氮䓬类药物的代谢和药效。例如，孕酮水平较高的黄体期，女性对苯二氮䓬类药物的敏感性可能降低，需要较高剂量才能达到相同的疗效；在孕激素水平较低的卵泡期，女性可能对苯二氮䓬类药物更敏感。

（三）心理治疗

根据临床经验，心理治疗适用于：①自愿首

选心理治疗或坚决排斥药物治疗者；②孕产妇；③有明显药物使用禁忌者；④有明显心理社会应激源导致焦虑证据的人群。

心理治疗应注重当前问题，目标以消除当前症状为主，不以改变和重塑人格作为首选目标。心理治疗应限制疗程时长，防止过度占用医疗资源和加重患者对自我的关注；如治疗6周后焦虑症状无改善或治疗12周后症状缓解不彻底，需重新评价、换用或联用药物治疗。

认知行为疗法（cognitive behavioral therapy，CBT）可显著改善广泛性焦虑障碍症状，在多个国际指南中被推荐为一线治疗。此外，根据不同患者的需要，还可选择家庭治疗（改善患者和父母的焦虑、改善家庭关系），心理动力学疗法（解决潜在冲突），正念疗法（鼓励关注当下、接纳和超越症状的核心价值观），放松疗法（教导达到放松状态）等不同治疗方法。

六、疾病管理

广泛性焦虑障碍为慢性疾病，需要长期治疗。患者应定期随诊，随诊时关注患者的症状变化，明确疗效和评估药物不良反应。如果病情稳定，则可以间隔3～6个月去专科医院随诊；如果病情波动，建议去专科医院就诊。药物减量、停药均需要至专科医院评估，不可自行变更药物治疗方案。

有效的疾病管理可能对改善患者症状、节省社会医疗资源有利。疾病管理包括以下措施。

1. **安全风险管理** 广泛性焦虑障碍患者合并抑郁症状非常常见，甚至共病抑郁症，应注意评估患者是否存在自杀意念、企图或行为。

2. **生活方式管理** 改善生活方式，加强自我调节，维持作息规律，运动锻炼，保持乐观的心态。

七、预后

尽管部分广泛性焦虑障碍患者可自行缓解，但多表现为反复发作，症状反复迁延可长达十年之久。广泛性焦虑障碍反复发作或不断恶化者可出现人格改变、社会功能下降。共病患者往往有更多的社会功能损害，需要寻求更多的医疗帮助，对治疗的反应也较差，是医疗资源的高消耗人群。尤其是合并抑郁者，具有较高的致残率和自杀率，预后不良。女性患者由于起病较早、共病其他精神障碍和躯体疾病的比例更高，因此临床治愈率低于男性，总体预后较男性患者差。

（姜思思　李一江）

参考文献

[1] 陆林. 沈渔邨精神病学. 6版. 北京：人民卫生出版社，2018.

[2] 中华医学会，中华医学会杂志社，中华医学会全科医学分会，等. 广泛性焦虑障碍基层诊疗指南（2021年）. 中华全科医师杂志，2021，20（12）：1232-1241.

[3] WHO World Mental Health Survey Consortium, DEMYTTENAERE K, BRUFFAERTS R, et al. Prevalence, severity, and unmet need for treatment of mental disorders in the World Health Organization World Mental Health Surveys. JAMA, 2004, 291(21): 2581-2590.

[4] HUANG Y, WANG Y, WANG H, et al. Prevalence of mental disorders in China: a cross-sectional epidemiological study. Lancet Psychiatry, 2019, 6(3): 211-224.

[5] 施慎逊. 女性精神障碍. 北京：人民卫生出版社，2014.

[6] KESSLER R C, MCGONAGLE K A, ZHAO S, et al. Lifetime and 12-month prevalence of DSM-

Ⅲ-R psychiatric disorders in the United States Results from the National Comorbidity Survey. Arch Gen Psychiatry, 1994, 51(1): 8-19.

[7] VESGA-LÓPEZ O, SCHNEIER F R, WANG S, et al. Gender differences in generalized anxiety disorder: results from the National Epidemiologic Survey on Alcohol and Related Conditions (NESARC). J Clin Psychiatry, 2008, 69(10): 1606-1616.

[8] NOYES R J R, CLARKSON C, CROWER R, et al. A family study of generalized anxiety disorder. Am J Psychiatry, 1987, 144(8): 1019-1024.

[9] TORGERSEN S. Genetic factors in anxiety disorders. Arch Gen Psychiatry, 1983, 40(10): 1085-1089.

[10] 吴文源. 焦虑障碍防治指南. 北京：人民卫生出版社，2010.

[11] World Health Organization. International statistical classification of diseases and related health problems. 10th ed. 2019.

[12] 施慎逊. 应客观评估及合理使用苯二氮䓬类药物. 中华医学杂志，2021，101（35）：2745-2747.

第三节　强迫障碍

强迫障碍（obsessive-compulsive disorder，OCD）又称强迫症、强迫性神经障碍，其发病具有鲜明的社会-心理-生物模式特征，属于神经症性障碍。在 DSM-5 中将 DSM-Ⅳ 的"焦虑障碍"拆分为"焦虑障碍""强迫及相关障碍"和"创伤及应激相关障碍"。强迫障碍不再归入焦虑障碍章节，而是作为一个新的疾病分类出现，反映了学界对强迫障碍理解的深入。

强迫障碍的基本特征是反复出现的强迫观念（obsessional idea）和强迫行为（compulsion）。强迫观念指以刻板形式反复进入患者意识领域的思想、表象或意向。这些思想、表象或意向对患者来说是没有现实意义的、不必要的或多余的；患者很想摆脱，但又无能为力，因而感到十分苦恼。强迫动作指反复出现的刻板行为或仪式动作，是患者屈从于强迫观念、力求减轻内心焦虑的结果。

一、流行病学

（一）患病率

强迫障碍的流行病学调查较困难，一方面是因为患者担心自己的"奇怪"想法被人发现，常常努力控制自己的想法和行为不外显；另一方面，由于强迫障碍的知识普及程度不高，常被忽视。世界范围内强迫障碍的终生患病率为 0.8% ～ 3.0%。2019 年发布的 CMHS 数据显示，强迫障碍的加权终生患病率和 12 个月患病率分别为 2.4% 和 1.6%，城市（1.5%）和农村（1.8%）无显著差异。

强迫障碍发病有两个高峰期，即青少年前期和成年早期，平均发病年龄为 19 ～ 35 岁，至少 1/3 的患者在 15 岁以前起病，约 1/5 在 10 岁以前即出现强迫症状，发病率随年龄的增加有所降低，30 岁之后新发病例很少。大多数强迫障碍病例起病缓慢，无明显诱因，就诊时病程往往已达数年之久。

多项流行病学数据表明女性总体患病率高于男性，但也有少数研究显示男女无显著差异。总体而言，在童年期，男性患强迫障碍的比例可能更高；在青少年期和成年期，女性患强迫障碍的比例可能更高。这些结果提示，性激素可能参与了强迫障碍的病理生理学机制。

（二）共病

约 60% ～ 90% 的强迫障碍患者共病其他精

神障碍，常见共病包括心境障碍、焦虑障碍、躯体化障碍、物质使用障碍、精神病性障碍及双相障碍等。

女性强迫障碍患者常共病特定恐怖、神经性厌食、神经性贪食、拔毛症、抠皮障碍及强迫性购物，而男性患者常共病社交恐怖、抽动障碍、乙醇使用障碍、强迫性网络使用、性功能障碍。女性患者自我报告的抑郁、焦虑及强迫障碍得分也高于男性患者。儿童青少年强迫障碍患者的共病模式似乎也存在性别差异。

总体看来，强迫障碍的共病模式很可能存在性别差异：女性强迫障碍患者相对更容易共病内化症状，而男性强迫障碍患者更容易共病外化症状。

（三）诊疗现状

强迫障碍位列世界卫生组织致残性疾病排名的第十位，在 15 ～ 44 岁女性中甚至是前五位致残性病因，而高共病率进一步增加了疾病负担。强迫障碍会对患者及其照料者的生活质量造成严重的负面影响。患者存在认知、社交及职业功能损害，近 1/4 的强迫障碍患者曾自杀未遂。值得注意的是，很多强迫障碍患者并不寻求医治，在得到正确诊断之前往往耗时多年。

二、病因学

（一）生理因素

1. **遗传与基因因素**　家系研究显示，强迫障碍先证者的父母和同胞具有强迫人格障碍者占 14% ～ 37%。目前认为，强迫障碍是多基因遗传，但不能排除孟德尔显性或共显性遗传方式的可能。强迫障碍在父系家族的遗传性（25%）高于母系家族的遗传性（9%），而在女性一级亲属中的遗传性是男性一级亲属的 2 倍。强迫障碍在女性中遗传外显率很高。男性强迫障碍患者常伴有显著的基因突变，而在女性患者中则未发现。

2. **神经生化因素**　各种神经递质的失衡状态可能是强迫障碍发生的重要原因，目前认为，强迫障碍患者的很多中枢神经递质（5- 羟色胺、去甲肾上腺素、多巴胺、谷氨酸）都可能存在不同程度的异常。

3. **神经内分泌因素**　强迫障碍患者脑脊液中促肾上腺皮质激素释放因子（corticotropin releasing factor，CRF）升高，在 CRF 刺激下，血中白介素 -6（interleukin-6，IL-6）浓度升高，而 IL-6 浓度与强迫行为的严重程度相关。

4. **神经免疫因素**　研究发现 10% ～ 30% 的风湿热患者和约 70% 的小舞蹈症患者可出现强迫障碍。推测感染或免疫中介因素可能至少在某些强迫障碍亚型患者中起一定作用。

5. **神经电生理因素**　强迫障碍加快了与刺激相关的过程，表现为短的 N_2 和 P_3 潜伏期；在与刺激无关的过程的损害中，表现为长的 N_1 潜伏期和降低的 N_2 波幅。

6. **神经心理学**　越来越多的研究证实强迫障碍患者存在神经心理缺陷，研究主要集中于额叶功能、视空间结构和记忆功能研究。强迫障碍的发病机制涉及眶额皮质、尾状核、丘脑等部位，且与病情严重程度相关，各脑区通过精确、复杂的方式互相作用，进而导致皮质 - 基底节和额叶 - 丘脑 - 皮质环路功能失调。例如，有研究表明，与男性患者比较，女性强迫障碍患者的眼动功能损伤相对较轻。

7. **神经影像学**　目前认为，强迫障碍的发生不是大脑局部脑区结构或功能异常所致，而强迫障碍的症状由脑通路功能异常引起，此通路起自眶额皮质（orbitofrontal cortex，OFC）和前扣带回皮质（anterior cingulate cortex，ACC），通路投射到尾状核，最后到达丘脑中继站。

（二）社会心理因素

1. **人格特点**　强迫障碍患者追求完美和精神内向性，经常将自己活动的目标拘泥于自身，偏重自我内省，特别关注自己躯体和精神方面的不快、异常、疾病等感觉，并为此忧虑和担心，以自我为中心，被自我内省所束缚。

2. 家庭因素 强迫障碍患者的家庭成员间亲密程度低、缺乏承诺和责任、对立和矛盾冲突较多、家庭规范和约束力不够、自我控制力差。

3. 诱发因素 来自日常生活的各种压力、挫折、躯体疾病等均有可能引发强迫障碍，而且多数患者在心理压力大的状态下病情会发生波动。

妊娠、流产、分娩等均可能成为女性特有的强迫障碍诱因。例如，18.6% 的女性强迫障碍患者的发病与妊娠有关，而 73% 的女性强迫障碍患者在妊娠期或产褥期症状明显加重。其机制可能是妊娠期女性对神经肽 S（neuropeptide S，NPS）敏感性高，并且女性在妊娠第 3 个月和产褥期中各有 1 次神经肽 S 的高峰，而神经肽 S 与大脑的 5-HT 和 DA 系统有着密切的关系，进而产生或加重强迫障碍。此外，有流产史的女性患者强迫障碍症状的严重程度更高。

4. 心理机制 不同心理学理论对强迫障碍均有解释。精神分析理论认为强迫症状是心理冲突与心理防御机制相互作用的结果，患者在幼年生活经历中常有某些精神创伤；行为主义学说认为所有的行为都是通过学习得来的，为减轻焦虑，患者产生了逃避或回避反应，进而表现为强迫性仪式 / 动作；认知理论认为强迫障碍患者存在错误的初级评估，高估了威胁的可能性和结果，低估了自己应对觉察到的危险的能力；人本主义学说认为强迫障碍患者为了避免恐惧，安排、规范自己的世界，使其变得可以预测并可以加以控制。

三、临床表现

强迫症状的主要特点是明知不合理但难以控制或摆脱的反复出现的想法或行为，需要通过重复或反复确认来减轻痛苦。强迫症状主要表现为强迫思维和强迫行为。

1. 强迫思维 指反复出现的，难以克制且令人痛苦的想法、怀疑、表象或冲动，常见形式有强迫联想、强迫回忆、强迫疑虑、强迫性穷思竭虑、强迫对立思维等。具体的强迫思维内容包括怕脏，怕给自己和他人带来伤害，需要对称、精确、有序，对宗教的关注或对道德的思考等。

2. 强迫行为 继发于强迫思维，无法克制且令人苦恼的重复的行为或心理活动，具体包括强迫洗涤、强迫检查、强迫计数、强迫承认、强迫重复、强迫祈祷、强迫触摸、强迫敲打、强迫摩擦、强迫询问、强迫仪式动作、强迫性迟缓及强迫性回避等。

强迫思维或行为可以引发焦虑、抑郁及恐惧的情绪反应，而且会浪费大量时间，进而影响患者的日常功能，有的患者会强迫他人顺从自己的强迫表现而干扰他人生活。长期病程的患者通常有人格和行为方式（如动作迟缓）的改变。

四、评估与诊断

（一）症状评估

耶鲁 - 布朗强迫症量表（Yale-Brown obsessive-compulsive scale，Y-BOCS）是目前最常用的强迫障碍及相关症状评定量表，同时也是评估疗效最常用的量表。

鉴于强迫障碍患者继发焦虑、抑郁等情绪问题，经常需要评估强迫障碍患者抑郁、焦虑的严重程度和患者的社会功能。

（二）诊断

1. 诊断标准（ICD-11） 核心（必要）特征为存在持续的强迫思维和 / 或强迫行为。

强迫思维是反复且持续的，被体验为闯入性和不必要的想法（如与污染有关）、影像（如暴力场景）或冲动 / 意向（如想刺伤某人），通常与焦虑有关。个体常试图忽略或抵制强迫思维，或通过强迫行为来中和它们。

强迫行为是反复出现的行为或仪式，包括反复的精神活动，个体往往感到重复行为或精神活动是为应对强迫思维而被迫执行的，以满足必须严格执行的规则，或获得"完整感"。外显行为包括清洗、检查和摆放物品等；内隐行为包括为避免坏结果而心里重复特定短语，反复回忆以确保自己没有伤害别人，以及在心里计数等。强迫行为与恐惧事件没有现实联系（如对称摆放物品以防止伤害他人），或该行为明显过分（如每天洗澡数小时以预防疾病）。

强迫思维和强迫行为是耗时的（如每天出现1小时以上），症状引起患者明显的痛苦，或者导致个体、家庭、社交、教育、职业或其他重要功能方面的损害。如果想要功能得以维持，则只能通过付出大量的额外努力来实现。

需注意，这些症状并不是另一种医学情况（如基底节缺血性卒中）的表现，且不是由于物质或药物（如苯丙胺）作用于中枢神经系统的直接效应或其戒断反应所致。在实际临床诊断过程中需要强调的是：①强迫思维可以是突然出现的、非自我和意愿的，即存在思维属性障碍；②思维的内容可以达妄想的程度，但相对固定，不泛化；③患者可以无自知力；④强迫思维和强迫行为可以同时存在，也可以只有其中之一；⑤患者因强迫障碍而显著痛苦，或社会功能与生活质量受到显著影响。

2. 鉴别诊断　注意与其他强迫相关障碍（如躯体变形障碍、拔毛症等）、其他精神障碍（如抽动障碍、抑郁症、焦虑障碍、精神分裂症、精神活性物质使用障碍等）的共病与鉴别，以及与躯体疾病或药物所致强迫障碍的鉴别。

五、治疗

（一）治疗目标和原则

1. 治疗目标　减轻强迫症状，减轻强迫症状对社会功能和生活质量的影响，强迫障碍伴随

的焦虑在可以耐受的范围。强迫症状显著减轻，社会功能基本恢复，能够有效地应对压力和减少复发。强迫症状减轻至对社会功能和生活质量影响较小，如患者每天花费在强迫症状尤其是强迫动作的时间少于1小时；强迫障碍伴随的焦虑在可以耐受的范围，或几乎没有焦虑；能够带着"不确定感"生活；强迫障碍对日常生活的影响很小或几乎不造成痛苦；患者能够应对压力，防止症状有较大的波动。

2. 治疗原则　①建立有效的医患治疗联盟；②定期随访和评估；③综合药物治疗和心理治疗；④个体化治疗；⑤多学科联合制订治疗方案：对于共病、特殊人群等患者，与其他相关专科医师一起协调治疗方案，提高治疗效果并减少不良反应；⑥选择适宜的治疗环境；⑦关注治疗的依从性。

（二）药物治疗

病情较重、伴有躯体疾病或其他精神疾病、先前对药物治疗反应良好、不能配合心理治疗或无法获得心理治疗、愿意采用并且可以获得药物治疗的患者，可根据证据标准和推荐标准，权衡药物疗效和安全性，推荐适宜的治疗药物。

1. 治疗药物　一线治疗药物为SSRI，如舍曲林、氟西汀、氟伏沙明和帕罗西汀。二线治疗药物包括三环类药物（氯米帕明）、SSRI（西酞普兰和艾司西酞普兰）。三线和增效治疗药物主要为第二代抗精神病药，如利培酮、阿立哌唑、氟哌啶醇、奥氮平、喹硫平、齐拉西酮和帕利哌酮，但第二代抗精神病药可诱发或加重强迫障碍。抗精神病药增效治疗期间，应监测抗精神病药所致的不良反应和潜在的药物相互作用。

2. 急性期治疗　急性期应选择1种一线治疗药物（SSRI），尽早开始治疗，足量药物治疗10～12周。SSRI的总体疗效相似，但不同患者可能对药物有较大的个体差异。如果2种或3种SSRI疗效不佳，则可以考虑试用氯米帕明治疗。相较于抑郁障碍和焦虑障碍，强迫障碍药

物治疗通常需要较高的治疗剂量。患者对药物反应具有较大个体差异，故起始剂量、剂量滴定速度和治疗剂量因人而异。SSRI 和 SNRI 在大剂量应用时相对安全。

药物治疗初期，部分敏感个体可能会出现一些消化道症状和中枢神经系统症状，对于伴有焦虑症状、对药物不良反应过度担心及老年患者，需要降低药物的起始剂量（如常规起始剂量的 1/2）。强迫障碍治疗药物的起效时间一般在治疗后的 4 ～ 6 周，有些甚至需要 10 ～ 12 周；治疗效果可持续至治疗后 1 年。

3. **维持期治疗**　急性期治疗有效的患者，建议至少维持治疗 1 ～ 2 年，以预防复发和进一步改善病情。维持期保持与急性期同样的药物治疗剂量。即使是经过长期维持治疗病情痊愈的患者，停药后仍然有很高的复发风险（24% ～ 89%），应谨慎考虑停药。需要停药的患者，应仔细评估停药时机，并在密切监测症状波动和停药反应的基础上，采取逐渐减量的策略，如果监测到症状波动，则加至原来的治疗剂量，延长维持治疗时间。再次减量时，以更缓慢的速度逐渐减量直至停药。

（三）心理治疗

以暴露与反应预防（exposure and response prevention，ERP）为主要组成部分的认知行为疗法（CBT）可作为强迫障碍的一线心理治疗方法。证据显示，心理治疗与药物治疗联合治疗强迫障碍的效果优于单用药物治疗，但不优于单用 CBT。

符合下列条件的强迫障碍患者可将单用心理治疗作为首选治疗：①症状较轻；②不伴发严重抑郁、焦虑；③患者个人不愿接受药物治疗或因躯体因素等无法采用药物治疗；④虽然症状严重但治疗依从性高，能规律完成家庭作业。

（四）其他治疗

对于严重、难治或无法消除症状的患者，可考虑改良电休克治疗（MECT）、重复经颅磁刺激（repeated transcranial magnetic stimulation，rTMS）、深部脑刺激（deep brain stimulation，DBS）、迷走神经刺激（vagus nerve stimulation，VNS）及神经外科手术等，但须严格把握治疗指征。

六、预后

强迫障碍是相对严重、比较难治的精神障碍之一，病情可能在几年内波动，也可能在稳定数年后再度出现或自然消失。数据显示，54% ～ 61% 的强迫障碍病例逐渐发展，24% ～ 33% 的病例呈波动病程，11% ～ 14% 的病例有完全缓解的间歇期。及时诊治和使用心理、药物治疗可改善预后。

强迫障碍的预后与下列因素有关：发病年龄越早预后越差；存在并发症预示治疗反应差和复发率高；有家族史者预后较差；病程长、反复住院者预后较差。

（姜思思　李一江）

参考文献

[1] 陆林. 沈渔邨精神病学. 6 版. 北京：人民卫生出版社，2018.

[2] World Health Organization. International statistical classification of diseases and related health problems. 10th ed. 2019.

[3] 中华医学会精神医学分会《中国强迫症防治指南》编写组. 中国强迫症防治指南 2016（精编版）. 中华精神科杂志，2016，49（6）：353-366.

[4] American Psychiatric Association. Diagnostic and statistical manual of mental disorders. 5th ed.

Washington: American Psychiatric Publishing, 2013.

[5] HUANG Y, WANG Y, WANG H, et al. Prevalence of mental disorders in China: a cross-sectional epidemiological study. Lancet Psychiatry, 2019; 6(3): 211-224.

[6] 施慎逊. 女性精神障碍. 北京：人民卫生出版社，2014.

[7] MATHES B M, MORABITO D M, SCHMIDT N B. Epidemiological and clinical gender differences in OCD. Curr Psychiatry Rep, 2019,

21(5): 36.

[8] KATZMAN M A, BLEAU P, BLIER P, et al. Canadian clinical practice guidelines for the management of anxiety, posttraumatic stress and obsessive-compulsive disorders. BMC Psychiatry, 2014, 14 (Suppl 1): S1.

[9] 司天梅. 中国强迫症防治指南 2016 解读：药物治疗. 中华精神科杂志，2017，50（4）：249-252.

[10] 王振，张海音. 中国强迫症防治指南 2016 解读：心理治疗. 中华精神科杂志，2017，50（4）：253-256.

第四节　进 食 障 碍

进食障碍（eating disorder）主要指以异常的摄食行为和心理紊乱为特征，伴有显著体重改变和 / 或生理功能紊乱的一组综合征，主要包括神经性厌食（anorexia nervosa，AN）、神经性贪食（bulimia nervosa，BN）、暴食障碍等，发病带有显著的生物 - 心理 - 社会因素，常合并躯体问题甚至躯体重症，治疗较棘手，死亡率高，预后差。

随时代的变迁，进食障碍的概念和包含的疾病种类经历了很大的变化：ICD-10 将进食障碍归类于"心理因素相关生理障碍"，除包括"AN"和"BN"诊断外，还包括"非典型 AN"和"非典型性 BN"，用于描述缺乏该病关键特征但又表现出典型临床相的患者。DSM-5 将"进食障碍"诊断分类扩大为"喂食及进食障碍"，将"暴食障碍"纳入该分类中。ICD-11 中，进食障碍被归入"喂食或进食障碍"，包括 AN、BN、暴食障碍、回避 - 限制性摄食障碍等。

本节将重点介绍 AN 和 BN。

一、流行病学

（一）患病率

目前进食障碍的终生患病率约为 5%。AN 终生患病率为 0.6%，多起病于青少年期，约 85%的患者于 13 ～ 20 岁发病，发病的两个高峰年龄是 13 ～ 14 岁和 17 ～ 18 岁，平均发病年龄为 17 岁。AN 的病程从数月至数年不等，围绝经期女性偶可罹患。经济水平高的人群患病率高，发达国家高于发展中国家，城市高于农村。BN 的终生患病率为 1% ～ 4.2%，发病年龄较 AN 晚，多发生在青少年晚期和成年早期，平均起病年龄为 18 ～ 20 岁。

无论是 AN 还是 BN，研究报告的女性患病率均为男性的 10 倍左右。然而，这一差异未必反映了真实的患病情况。例如，由于社会文化和刻板印象，男性进食障碍患者难以寻求帮助，导致诊断率和报告率偏低。近年来，由于对男性人群中 BN 的识别增加，发现男性 BN 患病率可能比既往高。

（二）共病

进食障碍患者共病其他精神障碍的比例很高。例如，进食障碍患者共病双相障碍的比例为 16.7% ～ 49.3%，约 45% 的 BN 患者共病单相抑郁障碍，超过 50% 的 BN 患者共病焦虑障碍。

二、病因学

进食障碍发病通常与遗传基础等生物学因素、环境因素和个体心理因素相关。

（一）生物学因素

1. **遗传因素**　AN、BN 是复杂的遗传性疾病，估计其遗传度为 50% ~ 83%；AN 的同卵双生子同病率约为 55%，异卵双生子同病率约为 5%，而 BN 的同病率分别为 35% 和 30%。这些研究表明，AN 的遗传性可能更高。

2. **神经生物学因素**　单胺类递质系统是被研究最多的与进食障碍相关的神经递质，包括 5-HT、NE 和 DA。下丘脑功能及神经肽 Y（neuropeptide Y，NPY）、胆囊收缩素、血管活性肠肽、瘦素、胃生长激素释放素（ghrelin）、催产素水平和功能异常等也可能参与了进食障碍的病理生理机制。

3. **脑影像学变化**　头颅 CT 或 MRI 检查发现，部分 AN 患者的脑沟、脑回增宽，脑室增大，大脑灰质、白质总量减少，但上述病理改变可能是由体重丢失引起的。AN 患者在发病期有多个脑区静息态灌注不足或灌注过度，但也可能是营养不良的继发改变。

（二）环境因素

发达国家进食障碍的患病率较高，城市患病率高于农村。这种地域性差别实际上体现的是经济发展水平和"以瘦为美"文化的渗入程度差别。

进食障碍患者以女性为主，这与"以瘦为美"的文化主要针对女性有关。随着社会经济的发展和文化渗入，女性的社会角色发生了很大转变，社会对女性的期待也发生了转变，"身材苗条"成为女性自信、自我约束、成功的标准之一，这给予了女性极大的压力。证据显示，女性患者中，社会文化因素（如外貌压力和审美观念）对于进食障碍的发生可能发挥了更大的作用；对于男性而言，运动员和性少数人群患 AN 的风险较高。

（三）个体心理因素

性格特征是进食障碍的高危因素之一，其中两个最重要的特征是低自尊和完美主义。导致进食障碍患病风险升高的人格特征包括自我评价低，难以表达负性情绪如愤怒、悲哀或恐惧，难以处理矛盾，取悦别人，追求完美，依赖性强，被注意的需求高，难以处理与父母的关系，独立生活困难，成熟恐惧等，进食障碍患者多表现为不成熟、自我控制差、融入社会程度差。

进食障碍患者常共存人格障碍，有报道显示 AN 与 C 组人格（尤其是回避型人格和强迫型人格障碍）有关，BN 与 B 组和 C 组人格有关（尤其是边缘型人格障碍和回避型人格障碍）。

（四）其他因素

儿童期肥胖、父母肥胖、初潮年龄早、父母酗酒、不良的运动训练等也可能与进食障碍的发病有关。体育（舞蹈、花样滑冰、体操）、运动（柔道、摔跤）、时装等职业工作者对于进食障碍更易感。

三、临床表现

（一）神经性厌食

神经性厌食（anorexia nervosa，AN）临床表现的核心是对肥胖的强烈恐惧和对体形、体重的过度关注。患者一般具有害怕发胖而有意节食的心理和行为。约 1/3 的患者病前有轻度肥胖，继而过分地故意限制饮食，体重下降迅速，部分患者利用运动、呕吐、导泻等手段减轻体重。可有间歇发作的暴饮暴食，但吃后又懊悔，设法偷偷吐出。多数患者存在体像障碍，即使十分消瘦也仍认为自己过胖。患者不认为自己患病，对治疗的合作程度较差，多数患者社会功能基本正常。患者多存在皮肤干燥、苍白、皮下脂肪减少，部分患者存在心动过缓、头晕、低血压、体温过低等表现，常伴有严重的内分泌功能紊乱，女性闭经、男性性欲减退或阳痿。

（二）神经性贪食

神经性贪食（bulimia nervosa，BN）的主要特征是频繁、不可控制的暴食行为。暴食常在不愉快的心情下发生，发作时食欲大增，吃得又快又多，甚至一次摄入常人食量的数倍，吃到难受为止。因恐惧暴食会带来的体重增加，患者常采取多种手段增加排泄，减少吸收或过度运动，如食后呕吐，导泻，服用利尿剂、减肥药，减少食量或禁食，可出现神经内分泌调节紊乱和各器官功能的严重损害。由于反复咀嚼和呕吐可产生腮腺和下颌腺肿大、龋齿等体征。

开始时患者为暴食行为感到害羞，偷偷进行，常伴有情绪改变，表现为焦虑和抑郁，多与体重和体型有关。患者过分重视身体外形，且常对自己不满意。暴食后出现厌恶、内疚、担忧，部分患者为此而产生自杀观念和行为。发作频率不等，多数为一周内发作数次。发作间期食欲多数正常，仅少数食欲下降。多数患者能控制体重，体重正常或略增加；不足 1/4 的患者体重下降。

大多数贪食症患者伴有抑郁症状和体征。存在人际关系、自我认同的问题和冲动行为，并有较多的焦虑和强迫症，物质滥用、冲动性偷窃也不少见。贪食明显影响患者的社会和职业功能。

女性和男性在生殖激素、脑结构和功能以及遗传易感性方面存在差异，这可能影响他们在进食障碍症状上的表现。例如，雌激素对女性的食欲和能量摄取有显著影响，而在男性中，睾酮激素水平与食欲和肌肉合成有关。上述差异可能导致女性进食障碍患者更关注体重、外貌和饮食限制，而男性患者更关注运动、肌肉增长及锻炼。

此外，男性和女性患者在进食障碍相关的心理症状（如焦虑、抑郁和自卑）方面也可能存在差异，进一步影响他们的症状表现和恢复过程。

四、诊断

（一）神经性厌食

1. 诊断标准（ICD-11）

（1）核心（必要）特征

1）相对于个体的身高、年龄和发育阶段，有显著的低体重（BMI 低于 $18.5kg/m^2$，儿童和青少年低于相应年龄 BMI 的第 5 百分位数）；只要符合其他诊断要求，快速减重（如在 6 个月内减重超过总体重的 20%）可以取代低体重的基本特征。儿童和青少年可能表现为体重不增加，这是因为个体的生长发育，而不是体重减轻。

2）低体重不能更好地由其他医疗状况和无法获得食物来解释。

3）持续地限制进食或其他旨在建立或维持异常低体重的行为模式，通常与极度害怕体重增加有关。行为上可能以减少能量摄入为目的，如禁食、选择低热量的食物、过慢进食少量食物、藏匿或吐出食物，以及一些清除行为，如自我诱发呕吐，滥用泻药、利尿剂、灌肠剂或糖尿病患者遗漏胰岛素剂量。行为上也可能以增加能量消耗为目的，如过度运动、过度活动、故意暴露在寒冷的环境中及使用增加能量消耗的药物（如兴奋剂、减肥药、甲状腺激素）。

4）对体重和体型有过度的先占观念。低体重被过度评价并成为其自我评价的核心，或者其体重或体型被不正确地感知为正常体重，甚至过重。当对体重或体型的先占观念没有被明确陈述时，也可以通过其行为来体现，如频繁地称体重、量三围或照镜子，持续监测食物的热量和获取减轻体重的信息，或极端的回避行为，如不允许家中有镜子、回避穿紧身衣或拒绝知道自己的体重、购买特殊尺寸的衣服等。

（2）与正常状态的区别：神经性厌食必须根据个体的身高、年龄、生长发育水平、体重史、极端的态度及行为来确定明显的低体重，以此来区分正常的节食和对自己体型和体重的"正常不满"。

2. 鉴别诊断 应注意和以下疾病鉴别：神经性贪食、回避-限制性摄食障碍、精神分裂症及其他原发性精神病性障碍、强迫障碍、躯体变形障碍等。

（二）神经性贪食

1. 诊断标准（ICD-11）

（1）核心（必要）特征

1）频繁、反复出现暴食发作（如每周1次或更多，持续1个月以上）。暴食的定义是在特定的时间段内（如2小时）个体体验到对自身进食行为失去控制，进食明显多于或不同于平时。对饮食失去控制可以被描述为个体感觉无法停止或限制食物的数量或种类，一旦开始进食就很难停止，因为知道自己最终会暴饮暴食，甚至放弃控制自己的饮食。反复出现不恰当的代偿行为以防止体重增加（如每周1次或更多，持续1个月以上）。最常见的代偿行为是自我诱导呕吐，通常出现在暴食后1小时之内。其他不恰当的代偿行为包括禁食或使用利尿剂来诱导体重减轻，服用通便药物或使用灌肠剂以减少食物的吸收，糖尿病患者遗漏胰岛素剂量和剧烈运动以大大增加能量消耗。

2）存在对体重或体型的先占观念。

3）存在由暴饮暴食模式和不适当的补偿行为带来的痛苦，或对个人、家庭、社会、教育、职业或其他重要功能领域造成明显损害。

4）症状不符合神经性厌食的诊断要求。

（2）其他临床特征

1）暴食发作可以是"客观的"，即个体的进食量比大部分人在相同情况下更多；也可以是"主观的"，即个体的进食量可能在客观上并不被他人认为是异常的，但被该个体认为是过量的。

并伴有对进食失去控制的体验。无论何种情况，暴食发作的核心特点均为对进食的失控体验。

2）暴食发作的其他特征可能包括进食速度比平时快得多，持续进食直到出现饱胀感或身体感到不适为止，在没有饥饿感的时候也会大量进食，或者为了避免尴尬而独自进食。

3）暴食的典型体验是异常痛苦的，常伴随着负性情绪（如自我厌恶）。与暴食相关的负性情绪（如羞耻）也常常影响个人的自我评价。

4）神经性贪食患者可能随病程出现体重增加，也可能体重正常甚至偏低（但仍不足以符合神经性厌食的诊断要求）。神经性贪食的诊断不依赖于个体的体重是否增加，而是基于是否存在经常的暴食行为以及不恰当的代偿行为。

（3）与正常状态的区别：在文化节日或临时庆典上偶尔的饮食过量不应该作为暴食特点而用于神经性贪食的诊断。同样地，只有当运动异常强烈或持久，为了运动排斥其他活动，或运动不顾疲劳、疼痛或受伤时才被认为是一种不恰当的代偿行为。

2. 鉴别诊断 应注意与神经性厌食、暴食障碍进行鉴别。

五、治疗

（一）治疗原则

进食障碍是一种同时并发躯体和心理损害的疾病，在治疗方面应遵循多学科协作治疗、全面评估和综合治疗的原则。

1. 多学科协作治疗 参与协作的专业人员通常涉及精神科医生、内科/儿科医生、营养师、心理治疗师和社会工作者。各专业学科之间保持沟通交流，准确评估患者，及时调整治疗计划。

2. 全面评估 详细评估可为进一步的综合治疗方案提供依据。除了治疗前评估外，在治疗过程中也要对患者发生变化的躯体和精神症状进行评估，尤其是再喂养综合征等应尽早识别和治疗。

3. **综合治疗** 包括营养治疗、躯体治疗、精神药物治疗和社会心理干预。这些治疗方法在疾病的不同阶段侧重点不同，在治疗过程中需定期评估患者的状况，以调整治疗方法的侧重点。综合治疗原则对于促进疾病缓解和防止复发至关重要。

（二）营养治疗

营养治疗是进食障碍治疗的第一步，目标是恢复体重、使饮食模式正常化。营养治疗之前应制订健康目标体重。临床上操作性较好的目标体重可先设定为正常体重的低限，亚洲成年女性推荐 BMI 至少为 $18.5kg/m^2$（正常为 $18.5 \sim 23.5kg/m^2$），或者将目标设定为女性月经恢复来潮、男性睾丸功能恢复正常时的体重。对于体重正常的神经性贪食患者，营养治疗的着眼点不是营养摄取，而是帮助患者制订一套规范的饮食计划，使饮食模式正常化，以减少节食的发生频率和由节食导致的暴食和清除行为。

低体重患者的营养治疗经历 3 个阶段：①稳定化阶段：目标是纠正患者的脱水、水电解质平衡，阻止体重进一步下降和促进体重初步恢复，每日热量摄入通常为 $1\,400 \sim 1\,500kcal$；②恢复阶段：目标是逐渐增加热量摄入，保证体重稳定恢复，每日热量摄入通常为 $2\,200 \sim 2\,500kcal$；③巩固维持阶段：目标是维持体重，学习自我监控和安排进食，热量摄入通常为 $1\,800 \sim 500kcal$。

（三）躯体治疗

进食障碍常有各种躯体并发症，需要在患者营养重建过程中同时给予关注和处理。常见的躯体并发症包括贫血或血细胞减少、闭经、胃排空障碍和胃肠功能紊乱、便秘、肝功能异常、再喂养综合征（营养不良患者再喂养时发生有致命危险的水和电解质紊乱）等。

（四）精神科药物治疗

药物不应该作为进食障碍唯一的治疗手段。

一般认为神经性厌食患者的抑郁、焦虑或强迫症状随着体重增加能够缓解，因此不建议在营养状况差、体重较轻时使用精神科药物。如果神经性厌食患者在躯体情况比较稳定时，抑郁、焦虑、强迫或敌意症状仍明显，可以考虑应用精神科药物，SSRI 为首选药物。少数研究提示第二代抗精神病药，尤其是奥氮平、利培酮、喹硫平、阿立哌唑，可能对强烈抵抗体重增加、有严重强迫思维、有妄想性信念的患者有效。

关于神经性贪食药物治疗的研究证据较神经性厌食多，已有证据表明抗抑郁药可以作为神经性贪食的初始治疗组成部分，而且该类药物对大多数神经性贪食患者是有效的。根据现有证据，SSRI、TCA 和托吡酯对神经性贪食有一定疗效，其他抗抑郁药亦可能有改善作用。迄今为止，氟西汀是 SSRI 中研究最充分且唯一获得 FDA 批准用于神经性贪食的药物；如果缺乏有资格采用 CBT 治疗神经性贪食的治疗师，建议使用氟西汀（有效剂量 60mg/d）作为初始治疗；氟西汀维持治疗还可能有助于预防复发。

（五）心理治疗

1. **神经性厌食** 神经性厌食患者对治疗通常存在强大的阻抗，心理治疗虽然是重要的治疗手段，但难以在急性期充分发挥作用，建议在体重开始恢复后加入系统的心理治疗。主要心理治疗手段包括家庭治疗、认知行为疗法、心理动力学疗法。家庭治疗是进食障碍治疗中研究最多的，尤其在儿童青少年神经性厌食的治疗中有着不可取代的地位。

2. **神经性贪食** 神经性贪食的主要心理治疗手段包括认知行为疗法、人际心理治疗、心理动力学疗法、家庭治疗等。其中，针对神经性贪食的认知行为疗法是研究证据最为充分的心理治疗手段，通过使用自助手册形式进行的 CBT 也被证实有效。相比于神经性厌食，家庭治疗对神经性贪食的疗效不如个体治疗有优势。

六、预后

（一）神经性厌食

神经性厌食常为慢性迁延性病程，缓解和复发呈周期性交替，常伴有持久存在的营养不良、消瘦、人格缺陷。神经性厌食患者的 10 年内随访结果显示，50% 的患者达痊愈；15% 的患者仍有某些症状，但不符合诊断；15% 的患者转为神经性贪食；10% 的患者仍符合神经性厌食的诊断标准；另有 10% 的患者死亡。我国一项针对住院神经性厌食患者的随访表明，56.1% 的患者康复，33.3% 明显好转，5.3% 好转，5.3% 恶化或未变。

神经性厌食患者的死亡率较高，青年女性神经性厌食患者的死亡率是社区中同年龄段女性死亡率的 12 倍，是患有其他精神障碍女性死亡率的 2 倍。死亡率随着时间的延长而逐渐增加。有荟萃分析表明，神经性厌食患者每十年死亡率增加 5.6%；随访 20 年以后，死亡率高达 20%。死因主要是严重营养不良、全身感染或自杀。

与神经性厌食预后良好有关的因素包括：发病较早（但不是过早），病程短，不隐瞒症状，不幼稚，对自己的评价能发生改变，具有非典型特征如无怕胖心理或体像障碍。病程长，体重过低，病前有不良人格特征，病前家庭关系不和睦和夫妻关系差，社会适应差，暴食，呕吐，使用泻药，治疗效果不好，存在行为异常如强迫、癔症、抑郁、冲动等，与预后较差相关。伴有导泻行为的神经性厌食患者是并发严重内科疾病的高危人群。很多从神经性厌食中恢复的个体仍明显残余该病的某些特点。

（二）神经性贪食

目前对神经性贪食的自然病程或长期结局了解不多。研究发现，神经性贪食的转归也表现出与神经性厌食类似的特点：10 年内随访研究结果显示，70% 的患者痊愈，20% 的患者缓解（即症状明显减轻，已不符合诊断标准），10% 的患者仍持续符合神经性贪食的诊断标准。一般认为，神经性贪食的整体预后优于神经性厌食，且通常对治疗反应良好；神经性贪食患者的死亡率较神经性厌食患者低，有数据显示神经性贪食的死亡率低于 1%。

然而，神经性贪食的复发率较高，有研究发现治疗成功后 6 个月至 6 年内的复发率为 30% ～ 50%。因此，神经性贪食患者可能需要长期治疗，以减少复发。

影响神经性贪食预后的因素：治疗开始时心理社会功能较好、症状较轻或门诊治疗，提示患者预后较好；而病前社会功能差、进食障碍症状严重、频繁呕吐、需住院治疗、伴发精神疾病或社会支持不良，提示预后欠佳。很多病情达到缓解的神经性贪食患者也残余该病的部分特点。

关于进食障碍预后的性别差异，现有研究尚不明确。一些研究表示，男性和女性进食障碍患者在预后方面没有显著差异；而另一些研究发现，男性患者可能在某些方面有较好的预后，如较低的复发率和较少的远期并发症。

（姜思思　李一江）

参考文献

[1] 陆林. 沈渔邨精神病学. 6 版. 北京：人民卫生出版社，2018.

[2] 孔庆梅. 中国进食障碍防治指南解读. 中华精神科杂志，2018，51（6）：355-358.

[3] 中华医学会心身医学分会进食障碍协作学组，中华医学会精神医学分会进食障碍研究协作组，陈涵，等. 中国神经性厌食症诊疗专家共识. 中国全科医学，2024，27（5）：509-520.

[4] 中华医学会心身医学分会进食障碍协作学组，中华医学会精神医学分会进食障碍研究协作组，陈妍，等. 中国神经性贪食诊疗专家共识. 中国全科医学，2023，26（36）：4487-4497.

[5] World Health Organization. International statistical classification of diseases and related health problems. 10th ed. 2019.

[6] American Psychiatric Association. Diagnostic and statistical manual of mental disorders. 5th ed. Washington: American Psychiatric Publishing, 2013.

[7] 施慎逊. 女性精神障碍. 北京：人民卫生出版社，2014.

[8] National Guideline Alliance (UK). Eating disorders: recognition and treatment. London: National Institute for Health and Care Excellence, 2017.

第五节　物 质 依 赖

成瘾性物质又称精神活性物质（psychoactive substance），指能够影响人类情绪、行为，改变意识状态，并有致依赖作用的一类化学物质。可以在商店里买到的成瘾性物质，如香烟、酒类，主要在社交场合下使用，又称社交性成瘾物质；可在医院或药店里买到的，又称处方药物；在任何场合下都禁止使用的药物，如海洛因、大麻等，称为非法成瘾性物质。

成瘾（addiction）与依赖（dependence）常常互用。DSM-Ⅳ将依赖定义为是一组认知、行为和生理症状群，指个体尽管明白使用成瘾物质会带来明显的问题，但还在继续使用。自我用药的结果导致耐受性增加、戒断症状和强迫性觅药行为。强迫性觅药行为指使用者冲动性使用药物，不顾一切后果，是自我失去控制的表现，不一定是意志薄弱、道德败坏的问题。一般而言，成瘾更多指冲动性使用、渴求，而依赖更强调躯体依赖，如耐受与戒断。在DSM-5中，将依赖与滥用合并，称为物质使用障碍。

物质相关的成瘾问题是世界范围内的公共卫生和社会问题。根据联合国的统计，全球非法药物（包括大麻）的年滥用人数高达2亿，约占世界人口的3.4%；除大麻外的毒品年滥用人数为3 000余万，约占全世界人口的0.7%。香烟、酒类尽管属于社交性成瘾物质，但从公共卫生角度看，由于吸烟、饮酒人群基数大，物质成瘾所造成的健康影响同样不容忽视。

以下简要介绍三类常见的成瘾性物质（酒精、尼古丁、阿片类物质）依赖在患病率、使用动机、危害、治疗效果等方面的性别差异。

一、物质使用的性别差异

（一）酒精

酒精是早已公认的成瘾物质。酒精滥用和酒精依赖是当今世界严重的社会问题和医学问题。根据最新的统计，1992—2012年，我国居民饮酒量增加将近60%。据世界卫生组织估计，中国男性酒精使用障碍的患病率为6.9%，女性为0.2%。

尽管长期以来，男性饮用和滥用酒精的比例明显高于女性，但随着时间的推移，这种差距已经缩小。例如，20世纪80年代早期的调查估计，酒精依赖男女比例约为5∶1；而近年来的国外调查显示，酒精依赖男女比例已降低至为3∶1。

女性与男性使用酒精的动机存在性别差异。女性主要是在遇到应激事件或出现负性情绪时使用酒精，而男性使用酒精是为了增强正性情绪或与其他人保持一致。与男性相比，女性从首次使用酒精到酒精相关问题的发生以及进入治疗的时间明显缩短。虽然女性使用的成瘾物质更少，使用的时间更短，但临床表现更加严重，会产生更多的医学、行为、心理和社会问题。这一现象可能与生物、社会经济、心理和文化因素有关。例如，与男性相比，女性总体液比例低，胃黏膜内乙醇脱氢酶水平低导致首过效应降低，乙醇代谢率更低，所以乙醇对女性的不良影响更大。

（二）尼古丁

尼古丁是烟草致依赖的主要成分。吸烟是与肺癌发病相关的首要因素，我国每年因吸烟导致的死亡人数高达 100 多万。

男性使用尼古丁的比例高于女性（34.5% vs. 22.5%），但女性因吸烟出现健康问题的风险更高。例如，吸烟女性罹患心脏病的风险是男性的 2 倍，罹患慢性阻塞性肺疾病和肺癌的风险也高于男性。同时，吸烟会导致女性围绝经期提前，围绝经期容易出现异常子宫出血，不易妊娠，易自然流产。

与男性相比，女性使用尼古丁不容易受尼古丁本身的影响，而更容易受身边线索刺激物的影响。这种促发尼古丁使用动机的性别差异可能有助于更好地理解尼古丁依赖的原因。

与男性相比，女性似乎更难戒烟。尼古丁替代治疗（nicotine replacement therapy，NRT）的疗效似乎也存在性别差异，但结果尚不确切。例如，一个纳入 11 项 NRT 贴剂和安慰剂对照试验的荟萃分析显示，NRT 对男女的疗效相同；补充 3 项安慰剂对照研究后发现，NRT 对男性的疗效优于女性。女性戒烟的一大阻碍是担心体重增加。女性担心戒烟引起体重增加的比例是男性的 2 倍，由于体重增加导致的复吸是男性的 3 倍。

性激素与女性戒烟的成功率也有关。女性在月经周期卵泡期尝试戒烟的成功率明显高于黄体期。

（三）阿片类物质

阿片类物质是指任何天然的或合成的、对机体产生类似吗啡效应的一类药物，主要分为两大类：①天然的阿片碱及其半合成衍生物，如阿片、吗啡、海洛因、丁丙诺啡、氢可酮、羟考酮、可待因等；②人工合成的阿片类物质，如哌替啶、芬太尼、美沙酮、喷他佐辛等。

截至 2014 年底，全国累计登记在册吸毒人员 295.5 万名，其中滥用阿片类毒品人员 145.8 万名，占总人数的 49.3%。阿片类物质使用障碍给个人、家庭和社会带来了极大的危害。

脱瘾药物用于阿片类物质依赖患者的疗效可能也存在性别差异。例如，安非他酮、乙酰美沙酮、美沙酮均可减少阿片类物质依赖者的药物使用，但与接受美沙酮治疗的女性依赖者相比，使用安非他酮的女性依赖者尿检阳性率更低，自我报告的阿片使用更少；在男性依赖者中，接受乙酰美沙酮治疗的依赖者再次使用海洛因的比例明显低于安非他酮组。

二、治疗

治疗基本原则：①个体化治疗。②综合治疗：采用生物 - 心理 - 社会模式，结合药物治疗、心理治疗和社会支持。药物治疗用于缓解戒断症状、减少渴求和预防复发；心理治疗帮助患者改变行为模式和应对策略；社会支持帮助患者重建社会功能。③长期管理与随访。④预防复发。⑤多学科协作。⑥患者参与和动机增强。⑦家庭和社会支持。⑧去污名化。

治疗时，需要考虑到性别差异，与男性相比，女性饮酒的主要原因是婚姻不和谐、离婚、负性情绪状态和人际冲突等。同样，与男性相比，有饮酒或使用成瘾物质的伴侣的女性更容易再次成瘾。因此，设计治疗干预时，如能考虑到上述因素，将更加有效。近年来，物质使用障碍及其治疗结果的性别差异已经成为了研究的焦点。首次使用、使用类型、病程进展和寻求帮助的类型均受到性别差异的影响。同样，成瘾治疗的接受度、保持度和结果也受到性别差异的影响。理解对成瘾物质易感性性别差异的生物学机制，对促进性别特异治疗具有重要意义。今后，尚需加大药物和行为疗法性别差异的研究，从而识别能够从性别特异治疗中获益的亚组人群，使他们得到更加合理、有效的治疗。

（姜思思　李一江）

参考文献

[1] 陆林. 沈渔邨精神病学. 6 版. 北京：人民卫生出版社，2018.

[2] 施慎逊. 女性精神障碍. 北京：人民卫生出版社，2014.

[3] American Psychiatric Association. Diagnostic and statistical manual of mental disorders. 5th ed. Washington: American Psychiatric Publishing, 2013.

[4] FALS-STEWART W, O'FARRELL T J, BIRCHLER G R. Behavioral couples therapy for substance abuse: rationale, methods, and findings. Sci Pract Perspect, 2004, 2(2): 30-41.

第六节　妊娠期焦虑抑郁

妊娠既是自然的生理过程，也是重要的社会心理事件。孕妇不仅面临内分泌和身体各系统的一系列变化，心理、社会功能及人际关系也会发生变化。这一过程如适应不良，则可产生一系列精神心理问题，其中以妊娠期焦虑抑郁最为常见。

一、流行病学

妊娠期抑郁障碍多在妊娠期的前 3 个月与后 3 个月发生，前 3 个月可表现为早孕反应加重，并有厌食、睡眠习惯改变等；后 3 个月可表现为持续加重的乏力、睡眠障碍、食欲下降及对胎儿健康和分娩过程的过分担忧等。

大量研究报道称，妊娠期焦虑抑郁与后代的一系列负性转归相关，包括情绪问题、注意缺陷多动障碍症状、品行障碍、认知功能受损、精神分裂症等，也可能与孤独症谱系障碍有关。另有国内研究报道，女性在妊娠期发生焦虑、抑郁时，婴儿难养型比例明显增加。

二、临床表现

妊娠期焦虑抑郁的临床表现与非妊娠期女性的焦虑和抑郁症状基本相似，具有典型焦虑症状和抑郁症状的临床特点（详见本章第一节、第二节）。与非妊娠期焦虑抑郁症状不同的是，妊娠期焦虑抑郁的内容更多集中于胎儿生长发育、婴儿喂养和健康等与生育相关的事件。

三、治疗

妊娠期焦虑抑郁症状的治疗存在两难的情况：不治疗会影响女性的身心健康和胎儿的生长发育，但药物治疗也存在影响胎儿发育甚至升高畸形风险的可能。一般建议，妊娠期焦虑抑郁首选社会心理干预。

（一）社会心理干预

1. **宣教及支持性心理干预**　包括向孕妇普

及妊娠期和产后的生理、心理知识，提供更多的谈话时间，向孕妇讲授分娩疼痛规律和应对措施，提供情感支持；耐心解决家属有关妊娠分娩过程的疑惑，引导家属帮助孕妇减轻心理压力。此外，对孕妇家属的干预也可改善家属的焦虑抑郁情绪。

2. 认知疗法 通过改变孕妇自动化的负性想法，如"我不是/做不了一个好母亲"，达到改善情绪和调整行为的目的，对轻至中度的产后抑郁症疗效确切，但针对产前焦虑抑郁症状疗效的证据相对较少。

3. 人际关系治疗 人际关系治疗（interpersonal therapy，ITP）是从出现问题的人际关系着手，找出导致和激化焦虑、抑郁的因素，从而协助患者改善人际交往技巧，寻求有效的沟通方法，学会适当地表达情感，并在社会和工作环境中建立合适的角色。

4. 放松训练 焦虑情绪会引起紧张的生理反应，影响生产进程，而针对肌肉和呼吸的放松训练可以减轻焦虑，具体步骤包括：①小组讨论焦虑的产生和感受，帮助情绪的宣泄；②手、臂、脸、肩、背、胸、臀、腿、足大肌群的诱导放松；③逐步绷紧已放松的肌肉，进一步体验放松的感受；④训练深呼吸；⑤集中于呼吸的意念训练；⑥快速放松身体各处的训练。

（二）药物治疗

大多数抗抑郁药可透过胎盘进入胎儿体内，进而在理论上影响胎儿的发育。近年来，抗抑郁药在妊娠期的使用大幅增加，但安全性仍存在很大的争议。然而，现有关于抗抑郁药影响妊娠转归的研究结论并不明确，绝大部分受到未控制的混杂变量的影响，包括抑郁本身的效应，即无法确定不良转归是药物所致还是疾病本身所致。

2017年，英国精神药理学会发布了针对妊娠前、妊娠期及产后精神药物使用的专家共识，对研究证据进行了严肃回顾。该共识指出，阻断5-HT再摄取的抗抑郁药可能升高产后出血的风险，但其幅度和临床意义仍不清楚；考虑所有混杂因素后，抗抑郁药（主要是SSRI，尤其是帕罗西汀）与后代心脏畸形的相关性可能并不成立；SSRI可升高新生儿持续性肺动脉高压（persistent pulmonary hypertension of the newborn，PPHN）的风险，但绝对风险很低；宫内暴露于抗抑郁药可能升高童年期罹患注意缺陷多动障碍（attention deficit hyperactivity disorder，ADHD）和孤独症谱系障碍（autism spectrum disorder，ASD）的风险，但现有证据并不一致，不排除是混杂因素所致。该共识强调，妊娠期抑郁不治疗可能对母子造成诸多危害；妊娠期抑郁如果进行抗抑郁药物治疗，婴儿的长期情绪和行为发育可能优于未进行治疗。

2019年，国外学者围绕SSRI用于妊娠和哺乳期女性的安全性进行全面回顾。同样发现，妊娠期抑郁如果不进行治疗，可能对患者和胎儿造成一系列不良后果；使用SSRI的情况下，患者和胎儿虽然也面临着某些并发症增加的风险，但大部分并发症的绝对风险很低，且目前并不能确定为药物所致。无论是否优先考虑非药物治疗，SSRI均应视为妊娠期焦虑抑郁重要的治疗手段，但使用期间应严密监测；由于存在一过性适应不良综合征和PPHN风险，暴露于SSRI的新生儿应接受监测；哺乳有助于强化母子关系，有此需求时应加以鼓励。

2021年中华医学会妇产科学分会产科学组组织撰写的《围产期抑郁症筛查与诊治专家共识》建议，重度围产期抑郁症患者转至精神专科就诊，推荐初始治疗采用抗抑郁药物，使用抗抑郁药物治疗的益处超过潜在的风险；对于重度围产期抑郁症患者，优先使用抗抑郁药物治疗符合多项实践指南，一线药物是SSRI，包括舍曲林、西酞普兰和艾司西酞普兰（B级推荐）。

2023年，意大利神经精神药理学会针对妊娠期抑郁症的药物治疗发布专家共识，指出为避免复发，妊娠期不应突然停止治疗；药物可首选 SSRI，并使用最低有效剂量。总体而言，大多数研究并没有发现使用 SSRI 与畸形率增加有关，调整适应证因素后未发现 SSRI 与重大畸形或心脏畸形风险增加有关。现有证据表明，舍曲林似乎是 SSRI 中最安全的。

综上，孕妇选择抗抑郁药物的基本原则是：①如果既往使用过抗抑郁药，则选用过去有效的药物；②如果既往未使用过抗抑郁药，可将 SSRI 作为第一选择；③尽可能单药治疗；④日后如考虑母乳喂养，则优先选择哺乳安全性较好（如较少进入乳汁）的抗抑郁药。

针对抗焦虑药和镇静助眠药对生育的效应，目前证据更加有限。例如，苯二氮䓬类药物和非苯二氮䓬类镇静药（唑吡坦、佐匹克隆、扎来普隆）是否升高婴儿出生缺陷的风险，目前并无令人信服的证据；有研究显示，宫内暴露于苯二氮䓬可能与精神运动发育迟缓相关，但证据有限。

然而，考虑到苯二氮䓬类药物的 FDA 妊娠安全性分级（目前已不再使用）多为 D 级或 X 级，妊娠期宜避免使用。

总之，医生不仅应从临床角度权衡利弊，还应告知患者及家属治疗（包括心理治疗和药物治疗）的获益与风险、不治疗的后果、自行改变治疗或中断尤其是骤停精神药物的后果。

（三）物理治疗

改良电休克治疗用于妊娠期罹患严重抑郁、严重混合情感状态、严重躁狂及紧张症的患者。

此外，重复经颅磁刺激用于妊娠期和哺乳期女性的证据有限，但对于部分女性而言可能也是一种选择。深部脑刺激和迷走神经刺激相关证据更少。尚无有关直流电刺激疗法的证据。

（姜思思　李一江）

参考文献

[1] 李凌江，马辛. 中国抑郁障碍防治指南. 2 版. 北京：中华医学电子音像出版社，2015.

[2] 施慎逊. 女性精神障碍. 北京：人民卫生出版社，2014.

[3] 施慎逊，汤月芬，程利南，等. 上海市孕产妇焦虑、抑郁症状发生率及相关危险因素. 中国心理卫生杂志，2007，21（4）：254-258.

[4] 中华医学会妇产科学分会产科学组. 围产期抑郁症筛查与诊治专家共识. 中华妇产科杂志，2021，56（8）：521-527.

[5] STEWART D E, VIGOD S. Postpartum depression. N Engl J Med, 2016, 375(22): 2177-2186.

[6] MCALLISTER-WILLIAMS R H, BALDWIN D S, CANTWELL R, et al. British Association for Psychopharmacology consensus guidance on the use of psychotropic medication preconception, in pregnancy and postpartum 2017. J Psychopharmacol, 2017, 31(5): 519-552.

[7] FISCHER FUMEAUX C J, MORISOD HARARI M, WEISSKOPF E, et al. Risk-benefit balance assessment of SSRI antidepressant use during pregnancy and lactation based on best available evidence-an update. Expert Opin Drug Saf, 2019, 18(10): 949-963.

[8] ELEFTHERIOU G, ZANDONELLA CALLEGHER R, BUTERA R, et al. Consensus panel recommendations for the pharmacological management of pregnant women with depressive disorders. Int J Environ Res Public Health, 2023, 20(16): 6565.

第七节 产后抑郁

产后抑郁已成为一个重大的公共卫生问题。重度产后抑郁相对容易识别，但轻度或中度的抑郁不易识别。提高对产后抑郁的识别，有利于早期诊断和早期治疗，提高患者的生活质量。

在临床实践或临床研究中，产后抑郁诊断对症状出现时间的要求差异很大，包括分娩后4周内、3个月内、6个月内，甚至12个月内。产后抑郁的发作形式与非妊娠女性的抑郁发作基本相同，表现为抑郁心境、兴趣下降或愉快感丧失、易激动或迟滞、食欲紊乱、疲乏、注意集中困难、自责自罪、睡眠障碍、照顾婴儿困难，甚至反复出现自杀念头等，但也存在其他一些重要的特征。

一、流行病学

产后抑郁是分娩后最常见的精神障碍，对产妇、家庭和发育中的婴儿都有潜在的长期不良后果。产后抑郁的症状、病程、病期和结局与其他抑郁障碍相似。除了分娩后血中激素的剧烈变化外，心理社会因素与产后抑郁的发生密切相关。早年家庭关系、婚姻问题、不良生活事件、支持不足、社会经济地位低下、人际关系敏感、神经质等均为产后抑郁发生的危险因素，有抑郁障碍病史或有阳性家族史也是重要的危险因素。此外，甲状腺功能紊乱与产后抑郁有关，因此产后抑郁患者需进行甲状腺功能检查。

抑郁障碍的产妇不能有效地照顾婴儿，患者会因此自罪自责。有严重产后抑郁的产妇可能有伤害自己或婴儿的危险。研究显示，既往有抑郁史者产后抑郁概率为25%，既往有产后抑郁史者产后抑郁概率为50%。

二、临床表现

产后抑郁的发作形式与非妊娠女性的抑郁发作基本相同，但也存在一些其他重要的特征。

1. **产后心绪不良** 产后心绪不良（postpartum blues）可发生于26%～85%的产妇，是情绪应激反应增高的短暂状态。临床表现为易哭泣、易激惹、情绪不稳定等，产后3～5天达到高峰，与泌乳开始时间一致，持续数天到数周。产后心绪不良的发生与精神病史、环境应激、文化背景、母乳喂养和胎次无关，但这些因素却关系心绪不良是否发展为典型抑郁症。

2. **产后非精神病性抑郁** 产后非精神病性抑郁（postpartum nonpsychotic depression）发生于10%～15%的产妇。患病产妇具有典型抑郁症的症状，表现为情绪低落、容易哭泣、悲伤、情绪不稳定、思维迟缓、悲观消极、自责自罪、食欲减退或无饥饿感、睡眠障碍（入睡难、早醒或彻夜不眠）、注意集中困难、记忆减退、容易疲乏、易激动，不能胜任母亲角色。严重者有自伤和自杀念头或行为。患者常伴有躯体不适症状，如心悸、胸闷、肌肉疼痛等。也常伴有焦虑情绪或惊恐发作，焦虑的内容常与婴儿有关。强迫症状也较常见，多为侵入性的强迫思维，严重时有伤害婴儿的想法。

3. **产后精神病性抑郁** 产后精神病性抑郁（postpartum psychotic depression），患病率约为0.1%～0.2%，一般出现在产后3～4周。患者在前述抑郁症状的基础上还存在精神病性症状，内容常与婴儿有关，如要求患者伤害婴儿的命令性幻听或婴儿被迫害的妄想，与患者的抑郁心境协调。患者的表现类似急性短暂性器质性脑综合征，社会功能严重受损，且症状存在较高的不稳定性，伤婴、杀婴的风险最高，须严加防范。

三、治疗

产后抑郁的治疗选择应视患者症状严重度

和其功能状态而定，可选用社会心理干预和 /
或药物治疗。轻中度症状通常无须转诊精神科，
但如果患者对初始治疗应答不佳，或症状严重，
尤其是存在伤害自己或他人的观念、躁狂或精神
病性症状时，则应紧急转诊至精神科进行治疗。

（一）社会心理干预

对于轻度抑郁患者，一些支持性的心理干
预，如同伴支持或非指导咨询等，可作为一线治
疗。对于中度抑郁患者和对社会心理干预应答不
佳的轻度抑郁患者，推荐采用正式的心理治疗，
着眼于"生育"这一过程所带来的挑战。大部分
研究探讨的是限定时间的结构化心理治疗，如认
知行为疗法和人际心理治疗，团体或个体形式均
可，持续 12 ～ 16 周。认知行为疗法聚焦于改变
适应不良的思维模式和 / 或行为，以促成情绪状
态的积极变化。人际心理治疗则将心境与人际关
系和生活事件联系在一起，致力于改善人际关
系，以促成患者完成母亲的角色转变。认知行为
疗法和人际心理治疗的缓解率显著高于常规治
疗，且两种心理治疗的效应值相当。

（二）药物治疗

若单独采用心理治疗未能缓解症状，或症状
严重需要快速治疗，或患者本人倾向于用药时，
推荐开展抗抑郁药物治疗，基本原则同其他抑郁
障碍的药物治疗。

如果产妇存在母乳喂养的意愿，则需考虑抗
抑郁药物的哺乳安全性。理论上，药物进入母乳
的量取决于很多因素，包括给药途径、吸收程
度、分子量、pH 值、分布容积、血浆生物利用
度、半衰期、蛋白结合率、脂溶性及水溶性、电
离程度、乳 / 血药物浓度比值等；一般而言，分
子量小、分布容积低、血浆蛋白结合率低的脂溶
性药物更容易进入乳汁。

SSRI 中，舍曲林和帕罗西汀的哺乳安全性
最好。出于副作用和停药症状的考虑，更常用

的是舍曲林，婴儿血浆内通常仅可检测到痕量
（1.6 ～ 10.0ng/ml）的药物。SNRI 中，度洛西
汀的安全性与文拉法辛相似，但相对婴儿剂量
（relative infant dose，RID）仅为 1%。如果患者
需要使用 SNRI，度洛西汀可作为首选。

其他新型抗抑郁药中，米安色林和米氮平数
据有限，即使较少进入乳汁，也不建议在哺乳期
使用。如果患者确需使用可改善睡眠的抗抑郁
药，曲唑酮是一个较好的选择，现有文献未见婴
儿发生明显副作用的报道。患者使用安非他酮
时，接受母乳喂养的婴儿有单次癫痫发作的报
道，临床宜谨慎。一些新型的抗抑郁药，如阿戈
美拉汀和伏硫西汀，哺乳安全性数据仍然缺乏。

总体而言，抗抑郁药在精神药物中属于哺乳
安全性比较理想的，在婴儿体内含量很低或检测
不到，副作用较少见。其中，舍曲林可作为首
选，其次是帕罗西汀、度洛西汀或曲唑酮。唯一
禁用于哺乳期的抗抑郁药是多塞平。此外，针对
妊娠期抑郁，选药时也应提前考虑到后续哺乳的
需求，避免日后换药的波折。

尽管目前尚缺乏有关产后抑郁治疗时长的数
据，但一般建议为降低复发风险，抗抑郁药治疗
应维持 6 个月至 1 年，随后逐渐减停。对于有抑
郁复发史的患者，维持治疗可能需要更长时间。

（三）其他治疗

根据抑郁障碍治疗的一般原则，严重产后抑
郁障碍患者可能需要使用抗抑郁药之外的其他药
物。针对严重焦虑和 / 或失眠，可临时使用苯二
氮䓬类药物，直至 SSRI 类药物起效。伴有精神
病性特征的抑郁患者可能需要联用抗精神病药。
若患者对药物治疗应答不佳，或存在活跃的自杀
企图及精神病性症状，可能需要住院和 / 或接受
躯体物理治疗（如 MECT）。

2019 年，FDA 批准布瑞诺龙（brexanolone）
用于治疗产后抑郁，该药是第一种拥有产后抑郁
适应证的药物。布瑞诺龙属于 γ- 氨基丁酸 -A 受

体正性变构调节剂。研究显示，该药单次给药可迅速（24 小时内）降低产后抑郁患者的汉密尔顿抑郁量表评分，且疗效可维持 30 天。然而，布瑞诺龙给药需要连续静脉输注 60 小时以上，且必须有医护人员在现场持续监测。

2023 年 8 月，FDA 批准祖拉诺龙（zuranolone）治疗产后抑郁。祖拉诺龙是一款口服 γ- 氨基丁酸 -A 受体正性变构调节剂。两项 Ⅲ 期安慰剂对照研究中，祖拉诺龙治疗 14 天后，患者在第 15 天的抑郁症状表现出具有统计学和临床意义的改善，且治疗效果维持至第 42 天，即停用祖拉诺龙 4 周后；研究中祖拉诺龙报告最多的不良反应为嗜睡、头晕等。

四、预防

妊娠期抑郁未经治疗者罹患产后抑郁的风险为产前无抑郁症状者的 7 倍以上。因此，积极治疗产前抑郁对于预防产后抑郁具有重要意义。

产后抑郁的预防涉及早期识别和早期干预。早期识别：①加强宣传：对相关卫生职业人员、患者及其家属加强宣传，产后抑郁症如能被早期识别，则有望早期得到正确治疗。②量表筛查：EPDS 在产后抑郁症筛查中广泛应用，是一个有效的筛选工具。早期干预：一旦发现产妇出现抑郁情绪，应及时加强心理支持治疗，提供强有力的社会支持，如帮助看护婴儿和回到自己的亲人身边等。产科医生与精神科医生应建立密切的联系以使产妇和婴儿得到最好的照顾。

五、预后

产后抑郁的自然病程差异很大。部分患者可能在数周内自行缓解，但也有约 20% 的患者在产后 1 年仍存在抑郁症状，13% 的患者在产后 2 年仍存在症状；约 40% 的女性在随后的妊娠或其他与妊娠无关的场景下会复发。

（姜思思　李一江）

参考文献

[1] American Psychiatric Association. Diagnostic and statistical manual of mental disorders. 5th ed. Washington: American Psychiatric Publishing, 2013.

[2] STEWART D E, VIGOD S. Postpartum depression. N Engl J Med, 2016, 375(22): 2177-2186.

[3] 施慎逊. 女性精神障碍. 北京：人民卫生出版社，2014.

[4] 陆林. 沈渔邨精神病学. 6 版. 北京：人民卫生出版社，2018.

[5] KAMIŃSKA-SOBCZAK A, GAWLIK-KOTELNICKA O, STRZELECKI D. Use of psychotropic medications during lactation-practical guidelines for psychiatrists. Psychiatr Pol, 2022, 56(3): 493-508.

[6] 李凌江，马辛. 中国抑郁障碍防治指南. 2 版. 北京：中华医学电子音像出版社，2015.

[7] SCOTT L J. Brexanolone: first global approval. Drugs, 2019, 79(7): 779-783.

[8] MELTZER-BRODY S, COLQUHOUN H, RIESENBERG R, et al. Brexanolone injection in post-partum depression: two multicentre, double-blind, randomised, placebo-controlled, phase 3 trials. Lancet, 2018, 392(10152): 1058-1070.

[9] HEO Y A. Zuranolone: first approval. Drugs, 2023, 83(16): 1559-1567.

第八节　围绝经期抑郁

相当一部分围绝经期女性会出现一系列围绝经期躯体和精神心理症状，一般认为与雌激素水平下降相关，其中抑郁症状十分常见。

一、流行病学

围绝经期是抑郁症状和抑郁症发生的高危时间。围绝经期出现重度抑郁发作的中年女性中，大部分存在既往抑郁发作史，因此围绝经期发作可视为复发。围绝经期出现人生第一次抑郁发作的情况相对少见。

围绝经期抑郁的患病率因地区、文化和研究方法的不同而有所差异。2022 年发表的一项国内研究显示，中国 40 ～ 60 岁女性存在显著抑郁和焦虑症状的比例分别为 19.5% 和 14.2%。相较于围绝经期前期，围绝经期后期的女性面临更高的抑郁发作和症状严重程度增加的风险。

心理社会因素与围绝经期抑郁等情绪障碍显著相关。围绝经期出现抑郁症状的高危因素包括抑郁症病史；特定社会人口学因素，如年龄较小、种族、经济状况不佳；社会心理因素，如不良生活事件、社会支持水平低；绝经期症状，如血管舒缩症状、睡眠障碍；焦虑症状；与生殖相关的心境障碍史，如产后和 / 或经前期抑郁症状。

绝经期的心境症状于绝经前 2 年即开始凸显，月经停止后逐渐缓解，大多于绝经后 3 年内消失。

二、临床表现

一般而言，围绝经期女性的抑郁多表现为经典抑郁症状，同时常伴发绝经相关特异性症状，如潮热、夜汗、睡眠及性功能障碍、体重 / 精力改变、认知异常改变等。

此外，围绝经期的部分高频生活应激源，如照顾子女和父母、职业和人际关系转换、衰老、身体变化，以及自己或家人患病等，可能对心境造成负面影响，并成为症状的内容。部分研究将负性自我认知，如自我批评、内疚、不称职或无能感纳入围绝经期抑郁症的症状分析。

三、评估与诊断

围绝经期评估包括识别围绝经期、评估共存或重叠的围绝经期症状及精神症状、评估社会心理高危因素、鉴别诊断，以及使用量表辅助辨别症状和诊断。

既往有抑郁发作史（不一定与激素水平相关）、存在严重抑郁症状和 / 或自杀观念的女性，一律应评估是否存在心境障碍。围绝经期抑郁的鉴别 / 排除诊断包括抑郁症、亚临床抑郁、适应障碍、心理痛苦、双相障碍相关抑郁发作及躯体原因所致抑郁。

目前尚无专门针对围绝经期心境障碍的评定量表，但多种通用性的筛查工具（如 PHQ-9）或可用于确定心境障碍的诊断。有效的围绝经期症状及健康相关生活质量量表（如 MRS、MENQOL、Greene 更年期量表、Utian 生活质量量表）包含心境相关条目，也可用于澄清绝经相关症状对患者整体病情的影响。

四、治疗

已获得充分验证的抗抑郁治疗手段，如抗抑郁药、认知行为疗法及其他心理治疗，应作为围绝经期抑郁的首选治疗。

（一）抗抑郁药

现有证据显示，多种 SSRI 和 SNRI（包括西酞普兰、去甲文拉法辛、度洛西汀、艾司西酞普兰、氟西汀、舍曲林及文拉法辛）在常规剂量下对围绝经期抑郁有良好的疗效和耐受性。对于既往有抑郁症病史的患者，此前如果对某种特定抗抑郁药产生了充分的反应，围绝经期复发时可加以考虑。然而也有证据显示，50 岁以上女性对 SSRI 的治疗反应不及年轻患者。

围绝经期抑郁患者选择抗抑郁药时，应考虑患者既往使用抗抑郁药的情况和治疗反应、抗抑郁药对这一特定群体的疗效和耐受性证据、副作用（如性功能障碍和体重改变）的管理和安全性等。鉴于这一年龄段的个体常同时使用其他药物，应考虑药物相互作用的风险。

除治疗抑郁的心境症状外，很多抗抑郁药也可有效改善与绝经相关的其他不适，如 VMS 和疼痛。围绝经期抑郁患者的睡眠障碍和夜汗也应视为治疗的一部分。

（二）激素替代治疗

研究显示，针对伴或不伴 VMS 的围绝经期抑郁患者，雌激素疗法的抗抑郁疗效与经典抗抑郁药相当。值得注意的是，雌激素治疗绝经后抑郁障碍无效，提示围绝经期可能是使用雌激素治疗抑郁障碍的时间窗。

对于中老年女性，雌激素疗法有望增强抗抑郁药的疗效，但使用应慎重和权衡利弊。如果抑郁患者同时存在雌激素疗法的其他治疗指征（如 VMS），则可以适当提高雌激素疗法的优先级。探讨激素替代疗法治疗抑郁的研究中，大部分使用的是非对抗性雌激素。针对雌孕激素联合治疗或不同孕激素治疗，现有证据较少且不一致。

（三）心理治疗

心理治疗方法与其他抑郁障碍大致相同，但应考虑围绝经期女性患者的生活背景和认知特点，如心理上面临子女成家和家庭结构变化，或由于生育能力丧失、体形改变而失去自信等。

五、预后

围绝经期抑郁的预后因人而异，但研究总体表明，通过抗抑郁药物治疗、心理干预、激素替代治疗及生活方式调整等综合措施，大多数围绝经期抑郁患者可以实现症状缓解和生活质量改善，预后良好。

（姜思思　李一江）

参考文献

[1] 姜岚莉，张占军，李馨. 围绝经期女性心理障碍的诊治. 中华老年医学杂志，2023，42（3）：243-247.

[2] MAKI P M, KORNSTEIN S G, JOFFE H, et al. Guidelines for the evaluation and treatment of perimenopausal depression: summary and recommendations. J Womens Health (Larchmt), 2019, 28(2): 117-134.

[3] WANG X, ZHAO G, DI J, et al. Prevalence and risk factors for depressive and anxiety symptoms in middle-aged Chinese women: a community-based cross-sectional study. BMC Womens Health, 2022, 22(1): 319.

[4] 施慎逊. 女性精神障碍. 北京：人民卫生出版社，2014.

[5] 中国妇幼保健协会妇女保健专科能力建设专业委员会. 更年期女性心理健康管理专家共识. 中国妇幼健康研究，2021，32（8）：1083-1089.

[6] LEGATES T A, KVARTA M D, THOMPSON S M. Sex differences in antidepressant efficacy. Neuropsychopharmacology, 2019, 44(1): 140-154.

[7] 陆林. 沈渔邨精神病学. 6 版. 北京：人民卫生出版社，2018.

第九节　自杀自伤行为

一、自杀行为

（一）自杀行为概述

自杀行为是一个全球性的公共卫生问题。自杀是全球首要死因，据 2019 年世界卫生组织数据显示，全球每年超过 70 万人死于自杀，每 100 例死亡中有 1 例是自杀死亡，每 40 秒就有 1 人因自杀死亡。每 1 例自杀，约有 135 名自杀者亲友受到影响，即自杀行为每年会波及约 1 亿 800 万人。自杀行为包括自杀死亡、自杀意念和自杀未遂。每 1 例自杀事件背后约有 25 例自杀未遂，有严重自杀意念的人数可能更多。

男性和女性在角色、责任、地位和权力等方面存在显著差异，这些社会构建的差异和不同性别的生物学差异相互作用导致了男性和女性在自杀行为上的差异。在大多数国家，男性自杀率高于女性；在中国，女性自杀率曾高于男性，尤其是农村年轻女性。但在过去十年中，我国农村女性自杀率下降，男性自杀率略高于女性。

自杀是全球 15～19 岁年轻女性死亡的第二位主要原因。自杀研究中最一致的发现之一是女性自杀意念和自杀未遂多于男性，但男性比女性更容易在自杀行为中死亡，即男性自杀死亡多于女性。在大多数国家，男性自杀死亡率是女性的 2～4 倍，女性自杀未遂是男性的 2 倍。高收入国家男女自杀比率（3.5）高于中低收入国家（1.6）。

（二）女性自杀行为的影响因素

1. **社会人口因素**　大多数社会人口学因素并不存在性别差异。女性和男性一样，自杀风险随着年龄增长而增加。失业、退休和单身是男性自杀的重要危险因素，而精神障碍则是女性自杀的主要影响因素。

2. **自杀方法**　世界卫生组织死亡率数据库中有关自杀方法的记录表明，男性通常更倾向于使用上吊和枪支自杀，而女性更倾向于溺水或者服用农药。女性的自杀行为中，低致死性的治疗药物常导致自杀未遂，而高致死性的农药则会导致自杀死亡。有研究指出，全球 30% 的自杀是服用农药导致的。年轻女性采用致命性农药实施自杀行为会导致较高的自杀死亡率，尽管其自杀想法并未十分强烈。这也是导致中国农村女性自杀率高和高冲动性自杀的原因。

3. **精神疾病**　抑郁障碍是自杀行为最常见的危险因素，女性的抑郁障碍患病率是男性的 2 倍，这也被认为是女性自杀行为发生率较高的原因。此外，进食障碍在女性中也更常见，贪食症和厌食症都与自杀未遂风险的增加有关。据报道，高达 20% 的厌食症患者和 35% 的贪食症患者可能出现自杀未遂。有边缘人格障碍的女性自杀行为发生率也较高。另有针对女性的研究发现，仅有创伤后应激障碍和创伤后应激障碍共病抑郁症个体的自杀未遂发生率高于仅有抑郁症的个体。创伤后应激障碍可能是自杀未遂的重要预测因素。还有研究发现共病抑郁和焦虑的男性自杀风险是女性的 2 倍。既往有过精神疾病住院史的女性自杀风险较男性显著增加。

4. **月经周期和妊娠**　月经周期与非致命的自杀行为有关，自杀未遂通常发生在雌激素和血清素水平最低的阶段。这种关联在患有经前紧张的女性身上更加明显。

妊娠通常对自杀有保护作用，但是这种保护作用在 20 岁以下的女性、以胎死或流产为妊娠结局或者意外妊娠的女性中减弱。自杀是围产期女性死亡的重要原因，在高收入国家自杀占围产期死亡的 5%～20%，在中低收入国家占 1%～5%。对一些年轻女性来说，堕胎是一种创伤性的生活事件，会增加自杀行为的易感性。

有过人工流产的女性的自杀意念率和包括抑郁症、焦虑症和物质使用障碍在内的精神障碍患病率会显著增加。有生育问题的女性，如经治疗后仍无法妊娠的女性有较高的自杀风险。

5. **社会文化因素**　童年时期的逆境，包括身体、情感和性虐待会导致更高自杀风险。儿童期性虐待在女性中更多见，增加了后续精神心理问题和不良生活事件的易感性。此外，伴侣虐待、家庭暴力等在很多国家的农村地区更常见，这在很大程度上得到社会和文化上的宽恕，独特的文化因素可能会助长伴侣虐待，这些都是女性自杀行为的高危因素。

（三）女性的自杀预防与干预

按照三级预防的理念，自杀预防也可以分为三级。

1. **一级预防**　一级预防是针对全人群的预防，降低全人群的自杀风险。首先，管理自杀工具。有效地降低各类自杀工具或场所的可及性。其次，开展健康教育。通过科普等多种形式的心理健康知识宣传，消除社会对精神疾病和自杀的歧视。然后，媒体合理报道。鼓励媒体科学合理地报道自杀相关新闻，减少对女性由于人际冲突而自杀的过度报道，促进全人群的心理健康。最后，保障女性权益。禁止强迫婚姻、防止嫁妆冲突和童婚等对于预防自杀很重要；社会平等也可以预防女性自杀，尤其是年轻女性；此外，减少亲密伴侣的暴力行为也会减少女性的自杀行为。有研究指出，如果没有性虐待，女性终生自杀未遂率将会下降 28%。

2. **二级预防**　二级预防是针对高危人群的预防措施。为精神障碍患者提供充分的治疗可以降低其自杀风险。例如，加强对抑郁症患者的识别和治疗可以有效预防自杀。有研究指出，社区医生持续提供专业培训和额外的支持有助于改善患者心理状态，预防自杀，尤其是女性自杀。女性通常比男性有更好的言语和社交技能，对抑郁

症的认知行为疗法和心理治疗有更好的治疗反应。此外，女性更愿意因情绪问题而寻求和接受帮助，更可能经常获得家庭支持和社会支持；并且更有可能使用热线电话或寻求专业医生的帮助、与他人讨论自身的问题，有更多获得社会和卫生服务的机会；也更愿意因自杀行为而寻求专业和非专业帮助。这些都有助于预防女性自杀。

3. **三级预防**　三级预防是指对筛查出的高危个体的自杀预防。例如，通过筛查评估发现自杀高风险的患者，并进行针对性的预防措施。相关措施包括制订安全网，如远离自杀工具和场所、身边有人陪伴、记录救助资源等。自杀行为不仅威胁个人生命安全，还会严重影响亲友的心理健康，也是本人及亲友未来自杀行为的危险因素。为自杀行为者的亲友提供心理健康评估和相应的心理支持，合理应对已经发生的自杀行为，避免未来的自杀行为。有研究指出，对自杀未遂者的随访可降低在接下来一年内重复性自伤的可能性。对于有自杀风险的个体，可以通过药物治疗缓解自杀意念，通过心理治疗，如认知行为疗法、辩证行为疗法、人际关系治疗等措施，改善其认知模式、行为方式和应对能力等，降低高风险个体实施自杀行为的概率。

二、自伤行为

（一）自伤行为概述

自伤行为是一种复杂且危险的心理病理行为，是个体通过故意伤害自己的身体来应对心理痛苦或表达情绪的一种行为模式。这种行为可能涉及多种形式，包括割伤、烧伤、撞击、拔头发、咬自己等。约 50% 的自杀者有自伤史，而在年轻人中这一数字上升到 2/3。自伤是自杀的重要危险因素。

根据自伤行为的意图和目的，自伤行为可以分为以下两种主要类型：自杀性自伤（suicidal

self-injury）和非自杀性自伤（nonsuicidal self-injury，NSSI）。自杀性自伤是指以结束生命为目的的自伤行为，通常伴随强烈的绝望感和死亡意图。其特点是：①目的是寻求解脱或结束生命；②常见于严重抑郁症、双相情感障碍、精神分裂症等心理疾病患者；③需要紧急干预和治疗；④风险：这种行为直接威胁生命，可能导致自杀死亡。非自杀性自伤是指没有自杀意图的自伤行为，通常用于缓解情绪痛苦或表达内心感受。其特点是：①目的是调节情绪、缓解压力或获得心理控制感；②常见形式包括割伤皮肤、用火烧伤、撞击身体等；③多见于青少年和年轻人，尤其是有情绪调节困难或创伤经历的个体；④风险：尽管没有直接的自杀意图，但长期的 NSSI 可能增加自杀风险。

自伤行为多发生于青少年期及成年早期，青少年自伤问题在全球范围内十分普遍。自伤行为多出现在 12 岁以后，尤其是女孩更常见。12～15 岁自伤行为的女性和男性比率为 5∶1～6∶1。针对社区青少年自伤的欧洲多中心研究发现，一年中 8.9% 的女性和 2.6% 的男性青少年有过自伤行为。一项荟萃分析发现青少年自伤率为 16.9%，国外研究发现青少年自伤发生率均在 10% 左右，女性显著高于男性。自伤方法以利器割伤最为常见，其次是过量服药。仅 10% 的个体自伤后到医疗机构进行救治。到医院救治的自伤青少年中，女性显著高于男性。50%～60% 的青少年不会将自伤行为告知他人。重复性自伤青少年更倾向于使用割伤自己的方法。抑郁症、性虐待史、自伤史、心理压力大、性取向困扰及人际关系较差的青少年更是重复性自伤行为的易感个体。有研究发现，青少年的自伤行为会随着年龄的增长而逐渐消失。

国际上青少年 NSSI 终身发生率为 17%～18%。社区样本中达到 DSM-5 诊断标准的儿童和青少年比率则相对降低，为 1.5%～6.7%。有精神障碍的青少年样本中 60% 的人至少有过一次 NSSI，约 50% 有重复性 NSSI。NSSI 不仅可共病广泛的精神障碍（情感障碍、边缘型人格障碍、药物滥用、焦虑症、创伤后应激障碍），也可能在没有合并精神障碍的情况下发生。关于 NSSI 的纵向研究的系统综述发现，NSSI 发生率在青春期中期（15～16 岁）前后达到峰值，并在青春期晚期（约 18 岁）逐渐下降。尽管 NSSI 发生率在青春期晚期显著降低，但有重复性 NSSI 的青少年失调的情绪调节策略却会持续下去，甚至在 NSSI 消失后依然存在。最近的一项研究表明，重复性 NSSI 的青少年停止 NSSI 后，可能表现出严重的药物滥用问题。此外，NSSI 是自杀未遂和自杀的一个重要风险因素。最近的一项研究报告称，在除了手臂或手腕的身体其他部位割伤自己的个体的自杀风险增加。另一项针对青少年时期 NSSI 个体的研究发现，NSSI 出现年龄越早，后期发展为双相情感障碍的风险越高。

（二）自伤行为的影响因素

自伤是一种复杂的病理性行为，是由生物遗传学、社会和文化、心理因素等共同作用的结果。

1. **个体因素** 自伤多发生在 12 岁以后，随着年龄增长到成年早期大幅减少，在女性中更常见。性少数青少年更容易出现自伤行为。完美主义、过于自我挑剔、低自尊、冲动、无望等个性的青少年更容易出现自伤行为。

2. **早期创伤性经验** 童年负性经历与青少年自伤显著关联，如虐待、不良的父母养育、经历重要亲人丧失或分离（如父母离婚），尤其是性和躯体虐待等。

3. **负性生活事件** 遭遇负性生活事件与自伤显著关联，自伤的青少年通常会自述经历更多压力性生活事件，人际关系困难（如交友困难、被孤立等）和校园霸凌都会增加自伤的风险。

4. **亲友自伤或自杀史** 有研究发现，社区青少年自伤与亲人或身边同龄人的自伤史显著相关。荟萃分析发现不只直接接触的自伤史，间接接触媒体报道的相关事件也与自伤行为有关联。新媒体的发展也促发了互联网和社交媒体对青少年自伤的影响。他人的自伤行为可能为易感人群提供了一个行为模型，增加其将想法落实到行动的可能性。此外，自伤易感人群也可能会倾向聚在一起，分享压力感受和对压力事件的应对经验。社会传播是女性用刀自伤的重要影响因素。

5. **精神障碍** 有研究发现，因自伤而住院救治的青少年中各种精神障碍患病率为48%～87%，最常见的是抑郁症、焦虑障碍和物质依赖。另外也有研究发现，40%～70%的自伤者有人格障碍，其中边缘型人格障碍与自伤关联最大。

青少年年龄、性别、社会或医学接触、欺凌和不良童年经历（如情感虐待或忽视）可能是NSSI主要的危险因素。神经生物学研究指出，NSSI个体有HPA轴、内源性阿片系统和对情绪、社会或身体不利刺激的处理异常。

（三）自伤行为的预防和干预

鉴于自伤的动机多种多样，更好地理解不同水平的自伤行为（自伤想法、高致死性行为等）的相关因素、行为背后的意义，以及其与临床管理的关联等，有利于自伤行为的预防和干预。此外，也可以了解帮助个体停止自伤的因素，针对影响因素进行心理社会干预，管理自我伤害的工具，不断强化保护因素也具有临床干预意义。

改善精神问题的救助渠道，使有需要的个体及时获得医疗保健的机会十分重要。然而，减少与心理健康相关的污名问题和寻求帮助也是一个重大挑战。因保密、污名化等，大多数自伤者不寻求帮助，尤其是青少年担心学校里谣传自己的各种举动，这种担心在女性身上尤为突出。因此，要通过心理健康教育或媒体宣传等帮助公众了解精神疾病、自我伤害和积极求助的作用等，

认识到每个人都可能会有类似的问题，增强公众的接受度。

对于严重或持续很久的，或自伤行为采用更危险的方法，或有明显的自杀意图的自伤行为，要进行特定的治疗和干预。给予急诊室救治过自杀行为的个体重新入院的紧急卡，在危机状态时转到精神科病房接受治疗。通过动机访谈治疗增强其对治疗的动力和依从性。将自伤行为视为多系统问题，进行以家庭为基础的治疗，如基于家庭的家庭问题解决治疗等。

针对自伤，尤其是非自杀性自伤的特定干预技术包括辩证行为疗法、认知行为疗法、正念冥想、以家庭为基础的家庭治疗、团体治疗，其中尤以辩证行为疗法得到了大量循证支持。

辩证行为疗法是在传统认知行为疗法基础上发展而来的一种新型认知行为疗法，主要目的是帮助个体掌控压迫性情绪，增强个体在不失去控制或作出破坏性行为的情况下处理困扰的能力。辩证行为疗法对自伤，尤其是边缘型人格障碍的自伤的干预有积极的效果。自伤个体情绪脆弱、不稳定，情绪调节困难，自伤是其为解决负性情绪的不良适应方式。激烈的情绪反应会引发身边人的无效行为，从而导致进一步的情绪失调。辩证行为疗法通过一系列有针对性的技能培训，如正念技能、情绪调节技能、痛苦耐受技能及人际效能技能，帮助个体应对不良情绪。正念技能是训练觉察自己当前的思想、情绪和行为等能力的方法，是指不带任何批判地体察此刻的想法、情感、身体感觉和行为，注重当下，以此打破反复陷入负性情绪、想摆脱又无法摆脱的恶性循环。正念技能是辩证行为疗法中最基础、最核心的技能。正念围绕两个核心过程——注重此时此刻和不评价，其目的是帮助个体发展出一种不加评判的知觉和自我感觉，正念技能常融入其余三种技能的训练之中。情绪调节技能训练是帮助患者学习识别、描述和命名情绪，使用正念的方式对待情绪，减少负面情绪，增加可发生的正向情绪以

及用对立的方式转变负性情绪的发展趋势。痛苦耐受技能是帮助患者接受痛苦的情绪而不试图改变它们，改善容忍和接受痛苦事件或情绪的能力，最终减少痛苦，包括危机生存技能和接受策略。人际效能技能是帮助患者学习人际交往中的问题解决能力，以提高需要他人做事或拒绝他人要求的能力，在自尊和照顾好人际关系之间达到平衡，在不破坏人际关系和不伤及自尊的前提下获得个人目标最大化，同时适当提高自信。

认知行为疗法也是针对自伤的重要干预方法，自伤行为者通常会高估问题严重性，认为未来没有出路，感到无望；低估自己解决问题的能力，感到无助；也会有无能、无用等自我否定的评价，针对这些歪曲的认知等开展工作，修正认知，建立更有适应性的行为模式。

由于自伤的危机通常可以很快解决，临床医生、社会心理工作者、学校的心理老师等最初可提供支持性的心理社会护理。如果自伤问题严重、持续时间久、伤害行为所采用的方法危险或有明确的自杀意图，那么需要采取特定的干预措施。

（安静）

参考文献

[1] PHILLIPS M R, LI X, ZHANG Y. Suicide rates in China, 1995-99. Lancet, 2002, 359(9309): 835-840.

[2] AJDACIC-GROSS V, WEISS M G, RING M, et al. Methods of suicide: international suicide patterns derived from the WHO mortality database. Bull World Health Organ, 2008, 86(9): 726-732.

[3] BORGES G, NOCK M K, HARO A J, et al. Twelve-month prevalence of and risk factors for suicide attempts in the World Health Organization World Mental Health Surveys. J Clin Psychiatry, 2010, 71(12): 1617-1628.

[4] BEAUTRAIS A L. Women and suicidal behavior. Crisis, 2006, 27(4): 153-156.

[5] PHILLIPS M R, YANG G, ZHANG Y, et al. Risk factors for suicide in China: a national case-control psychological autopsy study. Lancet, 2002, 360(9347): 1728-1736.

[6] FUHR D C, CALVERT C, RONSMANS C, et al. Contribution of suicide and injuries to pregnancy-related mortality in low-income and middle-income countries: a systematic review and meta-analysis. Lancet Psychiatry, 2014, 1(3): 213-225.

[7] GILLIES D, CHRISTOU M A, DIXON A C, et al. Prevalence and characteristics of self-harm in adolescents: meta-analyses of community-based studies 1990-2015. J Am Acad Child Adolesc Psychiatry, 2018, 57(10): 733-741.

[8] HAWTON K, SAUNDERS K E, O'CONNOR R C. Self-harm and suicide in adolescents. Lancet, 2012, 379(9834): 2373-2382.

[9] MORAN P, COFFEY C, ROMANIUK H, et al. The natural history of self-harm from adolescence to young adulthood: a population-based cohort study. Lancet, 2012, 379(9812): 236-243.

[10] PLENER P L, FEGERT J M, KAESS M, et al. Nonsuicidal self-injury in adolescence: a clinical guideline for diagnostics and therapy. Z Kinder Jugendpsychiatr Psychother, 2017, 45(6): 463-474.

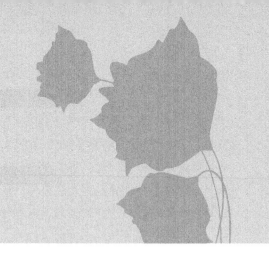

第七章
睡眠与女性心理健康

正常睡眠受到两个相对独立的生理过程调控——睡眠稳态和内生昼夜节律。睡眠稳态表现为线性效应，随着清醒时间的增加，睡眠压力逐渐增加。夜间或睡眠期间，稳定的睡眠压力则随着睡眠时间的增加而减少。

第一节　睡眠与女性心理健康的关系

影响女性心理状态的因素有很多，包括饮食习惯、睡眠质量、运动习惯、情绪感知能力和认知水平等，其中高睡眠质量是女性心理健康的正向保护因素，良好的睡眠质量有助于女性保持健康的心理状态。同时，研究发现当女性处于良好的心理状态时，更容易拥有高质量睡眠，所以心理健康状况与睡眠质量密切相关。

在人体机理上，睡眠质量与女性心理健康的相互作用可解释为：随着人体生理年龄的增长，脑胆碱能神经元会被大量破坏，皮质和海马的乙酰胆碱水平明显降低，脑内胆碱能系统退化，从而影响皮质和海马对学习、记忆的管理功能。除了学习、记忆管理功能外，女性的认知水平受激素调节影响较大。每月固定的雌孕激素峰值变化会影响女性认知水平。随着年龄的增长，女性认知功能会有所衰减，在固定时间段内也会有所波动，从而引发女性认知功能障碍。

有研究表明，睡眠质量也会反向影响认知功能。当女性夜间觉醒次数增多或睡眠过程中出现睡眠浅等睡眠质量降低的问题时，长期的睡眠障碍会影响人脑记忆的形成和稳定，并影响多种神经递质如环磷酸腺苷的代谢，从而影响记忆相关突触的可塑性相关神经传递和认知水平。高质量睡眠可以有效地快速清除脑内的神经毒素，促使个体神经元中受损的 DNA 恢复完整状态，并履行其神经系统的功能，更好地参与少突胶质前体细胞生成，最终保持记忆连接的可塑性，促进人体认知水平的不断提升。

抑郁、焦虑作为女性患者常见的情绪障碍和心理疾病可导致睡眠质量下降，睡眠质量下降又可加重女性的抑郁和焦虑症状，常使患者陷入恶性循环。女性体内雌激素水平下降可导致体温调节过程、昼夜节律、应激反应等的改变，从而导致睡眠障碍。同时血管舒缩症状如潮热、盗汗及心悸等均可导致睡眠中断，影响女性的睡眠质量。目前我国心理学和临床医学领域多采用匹兹堡睡眠质量指数量表来衡量睡眠质量，判断内容包括主观睡眠质量、入睡时间、睡眠时间、睡眠效率、睡眠障碍、催眠药物应用及日间功能七项，对于睡眠质量的衡量较规范。

综上所述，充足的睡眠对于女性的认知水平有正向促进作用，而认知水平和功能又与女性的心理状态息息相关，所以充足、高质量的睡眠有利于女性保持心理健康。相反，出现睡眠问题也会影响女性心理状态。

（千承）

参考文献

[1] BAKER F C, DRIVER H S. Circadian rhythms, sleep, and the menstrual cycle. Sleep Med, 2007, 8(6): 613-622.

[2] BIXLER E O, PAPALIAGA M N, VGONTZAS A N, et al. Women sleep objectively better than men and the sleep of young women is more resilient to external stressors: effects of age and menopause. J Sleep Res, 2009, 18(2): 221-228.

[3] CARRIER J, MONK T H. Circadian rhythms of performance: new trends. Chronobiology International, 2000, 17(6): 719-732.

[4] FUENTES-PRADERA M A, SANCHEZ-ARMENGOL A, CAPOTE-GIL F, et al. Effects of sex on sleep-disordered breathing in adolescents. European Respiratory Journal, 2004, 23(2): 250-254.

[5] FREY D J, BADIA P, WRIGHT JR K P. Inter-and intra-individual variability in performance near the circadian nadir during sleep deprivation. Journal of Sleep Research, 2004, 13(4): 305-315.

[6] GOYAL D, GAY C, LEE K A. Patterns of sleep disruption and depressive symptoms in new mothers. Journal of Perinatal and Neonatal Nursing, 2007, 21(2): 123-129.

第二节 激素水平与女性睡眠

一、性激素对女性睡眠的影响

雌激素在女性睡眠调节中扮演着至关重要的角色，其影响涉及生理、神经和心理层面。

首先，雌激素主要包括雌二醇、雌三醇和雌酮。这些激素在女性生理周期中经历周期性波动，其中最显著的是月经周期。在月经周期的不同阶段，雌激素水平发生变化，直接影响女性的睡眠模式。在月经前期，雌激素水平上升，可能导致女性更容易入睡，而在月经后期，雌激素水平下降，可能导致睡眠质量下降，更容易醒来。

其次，雌激素对神经递质的调节起着关键作用，5-羟色胺和γ-氨基丁酸等神经递质的相互作用直接影响睡眠周期和睡眠的稳定性。雌激素水平变化可能通过影响这些神经递质的释放来调整女性的睡眠状态，因此在生理周期的不同阶段，女性可能经历睡眠质量的波动。

特别值得关注的是，一方面，围绝经期女性体内的雌激素水平逐渐下降，这可能引起潮热和夜间出汗等症状，进而影响睡眠。这些生理变化可能导致更频繁地醒来和深度睡眠阶段的减少，从而影响整体的睡眠质量。另一方面，雌激素还与体温调节紧密相连。雌激素对体温调节有直接的影响，而体温的调整也是睡眠周期的一部分。雌激素水平的波动可能导致女性更容易感受到寒冷或热变化，从而影响入睡和维持睡眠。

最后，情绪和心理因素也在雌激素对女性睡眠的影响中发挥作用。雌激素与情绪调节相关，而情绪问题如焦虑和抑郁可能直接影响女性的睡眠。在生理周期中，女性可能更容易受到激素波动的影响，因而难以实现良好的睡眠状态。雌激素与月经息息相关，稳定的雌激素水平可使女性半夜醒来的次数减少，睡眠更深。通常2次月经周期之间睡眠质量是比较稳定的，而临近月经来潮时可能受雌激素水平变化的影响，出现睡眠质量不佳。

相关研究显示，钙是脑神经元代谢不可或缺的物质，充足的钙能有效抑制脑神经兴奋度，防止因神经异常兴奋而出现失眠、多梦症状。大脑神经元中的钙含量每下降1%，精神兴奋度就会上升10%。而镁具有同时协助褪黑素产生、加强γ-氨基丁酸对脑部的放松效果和减少皮质醇释放的作用。雌激素具有促进钙镁吸收利用的作用。卵巢功能减退，雌激素水平下降，影响钙、镁的留存率，从而影响睡眠；高水平的孕激素可以使人体放松并且促进睡眠，这主要是因为孕激素会增加 γ- 氨基丁酸的产生。γ- 氨基丁酸作为一种有助于人体镇静的神经递质，不仅可以改善情绪，还有助于提高睡眠质量。但随着年龄的增长，女性卵巢功能逐渐衰退，特别是进入围绝经期后，雌孕激素大幅减少，钙镁流失速度加快、利用率大幅降低，使围绝经期女性更容易出现睡眠问题。而且，进入围绝经期后，情绪波动、肌肉和关节疼痛等因素叠加，进一步影响睡眠，易出现失眠、多梦易醒、睡眠浅、烦躁易怒、情绪调节困难等问题。

二、皮质醇与褪黑素对女性睡眠的影响

皮质醇是由肾上腺产生的一种压力激素，急性快速产生时有利于调节新陈代谢、减少炎症，而慢性持续产生则会对人体产生较大的负面影响，如持续警觉、肌肉分解代谢以及向心性肥胖等。褪黑素则是一种睡眠激素，当视神经检测到自然光线减弱时，将触发大脑中褪黑激素的释放，从而帮助身体放松和慢慢进入睡眠状态。通常，随着褪黑素水平的升高，皮质醇水平会降低，反之亦然。这是人体昼夜节律非常重要的一部分。简单来说，就是皮质醇使人体白天兴奋处于觉醒状态，而褪黑素则使人体夜晚进入睡眠状态。

但现代生活节奏加快与压力增加，人体承受的慢性压力较大，加上电子产品的使用，导致晚间应该回落的皮质醇过量分泌、本应上升的褪黑素分泌减少，人体无法顺利进入睡眠。女性因为月经周期与围绝经期的影响，睡眠质量问题更加严重。

三、甲状腺激素对女性睡眠的影响

甲状腺功能过度活跃时，会使神经受到刺激，产生心理不安或烦躁等问题，从而影响睡眠质量。甲状腺功能减退时，人体代谢水平降低，可产生睡眠呼吸暂停等问题。而且当女性受其他因素影响导致雌孕激素平衡被打破，产生雌激素优势或雌激素失控时，也会导致甲状腺激素减少，引起睡眠问题。

（彭亚东）

参考文献

[1] HACHUL H, ANDERSEN M L, BITTENCOURT L R, et al. Does the reproductive cycle influence sleep patterns in women with sleep complaints? Climacteric, 2010, 11(5): 400-407.

[2] HASLER G, BUYSSE D J, KLAGHOFER R, et al. The association between short sleep duration and obesity in young adults: a 13-year prospective study. Sleep, 2004, 27(4): 661-666.

[3] KLOSS J D, NASH C O, WALSH C M. Culinary medicine and behavioral sleep medicine: A combined approach to addressing sleep disturbances in women. Journal of Sleep Medicine & Disorders, 2019, 6(1): 1070.

[4] MANBER R, ARMITAGE R. Sex, steroids, and sleep: A review. Sleep, 1999, 22(5): 540-555.

[5] MORIN C M, ESPIE C A, WARE JR J C. Epidemiology of insomnia: Prevalence, self-help treatments, consultations, and determinants of help-seeking behaviors. Sleep Medicine, 2010, 1(2): 123-140.

[6] OHAYON M M, CARSKADON M A, GUILLEMINAULT C, et al. Meta-analysis of quantitative sleep parameters from childhood to old age in healthy individuals: developing

normative sleep values across the human lifespan. Sleep, 2004, 27(7): 1255-1273.

[7] PERLIS M L, GILES D E, MENDELSON W B, et al. Psychophysiological insomnia: the behavioural model and a neurocognitive perspective. Journal of Sleep Research, 1997, 6(3): 179-188.

[8] SCHENCK C H, MAHOWALD M W. REM sleep behavior disorder: clinical, developmental,

and neuroscience perspectives 16 years after its formal identification in sleep. Sleep, 2002 ,17(8): 681-698.

[9] SHECHTER A, BOIVIN D B. Sleep, hormones, and circadian rhythms throughout the menstrual cycle in healthy women and women with premenstrual dysphoric disorder. International Journal of Endocrinology, 2010: 259345.

第三节 女性失眠的应对策略

一、建立健康的睡眠习惯

建立健康的睡眠习惯是女性缓解失眠问题的关键。坚持固定的睡眠时间表、创造舒适的睡眠环境以及避免刺激性活动等方法，可以帮助女性养成良好的睡眠习惯，提高睡眠质量。

1. **坚持固定的睡眠时间表** 应该努力确立一个固定的睡眠时间表，每天保持相同的入睡和醒来时间。时间表可以根据个人需求适当调整，保持一致的睡眠时间可以帮助身体建立规律的生物钟，有助于提高入睡效率和整体睡眠质量。通过使身体在特定时间段内逐渐进入睡眠状态，可以更好地满足每天的睡眠需求。

2. **营造舒适的睡眠环境** 睡眠环境对女性的睡眠质量至关重要。卧室内温度适宜，床铺及用品清洁舒适，光线柔和且噪声最小化，有助于创造一个宁静、舒适、温馨的睡眠环境。首先，室温的控制是至关重要的一环。应确保室内温度保持在适宜的范围，通常为 18 ～ 24℃，可以有效提高女性的舒适感，促进更好的入眠体验。其次，噪声是被低估的睡眠环境干扰因素。无论是室外还是室内的噪声，都可能对女性的睡眠产生负面影响。使用耳塞或白噪声机等工具，可以有效降低环境噪声对女性睡眠的干扰，创造更宁静的睡眠环境。此外，光线也是一个需要重视的因素。过强的光线会抑制褪黑素的分泌，影响入眠

和睡眠质量。使用遮光窗帘或眼罩等工具，有助于避免过强的光线对睡眠的影响。最后，保持卫生也是睡眠环境调整的重要方面。需要特别注意床单、被罩的清洁卫生，确保床上用品的清新和干净，为良好的睡眠打下坚实的基础。

3. **避免在睡前进行刺激性活动** 在入睡前，应该避免进行刺激性的活动，如剧烈运动和使用电子设备等，这些活动可能会兴奋大脑和身体，导致入睡困难。相反，选择一些轻松的活动，如阅读书籍、听放松的音乐、泡热水澡、喝一杯香草茶等，都有助于放松身心，为入睡做好充分准备。

二、调整饮食习惯

建立健康的饮食习惯不仅是维持身体健康的关键，也直接关系到女性的睡眠质量。恰当的晚餐时间和食物选择有助于更好地调整女性的饮食、提升睡眠质量。

1. **晚餐时间调整** 晚餐时间的安排对睡眠质量至关重要。进食时间过早或过晚都可能对睡眠产生负面影响。若晚餐过早，可能导致夜晚感到饥饿，影响睡眠；反之，若太晚进食，消化系统需长时间工作，可能引发消化不良、反酸和胃肠不适，同样影响睡眠质量。建议尽量在晚餐后 3 ～ 4 小时入睡，确保有足够的时间进行消化，从而避免不良影响。若晚餐后 1 ～ 2 小时即入睡，

可能干扰身体正常的消化过程，进而影响睡眠。

2. 食物选择的调整　食物选择对睡眠起着至关重要的作用。晚餐应避免摄入高脂肪和高糖食物，以免引起过度的消化工作，从而影响睡眠。此外，避免过量饮水，以免晚上频繁起夜干扰睡眠。以下是失眠女性饮食调整的 4 项建议：①食用易消化的食物，如水果、蔬菜、鸡肉、鱼类和豆类，同时减少高脂和高糖食物的摄入，如油炸食品、巧克力和糖果等。②保持饮食均衡，避免过多摄入蛋白质或碳水化合物，以维持身体的良好状态。③晚餐后适量饮用温水或热汤，有助于维持水分平衡。④避免在睡前饮用咖啡、茶或碳酸饮料，咖啡因和茶碱会刺激中枢神经系统，使人产生兴奋感和紧张感，从而导致失眠。如果渴望一杯热饮，可以选择一些不含咖啡因的茶，如草本茶、花草茶、果茶等，确保饮品不会影响入睡。⑤避免饮用过多的酒精，虽然饮酒有助于放松身心，但是过量饮酒会干扰睡眠质量，导致失眠或浅睡。⑥选择富含镁、色氨酸和褪黑素的食物和饮品，如燕麦、坚果、香蕉、牛奶和柠檬水等，以提高睡眠质量。镁有助于放松神经和肌肉，有利于进入深度睡眠；色氨酸是一种提高血清素水平的氨基酸，有助于缓解压力和焦虑，促进放松；褪黑素是一种可以调节昼夜节律的激素，有助于自然入睡。

三、草本和天然疗法

1. 适合女性的草本和天然疗法　许多草本和天然疗法被认为能够帮助女性实现身心放松、缓解焦虑并促进良好睡眠。例如，甘草被认为有助于缓解焦虑和提高免疫力；艾草可用于缓解疼痛和压力；薰衣草具有放松身心、缓解焦虑和促进睡眠的效果；酸枣仁能够缓解焦虑并促进睡眠。在考虑使用前，须咨询专业医生或药师的建议，以确保安全性和有效性。

2. 基于植物的助眠产品　可考虑通过口服、喷雾、香薰或按摩等方式来提高睡眠质量。例如，薰衣草精油被认为有助于放松身心、缓解焦虑和促进睡眠；金盏花可能有缓解焦虑和促进睡眠的作用；洋甘菊则具有放松身心、缓解焦虑和促进睡眠的特性。这些基于植物的产品可能有助于女性缓解压力、焦虑和失眠等问题，提高整体睡眠质量。同样，使用前需咨询专业医生或药师的建议，以确保最佳效果和安全性。

四、替代疗法

1. 针灸　针灸是中医的一种治疗方式，通过针具作用在特定的穴位达到治疗目的。研究表明，针灸对减轻失眠症状、改善睡眠质量和延长睡眠时间有积极作用。

2. 按摩　按摩是一种通过手法促进身体和心理放松的疗法，有助于放松紧张的肌肉，缓解身体和心理的压力。研究表明，按摩也可以显著增加睡眠时间和深度，同时减轻失眠的症状。

3. 身体治疗　身体治疗是一种通过特定技术改善身体和情绪的疗法，包括物理治疗、呼吸练习、瑜伽等。研究发现，身体治疗能够显著减轻焦虑和抑郁症状，提高整体睡眠质量。

需要注意的是，虽然替代疗法被认为是安全和有效的，但选择正确的替代疗法对治疗失眠症状至关重要。在进行替代疗法前，须咨询专业医生或治疗师，选择安全、有效的疗法，确保女性得到最合适的帮助，从而改善睡眠质量。

五、运动锻炼

在维护女性睡眠健康方面，运动锻炼被证明是一项至关重要的因素。运动不仅可以提高新陈代谢、消耗能量、释放压力，还对心理健康有积极影响，可为女性创造更佳的睡眠环境。首先，适度的有氧运动能够加速身体代谢，使身体处于高能耗状态，进而促使深度休息和修复。相关研究指出，每周进行 3 次、每次至少 30 分钟的中等强度有氧运动（如快走、慢跑、游泳等），能够显著改善女性的睡眠质量和缩短入睡时间。其次，适量的力量训练可以增强肌肉质量和力量，有助于保持身体的整体健康，能有效抵抗疾病和疲劳，提升睡眠质量。但是需要注意的是，过于激烈的力量训练可能导致疲劳和肌肉酸痛，反而对睡眠产生负面影响。最后，必须注意睡前避免激烈运动，以免身体处于兴奋状态，难以迅速进入睡眠状态。因此，应在睡前 2 小时逐渐减少运动强度并避免高强度运动。总的来说，适度的有氧运动、科学的力量训练及恰当的运动强度有助于改善睡眠质量，但需要根据个体身体状况和健康目标来进行针对性的选择和实践。

六、放松身心，缓解压力和焦虑

1. 多样化的放松技巧　采用多样化的放松技巧，如冥想、瑜伽和深呼吸，有助于舒缓身心，减轻焦虑和压力，促进深层次睡眠。例如，静坐并尝试深呼吸 10 分钟，专注于呼吸的过程，让心情逐渐平静下来。

2. 缓解床上焦虑　避免在床上沉湎于烦扰的思绪，特别是与工作或学业相关的问题。如果无法停止思考，可以将这些想法记录下来，或者利用冥想和深呼吸来让身心平静，减轻焦虑。制订专属的"思考时间"，即在固定的时间专注处理问题，也有助于避免在床上过多思索。

3. 舒适的睡前环境　在睡前创造一个舒适的环境对缓解压力和焦虑有着积极的作用。听轻音乐、沐浴或进行轻松的伸展运动，都是有效的方式。同时，避免在睡前使用电子设备，因为这可能刺激大脑而难以进入放松状态。通过这些方法，可以有效缓解日间的紧张感，为优质睡眠创造理想的环境。

（彭亚东　干承）

参考文献

[1] SOULES M R, SHERMAN S, PARROTT E, et al. Executive summary: Stages of Reproductive Aging Workshop (STRAW). Climacteric, 2001, 4(4): 267-272.

[2] MONTELEONE P, MASCAGNI G, GIANNINI A, et al. Symptoms of menopause-global prevalence, physiology and implications. Nat Rev Endocrinol, 2018, 14(4): 199-215.

[3] HARLOW S D, GASS M, HALL J E, et al. Executive summary of the Stages of Reproductive Aging Workshop + 10: addressing the unfinished agenda of staging reproductive aging. Menopause, 2012, 19(4): 387-395.

[4] WOODS N F, MITCHELL E S. Symptoms during the perimenopause: prevalence, severity, trajectory, and significance in women's lives. Am J Med, 2005, 118 Suppl 12B: 14-24.

[5] HALE G E, HUGHES C L, BURGER H G, et al. Atypical estradiol secretion and ovulation patterns caused by luteal out-of-phase (LOOP) events underlying irregular ovulatory menstrual cycles in the menopausal transition. Menopause, 2009, 16(1): 50-59.

[6] DENNERSTEIN L, DUDLEY E C, HOPPER J L, et al. A prospective population-based study of menopausal symptoms. Obstet Gynecol, 2000, 96(3): 351-358.

[7] BROWN W J, MISHRA G D, DOBSON A. Changes in physical symptoms during the menopause transition. Int J Behav Med, 2002, 9(1): 53-67.

[8] SHAVER J L, WOODS N F. Sleep and menopause: a narrative review. Menopause, 2015, 22(8): 899-915.

第四节　围绝经期睡眠障碍

进入围绝经期标志着女性生殖周期即将结束，这一过程常伴随着一系列特殊的生理和心理症状，如月经紊乱、潮热、盗汗、焦虑、抑郁及睡眠障碍。在 2005 年美国国立卫生研究院（national institutes of health, NIH）关于更年期相关症状管理的会议中，明确指出睡眠问题已经成为围绝经期女性主要的健康挑战之一。不同时期的睡眠障碍问题一直备受关注。最近国内外围绝经期睡眠相关的流行病学调查研究揭示，女性睡眠障碍的发生率明显高于同龄男性。女性绝经后睡眠障碍的发生率明显增加。据数据统计，围绝经期前、围绝经期和绝经后睡眠障碍的发生率分别为 16% ～ 42%、39% ～ 47% 和 35% ～ 60%。

围绝经期睡眠障碍的主要表现包括入睡困难、夜间易醒、醒后难以再次入睡、早醒等。然而，迄今为止，导致围绝经期睡眠障碍的原因仍不明确，相关研究表明，可能与基础睡眠调节物质、雌激素水平、绝经相关症状、遗传基因因素、躯体疾病和社会因素等多个方面密切相关。这些复杂的影响因素相互交织，共同影响着围绝经期女性的睡眠体验。睡眠问题的深层原因值得进一步研究，以便更全面、精准地理解和解决围绝经期女性的健康需求。

一、基础睡眠调节物质对睡眠的影响

睡眠的生理过程通常被划分为非快速眼动（non-rapid eye movement, NREM）睡眠和快速眼动（rapid eye movement, REM）睡眠两种状态，这两种状态都可以直接过渡到觉醒状态。这种转变依赖于相对独立的中枢结构，其中觉醒系统和睡眠系统各自担任关键角色。

觉醒系统包括觉醒启动区和觉醒调节系统。前者位于下丘脑后外侧区，而后者则涉及脑干、下丘脑、丘脑、基底前脑等多个级别的觉醒中

枢。这些区域协同工作，共同参与觉醒状态的发生和维持。睡眠系统包括 NREM 睡眠启动区和 REM 睡眠启动区，前者主要位于下丘脑的腹外侧视前区（ventrolateral preoptic area, VLPO），后者主要涉及中脑 - 脑桥的相关结构。这些脑区分泌多种神经递质、神经激素、肽类物质、细胞因子等，参与睡眠 - 觉醒的发生机制。目前已经发现至少 23 种内源性睡眠调节物质。其中，觉醒相关的递质有去甲肾上腺素、乙酰胆碱（acetylcholine, ACh）、5-HT、DA 等。在 NREM 睡眠的发生机制中，GABA、前列腺素 D2、腺苷、肿瘤坏死因子、白细胞介素 -1 等起主要作用；去甲肾上腺素、5-HT 和肾上腺素等也参与了 REM 睡眠的关闭，而 ACh、GABA、谷氨酸等则参与了 REM 睡眠的启动。这些神经化合物通过复杂而协调的作用，既调节睡眠 - 觉醒周期的交替，又充当睡眠 - 觉醒的执行者，共同促成了睡眠 - 觉醒周期的形成。

二、激素对睡眠的影响

（一）雌激素对睡眠的调节作用

众多睡眠 - 觉醒相关核团，如 VLPO、基底前脑、蓝斑、海马、腹侧背盖区等，均有雌激素受体分布，雌激素对神经递质如 5-HT、GABA、ACh、多巴胺、去甲肾上腺素等，有不同程度的调节作用。在围绝经期，卵巢功能减退导致雌激素水平降低，进而间接影响了这些基础睡眠调节物质的分泌，导致睡眠模式的改变，从而引发睡眠障碍。

有研究利用去卵巢大鼠的动物模型进行女性睡眠研究，发现卵巢切除后大鼠夜间的 REM 睡眠或 NREM 睡眠增加，昼夜节律紊乱；而给予雌激素后，昼夜节律恢复。因此，雌激素有利于维持睡眠的昼夜节律，改善睡眠的稳定性。另一

项通过多导睡眠监测仪（polysomnograph，PSG）对 40～59 岁的 74 名女性进行的研究发现，与卵巢功能正常的育龄期女性相比，围绝经期女性睡眠质量更差，表现为更长的入睡时间、频繁的夜间觉醒次数及醒后再次入睡困难。而一项涵盖 3 721 例绝经后女性的随机对照试验结果发现，服用雌激素的女性与安慰剂组相比，未进行治疗时睡眠障碍的发生率分别为 45% 和 44%。治疗一年后，服用雌激素的女性睡眠障碍的发生率为 35%，而安慰剂组为 41%，显示服用雌激素的女性睡眠质量明显改善。此外，研究表明，雌激素治疗后 73% 的患者睡眠得到改善，表现为入睡时间缩短和夜间觉醒次数减少。

在围绝经期，由于雌、孕激素水平降低，通过下丘脑 - 垂体 - 卵巢轴的反馈调节机制，促性腺激素包括黄体生成素和卵泡刺激素升高也可能对睡眠的昼夜节律产生影响。

（二）褪黑素对睡眠的调节作用

褪黑素（melatonin，MT）在睡眠和昼夜节律调节中扮演着关键的角色。作为一种内源性授时因子，褪黑素的生物合成和自身节律受到光周期的调控，主要由松果体合成并释放到血液和脑脊液中。褪黑素不仅具有催眠和镇痛的特性，还在调节睡眠 - 觉醒周期和改善时差反应方面发挥着积极的生理作用。

褪黑素水平呈现明显的昼夜节律，通常晚上开始逐渐升高，在清晨达到高峰。然而，随着年龄的增长和户外活动的减少，褪黑素的分泌量逐渐减少，特别是由松果体分泌的褪黑素，这可能是导致中老年人睡眠障碍的原因。研究表明，褪黑素通过与 MT_1 和 MT_2 受体结合，参与睡眠调节的分子机制，尤其在入睡过程中发挥关键作用。因此，褪黑素水平与维持健康的睡眠模式密切相关，而褪黑素水平的不足可能是中老年人睡眠问题的一个潜在原因。

随着对褪黑素生物学功能的深入研究，未来可以更好地理解褪黑素在调节睡眠和昼夜节律中的具体作用。此外，褪黑素在改善睡眠障碍方面的应用前景也值得进一步深入研究，以期为中老年人的睡眠健康问题提供更为有效的干预手段。

三、绝经相关症状对睡眠的影响

超过 50% 的围绝经期女性可能经历各种程度的绝经症状，包括血管舒缩症状、睡眠障碍、精神神经症状、骨质疏松、泌尿生殖道萎缩症状等。睡眠障碍可能独立于其他症状发生，也可能是这些症状的表现之一。

1. **血管舒缩症状**　围绝经期由于雌激素等内分泌激素变化，可能导致体表及末梢血管舒缩功能失调，引发血管舒缩症状（VMS）如潮热、盗汗等。研究表明，VMS 通过增加夜间觉醒次数和总觉醒时间而影响睡眠，与夜间觉醒的频繁程度、持续时间相关。

2. **焦虑、抑郁情绪**　焦虑、抑郁与睡眠障碍呈复杂的双向关系。围绝经期出现的睡眠障碍可能诱发焦虑、抑郁等负面情绪，同时，焦虑、抑郁的发生也可能影响睡眠质量。研究指出围绝经期女性出现焦虑症状的概率较高，与睡眠质量显著相关。长期低质量睡眠可导致心理精神问题，而心理精神问题又会影响睡眠质量。

3. **骨质疏松**　围绝经期雌激素水平下降导致骨质疏松，增加骨折风险。夜间发作的骨痛是骨质疏松患者睡眠障碍的主要危险因素，同时，骨的形成也受到睡眠质量和时间的影响。缓解骨痛可显著提高中老年人的睡眠质量。

4. **泌尿生殖道萎缩症状**　雌激素逐渐减退引起生殖器官萎缩，导致阴道感染、阴道干涩、性生活困难、夜尿增多、尿失禁等症状。严重时可能伴随失眠、烦躁、焦虑等表现。

围绝经期的以上症状相互影响构成了围绝经期女性睡眠障碍的复杂网络，需要全面评估并制订个体化的干预方案，以提升睡眠质量。

四、遗传基因对睡眠的影响

睡眠与基因之间的紧密联系在中老年人中表现得更为显著。睡眠-觉醒周期提前现象受到基因的直接调控。研究发现，*FER2*基因的突变与昼夜节律缩短有关；家族性睡眠时相前移综合征（advanced sleep phase syndrome，ASPS）与*Per2*基因编码的特定位点变化密切相关；发作性睡病与*HCRTR2*基因的活性存在直接关系。此外，一些睡眠障碍，如睡行症、夜惊、梦魇等，也呈现出一定的遗传倾向。这些遗传因素可能在个体中引发或增加异态睡眠的发生。

因此，相关基因的突变或变化，无论是原有的还是新发的，都可能对睡眠质量产生深远的影响。

五、躯体疾病和社会因素对睡眠的影响

对于围绝经期女性，慢性躯体疾病既可直接导致睡眠障碍，又可能通过服用的相关药物间接引发睡眠问题。合并心血管疾病、糖尿病、慢性阻塞性肺病等慢性疾病，或者正在接受利尿剂、支气管扩张药、抗癫痫药、β受体拮抗剂等药物治疗的围绝经期女性，通常表现出睡眠质量下降、夜间觉醒频繁及总觉醒时间增加。而围绝经期本身也可能加重已有的原发性睡眠障碍，如阻塞性睡眠呼吸暂停低通气综合征、周期性肢体运动障碍以及不宁腿综合征等。这种叠加效应会对患者的临床症状进一步产生不利影响。

社会因素也在围绝经期女性的睡眠问题中扮演着重要角色。地区、种族、家庭、婚姻、工作、收入水平、生活方式、环境、饮食等均可能对睡眠产生影响。相较于男性，女性更容易受到情绪、压力、家庭及工作等因素的影响，进而引发或加重睡眠障碍。

综上，围绝经期女性面临着多重因素的影响，不仅直接影响睡眠质量，也对整体健康状况和生活质量构成潜在威胁。对围绝经期睡眠障碍进行深入研究，有助于更全面地理解这一群体面临的问题，为制订有效的干预和治疗策略提供科学依据。

（刘莹 李齐寅）

参考文献

[1] BAKER F C, DRIVER H S. Circadian rhythms, sleep, and the menstrual cycle. Sleep Medicine, 2007, 8(6): 613-622.

[2] CARPENTER J S, JOHNSON D. Sleep disturbances in menopausal women. Journal of Obstetric, Gynecologic & Neonatal Nursing, 2013, 42(3): 351-357.

[3] COLVIN A, RICHARDSON G A. The role of sleep in the treatment of perimenopausal depression. Maturitas, 2018, 115: 77-82.

[4] FREEMAN E W, SAMMEL M D. Sleep disturbance and menopause: A survey of medical practitioners. Menopause, 2006, 13(5): 812-817.

[5] GAMBACCIANI M, CIAPONI M. Cognition, mood and sleep in menopausal transition: The role of menopause hormone therapy. Gynecological Endocrinology, 2004, 19(1): 70-77.

[6] HUANG Y S, CHEN C C. Sleep disorders in perimenopausal and postmenopausal women. Sleep Medicine Reviews, 2005, 9(3): 165-177.

[7] KRAVITZ H M, JOFFE H, Sleep Disturbance in Perimenopause. Menopause: The Journal of The North American Menopause Society, 2011, 18(4): 376-384.

[8] LEBLANC E S, JANOWSKY J S. Estrogen effects on cognition and mood during menopause transition and use of hormone therapy. Journal of Steroid Biochemistry and Molecular Biology, 2010, 118(4/5): 107-113.

第五节　孕产期睡眠障碍

孕产期睡眠障碍主要表现为入睡困难、睡眠浅、易醒和早醒，以及多梦、醒后不易再次入睡、醒后有不适感、白天困倦等。长期睡眠障碍还会造成孕妇的情绪问题，影响孕妇的抵抗力，导致身体素质下降；孕妇精神过度紧张，会使大脑皮质与内脏之间的平衡失调，引起循环系统功能紊乱，对胎儿健康造成威胁。因此，孕产妇一定要关注睡眠质量，预防睡眠障碍。

一、孕产期睡眠障碍的影响因素

孕产期是女性生理过程中的特殊时期，常面临睡眠障碍，包括但不限于睡眠时间不足、失眠、昼夜节律睡眠障碍、睡眠异常、嗜睡、阻塞性睡眠呼吸暂停综合征（obstructive sleep apnea，OSA）和不宁腿综合征（restless legs syndrome，RLS）等，严重影响了孕产妇的生活品质。调查显示，66%～94%的孕妇存在着睡眠障碍；23%的孕妇存在打鼾的情况，这一现象在孕前女性中仅为4%。孕产期生理和心理的变化，可能导致睡眠障碍的发生。

（一）生理因素

1. **身体形态变化**　首先，随着胎儿逐渐增大，子宫逐渐增大，孕妇腹部逐渐隆起，睡眠时难以找到舒适的姿势，导致入睡困难和睡眠质量下降。其次，增大的子宫压迫膀胱或泌尿系统感染可引发尿频，特别是夜间频繁醒来，破坏了深度睡眠，容易造成失眠。子宫对膈肌的挤压可能导致呼吸不畅，尤其是孕晚期，也增加夜间醒来的次数。此外，体重的增加也对孕期睡眠有一定的影响。

2. **激素水平变化**　激素水平波动是孕产期睡眠障碍的主要影响因素之一。在孕早期，绒毛膜促性腺激素、雌激素和孕激素的水平急剧上升，这些激素对睡眠中枢的影响可能导致女性睡眠障碍，如早醒。此外，妊娠期体内激素水平变化容易引起孕妇焦虑、压力过大，从而导致睡眠障碍。

3. **代谢变化**　代谢是生物体内为维持生命而进行的一系列有序的化学反应，多个器官、系统共同协调以维持代谢的稳态，在能量平衡和睡眠中发挥着至关重要的作用。孕产期孕妇代谢异常风险显著增加，包括妊娠糖尿病（gestational diabetes mellitus，GDM）、妊娠高血压以及妊娠期甲状腺疾病等。这些疾病可能通过多种途径引发并影响整体的代谢过程。研究发现，代谢异常与孕妇睡眠障碍相互影响，妊娠糖尿病、妊娠高血压等代谢异常可能增加睡眠障碍的风险。妊娠高血压、妊娠糖尿病患者常有交感神经系统过度激活，进而导致出现睡眠问题；同时，睡眠障碍可能进一步加剧代谢问题，并与代谢性疾病密切相关，如阻塞性睡眠呼吸暂停综合征与高血压、胰岛素抵抗（insulin resistance，IR）、葡萄糖耐量降低和血脂异常等。睡眠质量下降与妊娠期代谢紊乱密切相关，这一相互作用可能对孕妇和胎儿的健康产生不良影响。

此外，睡眠在代谢、食欲和免疫作用中扮演着至关重要的角色。围产期睡眠问题与代谢因子紧密相关。代谢相关因子主要由代谢器官（如肝脏、白色脂肪组织和胰腺）中表达的多肽或细胞因子组成，部分因子也在胎盘、脑组织中分泌，参与中枢神经系统、代谢相关的神经元活动以及外周组织的代谢活动。代谢相关因子，如胰岛素（insulin）、脂联素（adiponectin，APN）和瘦素（leptin，LP），通过调节交感神经系统活动，对睡眠产生影响。瘦素是主要由脂肪细胞分泌的激素，其水平与体脂肪百分比成正比。瘦素水平增加与高质量睡眠相关，而睡眠不足可能导致瘦素水平下降，从而影响食欲和能量代谢。胰岛素作为主要的代谢激素之一，也与睡眠密切相关。研究发现，胰岛素抵抗与睡眠障碍呈正相关，尤其在妊娠期，这一关系更加显著。脂联素是一种由脂肪组织分泌的激素，通过其抗炎和代谢调节作用，参与调控睡眠模式，从而影响孕妇的睡眠质量。

（二）心理因素

孕产期睡眠障碍还与心理因素密切相关。孕妇可能面临着开启新角色的不安、分娩的紧张、对未来的担忧等心理压力，以及焦虑、紧张和情绪波动等问题，导致入睡困难和夜间觉醒增加，进一步引起或加重孕期睡眠障碍。

（三）生活方式和习惯

孕产期睡眠障碍也受到生活方式和环境的影响。不良的睡眠习惯、过度的咖啡因摄入、不规律的作息时间等都可能加重孕产期睡眠障碍。

总之，女性由于自身的生理结构受到的影响因素更多，因此更容易引发抑郁、焦虑等心理疾病。生理变化、心理因素与睡眠障碍三者相互作用，影响女性的身体健康。

二、孕产期睡眠障碍的应对策略

孕产期睡眠障碍是一种普遍但常被低估的健康问题，需要采取综合性的治疗策略以确保母婴健康。以下是当前研究和实践中采纳的应对方式和治疗措施。

1. 建立良好的睡眠环境

（1）保持房间整洁和舒适：确保床铺整洁干净，经常更换床上用品。定期清洁房间，尽量减少灰尘和变应原的积聚。

（2）控制房间温度：睡眠环境的温度对睡眠质量有很大影响。通常，宜于睡眠的温度应在18～22℃。根据个人喜好和环境调整房间温度，确保房间温度适宜。

（3）保持房间安静：尽量减少房间内的噪声干扰，如关闭窗户、使用耳塞或白噪声机等。

（4）控制光线：让房间保持黑暗有助于促进睡眠。可以使用百叶窗或遮光窗帘来阻挡外部光线。避免在睡眠时间过长暴露在强烈的光线下，特别是在就寝前1～2小时。

（5）选择舒适的床上用品：床上用品的选择对于睡眠质量至关重要。选择能够提供足够支撑并适合个人习惯的床垫和枕头。如果床垫或枕头已经老旧或不再舒适，及时更换。

（6）创造放松的氛围：在就寝前进行放松活动，如瑜伽、冥想或深呼吸练习，有助于放松身心，准备进入睡眠状态。可以在房间里放置一些舒缓的气味的香薰来帮助放松，如薰衣草、洋甘菊或橙花的精油。

（7）限制卧室活动：避免在卧室内工作、看电视或使用电子设备。尽量避免在床上看电视、玩手机或平板电脑，这些活动可能会刺激大脑，影响睡眠。

2. 建立规律的睡眠时间

（1）制订固定的作息时间：尽量每天在相同的时间就寝，并在早晨固定的时间起床。这有助于调整身体的生物钟，更容易入睡和起床。即使在周末或假期，也尽量保持相同的睡眠时间，以维持生物钟的稳定性。

（2）建立睡前例行活动：制订一系列的睡前例行活动，如洗澡、阅读、听轻柔音乐或进行冥想。这些活动可以向身体发出入睡的信号，帮助减轻压力和焦虑，改善睡眠质量。

（3）避免午睡过长：避免在白天过度睡眠，尤其是在下午及傍晚。过长的午睡可能会影响夜间的睡眠质量。如果需要午睡，尽量控制在20～30分钟，并在早些时间进行。

3. 建立健康的生活习惯

（1）控制晚餐时间：尽量在晚餐后3～4小时睡觉，就寝前避免过量进食或饮水，以减少消化不良和夜间起床的可能性。

（2）规律的运动时间：如果孕妇有规律的运动习惯，尽量将运动时间安排在早晨或下午，避免在晚间进行剧烈的运动。适度的运动可以帮助消耗体力，促进更好的睡眠质量。

（3）避免刺激性物质：避免在晚间饮用含咖啡因的饮料，如咖啡、茶和可乐，以免影响入睡。同样，尽量避免在晚间吸烟或饮酒，以免影响睡眠质量。

4. 保持放松的心态，正确看待失眠问题

（1）接纳：孕妇需要意识到失眠所引发的焦虑情绪，并接受这种情绪的存在。明白失眠并不是自己的错，而是身体在妊娠期所经历的一种常见现象。

（2）练习放松技巧：学习并练习各种放松技巧，如深呼吸、渐进性肌肉放松、冥想和正念。这些技巧有助于降低焦虑水平，放松身心，为入睡创造更好的条件。

（3）保持积极的生活方式：采取积极的生活方式和心态，包括均衡饮食、适量运动、保持社交活动和兴趣爱好等。这些活动有助于分散注意力，减轻焦虑情绪，促进身心健康。

（4）限制消极影响：尽量避免过度关注失眠问题，避免在床上长时间翻来覆去。如果无法入睡，可以选择离开床铺进行一些轻松的活动，直到感觉困意再返回床上。

（5）寻求支持：与伴侣、家人、朋友或医疗专业人员分享自己的感受和困扰，寻求情感上的支持和理解。陪伴倾听并提供支持的过程可以减轻焦虑情绪。

（6）保持信息渠道畅通：及时了解并与医生或产科医生沟通失眠问题，寻求专业建议和治疗方法。医生可以提供针对个人情况的建议和支持，帮助孕妇有效地应对失眠问题。

（7）必要时可尝试心理治疗：心理治疗能够缓解失眠和焦虑情绪，帮助孕妇学习更健康的睡眠习惯和应对焦虑情绪的策略。

最重要的是，孕妇应该给予自己足够的时间和空间来适应身体和情绪上的变化，以及孕期带来的挑战。通过采取积极的措施和寻求适当的支持，大多数孕妇可以有效地管理失眠带来的焦虑情绪，并改善睡眠质量。

（于承　彭亚东　赵媛）

参考文献

[1] BEI B, MILGROM J, ERICKSEN J, et al. Subjective perception of sleep, but not its objective quality, is associated with immediate postpartum mood disturbances in healthy women. Sleep, 2010, 33(4): 531-538.

[2] GAY C L, LEE K A, LEE S Y. Sleep patterns and fatigue in new mothers and fathers. Biological Research for Nursing, 2004, 5(4): 311-318.

[3] GOYAL D, GAY C L, LEE K A. Patterns of sleep disruption and depressive symptoms in new mothers. Journal of Perinatal and Neonatal Nursing, 2007, 21(2): 123-129.

[4] KIZILIRMAK A, TIMUR S, KARTAL B. Insomnia in pregnancy and factors related to insomnia. The Scientific World Journal, 2012: 197093.

[5] LEE K A, GAY C L. Can modifications to the bedroom environment improve the sleep of new parents? Two randomized controlled trials. Research in Nursing and Health, 2011, 34(1): 7-19.

[6] MINDELL J A, COOK R A, NIKOLOVSKI J. Sleep patterns and sleep disturbances across pregnancy. Sleep Medicine, 2015, 16(4): 483-488.

[7] OKUN M L, SCHETTER C D, GLYNN L M. Poor sleep quality is associated with preterm birth. Sleep, 2011, 34(11): 1493-1498.

[8] OKUN M L, LUTHER J F, PRATHER A A, et al. Changes in sleep quality, but not hormones predict time to postpartum depression recurrence. Journal of Affective Disorders, 2011, 130(3): 378-384.

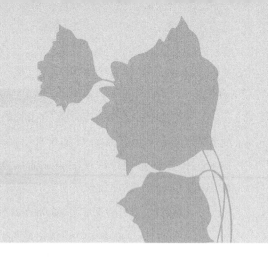

第八章
妇产科心身疾病与心身健康

1818年德国精神病学家Johann Heinroth提出"心-身"（mind-body）的概念，并最早描述了躯体的整体性和心身的不可分割性。1992年德国学者Felix Deatsch提出心身医学（psychosomatic medicine）的概念。心身医学主要研究心理、社会因素与疾病的相互关系。心身疾病是指心理、社会因素在疾病的发生、发展、防治和预后过程中起重要作用的躯体器质性疾病。DSM-5将心身疾病定义为躯体症状障碍（somatic symptom disorder，SSD），其诊断标准为：①一个或多个躯体症状使个体感到痛苦或导致其日常生活受到显著破坏；②与躯体症状相关的过度的想法、感觉或行为，或与健康相关的过度担心，至少表现为以下几项：a. 与个体症状严重性不相称和持续性的想法；b. 有关健康或症状的持续高水平的焦虑；c. 每天花过多的时间和精力担心这些症状；③虽然躯体症状可能不会持续存在，但有症状的状态是持续存在的（通常超过6个月）。躯体症状障碍患者以全身多处不适为主要表现，对健康和躯体症状存在高水平焦虑。

中华医学会心身医学分会2019年第一次常委会上，将心身相关障碍分为九类，包括：①心身反应障碍；②心身症状障碍（心身障碍），包括纤维肌痛症、肠激惹综合征、过度换气综合征、不典型胸痛等；③心身疾病；④心理因素相关生理障碍（进食障碍、睡眠障碍、性功能障碍等）；⑤应激相关心身障碍（急性应激障碍、创伤后应激障碍、适应障碍、ICU综合征、癌症后心身障碍、尿毒症后心身障碍、职业心身耗竭）；⑥躯体症状及相关障碍；⑦与心身医学密切相关的精神障碍（抑郁障碍、焦虑障碍、强迫及相关障碍）；⑧躯体疾病所致精神障碍；⑨心身综合征。心身疾病囊括了人体所有系统的疾病。

心身障碍的病因可能是不良事件的刺激或自身神经内分泌失调导致的情感或生理障碍。女性承受着事业和家庭的双重压力，更容易遭到心理疾病的侵害，女性心理疾病的患病率是男性的2倍。大量资料显示，女性处于心理应激状态时，可在多水平上对HPO轴产生抑制作用，严重损伤生殖内分泌系统，使女性呈现亚健康状态，并引发多种妇科疾病，如月经不调、经前期综合征、不孕症等。随着人类疾病谱的改变和医学的发展，生物医学模式的弊端逐渐凸显，"生物-心理-社会"医学模式得到重视，临床医生越来越关注心身医学。

（梁开如　陈慧）

第一节　妊娠剧吐与女性心身健康

一、概述

（一）定义

妊娠期恶心呕吐（nausea and vomiting of pregnancy，NVP）作为产科常见的疾病，已成为孕早期最常见的入院指征，是孕期仅次于早产的入院原因。其中恶心的发病率为 50%～80%，呕吐的发病率为 50%。妊娠剧吐（hyperemesis gravidarum，HG）指妊娠早期孕妇出现严重的持续性恶心、呕吐，并引起脱水、酮症甚至酸中毒，需要住院治疗。恶心、呕吐的孕妇中，通常只有 0.3%～1.0% 发展为 HG。大多数 HG 患者的临床经过为良性的，经过积极正确的治疗，病情会很快改善，并随着妊娠进展而自然消退，总体母儿预后良好。

（二）流行病学

调查显示，世界范围内 HG 的发病率为 0.3%～3.6%。多项研究表明，HG 在亚洲人群中的发病率更高。Matsuo 等对东亚 3 350 名孕产妇进行调查发现，其中患有 HG 的孕产妇有 119 例，发病率高达 3.6%。1991 年，Zhang 等人对上海市 1 867 名正常单胎活产的女性进行分析发现妊娠期间严重呕吐的发生率为 10.8%。此外，一项英国的研究显示，在 417 028 名女性中，有 1.5% 的女性因 HG 在孕 20 周之前入院，0.6% 的女性在孕 20 周之后入院，其中亚裔和黑种人受到的影响更大。除早产外，HG 已成为孕早期最常见的住院原因，严重影响孕妇心身健康，给众多家庭带来沉重的经济负担。

二、病因

目前 HG 的病因尚不明确，其发病机制成为近年研究的热点之一。多数观点认为 HG 的发生可能与遗传、激素水平、精神心理等多种因素有关。

（一）遗传因素

近年来，越来越多的研究表明 HG 的发生与遗传因素相关。Fejzo 等人的研究发现，约 28% 的 HG 患者的母亲曾在孕期患有 HG，其姐妹的患病率为 19%，最严重的 HG（需全肠外营养或鼻饲）患者的姐妹患病率高达 25%。另一研究显示，患有 HG 的女性，其后代妊娠时出现 HG 的风险增加 3 倍；Zhang 等人报道，HG 患者的外祖母、祖母和母亲受 HG 影响的比例分别为 18%、23% 及 33%，其姐妹患有 HG 的风险增加 17 倍，提示 HG 可以经父系、母系及多代遗传。

（二）激素水平

近年来，学者们发现 HG 的发生与体内多种激素水平的改变有关。如人绒毛膜促性腺激素（human chorionic gonadotropin，hCG）、甲状腺激素、雌激素、孕激素等。早孕反应出现和消失的时间与孕妇血 hCG 水平上升和下降的时间一致；此外，观察到多胎妊娠、葡萄胎等 hCG 显著升高的情况下，发生恶心、呕吐的风险更高。研究发现雌孕激素可能通过以下途径影响 HG 的发生。①抑制胃酸分泌：雌激素作用于胃内雌激素受体 α、β，影响胃肠神经阻滞及神经内分泌细胞，抑制胃酸分泌。②延迟胃排空、改变胃肠蠕动节律：妊娠期恶心可能由胃基本电节律紊乱导致。临床研究显示非妊娠期女性摄入雌孕激素，其体内雌孕激素水平升高达到早孕状态时，可引起胃收缩频率和收缩方向的改变，出现恶心症状。此外，高达 70% 的 HG 患者可伴发短暂的甲状腺功能亢进，呕吐严重程度提示 HG 的发生与游离甲状腺激素水平显著相关。

（三）精神心理因素

多年来精神心理因素一直被认为是 HG 的潜在危险因素，精神过度紧张、焦虑、忧虑及生活环境和经济状况较差的孕妇容易发生妊娠剧吐。1968 年 Tylden 的研究提示遭受巨大压力的女性更易发生 HG，母体的情绪是促使 HG 发生的潜在精神因素。陶瑞雪等人研究发现，抑郁评分 ≥ 13 分的孕妇的 HG 发病率明显高于评分 ≤ 5 分的患者，认为抑郁是 HG 发生的危险因素。Tan 等人的一项研究表明，焦虑、抑郁在 HG 患者中普遍存在，并且是 HG 发病的危险因素，但并未发现焦虑、抑郁与 HG 的严重程度存在关联。此外，一项针对 3 423 名孕妇展开的前瞻性研究显示，和正常孕妇相比，HG 患者出现认知障碍、行为和情感障碍的风险明显增加，尤其是重度 HG 患者。厉萍等人研究发现 HG 患者的应对方式、主观支持、支持的利用度及支持总分显著低于对照组。2017 年，Kjeldgaard 等人针对抑郁病史和 HG 的风险研究显示，既往有抑郁病史的女性患 HG 的概率更高，但是在有抑郁史的女性中仅有 1.2% 在妊娠期患有 HG，并且大多数 HG 女性没有抑郁症状，认为抑郁可能不是 HG 发病的主要原因。因此，关于两者之间的关系仍需继续探索。

（四）胎盘功能障碍

HG 与胎盘功能障碍有关。2011 年的一项荟萃分析表明，HG 女性的婴儿更有可能是低出生体重儿或早产儿。Vandraas 等人的试验支持了胎盘在 HG 中的作用，胎盘在 HG 发病中可能是通过其合成的多种激素和细胞因子发挥介导作用。如前所述，hCG、雌激素、孕激素在 HG 的发病中扮演了重要角色，而这些激素是由胎盘的合体滋养细胞合成的。

三、临床表现

1. **恶心、呕吐、呕血**　一般出现于孕 6 周左右，随妊娠进展逐渐加重，至孕 8 周左右发展为持续性呕吐，不能进食，甚至出现呕血等。

2. **水、电解质紊乱及酸中毒相关症状**　可出现消瘦、乏力、萎靡、皮肤黏膜干燥、口渴、眼球凹陷、脉搏加快、心率加快、尿量减少。严重时，孕妇不能自行站立和行走，甚至出现贪睡、意识不清甚至昏迷。

3. **多器官功能损伤**　若呕吐严重，持续多日不能进食，可出现胃、肝、脑、肾等器官功能损伤，出现胃部疼痛、面色蜡黄、皮肤发黄、头晕、站立不稳、走路打晃、感觉异常、心悸、呼吸困难等症状。

四、诊断

HG 为排除性诊断，应仔细询问病史，排除可能引起呕吐的其他疾病，如胃肠道感染（伴腹泻）、胆囊炎、胆道蛔虫病、胰腺炎（伴腹痛，血清淀粉酶水平升高达正常值的 5 ～ 10 倍）、尿路感染（伴排尿困难或腰部疼痛等）、病毒性肝炎（血清肝炎标志物阳性，转氨酶水平显著升高）等，对 HG 的孕妇还应行辅助检查以协助了解病情。

1. **病史和体格检查**　应针对主诉和症状进行体格检查：体格检查应包括评估体温、体重，腹部触诊有无腹部压痛和腹膜炎的体征。

2. **实验室检查**　测定血常规、肝肾功能、电解质等以评估病情严重程度。部分 HG 孕妇转氨酶升高，但通常不超过正常上限值的 4 倍或 300U/L；血清胆红素水平升高，但不超过 4mg/dl（68.4μmol/L）。

3. **评估**　采用妊娠期恶心呕吐专项量化评分（pregnancy-unique quantification of emesis and nausea，PUQE）（表 8-1），评估恶心和呕吐的严重程度。≤ 6 分为轻度；7 ～ 12 分为中度；≥ 13 分为重度。

4. **心理评估量表**　针对 HG 患者易出现的

表 8-1 Motherisk PUQE-24 评分

妊娠期恶心呕吐专项量化评分				
1. 在过去的 24 小时内，你感到恶心或恶心了多久？				
一点也不（1）	1 小时或更少（2）	2～3 小时（3）	4～6 小时（4）	超过 6 小时（5）
2. 在过去的 24 小时内，你有没有呕吐？				
没有呕吐（1）	1～2 次（2）	3～4 次（3）	5～6 次（4）	7 次或以上（5）
3. 在过去的 24 小时内，你有多少次干呕或干呕剧烈但没有呕吐？				
1 次没有（1）	1～2 次（2）	3～4 次（3）	5～6 次（4）	7 次或以上（5）

抑郁、焦虑或其他精神疾病，推荐使用的筛查量表有 EPDS、PHQ-9、SDS 等，较为常用的是 EPDS。如果 EPDS 评分在 13 分及以上，或者量表中问题 10 得分阳性者，需要安排进一步评估；如果评分在 10～12 分，应在 2～4 周内监测并重复测评 EPDS。如果 PHQ-9 评分大于 14 分，提醒关注情绪问题，必要时转诊。孕产期焦虑推荐使用 GAD-7、SAS 等。如果 GAD-7 评分大于 14 分，或 SAS 评分大于 60 分，建议关注情绪状态并转诊（详见第三章）。

五、治疗

妊娠期是女性一生中至关重要的人生阶段，在妊娠期，女性需要面对生理、心理和社会角色的转变，尤其是孕期出现的妊娠剧吐和其他各种身体不适感，以及由此产生的心理和身体压力。参照美国妇产科医师协会《妊娠期恶心呕吐诊治指南 2018 版》解读，针对妊娠剧吐及相关妊娠并发症等，提出下列建议。

1. **建立健全三级保健网** 完善市县级及乡镇卫生院基层医护人员的孕产期保健理论与实操定期培训和考核制度。

2. **加强孕妇系统管理** 妊娠后尽早建立围产保健卡，针对妊娠早期进行相关检查，记录有无基础疾病，完善早诊断、早治疗方案，有效防止或降低孕妇妊娠期并发症及孕妇、胎儿死亡率。临床医生应提高对孕期保健的重视程度，规范孕期指导，提供科学营养、均衡膳食指导，避免孕妇产生代谢负担；须特别关注孕妇的心理健康问题，提升生活质量，将心理保健、心理干预应用于围产期保健中。重视孕前指导，做到预防为主，防治结合。

HG 的整体管理应采取预防为主、防治结合的原则，包括健康教育；减少恶心、呕吐的干预措施；针对相关胃肠功能障碍的处理，如胃食管反流和便秘；纠正体内电解质、体液失衡和维持充足的营养，包括在需要时提供维生素补充剂、心理社会支持、监测和预防不良妊娠结局等。建立多学科联合治疗团队，包括产科医生、营养师、康复治疗师和心理-社会支持者等。

（一）非药物治疗

1. **预防恶心呕吐** 关注妊娠期恶心呕吐从预防开始。研究显示，每日摄入饱和脂肪酸含量较高的饮食会增加因呕吐住院的风险。故孕妇在进食前后应尽量避免接触容易诱发呕吐的气味、食品等。避免摄入高脂肪高热量的食物；避免早晨空腹，鼓励少量多餐。使用维生素与降低 HG 的风险有关，临床推荐妊娠前 1 个月开始补充维生素，如维生素 B_6（吡哆醇）、生姜和"天然疗法"，可减少妊娠恶心呕吐的发生率和严重程度。

2. **心理健康管理** 对 HG 患者进行心理健康管理，可以减轻症状，改善抑郁焦虑情绪。资料显示，开展健康教育，使患者相信 HG 是一种常见的妊娠并发症，而非其他疾病导致，从而减轻患者的心理压力，改善患者的心理状态，减少不良心理造成的机体应激反应，可以改善患者的HG症状。应用评判性护理干预能够缩短病程，改善脂肪代谢，有助于减轻恶心呕吐症状、焦虑情绪，提高生活质量。妊娠早期恶心、呕吐及易疲劳，干预措施除了改变饮食结构、工作模式、锻炼、白天睡觉和睡眠时间提前外，还可通过物理治疗，如松解膈肌及结合呼吸训练，物理治疗师戴上乳胶手套，一只手放在左侧膈肌位置，一只手垫在左侧肋弓下缘，轻柔缓和松解膈肌张力；针对孕妇双侧肋弓角的角度进行评估，如果肋弓角小于90°，双手示指或中指放在双侧腋中线上约第10肋的位置，嘱孕妇缓慢鼻子吸气至两侧，呼气时嘴吐气慢慢降肋；如果肋弓角大于110°，嘱孕妇吸气时把气吸至后背，吐气时启动前锯肌缓慢降肋弓，以上方法可调节膈肌肌肉紧张度，改善呕吐导致的胃痉挛、张力改变等情况，从而使身体放松，调节情绪，改善孕妇的紧张、焦虑状态。

3. **日常饮食** 女性在妊娠期间倾向于改变饮食以减少呕吐症状，临床应鼓励孕妇尽可能地进食，以保持充足的营养和水分，包括避免早晨空腹，鼓励少量多餐，两餐之间饮水、进食清淡及高蛋白的食物。

4. **针灸或穴位按压** 关于使用传统针灸治疗HG的研究很少，传统中医按压刺激、针灸或者电刺激内关穴治疗妊娠期恶心呕吐的效果尚有争议。

（二）药物治疗

1. 止吐治疗

（1）维生素 B_6 或维生素 B_6- 多西拉敏复合制剂。

（2）甲氧氯普胺：研究显示，妊娠早期应用甲氧氯普胺并未增加胎儿畸形、自然流产的发生风险，新生儿出生体重与正常对照组相比无显著差异。

（3）昂丹司琼：仍缺乏足够的证据证实昂丹司琼对胎儿的安全性，虽然其绝对风险低，但使用时仍需权衡利弊。

（4）异丙嗪：异丙嗪的止吐疗效与甲氧氯普胺基本相似。

（5）糖皮质激素：甲泼尼龙可缓解妊娠剧吐的症状，但鉴于妊娠早期应用与胎儿唇裂相关，应避免在孕10周前作为一线用药，且仅作为顽固性妊娠剧吐患者的最后止吐方案。

2. 纠正脱水和电解质紊乱

（1）静脉补液应考虑孕妇脱水程度及电解质紊乱情况，针对有脱水体征或无法接受药物治疗的孕妇需给予静脉补液，每日静脉补液可使用添加维生素 B_6、维生素 B_1、维生素 C 的葡萄糖液体或生理盐水、葡萄糖盐水及平衡液，维持每日尿量 ≥ 1 000ml，连续静脉补液至少 3 日后根据孕妇症状缓解程度、进食情况再决定是否可以停止补液。孕妇常不能进食为防止发生韦克尼（Wernicke）脑病，可按照10%葡萄糖溶液500ml、胰岛素 10U、10% 氯化钾 1.0g 配成极化液，输注补充能量。应注意先补充维生素 B_1（硫胺素）后再输注极化液。

（2）发生低钾血症时需补钾 3 ~ 4g/d，严重低钾血症时可补钾至 6 ~ 8g/d。原则上每 500ml 尿量补钾 1g 较为安全，同时监测血钾水平和心电图。

（蒋惠瑜）

参考文献

[1] IOANNIDOU P, PAPANIKOLAOU D, MIKOS T, et al. Predictive factors of hyperemesis gravidarum: a systematic review. European Journal of Obstetrics and Gynecology and

Reproductive Biology, 2019, 238: 178-187.

[2] NELSON-PIERCY C, DEAN C, SHEHMAR M, et al. The management of nausea and vomiting in pregnancy and hyperemesis gravidarum (Green-top Guideline No. 69). BJOG, 2024, 131(7): e1-e30.

[3] JANSEN L A W, SHAW V, GROOTEN I J, et al. Diagnosis and treatment of hyperemesis gravidarum. CMAJ, 2024, 196(14): E477-E485.

[4] TAGUCHI K, SHINOHARA H, KODAMA H. A longitudinal investigation of the influence of psychological factors on nausea and vomiting in early pregnancy. Archives of Women's Mental Health, 2022, 25(5): 995-1004.

[5] MASLIN K, DEAN C. Nutritional consequences and management of hyperemesis gravidarum: a narrative review. Nutrition Research Reviews, 2022, 35(2): 308-318.

[6] LU H, ZHENG C, ZHONG Y, et al. Effectiveness of acupuncture in the treatment of hyperemesis gravidarum: a systematic review and meta-analysis. Evidence-Based Complementary and Alternative Medicine, 2021, 2021: 2731446.

[7] LIU C, ZHAO G, QIAO D, et al. Emerging progress in nausea and vomiting of pregnancy and hyperemesis gravidarum: challenges and opportunities. Frontiers in Medicine, 2022, 8: 809270.

[8] ORME K, CHALLACOMBE F L, ROXBO-ROUGH A. Specific fear of vomiting (SPOV) in early parenthood: assessment and treatment considerations with two illustrative cases. The Cognitive Behaviour Therapist, 2022, 15: e12.

[9] REIJONEN J K, TIHTONEN K M H, UOTILA J T, et al. Dietary fibre intake and lifestyle characteristics in relation to nausea or vomiting during pregnancy-a questionnaire-based cohort study. Journal of Obstetrics and Gynaecology, 2022, 42(1): 35-42.

[10] PECRIAUX C. Place de la vitamine B_6 dans le traitement des nausees et vomissements gravidiques. Gynecol Obstet Fertil Senol, 2020, 48(11): 840-843.

[11] 中华医学会妇产科学分会产科学组. 妊娠剧吐的诊断及临床处理专家共识（2015）. 中华妇产科杂志, 2015, 50（11）: 801-804.

[12] 刘思琪, 桂顺平. 英国皇家妇产科医师学会《妊娠期恶心呕吐及妊娠剧吐管理指南（2024年）》解读. 实用妇产科杂志, 2024, 40（9）: 704-708.

第二节　性功能障碍与女性心身健康

一、概述

人类性行为是生理、心理和社会因素相互作用的结果，性具有多样化特点，是行为、情欲、态度和品质的综合表现。1966 年 Masters 在《人类性反应周期》中首次对女性性反应周期进行描述，基于女性生理的变化，将女性性反应周期分为 4 期，即性兴奋期（性唤起期）、性持续期（平台期）、性高潮期和性消退期。盆底肌肉的有效收缩可加强性反应，尤其是肛提肌和会阴部肌群的参与能加强女性性功能和性反应。据相关社会调查，性和谐在提升个人生活质量、促进家庭和谐等方面具有十分积极的作用。欧美国家的研究发现，被调查女性中有性功能障碍者达 43%；中国（除港澳台地区）20～70 岁女性性功能障碍患病率为 29.7%。一项研究发现，400 余例初产妇产后性功能障碍 3 个月和 6 个月发病率分别为 83% 和 64%。26%～47% 的尿失禁女性患有性功能障碍，尤其是性高潮障碍和插入障碍。此外，间质性膀胱炎和膀胱疼痛的患者通常伴随性交痛。

（一）定义

女性性功能障碍（female sexual dysfunction，FSD）是指女性在性反应周期中的一个或几个环节发生障碍，包括性欲减退、性唤起障碍、性高潮障碍或与性交相关的疼痛，导致不能产生满意的性生活所必需的性生理反应和性快感。

（二）分类

FSD 的规范化诊断分类依据女性性反应周期划分。目前普遍认可并使用的标准包括世界卫生组织国际疾病分类 ICD-10 和 ICD-11，《美国精神病诊断与统计手册》（第 4 版）（DSM-Ⅳ）、2000 年修订的 DSM-Ⅳ-TR 及 DSM-5。

1. 世界卫生组织国际疾病分类 ICD-11 将性障碍和性交痛分为两种独立疾病，将盆腔器官脱垂、阴道或尿道外口松弛引起的感觉减退、性交痛的病因进行了详细分类（表 8-2）。

2.《美国精神病诊断与统计手册》分类 与 ICD-10 相比，DSM-Ⅳ强调精神方面的问题，提出了"引起显著痛苦"和"人际关系困难"，更加强调性反应是心身协调的过程，并且在 FSD 的定义中加入了主观痛苦的概念。将 FSD 定义为影响性反应周期的性欲及其他相关精神躯体因素的疾病，造成显著的精神痛苦或维系人际关系的困难。替代了 ICD-10 的"不能参与或不能达

表 8-2 ICD-11 FSD 分类

FSD 分类	疾病编码
性欲低下障碍	HA00
性唤起功能障碍	HA01
性高潮功能障碍	HA02
性高潮缺失症	HA02.0
与盆腔器官脱垂相关的性功能障碍	GC42
阴道或尿道外口松弛引起的感觉减退	GC42.0
性交梗阻	GC42.1
性交痛 - 插入障碍	HA20
有病因的性功能障碍和性交痛疾病	HA40

到其所预期的性关系"。DSM-5 在 DSM-Ⅳ与国际专家认可的女性性功能障碍分类的基础上进行修改，将性欲和性唤醒障碍合并为一种障碍，即女性性兴趣 / 性唤醒障碍；阴道痉挛和性交困难的诊断合并为生殖器 - 盆腔疼痛或插入障碍，每一个大类分为终身性和获得性、完全性和境遇性；症状至少持续 6 个月。DSM-5 与 DSM-Ⅳ分类区别见表 8-3。然而，DSM-5 的分类受到部分专家的质疑。Clayton 等人认为在 DSM-Ⅳ-TR 中女性性欲低下和性唤起障碍具有明显不同的症状，不能将两个疾病合并，大多数绝经后女性的性欲低下不能满足 DSM-5 的女性性兴趣 / 性唤起障碍新标准。

表 8-3 DSM-Ⅳ和 DSM-5 FSD 分类

DSM-Ⅳ FSD 分类（疾病编码）	DSM-5 FSD 分类（疾病编码）
性欲障碍	
性欲低下（302.71）	女性性高潮障碍（302.73）
性厌恶（302.79）	女性性兴趣 / 性唤起障碍（302.72）
女性性唤起障碍（302.72）	生殖器 - 盆腔疼痛或插入障碍（302.76）
女性性高潮障碍（302.73）	物质或药物引起的性功能障碍
性交疼痛障碍	
性交疼痛（302.76）	其他能够特别分类的性功能障碍（302.79）
阴道痉挛（306.51）	未特别分类的性功能障碍（302.70）

3. **基于共识的女性性功能障碍分类** 1998年美国泌尿系统疾病基金会性健康委员会跨学科国际专家共识会议小组在 DSM-Ⅳ 和 ICD-10 的基础上制定了基于共识的女性性功能障碍分类（the consensus-based classification of female sexual dysfunction, CCFSD）。CCFSD 在 DSM-Ⅳ 和 ICD-10 的诊断基础上保留了性欲障碍、性唤起障碍、性高潮障碍及性交疼痛障碍（包括性交疼痛与阴道痉挛）的分类，在性交疼痛障碍的分类中增加了非性交性疼痛（表 8-4）。2003 年美国泌尿系统疾病基金会组织了一个由泌尿学和性学、精神病学专家共同参加的国际委员会，重新修订了女性性功能障碍的定义。传统的性反应周期模式强调性唤起与生殖器充血的关系，而新定义指出女性性唤起的主观感受与生殖器有无充血或阴道润滑、生殖器膨胀没有相关性；性幻想不代表有性欲，性欲不是女性接受或启动性活动的最常见原因。

表 8-4　CCFSD 分类

基于共识的女性性功能障碍分类
Ⅰ.性欲障碍
A.性欲低下障碍
B.性厌恶
Ⅱ.性唤起障碍
A.主观性唤起障碍
B.生殖器性唤起障碍
C.混合型性唤起障碍
D.持续性唤起障碍
Ⅲ.女性性高潮障碍
Ⅳ.性交疼痛障碍
A.性交疼痛
B.阴道痉挛
C.非性交性疼痛

二、病因

（一）心理与社会因素

女性性观念、性行为、外在形象受文化背景、社会和心理的影响，心理压力与情绪障碍（包括焦虑或抑郁）可能影响或导致性功能障碍。夫妻矛盾、性知识匮乏、性虐待史、性生活缺少默契、压力或罪恶感、一方的性创伤史或同性恋倾向等，均可造成性唤起或对性高潮反射的无意识抑制、消极条件反射。对妊娠、分娩和即将成为母亲的担忧也可能对性功能造成影响。女性性功能紊乱、盆腔器官的病理性变化引起的疼痛体验，即使没有局部器质性原因，也会引起反射性阴道肌肉紧张痉挛，导致女性性功能的生理异常进而引起或加重心理变化，加重临床症状。因此，对于 FSD 来说，无论是否存在器质性因素，心理、社会因素始终都起着重要作用，性观念、情感及心理失调是 FSD 的主要原因。另外，外在形象、生殖器官发育异常及与配偶的关系等也可影响女性的性反应。

（二）器质性因素

1. **神经性因素** 中枢或周围神经系统的病变和损伤，如脊髓损伤、多发性硬化、癫痫、糖尿病性神经病变等可引起 FSD。性唤起障碍多与大脑皮质海马区性功能高级中枢功能异常有关。脊髓损伤的女性较正常女性更难达到性高潮，但脊髓损伤影响女性性功能的具体机制还不完全清楚，一般认为，高位脊髓（上运动神经元）完全性损伤的女性，丧失生理性的阴道润滑现象，阴道干涩；而脊髓不完全性（或部分性）损伤的女性，则可保留这种性反应。

2. **内分泌性因素** 引起女性雌激素和雄激素水平降低的因素都可能引起 FSD。雌激素（主要是雌二醇）主要是通过对内皮型一氧化氮合酶（endothelial nitric oxide synthase，ENOS）的调节来实现其增加生殖器血流和松弛平滑肌的作用。阴道壁厚度、阴道皱襞和阴道润滑度均依赖雌激素，雌激素水平不足容易造成阴道萎缩、阴道 pH 值升高、生殖道感染，最终导致阴道润滑度降低及性交疼痛。生殖器的 ENOS 受雌激素调控，雄激素水平对性欲有明显影响，所以任何引起这两种激素水平降低的因素都可能引起 FSD。下丘脑 - 垂体 - 性腺轴的功能失调、生理绝经、手术或药物去势、卵巢功能早衰、盆腔放疗以及长期服用避孕药等均可引起内分泌性 FSD。

3. **血管性因素**　良好的外生殖器血运对正常的性功能具有重要作用。有研究发现，动物的血管硬化会导致阴道和阴蒂海绵体平滑肌纤维化。一切引起生殖器血流减少的疾病或异常，如骨盆骨折、骨盆钝性伤、手术损伤、慢性会阴挤压伤、腹壁下动脉或阴部动脉的压迫等，均可使阴道和阴蒂的血流减少，造成阴道干涩、性交痛等 FSD。

4. **解剖学因素**　会阴部肌群的随意收缩能增强性唤起和性高潮，并参与性高潮时非随意性节律性收缩；肛提肌可调节高潮和阴道感受时的运动反应。当肌肉张力高时出现阴道痉挛，并发展为性交痛或其他性活动疼痛；当肌力减弱时出现阴道收缩乏力，感觉减退或消失，导致性快感缺失或性高潮障碍以及性交或高潮时尿失禁。

（三）药物性因素

影响女性情绪、神经传导、生殖系统血流及性激素水平的药物均可能导致 FSD，尤其是抗精神病类药物和抗抑郁药可以导致性欲减退、性高潮障碍和性满意度降低，包括镇静安眠药、抗癫痫药、三环类抗抑郁药、毒品等。5- 羟色胺在中枢神经系统中广泛分布，当 5- 羟色胺水平下降或功能降低时，性欲或性行为可显著增强，临床上治疗抑郁症的选择 5- 羟色胺再摄取抑制剂（serotonin reuptake inhibitor，SSRI）引起性功能障碍的发生率为 30% ～ 50%，主要影响为

性高潮延迟、无性高潮或性欲下降，并对患者的生活质量、自尊、情绪及与性伴侣的关系产生不良影响。

（四）分娩因素

女性分娩后的一段时间内因为激素水平变化等，导致性健康问题普遍存在，部分女性在产后可快速恢复性生活，但约半数以上的女性会出现各种性问题，包括性欲障碍、阴道润滑度下降、性高潮减弱、性交痛等，并持续一段时间。随访调查结果表明，产后 3 个月时性功能障碍及各种性问题的发生率高达 83%，在产后 6 个月时可降至 64%，仍明显高于妊娠前。产后 FSD 受到许多因素影响，包括分娩方式、激素水平、神经因素、心理因素、躯体疾病及药物等。与完整会阴的女性相比，会阴切开术和会阴裂伤女性的性欲、性高潮和性满意度较低，且性交痛发生率较高。生育过程中会阴的损伤程度对产后恢复性功能具有重要影响，所以阴道助产应尽量避免常规外阴切开术及会阴压迫损伤，产后及时进行会阴修复以预防会阴损伤后遗症。

三、临床表现

1. **性兴趣障碍**　指持续或间断发生的性幻想和性欲望低下或缺乏，引起患者痛苦、被动性生活、害怕或拒绝伴侣的性接触，常影响患者夫妻间的感情。

2. **性唤起障碍**　持续或间断不能获得和维持足够的性兴奋并导致患者痛苦，表现为缺乏主观性兴奋或缺乏性器官反应及躯体其他部位的性反应。性唤起障碍包括阴道的润滑不足或干涩，阴蒂及阴唇的敏感性下降、充血降低，阴道平滑肌松弛等。

3. **性高潮障碍**　经过足够的性刺激和性唤起后，发生持续性或反复性的性高潮困难。延迟或根本没有性高潮的出现，引起患者的痛苦，称

为性高潮障碍。通常与性兴趣和性唤起困难或生殖器 - 盆腔疼痛和插入障碍症状同时出现，女性较男性多见。在极少数情况下，获得性性高潮障碍可能与生殖器或骨盆手术相关的改变、放射治疗或使用药物导致的潜在神经问题有关。虽然研究非常有限，但接受过生殖器切除手术的女性可能会有终身性高潮障碍或获得性性高潮功能障碍。

4. 生殖器 - 盆腔疼痛和插入障碍　现在阴道痉挛和性交困难被合并为生殖器 - 盆腔疼痛和插入障碍。这种疾病既可以是先天的，也可以是后天引起的。生殖器 - 盆腔疼痛和插入障碍包括以下一种或多种症状：阴道肌肉紧张、痉挛，外阴疼痛或阴道口过小无法适应阴茎插入；阴茎尝试插入时，自觉紧张、疼痛或灼热感；性交欲望降低或不想发生性行为；疼痛或强烈的恐惧症。

5. 物质或药物引起的性功能障碍　服用已知会引起性功能障碍的物质或药物后不久即发生的临床上显著的性功能障碍，称为物质或药物引起的性功能障碍。抗胆碱能药物、激素药物、心血管药物、精神药物、乙醇、大麻及毒品都可能导致 FSD。

四、评估

性功能障碍的患者就诊时一般不会主动提供相关信息，患者就诊主诉更多为盆底功能障碍性疾病，如尿失禁、盆腔器官脱垂、慢性盆腔痛等。部分医者也不会主动询问与性功能相关的问题。一项关于性观念与性态度的研究调查了来自 29 个国家的 27 000 名年龄在 40 ～ 80 岁的成年人，其中 49% 的女性至少遇到过一次 FSD 问题；近 20% 的患者曾经到医院就诊。因此，在面对患者就诊时的性相关问题，医生有必要主动进行询问、常规的评估和治疗及性健康知识教育与指导。

1. 主观体验评定　对 FSD 症状的初步评估

需要全面的病史问诊、体格检查和探寻可能引起 FSD 的病因。询问患者的性别认同；目前的症状，症状是否一直持续；是否引起个人苦恼；有无自我调整或缓解症状的方式；目前是否有性生活，对目前性生活是否感到满意，如果不满意，目前最困扰或最不满意的问题是什么（性兴趣减低或性唤起障碍，生殖器外周感觉降低，阴道润滑不足或阴道干燥、不能达到性高潮，性交痛或阴茎插入障碍等）；与伴侣的关系，目前伴侣的数量、性别、健康问题和性功能问题；既往与现在是否有被虐待或暴力史；与生殖器 - 盆腔区域相关的体力活动，有无损伤史（跌倒导致尾骨损伤）和不良卫生习惯、久坐；睡眠质量；身体变化或形象问题（手术、瘢痕、怀孕）等。详细的病史询问将为体格检查和适当的实验室检查提供直接证据。

2. 体格检查

（1）帮助 FSD 患者了解有关盆底生殖器解剖的知识，包括识别阴蒂、阴唇、尿道口、阴道口和前庭球、前庭大腺，可以帮助其确定疼痛或其他症状的部位。

（2）盆底检查和肌力评估：盆底的检查应关注其功能和盆腔器官的形态、位置等，如肌肉收缩力、肌肉张力，盆底肌筋膜、韧带的完整性；膀胱、尿道、子宫、直肠的形态、位置及附着的筋膜韧带的完整性等。全面检查外阴、阴道前庭、盆底肌肉和筋膜、盆腔器官、下腹部等，关注是否有瘢痕（包括会阴侧切和撕裂伤、剖宫产等）；采用视觉模拟评分法（visual analogue scale，VAS）进行疼痛评分；对肌张力高和疼痛触发点进行评价；感受双侧肛提肌厚度是否一致，尾骨尖有无嵌顿或偏向一侧，尿道裂口及膀胱后角有无增大；子宫有无偏移或旋转，直肠及肛管有无凸起、侧偏等。嘱患者收缩与放松盆底肌，感受其收缩和舒张的能力，是前后收缩还是以 "O" 型收缩为主。然后进行盆底肌肌力测试，采用改良牛津肌力分级法（表 8-5），通过

表 8-5　改良牛津肌力分级

分级	肌肉收缩反应	特征
0 级	无收缩	感觉不到任何收缩
1 级	颤动	检查者的手指能够感受到肌肉的颤动
2 级	弱	肌肉力量有所增加，但是感觉不到抬举感
3 级	中等	肌腹和阴道后壁的抬举感
4 级	好	对抗阻力进行阴道后壁的抬举
5 级	强	强烈的包裹感

手指的触诊，主观性判断其快速收缩力、持续收缩力、收缩的次数以及持续时间，评估患者盆底肌肌力、肌肉长度、肌肉张力、肌肉放松能力及协同作用或协同失调。

3. 实验室检查和生理检测　检查血中性激素的水平以诊断内分泌性功能障碍。神经生理学检查可以通过测量球海绵体反射和阴部诱发电位、生殖器交感皮肤反应、疼痛感觉阈值及外生殖器的压力和触摸敏感度来评估神经源性病因；性反应评价最常用的生理检测方法是阴道光体积描记图（photopleythysmography），用于检测阴道血流容量和搏动振幅，只用于性唤起初期、中期的检测。阴道 pH 值是阴道润滑的间接指标，可较好地反映性兴奋时阴道的润滑程度。

4. 盆底肌电图评估　盆底表面肌电图（surface electromyography，sEMG）可评估盆底肌力与盆底肌张力。评估肌肉功能的五个指标：前静息指标 - 静息状态基线值，快速收缩阶段 - 肌肉募集 / 去募集，紧张收缩阶段 - 收缩波，耐力收缩阶段 - 静息状态基线值的速度，后静息指标 - 疲劳度恢复到基线。

5. 评估量表

（1）女性性功能指数（female sexual function index，FSFI）：该量表是目前国际上最常用的筛查性功能的自评量表，用于评估过去 4 周内异性恋女性的性功能情况。包含 19 个条目、6 个维度，分别为性欲 2 项、性唤起 4 项、阴道的润滑度 4 项、性高潮 3 项、性生活的满意度 3 项和性

交疼痛 3 项。各条目得分采用 0 ～ 5 分或 1 ～ 5 分，总分为 36 分。分数越低，性功能障碍越严重。国际上认为低于 26.55 分时，患者有性功能障碍。每个维度分值均有各自的诊断意义。因此，FSFI 不仅能评估 FSD 的严重程度，还能为 FSD 分类提供依据。各国因为文化、种族差异应对诊断标准分值进行修订，中国城市女性目前为 23.45 分，在后续应用中应不断再修订。

（2）女性性满意度调查问卷（sexual satisfaction scale for women，SSS-W）：该问卷基于《性满意度量表》修订，共有 5 个维度，28 个条目。采用 5 级评分法，分数越高表示性满意度越高。

（3）产后性功能障碍诊断量表：针对在分娩前性功能正常而产后出现 FSD 的女性，我国参照国际上通用的 FSD 诊断量表制定了适合我国产妇的产后性功能障碍诊断量表。临床上，该量表诊断简单，实用性强。医生单独对产妇进行调查，告知患者保密原则，当场完成问卷，进行诊断。若产妇产后的各项评分之和＜ 60 分，妇科检查时阴道肌力＜Ⅲ级，可以诊断为产后性功能障碍。

（4）盆腔脏器脱垂 - 尿失禁性生活问卷（pelvic organ prolapse-urinary incontinence sexual questionnaire，PISQ-12）：盆腔脏器脱垂 - 尿失禁性生活问卷有 12 个问题，最高分 48 分，PISQ-12 评分乘以 2.58 可换算成长表得分，没有盆腔器官脱垂和压力性尿失禁的性活跃女性平均评分为 40 分，患有盆腔器官脱垂和尿失禁者的性功

能问卷简表评分明显低于非盆腔器官脱垂组。这些患者因为自身原因，在性生活时害怕尿失禁，导致焦虑、抑郁情绪，进而性生活频率明显降低，生理维度差别较大。

五、诊断

采用 DSM-5 的诊断标准评估患者性功能障碍的类型。

1. **女性性兴趣/性唤起障碍** 性兴趣/性唤起明显缺乏或降低，至少包括以下各项中的 3 项：①性活动中性兴趣缺失或降低；②性幻想/想法缺乏或减少；③性主动要求缺失或减少，不接受或拒绝配偶的性要求；④全部（适用于普遍性）或大多数（75%～100%，适用于境遇性）性活动时性兴奋/愉悦感缺失，或性兴奋/愉悦感频率（强度）降低；⑤对任何内、外在性刺激（如文字、语言、视觉）的性兴趣/性唤起反应缺失或降低；⑥全部（适用于普遍性）或大多数（75%～100%，适用于境遇性）性活动时生殖器和非生殖器感觉缺失。上述症状至少持续 6 个月，症状导致个人明显的精神痛苦。不能用非性功能障碍的其他精神疾病、严重的关系紧张（如家庭暴力）、明显的应激反应或物质、药物和全身性疾病的原因解释。

2. **女性性高潮障碍** 出现在全部（适用于普遍性）或大多数（75%～100%，适用于境遇性）性活动中，至少出现以下症状中的一项。①性高潮明显延迟、减少或缺失；②自我感觉性高潮强度明显降低。上述症状持续至少 6 个月。症状明显导致个人精神痛苦。不能用非性功能障碍的其他精神疾病、严重的关系紧张（如家庭暴力）、明显的应激反应或物质、药物和全身性疾病原因解释。

3. **生殖器-盆腔疼痛/插入障碍** 持续或反复出现下述症状中至少 1 项。①性交时阴茎插入困难；②在阴道性交或阴茎尝试插入时，出现明显的外阴口、阴道或盆腔疼痛；③对阴茎准备插入阴道、过程中或性生活结束后，阴道和盆腔疼痛造成恐惧或焦虑；④阴茎尝试插入阴道时盆底肌肉绷紧或收缩。上述症状持续至少 6 个月，症状导致个人明显的精神痛苦。不能用非性功能障碍的其他精神疾病、严重的关系紧张（如家庭暴力）、明显的应激反应或物质、药物和全身性疾病原因解释。

4. **其他** 性功能障碍也可能源于物质或药物的影响，以及其他特定可分类（如特定疾病、手术等引发的）和未特定分类的原因。

六、治疗

1. **心理健康管理** 心理健康管理将分析可能存在的心理影响因素，包括幼年时期的创伤事件、童年期与父母的关系及性心理的整个发展经过，了解患者 FSD 的性质，引导患者认识女性解剖和性过程的正常生理反应，以及随年龄增长心血管的功能、激素水平及性生理的正常改变等，选用抑郁、焦虑量表对患者进行心理评估，对不同情况的患者进行针对性的心理治疗。

（1）认知行为疗法：引导患者认识引起性欲低下和性唤起障碍的不适行为（如避免性行为）和不恰当的认知（如不切实际的期望）。与患者一起分析不合理信念和错误思维方式可能是 FSD 之源，用其他事实经历讲述 FSD 的危害和布置家庭作业；采用五栏记录法，帮助其纠正自己的不合理信念或错误的思维方式，帮助患者或夫妻了解适当的性刺激和物理刺激有助于女性的性兴奋和性唤起，以达到治疗目的。

（2）人本主义疗法：着重调动患者的自我潜能，深化认识自我。对患者的性障碍无条件支持与鼓励，采取非评判性的态度，建立朋友式的咨访关系；为患者普及性解剖、性生理、性心理方面的知识，改善"自知"、自我意识，充分发挥积极向上、自我肯定、自我实现的潜能，促进患者自我调节，改善性功能障碍。性生活是家庭整体生活的组成部分，FSD 的产生与夫妻双方均有关系，鼓励夫妻双方相互交流性生活的感受、意见方面的信息，鼓励女性主动向伴侣提出自己的喜好，在性生活中积极主动参与，夫妇双方作为一个整体，互相配合，主动治疗 FSD。

（3）生物反馈疗法：使用现代生理科学仪器，对与生理过程有关的人体功能活动的生物学信息加以处理和放大，显示出让人体容易感知和理解的信息方式（如视觉和听觉），训练对这些信息的识别能力，有意识地控制自我心理活动，消除性生活时紧张、焦虑和恐惧等不良情绪，提高对性的感觉与接受度。训练方法包括：①患者进行放松训练，减轻和缓解对性生活的紧张，使身体在性生活时达到一定程度的放松；②当患者学会放松训练后，再借助生物反馈仪，了解自己的生理功能，进一步加强放松训练的学习，直到形成操作性条件反射。

2. 物理康复疗法

（1）盆底肌锻炼：教会患者主动正确地收缩盆底肌。患者手清洗干净后戴上干净手套，进行如下步骤：①将一根手指伸入阴道，嘱患者收缩阴道内肌肉、呈"O"型收缩，并能感受到盆底肌收缩时有抓握力，想象手指往肚脐方向用力，双侧肋骨下降，移开手指时让肌肉保持收缩 3 秒钟后放松盆底肌，重复 10 次；②患者不放入手指，自己有意识地收缩，放松阴道内、外括约肌，重复 10 次；③想象阴道内塞入东西时的感觉，主动收缩阴道肌肉，保持收缩 3 秒钟后放松，重复 10 次。用以治疗阴道松弛、尿失禁及盆腔器官脱垂引起的 FSD。

（2）行为疗法：包括放松训练、性高潮肌肉感觉训练、局部刺激训练等一系列治疗方式，可根据 FSD 的不同类型选取单一或组合方式进行训练，通过放松心身、加速新陈代谢治疗阴道痉挛。逆转引起痉挛的条件反射，需要夫妇共同参与。将涂有消毒润滑油的扩阴器插入阴道，扩阴器由最小号开始，逐步加大至相当于阴茎直径大小。如果较大的扩阴器能成功地插入阴道，将其保留在阴道内几个小时，使阴道痉挛逐渐减轻直至消失。

1）性高潮肌肉感觉训练：通过主动收缩阴道肌、尿道肌和肛门括约肌，训练附着在会阴中心腱、阴道周围和尿道周围的坐骨海绵体肌、球海绵体肌和会阴浅横肌的收缩感觉，治疗性高潮障碍。也可辅助自慰或振动器达到治疗目的。原理：①提高对盆底肌肉结构的认识和本体感觉；②改善肌肉辨别力和松弛肌肉；③使肌肉张力正常化，从而增加阴道开口处的弹性。

2）性感集中训练：首先取得患者伴侣配合，双方集中接受为期两个月的性治疗计划，其目的是将配偶性活动的目标由完成性反应转移到彼此给予和接受性快感和愉悦度上，使患者的注意力不再放在性兴奋、性唤起、性高潮上，而是集中在性感受的体验上，努力改善夫妻关系或伴侣不接受且带有的旁观态度。

3）局部刺激训练：FSD 女性在不受外界干扰的时间和地点，自主刺激阴蒂达到高潮。尽量采取自己喜欢的方式进行，且对患者进行技术指导。

4）振动器治疗：自慰治疗失败的患者可辅助振动器来达到治疗目的，振动器属于电子产品，通过机械振动产生低或高频率的刺激，从而使感受器获得足够的刺激，从而诱发性兴奋，达到性高潮。缺点是长期使用振动器自慰时阴蒂的摩擦感觉比阴茎刺激阴道产生的性刺激要强很多，当真正性交时延迟或无法达到性高潮。

（3）阴道电刺激治疗：利用神经肌肉电刺激治疗仪对盆底肌肉进行放松的刺激治疗，解除阴道局部肌肉的痉挛和紧张。对于阴道松弛导致的性感受障碍，通过神经肌肉电刺激治疗仪刺激强化盆底Ⅰ类和Ⅱ类肌肉收缩力，改善阴道松弛状况，提高性生活质量。

（4）盆脊促通疗法：盆底肌筋膜是薄而有序的纤维组织层，能够进行力传导、滑动、连续、重叠的结缔组织，像鞘一样包裹在盆底肌表面且与盆底肌一起支撑盆腔器官。病理状态下（创伤、手术、瘢痕或炎症），肌筋膜系统受限，造成灵活性、稳定性下降，盆腔器官发生位移。骨盆位于身体的中轴位置，起到承上启下的作用，盆脊促通疗法采用盆底肌筋膜手法放松肌肉，提高肌肉本体感觉，缓解肌肉痉挛；改善局部血运，促进新陈代谢，达到镇痛的效果；减轻组织增生；通过松解骨盆周围的韧带及组织粘连，再结合内脏调理对盆腔器官的位置进行调整，改善损伤后组织的功能和结构，恢复肌筋膜组织的灵活性、组织含水量及肌肉力量。

3. 药物治疗

（1）性激素替代治疗：雌激素替代疗法主要适用于性激素水平低，双侧卵巢切除或自然停经的女性。雌激素可增强性欲，消除围绝经期症状，防止骨质疏松、缓解阴道萎缩症状、改善阴蒂的敏感性、增加阴道润滑性、减少性交痛，并利于性高潮的产生，但对性欲和性唤起的作用较弱，使用前须评估适应证、禁忌证和慎用情况。虽然目前FDA尚未提供治疗FSD的雄激素疗法，但已有雄激素用于临床实践，结果提示其作用安全有效，雄激素可增强女性性欲和阴蒂的敏感性，增加阴道的分泌物，特别是由于年龄、垂体功能减退、卵巢切除术及肾上腺缺失等造成雄激素明显降低而引起的性欲低下者。但长期应用雄激素会出现副作用，如体重增加、男性化、多毛、阴蒂增大、肝功能异常和高脂血症等。

（2）磷酸二酯酶-5抑制剂：西地那非可以减少第二信使环磷酸鸟苷（cyclic guanosine monophosphate，cGMP）的降解，增强一氧化氮介导的阴蒂和阴道海绵体平滑肌的舒张作用，扩张血管，增加阴道润滑度和阴蒂敏感性，从而改善FSD患者的主观感受。研究表明，西地那非用于绝经后女性治疗性唤起障碍安全有效，但不能改善女性性唤起障碍患者的性反应能力。

（3）多巴胺受体激动剂：多巴胺受体激动剂可以显著增强性欲和血管活性，使个体的性欲增强，并且能够明显增强性唤起的程度，从而在一定程度上改善相关的生理反应和体验。

（4）非选择性α-肾上腺受体拮抗剂：酚妥拉明可引起阴蒂海绵体和血管平滑肌舒张，能增加绝经后女性的阴道血供，改善性唤起功能。

4. 其他治疗　包括针刺疗法、催眠疗法、基因治疗、计算机辅助治疗等。

5. 生活方式调整　为了促进性健康，鼓励患者提升自我感受力，感受自己的身体，爱上自己。鼓励患者尝试培养健康的生活习惯。

（1）避免饮酒过度：饮酒过多会降低性反应，因此要适度或减少饮酒。

（2）不吸烟：吸烟影响血液在全身的流动，使到达性器官的血液更少，这意味着性唤起和高潮反应可能会减少。

（3）适度锻炼：有规律的有氧运动可以增强耐力，改善身体形象，调节情绪。

（4）安排休闲与放松的时间：放松可以加强专注于性体验的能力，并可能可以帮助获得更满意的性唤醒和性高潮，因此可以学习减压方法，自我调节，使自己可以心身放松。

（蒋惠瑜）

参考文献

[1] RIBERA TORRES L, ANGLÈS-ACEDO S, LÓPEZ CHARDI L, et al. Systemic testosterone for the treatment of female sexual interest and arousal disorder (FSIAD) in the postmenopause. Gynecological Endocrinology, 2024, 40(1): 2364220.

[2] JOHNSON I, THURMAN A R, CORNELL K A, et al. Preliminary efficacy of topical sildenafil

cream for the treatment of female sexual arousal disorder: a randomized controlled trial. Obstetrics and Gynecology, 2024, 144(2): 144-152.

[3] YU Z, NIU J, WANG C. The prevalence and risk factors of sexual dysfunction in the elderly in southern China. International Journal of General Medicine, 2024, 17: 2355-2360.

[4] CHRISTMAS M M, FISHER A R. Optimizing sexual function: clinical practice pearls for the obstetrician-gynecologist. Obstetrics and Gynecology Clinics of North America, 2024, 51(2): XV-XVI .

[5] SAADEDINE M, FAUBION S S. Hormonal contraception and sexual function: a review, clinical insights, and management considerations. Obstetrics and Gynecology Clinics of North America, 2024, 51(2): 381-395.

[6] CHRISTMAS M M, REED S. Sexual Dysfunction after menopause: guidelines for assessment and management. Obstetrics and Gynecology Clinics of North America, 2024, 51(2): 341-364.

[7] BARBONETTI A. Hormones and sexuality: navigating the complex terrain of the interplay between endocrinology and sexual function. International Journal of Impotence Research, 2024, 36(4): 303-304.

[8] FARAG A G, BADR E A, ABDEL-AAL W A, et al. Dopamine as a potential diagnostic biomarker in women's sexual dysfunction. Revista Internacional de Andrologia, 2024, 22(1): 8-16.

[9] DUBINSKAYA A, KOHLI P, SHOURESHI P, et al. The role of vibrators in women's pelvic health: an alluring tool to improve physical, sexual, and mental health. International Urogynecology Journal, 2024, 35(5): 1085-1092.

[10] ALARCON-RODRIGUEZ R, GARCÍA-ÁLVAREZ R, FADUL-CALDERON R, et al. The relationship between female orgasmic disorder, attention-deficit/hyperactivity disorder, and depression in Dominican women. The Journal of Sexual Medicine, 2024, 21(7): 614-619.

[11] WANG Y, MIAO X, VIWATTANAKULVANID P. Effects of a therapeutic lifestyle modification intervention on cardiometabolic health, sexual functioning and health-related quality of life in perimenopausal Chinese women: protocol for a randomised controlled trial. BMJ Open, 2024, 14(4): e082944.

[12] FERNÁNDEZ-FERNÁNDEZ M J, DE MEDINA-MORAGAS A J. Comparative study of postpartum sexual function: second-degree tears versus episiotomy outcomes. Archives of Gynecology and Obstetrics, 2024, 309(6): 2761-2769.

[13] DAI M, BAI M, CHEN Y, et al. Application of comprehensive pelvic floor rehabilitation therapy in congestion syndrome with pelvic oblique: a case report. Alternative Therapies in Health and Medicine, 2024, 30(10): 59-65.

[14] 中国整形美容协会科技创新与器官整复分会. 女性性功能障碍诊治中国专家共识（2023 年版）. 中华妇产科杂志, 2023, 58（9）: 641-649.

第三节　不孕症与女性心身健康

一、概述

（一）定义

不孕症是一种由多种病因导致的生育障碍状态，是育龄期夫妻的生殖健康不良事件。女性无避孕正常性生活至少 12 个月未孕称为不孕症（infertility），对男性则称为不育症。盆腔因素和排卵障碍是女性不孕的主要病因，但多种病因可同时存在。故诊断时需男女双方同时就诊，根据病史、排卵功能、输卵管通畅度和男方精液检查等明确病因。

（二）流行病学

由于社会经济的飞速发展和人民生活水平的不断提高，生活、工作等压力不断增加，并且伴随着环境污染、药品滥用、不良饮食及生活习惯等影响因素的增多，不孕不育的人数日益增加。不孕症的发病率在全球各个国家不同，世界卫生组织的统计结果显示，全球不孕不育的发病率为 10% ～ 15%，一些发展中国家已高达 30%。随着我国生育政策的放开，高龄夫妇生育二孩、三孩需求增加，但受环境、饮食、生活、工作及年龄的影响，高龄夫妇生育困难发生率逐年上升。不孕不育调查报告显示，我国不孕不育症患者已超过 4 000 万人，而且每年以数十万人递增，患病率已高达 12.5% ～ 15%。

二、病因

据统计，在不孕不育家庭中，男方因素占 20% ～ 30%，女方因素占 40% ～ 50%，夫妻共同因素占 30% ～ 40%。根据既往有无与配偶的临床妊娠史，不孕症分为原发性不孕和继发性不孕；根据病因，又可以分为女性因素不孕、男性因素不孕、不明原因性不孕。

（一）女性因素不孕

女性不孕的主要因素包括盆腔因素和排卵障碍，通过影响卵母细胞的生成、发育、排出、运送、受精，或胚胎的早期发育、着床等过程，导致不孕。

1. **盆腔因素** 是我国女性不孕症，特别是继发性不孕症最主要的原因，约占全部不孕因素的 35%。具体病因包括：①输卵管及其周围组织病变：各种原因导致的输卵管梗阻、输卵管粘连、积水和功能受损等；②子宫体病变：主要指子宫肿瘤、子宫黏膜下肌瘤、体积较大影响宫腔形态的肌壁间肌瘤、子宫腺肌病、宫腔粘连和子宫内膜息肉等；③宫颈因素：包括宫颈松弛和宫颈病变等；④子宫内膜异位症：典型症状为盆腔痛和不孕，与不孕的确切关系及其机制目前尚不完全清楚，可能通过盆腔和宫腔免疫机制紊乱所导致的排卵、输卵管功能、受精、黄体生成和子宫内膜接受性多个环节的改变对妊娠产生影响；⑤先天性发育畸形：如纵隔子宫、双角子宫和双子宫、先天性输卵管发育异常等。

2. **排卵障碍** 占女性不孕的 25% ～ 35%，常见病因包括：①下丘脑病变：如低促性腺激素性无排卵；②垂体病变：如高催乳素血症；③卵巢病变：如多囊卵巢综合征、早发性卵巢功能不全和先天性性腺发育不全等；④其他内分泌疾病：如先天性肾上腺皮质增生症和甲状腺功能异常等。

（二）男性因素不孕

1. **精液异常** 先天或后天原因所致的精液异常，表现为少精子症、弱精子症、无精子症、精子发育停滞、畸形精子症和单纯性精浆异常等。

2. **男性性功能障碍** 指器质性或心理性原因引起的勃起功能障碍、不射精或逆行射精、性唤起障碍所致的性交频率不足等。

3. **其他** 如免疫因素，但目前临床尚无明确的诊断标准。

（三）不明原因性不孕

夫妻双方通过不孕因素的常规评估筛查（精液分析、输卵管通畅度检查、排卵功能评估）仍未发现明显不孕原因时可诊断。不明原因性不孕是一种生育力低下的状态，属于排除性诊断，可能病因包括免疫因素、隐性输卵管因素、潜在的精子 / 卵母细胞质量异常、受精障碍、胚胎发育阻滞、胚胎着床失败和遗传缺陷等。

（四）精神心理因素

不孕症的诊断、治疗以及治疗效果的不确定性等都会给患者带来巨大的压力。不孕不育给夫妻双方增添了心理压力与生活负担，长期在低落情绪中生活会对患者心理产生严重的影响，而严重的心理问题又可能导致不孕不育或流产等。在治疗过程中常会出现恐惧、孤立、悲伤及抑郁等不良心理问题，这会进一步加重不孕症患者的病情，影响治疗效果，是影响助孕成功率不可忽视的因素之一。不孕症的病因复杂，涉及多个学科，治疗周期长，且部分病因缺乏较为有效的治疗手段，部分病因至今尚不清楚。患者在长期的就诊过程中所承受的压力较大，治疗过程中期望值很高，许多患者会紧张、焦虑，甚至影响睡眠和饮食，心理因素的不断变化给患者造成很大的痛苦。许多夫妻因为治疗带来的紧张或焦虑情绪而停止治疗。等待助孕结果和妊娠结果的过程也会增加患者的焦虑，加重心理负担。

有多个研究通过 SAS、SDS、生育问题调查问卷（fertility problem inventory，FPI）等多种量表对不孕不育患者进行评分，分析后发现不孕症患者普遍存在很多不良的情绪，其中以焦虑和抑郁最为常见。部分患者甚至出现人际关系敏感、躯体化、强迫症，长期精神低落还会进展成抑郁症，甚至有精神病倾向。不孕症患者存在自卑心理，会不自觉地与周围人群隔绝，听到他人不经意的话语也会产生心理负担，长期受心理问题影响，表现出失眠、乏力等躯体症状，而精神上会表现出沮丧、忧虑、强迫和多疑等，缺乏对生活的积极性，还会有厌世情绪，拒绝和他人接触或交往，严重缺乏自信心、自尊心，有着严重的负罪感，出现多种心理健康问题。心理状况和生殖功能密切相关，心理压力可能会增加不孕的风险，不孕女性心理压力水平在等待妊娠测试结果时最高，对妊娠结局有直接或间接的影响。

三、治疗

不孕症的治疗，应针对造成不孕的具体原因制订治疗方案。女性生育力与年龄密切相关，治疗时需充分考虑患者的综合身体情况，选择合理、安全、高效的个体化方案。

在临床治疗和护理的过程中，医护人员应该优化就诊流程，热情接待患者，减少患者等待和就诊时间，为患者创造愉快轻松的就诊环境，减轻患者的紧张和焦虑情绪。应给予不孕女性更多的指导和关心，耐心解答疑问，帮助其了解自己的生理、心理状态，使患者及家属正确面对疾病；同时加强患者的心理护理，多与患者进行交流和沟通，帮助不孕女性维持稳定的情绪可缓解紧张的医患关系。

（一）一般治疗

改善生活方式，禁烟忌酒。少食用含咖啡因的食物，如茶、可乐、巧克力、咖啡。饮食中摄入适量的锌，以增加妊娠的概率。多吃些牛奶、蛋类、瘦肉、绿叶蔬菜等富含营养的食品。维生素 E 可促进性激素分泌，提高生育能力。注意自我保护，减少可能影响生育的工作或加强防护，如避免接触放射线和对身体有害的物质如某些化学品和重金属等，避免高温作业等。同时要关注不孕夫妇的性生活情况，依据患者的具体情况给予性生活方式指导，帮助其了解排卵规律、调节性生活频率和时机以增加受孕机会。

（二）病因治疗

1. 手术治疗

（1）输卵管成形术适用于输卵管周围粘连、远端梗阻和轻度积水，可通过腹腔镜下输卵管造口术、周围粘连松解术和输卵管吻合术等，恢复输卵管及周围组织的正常解剖结构，改善通畅度和功能。对于输卵管远端梗阻，推荐腹腔镜下输卵管修复手术；对于输卵管近端梗阻，建议行输卵管插管疏通术。

（2）子宫黏膜下肌瘤、较大的肌壁间肌瘤、子宫内膜息肉、宫腔粘连和纵隔子宫等，若显著影响宫腔形态，则建议手术治疗；子宫大于孕

3个月，将不利于着床。子宫明显增大的子宫腺肌病患者，可先行 GnRH-a 治疗，待子宫体积缩至理想范围再行辅助生殖技术治疗。

（3）对于非赘生性卵巢囊肿或良性卵巢肿瘤，有手术指征者，可考虑手术剥除或切除肿物；性质不明的卵巢肿块，应先明确诊断，必要时行手术探查，根据病理结果决定手术方式。

（4）子宫内膜异位症可通过腹腔镜进行诊断和治疗，但对于复发性内异症或卵巢功能明显减退的患者应慎重手术。中重度患者术后可辅以 GnRH-a 或孕激素治疗 3～6 个周期后尝试 3～6 个月自然受孕，如仍未妊娠，则建议积极行辅助生殖技术助孕。

（5）生殖器结核活动期应先行规范的抗结核治疗，药物作用期及药物敏感期需避孕。对于盆腔结核导致的子宫和输卵管后遗症，可在评估子宫内膜情况后决定是否行辅助生殖技术助孕。

2. 诱导排卵

（1）氯米芬（clomiphene）：可竞争性结合垂体雌激素受体，模拟低雌激素状态，负反馈刺激内源性促性腺激素的分泌，进而促进卵泡生长。适用于下丘脑 - 垂体 - 卵巢轴反馈机制健全、体内有一定雌激素水平者。用法：月经第 3～5 日开始，每日口服 50mg（最大剂量不超过 150mg/d），连用 5 日。排卵率可达 70%～80%，每周期的妊娠率为 20%～30%。推荐结合阴道超声监测卵泡发育，必要时可联合应用尿促性素（human menopausal gonadotropin，hMG）促进卵泡生长，和 / 或卵泡发育成熟时联合应用人绒毛膜促性腺激素（human chorionic gonadotropin，hCG）诱发排卵。排卵后可进行 12～14 日黄体功能支持。

（2）来曲唑（letrozole）：属于芳香化酶抑制剂，可抑制雄激素向雌激素的转化，降低雌激素水平，负反馈作用于垂体，促性腺激素分泌增加，刺激卵泡发育。适应证和用法同氯米芬。

（3）尿促性素：为绝经后促性腺激素。用法：周期第 2～3 日开始，每日或隔日肌内注射 75～150U，直至卵泡成熟。用药期间必须辅以超声监测卵泡发育，可同时进行血清雌激素水平测定，待卵泡发育成熟给予 hCG 促进排卵和黄体形成，排卵后黄体支持方案同前。

（4）人绒毛膜促性腺激素：结构与 LH 极相似，常用于卵泡成熟后模拟内源性 LH 峰诱发排卵，用法为 4 000～10 000U 肌内注射 1 次。也可用于黄体支持。

3. 不明原因性不孕的治疗 对于年龄＜35 岁、不孕年限≤2 年、卵巢功能良好的女性可先选择期待治疗 6～12 个月；如在期待治疗后仍未孕，可考虑积极治疗。年龄＞35 岁、不孕年限＞3 年的女性不推荐进行期待治疗。

4. 辅助生殖技术 辅助生殖技术（assisted reproductive techniques，ART）指在体外对配子和胚胎采用显微操作等技术，帮助不孕夫妇妊娠的一组方法，包括人工授精（artificial insemination，AI）、体外受精 - 胚胎移植（in vitro fertilization-embryo transfer，IVF-ET）、卵胞质内单精子注射（intracytoplasmic sperm injection，ICSI）、胚胎植入前遗传学诊断 / 筛查（preimplantation genetic diagnosis/preimplantation genetic screening，PGD/PGS）、配子移植技术等。随着辅助生殖技术的发展，越来越多的不孕症患者得到了帮助及治疗。

5. 心理健康管理 不孕症属于临床常见的心身疾病，但是在治疗中常过分重视生物层面的治疗，而忽视心理因素的影响。女性不孕症患者心理困扰普遍存在，较其他疾病更容易出现焦虑、抑郁等心理变化和精神压力，若这些负面情绪得不到宣泄，则会加重患者的焦虑和抑郁，影响治疗效果，进而影响家庭和谐及社会稳定，所以应该针对患者的心理变化过程给予有效的心理健康指导。在就诊的各个阶段为患者提供疾病相关的信息、资料等，并对可能发生的风险进行详尽的告知，避免不孕女性对妊娠结果产生过高或过低预期，提高患者的信息支持。此外，及时与夫妻双方共同进行沟通，了解患者的负面情绪，解决患者的心理问题，转变夫妻生育观念，建立对疾病的正确认知，从而增强患者对疾病治疗的信心。通过进行相关的心理评估，分析患者的心理特点，针对焦虑、抑郁等心理问题进行心理疏导，可以联合心理科医生开展心理咨询、物理治疗、团体辅导、团体治疗，必要时辅助药物治疗，从而使患者在患病后可以及时宣泄内心的情感和负面情绪，缓解焦虑和抑郁等相关症状，减轻心理压力，恢复对生活的信心。

社会支持能够降低患者的焦虑、抑郁情绪，从而减轻其心理压力。社会支持会对不孕不育夫妻的生育压力产生重要影响，提高女性不孕症患者的社会支持能有效降低其生育压力。协调家庭关系，引导家属支持患者，社会支持良好的不孕患者能够与家庭成员有效沟通，得到家庭较多的关心、爱护和支持，且能够共同面对困难、分担责任。有研究显示社会支持能够使不孕患者的心理症状减轻。

（陈杰　汪傲）

参考文献

[1] 谢幸，孔北华，段涛. 妇产科学. 9版. 北京：人民卫生出版社，2018.

[2] 陈子江，刘嘉茵，黄荷凤，等. 不孕症诊断指南. 中华妇产科杂志，2019，54（8）：505-511.

[3] 杨一华，黄国宁，孙海翔，等. 不明原因不孕症诊断与治疗中国专家共识. 生殖医学杂志，2019，28（9）：984-992.

[4] 赵冰玲，韦立红，韦继红. 接受辅助生殖技术治疗患者的心理健康状况及其心理干预措施的研究进展. 中华妇幼临床医学杂志（电子版），2016，12（2）：245-248.

[5] 张英英. 不孕不育患者行心理护理干预对于抑郁情绪的影响分析. 家庭生活指南，2021，37（3）：66-67.

[6] 蒋欣成. 不孕症患者心理调查及护理干预. 世界最新医学信息文摘，2017，17（62）：212-216.

[7] WANG J Y, LI Y S, CHEN J D, et al. Investigating the relationships among stressors, stress level, and mental symptoms for infertile patients: a structural equation modeling approach. PLoS One, 2015, 10(12): e0144566.

[8] 李想，窦姗姗，杨恒，等. 认知行为团体心理护理干预在不孕患者中实施辅助生殖技术治疗的应用效果. 黑龙江医学，2024，48（7）：869-871.

[9] PAPAIOANNOU S, AFAN M, GIRLING A, et al. Long-term fertility prognosis following selective salpingography and tubal catheterization in women with proximal tubal blockage. Hum Reprod, 2002, 17(9): 2325-2330.

第四节　慢性盆腔痛与女性心身健康

一、概述

女性慢性盆腔痛（chronic pelvic pain，CPP）的临床表现复杂多样，是一组涉及多系统多学科的常见临床症候群，其病因复杂且容易受心理因素影响，疼痛的程度与病变的程度不一定呈正相关，诊断困难，缺乏确切有效的治疗手段。

（一）定义

2020年美国妇产科医师学会（American College of Obstetricians and Gynecologists，ACOG）发布了慢性盆腔痛临床管理指南。将其定义为源自盆腔器官/结构的疼痛症候群，持续时间超过6个月，疼痛通常与消极的认知行为、性行为和负面情感相关，也可与下尿路、生殖系统、胃肠道、盆底肌筋膜或性功能障碍有关。从定义层面而言，痛经和排卵痛属于周期性盆腔疼痛，原则上不属于慢性盆腔痛范畴，如若伴发显著的认知行为、性生活和情感等不良结局，则也视为慢性盆腔痛的一种。

（二）流行病学

人口学调查显示有无慢性盆腔痛的患者在年龄、种族、信仰、教育、社会经济地位和职业上并无差异。但离异的、生育年龄女性发生慢性盆腔痛的概率更高。年龄本身并不是一个特异的高危因素，在不同年龄段，不管诊断标准是否有所差别，均可发生慢性盆腔痛。因为病因复杂和定义缺乏共识，全球领域内缺少完整的慢性盆腔痛流行病学数据。有研究显示，女性人群中非周期性疼痛的患病率为 2.1%～24.0%，性交疼痛的患病率为 8.0%～21.1%，痛经的患病率为 16.8%～81%。Rawat 等提出慢性盆腔痛影响全球女性，发病率近年明显上升，每年以 2%～4% 的速度增长，占妇科门诊患者近 40%，其中 50 岁以上中老年女性的盆腔疼痛症状逐年递增。

二、病因

慢性盆腔痛病因复杂，常涉及多个因素。一项荟萃分析研究了慢性盆腔痛的潜在因素，结果提示最主要因素是盆腔病理性改变、器官功能障碍和心理因素。潜在的慢性盆腔痛来源有两种——源于内脏的和源于躯体的。内脏来源有生殖系统、泌尿系统、胃肠道系统等；躯体来源的有骨盆、韧带、肌肉、筋膜等。慢性盆腔痛也可分中枢性和外周性的心理或神经疾病原因；也可按就诊科室分为妇产科原因和非妇产科原因。有充分的证据证明，几种常见的疾病与慢性盆腔痛有因果关系，如子宫内膜异位症、慢性盆腔炎、间质性膀胱炎、肠易激惹综合征等。

（一）生殖系统疾病

女性生殖系统疾病如子宫内膜异位症、慢性盆腔炎、子宫平滑肌瘤、盆腹部手术史有关的盆腔粘连、会阴部疼痛等是女性慢性盆腔痛相关的主要妇科疾病。对慢性盆腔痛患者行腹腔镜检查，发现 33% 有子宫内膜异位症，24% 为粘连性疾病，35% 未见明显病变。

子宫内膜异位症（endometriosis，EMT）是慢性盆腔痛的主要病因之一，其致痛原因复杂，EMT 可能是慢性盆腔痛的直接原因，也能间接导致慢性盆腔痛发生的危险性增加，这种内脏间的交叉反应在慢性盆腔痛中有重要作用。这也可以解释为什么部分子宫内膜异位症患者病灶去除后疼痛仍持续存在。

慢性盆腔炎症多因急性炎症未彻底治愈或因其他原因引起的免疫力低下所致，病情反复发作、迁延不愈，病程常超过半年。

子宫平滑肌瘤引起的盆腔疼痛主要因为子宫对周围盆腔脏器压迫导致，疼痛可呈持续性或间歇性发作，一般为坠胀感或胀痛。当肌瘤变性、浆膜下肌瘤扭转或其他因素造成子宫肌瘤收缩、缺血、变性，均可引起盆腔疼痛。

盆腹腔手术后的疼痛可能因手术缝合和组织愈合后盆腔解剖结构改变，导致膀胱、圆韧带和邻近结构发生改变，术后或炎症状态下腹膜对损伤的过度修复反应，腹膜纤维化或纤维化过程中对周围器官产生牵拉，传导中枢神经系统出现对应支配区域的疼痛。

会阴部疼痛与创伤后神经卡压综合征、慢性会阴部疾病等有关，多见于青年女性，手术、感染和过度劳累是主要的诱发因素。

有学者认为盆腔淤血综合征是引起慢性盆腔痛的主要原因，可能为盆腔静脉曲张或淤血造成的疼痛，疼痛多为钝痛或者隐痛，低位腰背部疼痛、深部性交疼痛，伴有月经量和／或白带增多等，持续站立时疼痛加剧，卧位休息后可缓解，疼痛涉及整个盆腔。但是目前的证据不足以判定盆腔淤血综合征与慢性盆腔痛之间直接的因果关系，并且其定义、诊断标准都不尽相同，故争议较多。

妊娠和分娩均可导致女性盆底肌肉、骨盆、韧带、骨骼系统损伤，从而引发慢性盆腔痛，虽然目前无研究证实妊娠、分娩与慢性盆腔痛的相关性，但发现与慢性盆腔痛的妊娠相关危险因素有脊柱前凸、生产巨大胎儿、腹壁肌肉薄弱、难产等。而在未妊娠女性中，慢性盆腔痛的危险因素可能与子宫内膜异位症、慢性盆腔炎、盆腔粘连等相关。

（二）消化和泌尿系统疾病

除与慢性盆腔痛相关的妇科疾病外，临床常见的引起慢性盆腔痛的其他系统疾病包括消化系统和泌尿系统疾病，如溃疡性结肠炎（ulcerative colitis，UC）、克罗恩病（Crohn's disease，CD）、肠易激综合征、复杂性尿路感染、膀胱疼痛综合征/间质性膀胱炎（bladder pain syndrome/interstitial cystitis，BPS/IC）等。

溃疡性结肠炎常见于青壮年期，病程多在4～6周以上，临床表现多为持续或反复发作的腹泻、黏液脓血便伴腹痛、里急后重和不同程度的全身症状。克罗恩病最常发生于青年期，临床表现多样化，包括消化道表现、全身性表现、肠外表现和并发症。消化道表现主要有腹泻和腹痛，可有血便；全身性表现主要有体重减轻、发热、食欲减退、疲劳、贫血等。肠易激综合征病因不明，特点是慢性腹痛和慢性盆腔痛伴便秘、腹泻等肠功能紊乱，它是引起慢性盆腔痛的最常见疾病之一。

复杂性尿路感染常表现为尿频、尿急、尿痛等，临床治愈率低、易复发，若治疗不及时或诱发因素不解除，则容易演变为慢性尿路感染。另外，排尿功能障碍、继发的焦虑和抑郁也参与慢性疼痛的形成。

膀胱疼痛综合征/间质性膀胱炎（bladder pain syndrome/interstitial cystitis，BPS/IC）除尿频、尿急、尿痛外，突出表现为盆底疼痛和性交痛，疼痛多为下坠性、放射性钝痛，病程大于6周，尿频和盆腔疼痛是诊断的两大重要指标。确诊须根据典型临床症状、膀胱镜和病理学检查。间质性膀胱炎患者有发生慢性盆腔痛的高危倾向，是膀胱的一种慢性炎症。据报道，70%以上患者伴有慢性盆腔痛。38%～85%因慢性盆腔痛就诊妇科的女性患有间质性膀胱炎。

（三）骨骼肌肉疾病

在慢性盆腔痛中，肌肉压痛和触发点可能与疼痛源有关。中枢机制在这种肌肉痛觉过敏的发病机制中非常重要。受累的肌肉可能是脊髓、腹部或骨盆肌肉复合体的一部分。疼痛可能局限于触发点，除触发点外，还可发现骨骼韧带、肌腱（附着点炎）和滑囊（滑囊炎）发炎。某些姿势以不同的方式影响不同的肌肉，因此可能会加剧或减轻疼痛。压力既是盆腔肌痛的始发因素，也是维持因素。因此，负面的性接触也可能产生诱发作用。还有一些研究发现了肌肉功能障碍（尤其是过度活动）与盆腔疼痛之间的直接关系。在盆底肌肉治疗时，直肠疼痛只有在患者学会放松盆底肌肉时才能缓解。

（四）社会-心理因素

社会-心理因素在所有类型的疼痛中均发挥作用，并影响疼痛的严重程度和疾病预后。慢性盆腔痛影响患者的生活质量，大多数患者可能会出现抑郁、焦虑、失眠、疲乏，甚至是情感功能受损。所以临床医生应该将社会-心理因素视为独立于内脏或神经肌肉骨骼疼痛之外的同等重要的因素。既往遭受过虐待、患有精神类疾病、缺乏他人和社会关怀的女性，主诉慢性盆腔痛和性交困难尤为普遍。并且此类患者经一系列妇科检查和盆腔检查无明显的器质性疾病或仅有轻微的病理变化，其表现出的疼痛部位、程度与主诉不符。有学者报道慢性盆腔痛可导致抑郁，抑郁也可表现为躯体疼痛，焦虑和抑郁的程度与患者的病程长短、疼痛的程度有明显相关性。同时，如果慢性盆腔痛患者病程长、症状重，就会在很多方面出现明显的异常，如自信心、性生活、人际交往以及其他社会活动能力等。另外，疼痛对育龄期患者的影响尤为明显，主要表现在心情、日常工作、生活兴趣等方面。有研究表明，至少71.1%的慢性盆腔痛患者因为慢性疼痛而在生活的某一方面出现了明显的不良影响。患者可因慢性盆腔痛、性功能下降等躯体症状就诊，表现为面容愁苦、唉声叹气、情感脆弱、语速缓慢、反应迟钝、注意力难以集中、自觉高兴不起来、无愉快感、对以往喜好的事物与活动不再感兴趣、对前途丧失信心、悲观失望等。随着病史的延长，可能伴发或共病焦虑，通常表现为过分担心、害怕、烦躁、坐立不安、失眠、颤抖、身体僵硬等，就诊时会过度要求医师给予安慰或保证，警觉性和敏感性增加。严重者可能出现躯体化症状，涉及多个系统，患者可能反复就医。常见症状有各部位的疼痛、消化道症状、假性神经系统症状、性功能障碍、异常的皮肤感觉症状、呼吸循环症状、疲劳、无力、睡眠障碍、体重减轻等。

三、治疗

慢性盆腔痛因其临床表现多样、症状容易反复，影响患者的生活质量，单一的干预和治疗措施可能很少起作用，需要更广泛的个性化管理策略，其管理理念应基于生物 - 心理 - 社会模型，是一种患者积极参与的整体方法。

慢性盆腔痛的治疗方法有物理治疗、药物治疗、手术治疗以及辅助心理治疗。以针对疼痛症状的治疗为主，但患者对治疗效果通常不太满意，经常认为医生并不能真正理解自己的疾病。

如果医生能充分了解慢性盆腔痛患者疼痛症状对心理和性功能方面的影响，就能提高医患沟通效率，对患者进行有效的个体化治疗和心理干预。个性化的治疗方案应该由多学科参与治疗，其中疼痛科是女性慢性盆腔痛多学科诊疗的重要组成部分。多学科诊疗至少应包括一名妇科医生、一名心理学家和一名理疗师，疼痛学专家亦应参与制订诊疗计划。

（一）物理治疗

在病因未明之前，选择针对显性和隐性肌肉骨骼疼痛进行预防性治疗，是降低慢性疼痛患者经济和思想负担的实用策略。盆底肌压痛与慢性盆腔痛有关，可根据患者症状和临床表现制订物理治疗方法，包括组织按摩和肌筋膜松解、手法治疗、电刺激、盆底训练、生物反馈疗法、膀胱和肠道训练、盆底肌肉伸展等。一项随机试验证实，盆底物理疗法和肌肉触发点注射均能显著降低阴道疼痛和性相关疼痛程度；若盆底物理疗法不能改善肌肉骨骼疾病的疼痛，则需物理治疗师和康复专科医生协助治疗。物理治疗师是疼痛管理团队的一部分（包括医生、心理学家和护士），不仅在治疗技术上接受过培训，还需要在心理机制和中枢神经系统在慢性疼痛中的作用方面接受过培训。

（二）药物治疗

1. **镇痛药物** 如果使用简单的镇痛药不能取得良好的效果时，可以考虑使用神经性药物。神经性药物通过改善感觉神经对刺激的耐受性，提高肌筋膜功能障碍性疼痛物理治疗的有效性。普瑞巴林是一种常用的神经调节剂，在某些神经病变中具有良好的疗效证据。5-羟色胺去甲肾上腺素再摄取抑制剂（norepinephrine reuptake inhibitor，SNRI）对神经性疼痛治疗有效，推荐用于慢性神经性盆腔痛患者。一项涉及37个随机双盲试验的系统性综述发现，SNRI和三环类抗抑郁药在改善抑郁症状、缓解慢性疼痛和提高生活质量方面优于安慰剂。

2. 神经阻滞 神经阻滞通常由疼痛科医生进行，具有诊断或治疗作用。对于肌筋膜慢性盆腔痛患者，建议单独或联合生理盐水、麻醉性镇痛药、类固醇或阿片类药物进行触发点注射，以缓解疼痛和改善功能。触发点注射具有安全性高，能够快速缓解神经痛或筋膜触发点痛，需重复注射方可获得完全缓解。

3. 其他治疗方案 中医中药等对于骨骼源性的慢性盆腔痛有一定缓解作用。

（三）手术治疗

如考虑病因与粘连相关，对于是否应进行粘连松解术以改善疼痛目前尚无共识。例如，子宫内膜异位症的手术是有争议的，有研究提示早期子宫内膜异位症切除术后对疼痛缓解没有益处。针对子宫腺肌病引起严重痛经的患者，唯一的治愈性手术是子宫切除术；但在手术之前，可以先选择药物治疗，如孕激素和 GnRH-a 等；当药物治疗无效再选择行子宫切除术。腹腔镜粘连松解术缺乏有益的证据，反而导致肠损伤等风险增加，只有术中发现导致肠管狭窄的肠粘连和致密的子宫粘连时，腹腔镜粘连松解术可能有效。

（四）心理健康管理

慢性盆腔痛的治疗，不仅需要重视病因治疗，也需要重视患者的心理健康状态。依恋、焦虑水平可明显影响慢性疼痛患者的负性情绪。长期疼痛可使患者产生一系列的负性行为，如抱怨、依赖、质问、批评专业人士、频繁求助等。有研究提示，疼痛程度与患者的焦虑、抑郁情况均呈正相关，提示疼痛症状与焦虑、抑郁等症状存在互相促进作用。因此，深入了解患者可能出现的心理和情绪变化进而实施有效沟通，通过抑郁、焦虑、失眠、整体疼痛等的相关量表结果为患者进行心理、生理和日常行为能力改变评估，并针对焦虑和抑郁患者进行心理疏导，必要时联合心理科给予药物治疗。对患者进行心理疏导和心理治疗有助于提高女性对疼痛症状感知的认识，利于促进疾病康复。心理治疗可以针对疼痛本身，也可以针对功能和情绪方面的疼痛调整。认知行为疗法、心理咨询在慢性盆腔痛多学科诊疗中处于不可或缺的地位。认知行为疗法能够协助患者认识疾病、调整思维方式、纠正不良生活习惯等，从而减轻痛感、改善人际和社会关系，患者即使没有接受药物治疗也能从中获得收益。叶敏等的研究显示正念减压疗法能有效缓解肌筋膜炎患者的疼痛程度，并能提高其睡眠质量。

综上，对于慢性疼痛患者只有针对病史、临床症状、心理情况等多个方面进行综合性分析，制订个性化的诊疗方案，开展多学科协助治疗，才能提高诊疗效率，改善患者症状，提升患者满意度。

（梁开如　陈杰）

参考文献

[1] 山东省疼痛医学会. 女性慢性盆腔疼痛临床管理的专家共识（2021 年版）. 北京医学，2021，43（7）：650-659.

[2] RAWAT R, SETH S, RAWAT R, et al. Chronic pelvic pain in women: comparative study between ultrasonography and laparoscopy as diagnostictool. Int J Reprod Contracept Obstet Gynecol, 2017, 3(4): 998-1001.

[3] RAO, S S, BENNINGA M A, BHARUCHA A E, et al. ANMS-ESNM position paper and consensus guidelines on biofeedback therapy for anorectal disorders. Neurogastroenterol Motil, 2015, 27(5): 594.

[4] CHUANG Y C, WENG S F, HSU Y W, et al. Increased risks of healthcare-seeking behaviors of anxiety, depression and insomnia among

patients with bladder pain syndrome/interstitial cystitis: a nationwide population-based study. Int Urol Nephrol, 2015, 47(2): 275.

[5] 杨晓敏, 韩晓艳, 陶素萍, 等. 育龄期女性慢性盆腔疼痛与心理健康分析. 浙江医学, 2017, 39（16）: 1366-1368.

[6] ALLAIRE C, WILLIAMS C, BODMER-ROY S, et al. Chronic pelvic pain in an interdisciplinary setting: 1-year prospective cohort. Am J ObStet Gynecol, 2018, (1): 114.e1-114.e12.

[7] SHARMA N, REKHA K, SRINIVASAN J K. Efficacy of transcutaneous electrical nerve stimulation in the treatment of chronic pelvic pain. J Midlife Health, 2017, 8(1): 36-39.

[8] LILLEMON J N, NARDOS R, KAUL M P, et al. Complex female pelvic pain: a case series from a multidisciplinary clinic in urogynecology and physiatry. Female Pelvic Med Reconstr Surg, 2019, 25(2): e34-e39.

[9] CARUSO R, OSTUZZI G, TURRINI G, et al. Beyond pain: can antidepressants improve depressive symptoms and quality of life in patients with neuropathic pain? A systematic review and meta-analysis. Pain, 2019, 160(10): 2186-2198.

[10] MILLER-MATERO L R, SAULINO C, CLARK S, et al. When treating the pain is not enough: a multidisciplinary approach for chronic pelvic pain. Arch Womens Ment Health, 2016, 19(2): 349-354.

第五节　乳痛症与女性心身健康

一、概述

乳痛症是来自乳腺实质的疼痛，指单侧或双侧乳腺的疼痛或不适，伴或不伴有乳头痛，又称单纯性乳腺增生症。乳痛症是妇科医生、乳腺保健科医生在门诊上常遇到的问题，是患者常见的临床主诉。大约70%的女性将在其生命中的某个阶段经历乳房疼痛，其中10%的女性乳房疼痛可能非常严重，干扰女性的日常生活及活动。根据是否和月经周期相关，分为周期性乳痛症和非周期性乳痛症，其中周期性乳痛症约占2/3，指月经前1～2周双侧乳腺弥散性疼痛，伴或不伴有上肢或腋窝的放射状疼痛，月经期过后缓解，发病年龄多在30～50岁；非周期性乳痛症和月经周期无关，疼痛可来源于乳腺或乳房外结构，通常是单侧、较局限的刺痛或烧灼性乳腺疼痛，发病年龄多在40～50岁。

二、病因

乳痛症的发病原因没有统一的定论，目前一般认为与女性激素水平的变化、生活习惯、精神压力、乳房本身的病变等因素有关。由于一些病例并没有明确的器质性疼痛原因，越来越多的理论认为乳痛症可能与心身障碍有关。一项对绝经前女性的研究发现，乳痛症患者明显比健康对照组患者有更多的焦虑情绪，甚至有报道称乳痛症患者的焦虑和抑郁水平与手术当天早上的乳腺癌患者相当。焦虑、压力和抑郁等因素促进乳痛症的发生，乳痛症又会加剧患者的焦虑情绪，形成恶性循环，进而对女性的身体、社会活动、工作等产生一系列不良影响。

（一）激素水平变化

许多严重乳痛症患者有内分泌功能的异常，可能与卵巢功能失调有关。通过对雌二醇、孕酮、催乳素等的测定发现，乳痛症患者孕激素分泌低下或雌激素分泌过高，造成激素平衡失调。在无孕激素保护时，持续增高的雌二醇作用于靶器官乳腺组织，导致局部组胺、儿茶酚胺、5-羟色胺含量增高，刺激乳腺导管造成乳腺组织充血水肿、上皮细胞增生、腺泡肥大，进而压迫乳管固有的神经末梢，形成乳腺结节状态和疼痛。另外，雌二醇只有与其受体结合才具有生物活性，近年来也有研究证实，乳腺增生组织中雌激素受体和孕激素受体过度表达者占 59.3% ~ 74.5%，因此雌激素受体的过度表达被认为是乳腺增生症的又一发病原因。但也有研究发现，有些乳痛症患者雌二醇水平正常，受体表达亦是阴性，患者的疼痛症状也很明显，其发病可能与乳腺组织对正常水平雌二醇过度敏感有关。因此，乳痛症被认为是由激素水平和活性变化引起的一种生理性紊乱。

（二）生活习惯

高脂饮食或脂代谢异常被认为是乳痛症的原因。雌激素是一种类固醇激素，它本质上是由脂质合成的，脂质水平升高与内源性雌激素水平升高具有类似的临床效果。高浓度的血脂水平能够降低循环中性激素结合球蛋白的含量，使体内游离雌二醇增多。雌激素水平的升高刺激乳腺上皮细胞的增生与分化，导致乳腺组织增生，甚至诱导其恶变。穿戴过紧或有钢圈的内衣也是此病的危险因素，可能是因为过紧的内衣造成乳房血液淋巴循环不畅。此外，吸烟、摄取咖啡因、乙醇滥用、过度锻炼、BMI > 30kg/m² 的女性乳痛症的风险明显增加。

（三）社会心理因素

现代女性常面临工作和家庭等多重考验。工作压力和情志因素对乳痛症患者的影响很大。陈承祺等研究发现，乳腺增生与生活事件呈高度正相关，证实了情绪改变包括忧郁或急躁、惊恐、应激状态等，均可导致催乳素分泌增高进而刺激乳腺增生，造成乳腺疼痛。严重乳痛症患者的焦虑和抑郁量表评分都处于较高水平。对症治疗后，治疗有效的患者其社会心理功能获得明显改善，而对治疗无反应的患者仍处于严重焦虑中，焦虑的情绪压力又会加剧疼痛反应。故也有专家认为严重乳痛症患者出现病态的社会心理状况，

可能是乳痛症的后果而不是原因，其发病机制可能与免疫或内分泌应激以及其他机制有关。故对保守安慰等措施效果欠佳的患者，应筛查有无潜在原因，如有需要，应提供适当的心理支持。

（四）乳房自身病变

乳腺增生与乳腺良性结节存在交叉、递进和迁移。乳腺增生、乳腺良性结节都有激素依赖性，受雌孕激素的影响，二者常相伴出现，共同发病。乳房结节的形成可能与乳痛症有关，但结节形成的范围与疼痛的程度无关。另外，研究发现，乳腺的疼痛强度、疼痛部位与乳管宽度和部位呈显著正相关，提示乳管扩张与乳腺疼痛高度相关。

（五）其他因素

主要有药物引起的雌激素水平增高和药物增加雌激素的敏感度等。引起乳痛症的药物主要包括口服避孕药、激素替代治疗药物、精神类药物、心血管疾病用药（螺内酯和地高辛）等，其中口服孕激素药物可以增加 60% ~ 80% 的患者乳痛症的发病风险。

三、诊断

所有出现乳房疼痛的患者都应有详细的病史和体格检查。病史应着重询问疼痛的位置、放射程度、严重程度、持续时间以及疼痛与月经周期的关系。有无服用避孕药、其他激素补充剂或生物作用相同的药物；近期有没有受到压力、焦虑等情绪的干扰；回顾近期有无乳房或胸壁创伤史；另外，还应获得乳腺癌家族史、乳腺癌相关的危险因素等信息。

临床体格检查包括仔细检查和触诊乳房和区域淋巴结。所有异常，如肿块、增厚，可疑的皮肤变化或乳头溢液，无论疼痛的严重程度如何，都应及时评估。乳痛症的诊断需排除其他器质性病变，如外伤、单纯疱疹病毒感染、肋软骨炎、

胸壁浅表血栓性静脉炎（Mondor disease）、心 / 肺 / 食管疾病、胆汁淤积及胸椎相关疾病等。使患者侧卧，乳房组织从胸壁下垂，常可鉴别疼痛是来自乳房还是深部组织。来源于胸壁的疼痛，表现为乳房特定部位的触痛。乳痛症常表现为双侧或单侧乳房持续或发作性弥漫性酸痛或沉重感，极少数可为局限性烧灼样疼痛。

对于体格检查中无异常的患者，应基于疼痛的类型、位置、持续时间以及个体患乳腺癌的风险，进一步行相应的辅助检查。目前乳痛症与乳腺癌之间的关系尚存在较大争议。部分研究认为疼痛与乳腺癌无明显关系，只有 0 ～ 3% 乳腺癌患者中仅以疼痛为表现。然而，部分研究发现具有乳痛症病史的患者患乳腺癌的风险成倍增加。对乳房的临床检查和乳腺癌的个体风险评估是否需要进行影像学或其他检查的决定因素。对于乳腺外科医师来说，乳痛症的诊断以排除乳腺恶性疾病为主要目的。如果相关检查结果提示乳腺正常且疼痛性质为弥散性，则可排除乳腺癌。

由于亚洲人群乳腺腺体普遍致密，推荐 ≤ 40 岁的患者进行乳腺超声检查；对于年龄 > 40 岁的患者，推荐乳腺超声联合乳腺 X 射线摄影检查；对于合并乳腺癌高危因素的患者，建议将筛查年龄提前，采用乳腺超声联合乳腺 X 射线摄影，必要时还可以应用 MRI 等影像学手段。不同于弥散性乳腺疼痛，局限性乳腺疼痛的诊断主要根据影像学检查，排除其他器质性病变，如果临床检查和影像学检查正常，则乳腺癌的可能性较低。

四、治疗

针对乳痛症发生的原因，治疗方式主要包括心理健康管理、改变生活习惯和补充治疗、药物治疗等方式，其中药物治疗分为西药治疗和中药治疗。没有解剖或影像学异常的乳痛症的处理取决于患者对疼痛程度的主观评价和症状的持续时间，每日疼痛量表的建立有助于评价疼痛的时间和程度。无论是周期性还是非周期性的乳房疼痛，疼痛持续 6 个月以上的重度乳痛症患者需要药物治疗，而对于大多数轻中度疼痛的患者，治疗方式主要选择安慰治疗。

（一）心理健康管理

无论压力是疼痛的结果还是促成因素，心理评估和支持都是乳痛症患者管理的一个组成部分。关注压力管理和放松策略可能使轻至中度疼痛的患者受益。因此，治疗乳痛症的第一步是心理健康管理。对于乳腺癌筛查未见异常者，明确告知目前暂未查见乳腺癌发生，轻度周期性乳腺疼痛的主要原因是黄体期雌孕激素水平的升高，导管小叶组织细胞增殖，细胞间液增加，使乳腺体积增加，从而导致乳腺肿胀疼痛；卵泡期由于雌孕激素明显下降，细胞增殖减少，随后充血和疼痛减少，因此此类乳腺疼痛属于正常的生理现象，让患者放下心理负担。当通过影像学检查排除乳腺恶性肿瘤后，仅通过安慰治疗就可以使大部分的疼痛症状得到缓解，针对有焦虑和抑郁情绪的患者，需进一步完善相关量表评估，并根据评估结果开展相应的心理治疗，必要时转诊。

（二）改变生活习惯

减少膳食中脂肪的摄入可以明显减轻周期性乳房疼痛，但长期的饮食改变可能让很多人难以接受；另外，戒烟酒、减少咖啡因摄取、穿运动内衣或合适的内衣可以明显减轻患者的乳腺疼痛。

（三）营养补充剂

月见草油是一种富含必需脂肪酸 γ - 亚麻酸的营养补充剂，由于其具有抑制前列腺素合成、降低超敏反应的潜力，对部分乳痛症患者有一定的疗效。Pruthi 等报道亚麻籽是另一种可以改善乳房疼痛的补充剂，每天摄入亚麻籽 25g，2 个月后，患者周期性乳房疼痛得到明显缓解。但由于研究较少、时间较短，还需要进一步的研究来阐明临床应用的长期有效性。

（四）临床治疗

包括西医药治疗、中医药治疗、手术治疗。

1. 西药治疗

（1）他莫昔芬（tamoxifen，TAM）：TAM作为一种雌激素受体拮抗剂，对于治疗乳房疼痛疗效显著。资料显示，TAM治疗乳腺增生症的总体有效率为72.0%～97.6%，激素受体阳性表达者有效率为91%～100%，激素受体表达阴性者有效率为19.7%～38.5%，绝经后患者的有效率优于绝经前者。另据临床观察，TAM对周期性乳痛症的效果优于非周期性乳痛症。但由于TAM可能引起子宫内膜增厚、潮热、阴道干涩、性欲低下、情绪波动、恶心和体液潴留，长期使用可能影响卵巢功能，增加子宫内膜癌的发生风险，因此限制了其临床使用。

（2）达那唑（danazol）：一种人工合成的17α-乙炔睾酮的衍生物，为促性腺激素抑制药，能降低体内雌激素水平而迅速缓解乳痛症状，是目前唯一获得美国FDA批准用于治疗乳房疼痛的药物，有效率为80%～98%，但具有水钠潴留、体重增加、月经过多、雄激素性脱发、痤疮、肌肉痉挛、致畸等副作用，故严重心、肝、肾功能不全，癫痫及严重高血压的患者禁用。

（3）溴隐亭：是一种催乳素抑制剂，对乳痛症有效率为54%～98%，但副作用率高达35%～47%，包括恶心、眩晕、便秘及低血压等，故正在服用降压药或利尿剂者不宜应用。

（4）戈舍瑞林：是一种促性腺激素释放激素类似物，可降低正常雌激素和孕激素的水平，缓解乳房疼痛，但在停药6个月后，随着月经周期的恢复，疼痛症状又会重新出现。

（5）非甾体类镇痛剂：近年来非甾体类镇痛剂的应用被广泛关注，并得到相关试验的支持。

局部用药较全身用药的副作用更少。研究证实，较强的局部非甾体抗炎药如双氯芬酸和吡罗昔康（膏药或凝胶），无论是在周期性还是非周期性乳房疼痛患者中都可以取得很好的疗效。

2. 中医药治疗　中医上，乳腺增生症又称为"乳癖"。临床上，中医根据辨证论治的原则通过疏肝解郁、调理冲任、温阳化痰、活血化瘀等方法治疗乳癖。

中医对乳癖的治疗主要分为内治法和外治法，外治法包括针灸、推拿、中药外敷等，内治法包括中药汤剂和中成药。由于中成药具携带方便、剂型稳定、疗效确切的特点，所以中成药作为乳腺增生病的药物疗法之一在临床上被广泛应用，是国内目前主要的治疗手段。其中最常用的药物包括乳癖消片、乳癖散结胶囊、红金消结胶囊、小金胶囊、消乳散结胶囊、逍遥丸、乳核散结片、桂枝茯苓丸、乳宁颗粒等。

3. 手术治疗　对于严重的药物治疗无效的乳房疼痛，乳房切除术是可以采用的办法，但手术只能切除病灶，复发率高，故需要心理学评估后谨慎采用。Davies等也认为，只有对所有其他治疗形式都无效的少数女性才能考虑进行手术，且必须告知患者可能出现的并发症，并详细告知患者，有50%的病例的疼痛不会因为手术得到改善。

综上，乳房疼痛是所有年龄段女性的常见症状。在大多数情况下，乳房疼痛是轻微的，与严重的疾病或癌症无关；但部分患者的严重疼痛会影响日常生活和工作。对乳痛症的诊断是排除严重疾病的过程，应进行彻底的病史询问和体格检查，并辅以必要的辅助检查。当排除恶性肿瘤后，通常不需要任何干预。轻度至中度疼痛的患者，应首先尝试非药物治疗如心理支持、改变生活习惯等的策略；严重疼痛影响日常生活的女性，可以考虑短期治疗，如药物干预，但同时应告知患者与药物相关的不良反应，并应协调短期随访，以评估继续治疗的必要性。

（陈慧　汪傲）

参考文献

[1] 李雄雄，任予，徐婷，等. 乳痛症的临床诊疗概述. 中华普通外科学文献（电子版），2020，14（1）：60-63.

[2] 中华预防医学会妇女保健分会乳腺保健与乳腺疾病防治学. 乳腺增生症诊治专家共识. 中国实用外科杂志，2016，36（7）：759-762.

[3] SCURR J, HEDGER W, MORRIS P, et al. The prevalence, severity, and impact of breast pain in the general population. Breast Journal, 2015, 20(5): 508-513.

[4] KANAT B H, ATMACA M, GIRGIN M, et al. Effects of mastalgia in young women on quality of life, depression, and anxiety levels. Indian Journal of Surgery, 2016, 78(2): 96-99.

[5] MIRGHAFOURVAND M, AHMADPOUR P, RAHI P, et al. Relationship between depression and anxiety with the severity and length of cyclic mastalgia in women. Iranian Journal of Obstetrics, Gynecology and Infertility, 2016, 18(179): 1-7.

[6] HAFIZ S P, BARNES N L P, KIRWAN C C. Clinical management of idiopathic mastalgia: a systematic review. J Prim Health Care, 2018, 10(4): 312-323.

[7] 卜寒莉，刘钊，陆召军，等. 血脂异常与乳腺癌患者术后疾病进展的关系. 中国临床研究，2021，34（1）：43-47.

[8] 李梅花. 女性乳腺增生的相关因素与保健措施研究. 世界最新医学信息文摘，2016，16（84）：72.

[9] 王晓洁. 乳腺增生症发病的相关因素分析. 实用医技杂志，2017，24（3）：308-310.

[10] ARSLAN M, KÜÇÜKERDEM H S, CAN H, et al. Retrospective analysis of women with only mastalgia. J Breast Health, 2016, 12(4): 151-154.

[11] 国家卫生健康委员会医政医管局. 乳腺癌诊疗指南（2022年版）. 中国综合临床，2024，40（1）：1-30.

[12] NGÔ C, SEROR J, CHABBERT-BUFFET N, et al. Breast pain: Recommendations. J Gynecol Obstet Biol Reprod (Paris), 2015, 44(10): 938-946.

[13] 《中成药治疗优势病种临床应用指南》标准化项目组. 中成药治疗乳腺增生症临床应用指南（2021年）. 中国中西医结合杂志，2022，42（5）：517-524.

第六节　经前期综合征与女性心身健康

一、概述

经前期综合征（premenstrual syndrome，PMS）是指月经来潮前7～14天（即月经周期的黄体期），周期性出现的躯体症状（如乳房胀痛、头痛、小腹胀痛、水肿等）和心理症状（如烦躁、紧张、焦虑、嗜睡、失眠等）的总称。研究显示，女性经前期综合征的基本表现可概括为经前易怒烦躁、忧郁哭泣、乳房胀痛、腹胀、头痛，如果出现更严重的焦虑症状则称为经前焦虑症（premenstrual dysphoric disorder，PMDD）。国外一项荟萃分析纳入了2000—2020年印度PMS和/或PMDD患病率的25项研究，发现PMS和PMDD的汇总患病率分别为43%和8%，其中青春期PMS的患病率较高，占49.6%。据报道女性月经期前大约存在300多种不同的精神和躯体症状，对于大多数女性而言这些症状都有自限性，但约15%的女性症状表现为中重度，可造成部分器质性或功能性损害，需特别关注。目前估计，3%～8%的女性经期发生PMDD。

二、病因

目前，PMS病因尚不清楚，可能与精神心理因素、卵巢周期性激素变化、大脑神经递质等诸多因素有关。研究显示，女大学生的个性特征、对月经的态度等与 PMS 的发生有一定关联。

1. **精神心理因素** PMS 患者对安慰剂治疗的反应率高达 30% ～ 50%。部分患者精神症状突出，且情绪紧张常使原有症状加重，提示社会环境与患者精神心理因素间的相互作用，促成了 PMS 的发生。女性在经前期具有对压力敏感的生理基础，并且在社会文化的构建下，PMS 患者相较于非 PMS 者有更强的负性月经态度，导致其经前期主观感知压力增加。有研究发现，PMS 的轻重程度与社会生活事件的发生呈正相关，社会生活事件通过影响情绪导致 PMS 的发生。

2. **内分泌因素** 雌孕激素比例失调是 PMS 的发病原因之一，月经相关性精神障碍症状被认为与孕酮代谢产物有关。孕激素不足或组织对孕激素敏感性失常、雌激素水平下降或相对过高可能与 PMS 的病理机制有关。还有部分女性因为雌孕激素下降，睾酮相对升高出现心境改变和其他精神病理表现。但是目前尚无证据证明性激素是引起 PMS 的唯一因素。

3. **神经递质异常** 神经递质可受卵巢甾体激素调节，如 5- 羟色胺、乙酰胆碱、去甲肾上腺素、多巴胺等。PMS 患者常伴有中枢神经系统某些神经递质及其受体活性的改变，在黄体后期循环中阿片样肽浓度异常降低，表现出内源性阿片样肽撤退症状，引起精神、神经、行为方面的变化。PMS 患者的 5- 羟色胺水平在黄体期较低，而正常女性这一时期的 5- 羟色胺水平开始增高，表明 PMS 的发生与月经前 5- 羟色胺水平缺陷有关。

4. **中医发病机制** 研究显示脏腑功能失常主要与肝失疏泄有关，久之则会累及脾、肾、心等致脏腑失和，气血平衡失调亦对其有影响。

5. **其他原因** 研究显示炎症尤其是神经炎症在 PMS/PMDD 的发病机制中扮演极为重要的角色。前列腺素合成抑制剂可以改善 PMS 的躯体症状，提示此类非甾体抗炎药物可降低引起 PMS 症状的中介物质的组织浓度，起到治疗作用。有研究发现维生素 B 治疗比安慰剂效果好，这可能与维生素 B 是合成多巴胺和 5- 羟色胺的辅酶有关，但这一研究结果尚有争议。

三、诊断

PMS 多见于 25 ～ 45 岁的女性，症状出现于月经前 1 ～ 2 周，月经来潮后迅速减轻、消失。主要表现包括躯体症状、精神症状和行为改变。

1. **躯体症状** 头痛、腰痛、乳房胀痛、腹部胀满、便秘、肢体水肿、体重增加等。

2. **精神症状** 易怒、焦虑、抑郁、情绪不稳定、疲乏，以及饮食、睡眠、性欲改变等，其中易怒是主要症状。

3. **行为改变** 注意力不集中、工作效率低、记忆力减退、神经质、易激动等。

按照 DSM-5（表 8-6），至少有 5 种症状，伴

表 8-6 经前焦虑症诊断标准

DSM-5 经前焦虑症诊断标准
A. 在大多数月经周期，至少有 B 和 C 中的 5 种症状，且发生在月经开始前 1 周，在月经开始后几天症状改善，在月经后 1 周症状减少或消失。

B. 必须出现下列一种（或多种）症状：
  明显的能力损害
  明显的易怒或愤怒，或人际冲突增加
  明显的抑郁情绪，感到绝望或有自我贬低的想法
  明显的焦虑或紧张

DSM-5 经前焦虑症诊断标准

C. 下列一种（或多种）情况必须共存：
　缺乏兴趣
　难以集中注意力
　容易疲倦，精力不足
　睡眠减少或睡眠增加
　感到不知所措
　身体症状，如乳房压痛、肌肉或关节疼痛、肿胀或体重增加

注：在上一年的大多数月经周期内，必须符合 A ~ C 标准

D. 症状显著影响或干扰工作、学习和人际关系

E. 并非其他精神障碍所致，如严重抑郁症、恐慌症、持续性抑郁障碍或人格障碍

F. 应该至少在 2 个月经周期内通过每日评分来确认标准 A

G. 症状并非由某种药物或医疗情况导致的生理表现

有明显的心理或功能障碍，可确诊 PMDD。在评估期间，临床医师根据至少 2 个月经周期患者的情绪和症状确认诊断。此外，还需考虑有多系统症状表现的疾病，如甲状腺功能减退、系统性红斑狼疮、子宫内膜异位症、贫血、肠易激综合征、偏头痛等。

四、治疗

1. **健康生活方式**　保持健康的生活方式也是缓解 PMS 的重要措施，包括保持规律的作息时间、充足的睡眠、均衡的饮食以及适度的运动。这些生活习惯的改善有助于稳定情绪、缓解压力和焦虑。①调整饮食结构：少食多餐，限制盐的摄入量，缓解水肿，多喝水，多吃新鲜水果，选择富含钙的食物，减少甜食、咖啡因和酒精等刺激性食物。膳食补充剂如钙剂、维生素 B_6 等对改善 PMS 症状有积极作用。②保持作息规律：早睡早起，保证充足的睡眠，不熬夜。③进行适当的运动：每天至少进行 30 分钟的快走、瑜伽等有氧运动。持续至少 6 周的中等强度有氧运动可以改善 PMS 症状。

2. **心理健康管理**　PMS 属于非器质性疾病，心理因素是 PMS 发生的重要原因，心理健康管理在预防和治疗 PMS 中起着不容忽视的作用，在改善患者躯体症状的同时，应重视其精神心理状态。首先，积极开展有针对性的健康宣教，从正确认识月经开始，帮助 PMS 患者了解月经知识，克服对 PMS 的焦虑和恐惧，减轻内心的负面情绪，以更积极、健康的方式应对经前期的不适。其次，通过焦虑、抑郁、疼痛等相关量表评估精神心理状态和躯体症状程度，制订个体化治疗方式，必要时转诊至精神心理专科门诊。最后，教授 PMS 患者深呼吸、冥想和瑜伽等放松技巧，帮助她们减轻压力和焦虑，从而缓解症状。此外，认知行为疗法可以帮助女性识别和改变负面思维模式，保持乐观情绪，有利于减轻不适。家人、朋友、同学等的关心和体谅有利于 PMS 患者的心身健康。

3. **药物治疗**　症状严重者可以到医院，在专业医生的指导下使用药物治疗。

（1）抑制排卵：口服避孕药通过抑制排卵缓解症状，并可减轻水钠潴留症状，抑制循环和内源性激素的波动；促性腺激素释放激素激动剂（GnRH-a）在垂体水平通过抑制垂体促性腺激素分泌，造成低促性腺激素和低雌激素水平，达到

药物切除卵巢的疗效；连用 4～6 个周期，单独应用 GnRH-a 应注意低雌激素血症及骨量丢失，故治疗第 3 个月应采用雌激素反向添加治疗。

（2）精神药物：抗焦虑药适用于有明显焦虑症状者。阿普唑仑，经前用药，0.4mg/次，每日 2～3 次，口服，逐渐增量，最大剂量为每日 4mg，用至月经来潮第 2～3 日。抗抑郁药适用于有明显抑郁症状者。氟西汀能选择性抑制中枢神经系统 5- 羟色胺的再摄取，在黄体期用药，20mg/d，口服，能明显缓解精神症状及行为改变，但对躯体症状疗效不佳。

（3）其他药物：醛固酮受体的竞争性抑制剂如螺内酯、前列腺素抑制剂如甲芬那酸、多巴胺受体激动剂如溴隐亭等可以缓解 PMS 的相关症状。

4. **中医治疗** PMS 属中医学的"经行前后诸症"范畴，如经行头痛、经行眩晕、经行浮肿、经行乳房胀痛、经行不寐等。中医药可通过疏肝理气、养血调经治疗 PMS。

（陈慧 梁开如）

参考文献

[1] 李霞，乔明琦. 经前期综合征回顾性诊断标准的多中心研究. 中医学报，2019，34（2）：339-342.

[2] 孔北华，马丁，段涛. 妇产科学. 10 版. 北京：人民卫生出版社，2024.

[3] 高洁，刘玮，张立丰. 经前综合征影响因素研究进展. 中国妇幼卫生杂志，2023，14（3）：62-67.

[4] 祝博文，高冬梅. 经前期综合征中西医发病机制研究概况. 辽宁中医药大学学报，2023，25（11）：162-166.

[5] DUTTA A, SHARMA A. Prevalence of premenstrual syndrome and premenstrual dysphoric disorder in India: a systematic review and meta-analysis. Health Promot Perspect, 2021, 11(2): 161-170.

[6] HUANG Y, WANG Y, WANG H, et al. Prevalence of mental disorders in China: a cross-sectional epidemiological study. Lancet Psychiatry, 2019, 6(3): 211-224.

[7] SCHWEIZER-SCHUBERT S, GORDON J L, EISENLOHR-MOUL T A, et al. Steroid hormone sensitivity in reproductive mood disorders: on the role of the GABA$_A$ receptor complex and stress during hormonal transitions. Front Med (Lausanne), 2021, 7: 479646.

[8] FREY B N, ALLEGA O R, ELTAYEBANI M, et al. A DSM-5-based tool to monitor concurrent mood and premenstrual symptoms: the McMaster Premenstrual and Mood Symptom Scale (MAC-PMSS). BMC Women's Health, 2022, 22(1): 96.

[9] 高明周，张浩，孙亚，等. PMS/PMDD 与炎症相关性研究进展. 河北医学，2022，28（3）：526-528.

第七节　多囊卵巢综合征与女性心身健康

一、概述

多囊卵巢综合征（polycystic ovary syndrome，PCOS）是最常见的妇科内分泌疾病之一，是导致育龄期女性月经不规则的重要原因。PCOS 以雄激素过高的临床或生化表现、持续无排卵、卵巢多囊样改变为特征，常伴有胰岛素抵抗和肥胖。其病因及发病机制尚未完全明确，但临床表现具有高度异质性，可危害机体多个系统的健康稳态，如生殖、内分泌、代谢等，严重影响女性心身健康。高雄激素表现会给 PCOS 患者带来潜在的负面社会心理影响，导致焦虑、抑郁的发生风险增加，从而进一步加重 PCOS 的病情，形成恶性循环。治疗过程中还可能出现夫妻关系不和睦等问题，需准确、及时地诊断和干预治疗。

PCOS 的患病率因其诊断标准、种族、地区、调查对象的差异性而不同。高发年龄为 20～35 岁。有报道 PCOS 的群体患病率为 6%～20%，但是约 70% 的 PCOS 患者未被诊断，超过 1/3 的 PCOS 患者诊断延迟。根据鹿特丹诊断标准，我国育龄期女性的患病率为 5.6%。此外，PCOS 作为涉及多系统的疾病，需采用生活方式调整、心理评估及干预、药物长期管理等综合治疗策略。

二、临床表现

PCOS 是以雄激素升高、无排卵和卵巢多囊样改变为基本特征的综合征，个体间临床表现存在很大的差异。

（一）主要症状

月经失调为最主要的症状，通常由稀发排卵和无排卵引起，常表现为月经周期不规律（月经初潮 2 年后仍不能建立规律月经）、月经稀发（周期 ≥ 35 天）、量少或闭经（停经超过以往 3 个月经周期或 ≥ 6 个月）。也有部分患者表现为不规则子宫出血，月经周期、行经时间或经量无规律性。排卵异常是指稀发排卵（每年 ≥ 3 个月不排卵）或无排卵。

（二）高雄激素表现

1. **多毛** 出现不同程度的多毛，以性毛为主、阴毛呈男性型分布，上唇、下颌、胸背部（包括乳晕）、下腹部（包括脐周和脐中线）、大腿内侧可见较粗的体毛。

2. **痤疮** 25%～35% 的 PCOS 患者伴有痤疮，而 83% 的女性严重痤疮患者为 PCOS 患者。伴有高雄激素表现的痤疮多见于青春期后痤疮，皮损表现为粉刺、丘疹、脓疱和结节，好发于面部中下 1/3 处，常伴有明显皮脂溢出，月经前期加重，常规治疗无效。

3. **脱发** 常表现为雄激素性脱发，头发从前额两侧开始变得纤细而稀疏，逐渐向头顶延伸，但前额发际线不后移。

4. **男性化体征** 声音低沉，喉结突出，女性第二性征逐渐减退。但是，绝大部分 PCOS 患者不会发生男性化（声音低沉或阴蒂肥大），如果出现了明显男性化，应当评估有无其他原因如卵巢或肾上腺雄激素分泌型肿瘤等。

（三）代谢异常

1. **肥胖** PCOS 患者的肥胖患病率为 30%～60%，以腹型肥胖为主。我国有 34.1%～43.3% 的 PCOS 患者合并肥胖。

2. **黑棘皮症** 黑棘皮症是高胰岛素血症在皮肤的表现，是高代谢风险的临床标志之一。多发生于颈部、腋窝、腹股沟及乳房下方，皮肤表现为绒毛状角化过度和灰棕色色素沉着。

3. **糖调节受损/2 型糖尿病** 糖调节受损（impaired glucose regulation, IGR）包括空腹血糖受损（impaired fasting glucose, IFG）和糖耐量受损（impaired glucose tolerance, IGT）。PCOS 患者以餐后血糖升高为主，IGT 的风险显著高于年龄和 BMI 匹配的正常女性。流行病学调查显示，PCOS 患者中 IGT 发生率约为 35%，2 型糖尿病发生率约为 10%。

4. **脂代谢异常** 约 70% 的 PCOS 患者存在脂代谢异常，主要表现为甘油三酯（triacylglycerol, TG）、低密度脂蛋白（low density lipoprotein, LDL）以及非高密度脂蛋白（non-high density lipoprotein, nHDL）升高；与对照组相比，非肥胖型 PCOS 患者也存在低 HDL、高极低密度脂蛋白和高 LDL 的特征。

5. **非酒精性脂肪肝** PCOS患者较正常女性更易患非酒精性脂肪肝（non-alcoholic fatty liver disease，NAFLD），且病理评分更高。高雄激素血症的PCOS患者较非高雄激素血症的PCOS患者更易发生NAFLD。

6. **高血压** PCOS患者常以收缩压升高为主，30岁以后其发病率开始增加，30～45岁达到正常同龄人的3～5倍，绝经后期亦是正常人群的3倍。

7. **心血管疾病风险** 随着年龄的增长，PCOS患者心血管疾病风险显著升高，其心血管功能不良与肥胖相关。此外，与年龄和BMI匹配的非PCOS患者相比，PCOS患者颈动脉内膜中层增厚、冠状动脉钙化以及轻度主动脉钙化更为显著。

（四）生殖系统表现

1. **月经改变** 月经改变和稀发排卵均可影响生育功能。PCOS患者的月经常表现为周期不规律、月经稀发、量少或闭经，也可有经量过多和不可预测的经间期出血。排卵障碍相关异常子宫出血可影响正常性生活。少数情况下，PCOS患者有规律的月经周期，但因卵泡发育和成熟障碍而导致黄体功能异常。PCOS是无排卵性不孕症最常见的原因。

2. **子宫内膜增生、不典型增生及子宫内膜癌** PCOS患者由于长期无排卵或稀发排卵，子宫内膜受单一雌激素刺激而无孕激素拮抗，子宫内膜长期处于增生状态，子宫内膜异常影响胚胎着床，甚至诱发癌变，PCOS患者的子宫内膜癌风险可增加2～6倍。

3. **自然流产风险增加** PCOS患者存在性激素紊乱、代谢失调、肥胖等病理变化，其中高黄体生成素、高雄激素、高胰岛素/胰岛素抵抗、肥胖、催乳素轻度升高，导致黄体功能不全和绒毛间隙血栓形成倾向等，被认为是PCOS自然流产率增高的高危因素。这些因素或独立或共同作用导致了自然流产的发生。

（五）精神心理表现

PCOS具有慢性疾病的特点，长期的不良心理情绪可加重患者的内分泌应激异常，病理生理和病理心理因素相互作用，加重患者的精神症状和躯体症状。PCOS患者大多存在精神心理方面的问题，其中以抑郁、焦虑为主。PCOS患者中度/重度抑郁症状增加，但机制尚未完全阐明。痤疮、多毛、不孕症及BMI增加与PCOS患者的不良情绪和痛苦增加可能有关。其他潜在因素包括PCOS的慢性病程、复杂性和令人沮丧的治疗效果。多毛严重影响美观，PCOS患者常感觉自卑，影响性欲和生活质量，严重者甚至减少社交活动，继而导致心理疾病发生。PCOS女性心理性性功能障碍的患病率为13.3%～62.5%，性唤醒、润滑、满意度和性高潮均受损。多毛、肥胖、月经不调和不孕等症状可能导致PCOS女性自觉身份丧失和缺乏吸引力，影响性行为，导致PCOS患者性生活满意度降低，性自我价值降低。除多毛外，痤疮有损女性容貌，加重其精神压力；痤疮的严重程度与焦虑、抑郁及压力评分均呈正相关，同时痤疮带来的面部皮损会加重焦虑、抑郁情况，形成恶性循环。不孕也是影响PCOS女性心理健康的重要因素。对于有生育期待的家庭，不孕容易导致家庭和婚姻关系紧张，引起婚姻关系的不稳定，从而导致离婚率增加。长期的抑郁焦虑状态同样会加重神经内分泌功能紊乱，降低妊娠的概率。虽然大多数PCOS引起的不孕，通过促排卵治疗妊娠结果很好，但不良心理可能会降低促排卵和辅助生殖技术治疗后的妊娠成功率。

三、诊断

PCOS的诊断是排除性诊断。因临床表现的异质性，诊断标准存在争议。

（一）2003年鹿特丹标准

这是目前采用较多的标准，也是首选的诊断标准。

（1）稀发排卵或无排卵。

（2）高雄激素的临床表现和／或高雄激素血症。

（3）多囊卵巢形态：多囊卵巢形态（polycystic ovary morphology，PCOM）是超声检查对卵巢形态的一种描述，经阴道超声显示一侧或双侧卵巢直径2～9mm的卵泡≥12个，和／或卵巢体积≥10ml（卵巢体积按0.5×长径×横径×前后径计算）。

（4）以上3项中符合2项并排除其他高雄激素和排卵异常的病因。

（二）2018年《多囊卵巢综合征中国诊疗指南》标准

1. **疑似PCOS** 月经稀发或闭经或不规则子宫出血是诊断PCOS的必需条件，同时符合下述条件中的1项。

（1）高雄激素血症或高雄激素临床表现。

（2）超声下表现为PCOM。

2. **确诊PCOS** 具备上述疑似PCOS诊断条件后，还须逐一排除其他可能引起高雄激素血症和排卵异常的疾病才能确诊。

青春期PCOS的诊断必须同时符合以下3个指标：①初潮后月经稀发持续至少2年或闭经；②高雄激素临床表现或高雄激素血症；③超声下卵巢PCOM表现。同时应排除其他疾病。即3个诊断指标加1个排除指标，共4个指标。

（三）2023年《多囊卵巢综合征评估和管理建议的国际循证指南》诊断标准

表现为月经不规律和排卵障碍，同时符合下述中2项且排除其他病因即可诊断。

（1）高雄激素临床表现或高雄激素血症。

（2）排卵功能障碍。

（3）超声检查PCOM或AMH水平升高。如存在月经不规律和高雄激素血症，则无须进一步行超声或AMH检测。不符合诊断标准但存在PCOS特征的青春期人群是PCOS高风险人群。

四、治疗

根据患者的病情程度、有无生育需求、年龄、症状等进行综合、个性化的治疗，并采取长期管理策略。

（一）生活方式的干预

PCOS的病因尚不明确，无有效的治愈方案，以对症治疗为主，且需长期的健康管理。生活方式改善与生活方式干预已成为PCOS治疗的普遍共识，被国内外列为PCOS的一线治疗。

1. **肥胖型PCOS** 以减重为目标的饮食、运动生活方式干预应该先于和／或伴随药物治疗；从认知行为上改变PCOS患者的思维模式是长期体重管理的关键。运动方案应简单易行，超重和肥胖的PCOS患者体重减轻5%～10%将有利于生殖、代谢指标的改善和心理健康。"饮食＋运动＋认知行为"生活方式干预可使PCOS女性体重降低、胰岛素抵抗和高雄激素血症得到改善，从而恢复排卵功能。

2. **非肥胖型PCOS** 其生活方式干预的目标是防止体重增加。以增肌为主要目标的高蛋白饮食和肌力锻炼使患者骨骼肌含量增加，可改善患者胰岛素抵抗，并伴随排卵功能的恢复。建议由经过适当培训的医生、护士、营养师、运动教练组成的多学科团队为PCOS患者提供有效的生活干预措施，适当增加增肌训练、力量训练。

3. **饮食控制** 要点是总能量的控制和膳食结构的合理化。建议食用低血糖生成指数（glycemic index，GI）食物，多食用含单不饱和脂肪酸的食物，同时要摄入丰富的维生素、矿物质及膳食纤维，改变不良的饮食习惯。目前没有足够的证据表明有任何一种特殊饮食类型更优，所有PCOS患者都应遵循一般人群的均衡饮食原则。对于合并超重或肥胖的患者，可以限定能量摄入量比标准摄入量减少30%，或减少2 100～3 100kJ/d。应根据体重、身体代谢率、活动量等多种因素，综合制订饮食方案，既要避免过度限制，也要避免营养不均衡。

（二）调整月经周期

适用于青春期、育龄期无生育要求、因排卵障碍引起月经紊乱的患者。对于月经稀发但有规律排卵的患者，如无生育或避孕要求，周期长度短于2个月，可观察随诊，无须用药。

1. **周期性使用孕激素** 可以作为青春期、围绝经期PCOS患者的首选，也可用于育龄期有妊娠计划的PCOS患者。推荐使用天然孕激素或地屈孕酮。优点是不抑制卵巢轴的功能或抑制较轻，对代谢影响小，更适合于青春期患者。缺点是无降低雄激素、治疗多毛及避孕的作用。用药时间一般为每周期10～14天。具体药物有地屈孕酮（10～20mg/d）、微粒化黄体酮（100～200mg/d）、醋酸甲羟孕酮（10mg/d）、黄体酮（肌内注射20mg/d，每月3～5天）。推荐首选口服制剂。

2. **复方短效口服避孕药** 复方短效口服避孕药（combined oral contraceptive，COC）不仅可调整月经周期、预防子宫内膜增生，还可使高雄激素症状减轻，可作为育龄期无生育要求的PCOS患者的首选；青春期患者酌情使用；可用于围绝经期无血栓高危因素的患者，但应慎用，不作为首选。服用3～6个周期后可停药观察，症状复发后可再用药（如无生育要求，育龄期推荐持续使用）。用药时需注意COC的禁忌证。

3. **雌孕激素序贯治疗** 极少数PCOS患者胰岛素抵抗严重、雌激素水平较低、子宫内膜薄，单一孕激素治疗后子宫内膜无撤药出血反应，需要采取雌孕激素序贯治疗。也用于雌激素水平偏低、有生育要求或有围绝经期症状的PCOS患者。可口服雌二醇1～2mg/d（每月21～28天），周期的后10～14天加用孕激素，孕激素的选择和用法同"周期性使用孕激素"。对伴有低雌激素症状的青春期、围绝经期PCOS患者，可作为首选，既可控制月经紊乱，又可缓解低雌激素症状。

（三）高雄激素的治疗

适用人群为以高雄激素血症表型为主的PCOS患者。

1. **短效复方口服避孕药** 对于青春期和育龄期PCOS患者，有高雄激素血症及临床表现（多毛、痤疮等），建议COC作为首选治疗。对于月经尚未来潮的患者，只要已进入青春发育晚期（如乳房发育≥Tanner Ⅳ级），有需求亦可选用COC治疗。COC治疗痤疮需3～6个月可见效，多毛至少治疗6个月后才显效，这是由于体毛生长有固有的周期，停药后可能复发。COC治疗无效的痤疮及脱发患者，中重度痤疮或体毛过多、要求治疗的患者，可到皮肤科就诊，配合相关药物局部治疗或物理治疗。需要注意，在无其他代谢危险因素的情况下，可单独使用COC；有其他代谢危险因素时，建议联用改善代谢风险的药物。

2. **螺内酯** 适用于COC治疗效果不佳、有COC禁忌或不能耐受COC的高雄激素患者。每日剂量50～200mg，推荐剂量为100mg/d，至少使用6个月才见效。但在大剂量使用时，需注意高钾血症，建议定期复查血钾。育龄期患者在服药期间建议采取避孕措施。

（四）代谢异常的干预

当患者出现心血管及代谢相关疾病时，应依据相关指南给予管理，合理选择综合治疗。

1. **改善生活方式和减脂** 肥胖型PCOS患

者首选积极减脂、改善生活方式，若疗效欠佳可在医生的指导下尝试使用减少脂肪吸收的奥利司他。

2. **二甲双胍** 适用于 PCOS 合并胰岛素抵抗、糖调节受损或糖尿病，且通过生活方式干预效果欠佳的患者。对于 BMI ≥ 25kg/m² 的成年 PCOS 患者和确诊的青春期 PCOS 患者，除生活方式外，还应考虑使用二甲双胍来管理体重和代谢水平。青春期患者，推荐剂量不超过 1 500mg/d，至少使用 3 个月；育龄期患者，非肥胖者推荐剂量 1 000 ～ 1 500mg/d，肥胖者推荐剂量 2 000 ～ 2 500mg/d，疗程 3 ～ 6 个月或以上。治疗期间可有腹胀、腹泻、恶心等不良反应，推荐餐中服用，从小剂量开始逐渐增加耐受性。酗酒及严重心、肝、肾功能不全者禁用。

3. **噻唑烷二酮类药物** 是一种胰岛素增敏剂，有二甲双胍使用禁忌或对二甲双胍不敏感的患者，若无生育要求，可选用此类药物。不良反应包括水钠潴留、体重增加等。

4. **阿卡波糖** 可缓解餐后高血糖，调节脂质异常、增加胰岛素敏感性。常见不良反应包括肠胀气、便秘等，建议从小剂量开始服用，逐渐加量。

5. **他汀类药物** 羟甲基戊二酰辅酶 A（hydroxymethylglutaryl coenzyme A，HMG-CoA）还原酶抑制剂，推荐作为有血脂代谢异常且生活方式干预无效的 PCOS 患者的首选。

（五）不孕的治疗

1. **孕前咨询** 在治疗之前应先对夫妇双方进行检查，确认和尽量纠正可能引起生育失败的危险因素，如肥胖、未控制的糖耐量异常、糖尿病、高血压等。具体措施包括减重、戒烟酒、控制血糖和血压等，并且减重是肥胖 PCOS 不孕患者促进生育的基础治疗。在代谢和健康问题改善后仍未排卵者，可给予药物促排卵。

2. **诱导排卵** 适用于有生育要求但持续性无排卵或稀发排卵的 PCOS 患者。用药前应排除其他导致不孕的因素和不宜妊娠的疾病。常用药物有氯米芬、来曲唑、促性腺激素等。

3. **腹腔镜卵巢打孔术** 不常规推荐腹腔镜卵巢打孔术（laparoscopic ovarian drilling，LOD），主要适用于氯米芬抵抗、来曲唑治疗无效、顽固性黄体生成素（LH）分泌过多、因其他疾病需腹腔镜检查盆腔、随诊条件差不能进行促性腺激素治疗监测者。建议选择 BMI ≤ 34kg/m²、基础 LH > 10U/L、游离睾酮水平高的患者作为 LOD 的治疗对象。

4. **辅助生殖技术** 当应用上述治疗失败或存在其他辅助生殖技术指征时（如输卵管因素或男性因素等），应积极考虑助孕措施。主要措施包括：①宫腔内人工授精（IUI），必须在腹腔镜或子宫输卵管造影证实至少一侧输卵管通畅的情况下使用。②体外受精 - 胚胎移植（IVF-ET），若合并如输卵管因素、男方因素、高龄等其他不孕因素，或经过其他治疗方案无效后，PCOS 不孕患者可选择 IVF-ET。

（六）心理健康管理

由于激素紊乱、体形改变、不孕恐惧心理等因素，PCOS 患者的生命质量降低，心理负担增加。应重视 PCOS 患者的心理健康，包括生活质量、焦虑 / 抑郁、进食障碍和饮食失调、身体形象和性心理功能等。抑郁和焦虑症状在 PCOS 患者中发生率显著增加，应进行筛查、心理评估和治疗。及时使用相关量表进行心理睡眠评估，根据评估结果进行个体化干预，包括科普宣教、心理疏导、行为疗法及家属情感支持，严重者需要转诊至精神心理科治疗。心理疏导是借助沟通技巧进行心理泄压和引导，从而改善个体的自我认知水平、提高行为能力、改善自我发展。在 PCOS 患者的临床诊疗过程中，相关医务人员应在尊重隐私和良好沟通的基础上，评估其心理状态并积极引导，调整、消除患者的心理障碍。对所有患者和家属进行疾病的科普宣教，消除对疾病的恐惧、担忧和误解。对 PCOS 治疗过程中可能产生的问题和相应的对策进行详细介绍，增加患者配合度。通过咨询指导或互助小组等形式给予患者合理的心理支持及干预，尤其对于有暴饮暴食、自卑、形体担忧的肥胖 PCOS 患者，帮助其建立健康的饮食、运动等生活方式。在心理治疗师的指导下进行 PCOS 及家属们的团体心理辅导，放下"心理包袱"，获得家属的情感支持。对于有严重的焦虑、抑郁症状的患者，可以在精神科医师的指导下进行药物治疗。

（陈杰　汪傲）

参考文献

[1] DUMESIC D A, OBERFIELD S E, STENER-VICTORIN E, et al. Scientific statement on the diagnostic criteria, epidemiology, pathophysiology, and molecular genetics of polycystic ovary syndrome. Endocr Rev, 2015, 36(5): 487-525.

[2] ESCOBAR-MORREALE H F. Polycystic ovary syndrome: definition, aetiology, diagnosis and treatment. Nat Rev Endocrinol, 2018, 14(5): 270-284.

[3] TEEDE H J, MISSO M L, COSTELLO M F, et al. Recommendations from the international evidence-based guideline for the assessment and management of polycystic ovary syndrome. Fertil Steril, 2018, 110(3): 364-379.

[4] GIBSON-HELM M, TEEDE H, DUNAIF A, et al. Delayed diagnosis and a lack of information associated with dissatisfaction in women with polycystic ovary syndrome. J Clin Endocrinol Metab, 2017, 102(2): 604-612.

[5] 中国医师协会内分泌代谢科医师分会. 多囊卵巢综合征诊治内分泌专家共识. 中华内分泌代谢杂志, 2018, 34（1）: 1-7.

[6] 朱琴玲, 孙赟. 多囊卵巢综合征内分泌异常的诊治. 中国实用妇科与产科杂志, 2024, 40（6）: 608-614.

[7] CAI J, WU C H, ZHANG Y, et al. High-free androgen index is associated with increased risk of non-alcoholic fatty liver disease in women with polycystic ovary syndrome, independent of obesity and insulin resistance. Int J Obes (Lond), 2017, 41(9): 1341-1347.

[8] TEEDE H J, MISSO M L, COSTELLO M F, et al. Recommendations from the international evidence-based guideline for the assessment and management of polycystic ovary syndrome. Fertil Steril, 2018, 110: 364-379.

[9] COONEY L G, LEE I, SAMMD M D, et al. High prevalence ofmoderate and severe depressive and anxiety symptoms in polycystic ovary syndrome：a systematic review and meta-analysis. Hum Reprod, 2017, 32: 1075-1091.

[10] 多囊卵巢综合征诊治路径专家共识编写组. 多囊卵巢综合征诊治路径专家共识. 中华生殖与避孕杂志, 2023, 43（4）: 337-345.

[11] 中华医学会妇产科学分会内分泌学组及指南专家组. 多囊卵巢综合征中国诊疗指南. 中华妇产科杂志, 2018, 53（1）: 2-6.

[12] 尹婧雯, 杨纨, 于多, 等. 多囊卵巢综合征评估和管理国际循证指南推荐建议（2023 年版）. 中华生殖与避孕杂志, 2023, 43（11）: 1099-1113.

第八节 排卵障碍相关异常子宫出血与女性心身健康

一、概述

异常子宫出血（abnormal uterine bleeding，AUB）指子宫的出血量、持续时间或周期异常，是妇科常见的症状和体征，通常表现为正常月经的周期频率、规律性、经期长度、经期出血量中的任何1项不符且源自子宫腔的异常出血。AUB患者病史较长，症状反复发作或持续存在，导致心理压力大、精神负担重；同时，对疾病的治疗过程、治疗效果以及转归缺乏了解，导致焦虑和抑郁。

AUB的病因包括子宫结构异常（如子宫肌瘤、子宫内膜息肉、子宫腺肌病和瘤变等）和非子宫因素（如排卵功能障碍、止血功能障碍和药物等），细分为9种类型，即"PALM-COEIN"。"PALM"存在子宫结构性改变、可采用影像学技术和/或组织病理学方法明确诊断，而"COEIN"无子宫结构性改变。"PALM"包括：子宫内膜息肉所致异常子宫出血（abnormal uterine bleeding-polyp，AUB-P）、子宫腺肌病所致异常子宫出血（abnormal uterine bleeding-adenomyosis，AUB-A）、子宫平滑肌瘤所致异常子宫出血（abnormal uterine bleeding-leiomyoma，AUB-L）、子宫内膜恶变和不典型增生所致异常子宫出血（abnormal uterine bleeding-malignancy and hyperplasia，AUB-M）。"COEIN"包括：全身凝血相关疾病所致异常子宫出血（abnormal uterine bleeding-coagulopathy，AUB-C）、排卵障碍相关异常子宫出血（abnormal uterine bleeding-ovulatory dysfunction，AUB-O）、子宫内膜局部异常所致异常子宫出血（abnormal uterine bleeding-endometrial disorder，AUB-E）、医源性异常子宫出血（abnormal uterine bleeding-iatrogenic，AUB-I）、未分类异常子宫出血（abnormal uterine bleeding-not otherwise classified，AUB-N）。AUB的病因可以是单一的因素，也可以多因素并存，

有时还存在原发病导致的其他临床表现。

AUB-O是AUB最常见的类型，约占50%。无排卵主要由下丘脑-垂体-卵巢轴（HPO轴）功能异常引起，常见于青春期、绝经过渡期，育龄期也可因PCOS、肥胖、高催乳素血症、甲状腺疾病和肾上腺疾病等引起。无排卵可以是持续的，也可以是间断或暂时的。无排卵时，卵巢无黄体形成和孕激素分泌，引起子宫内膜增殖过度和不规则剥脱而导致AUB，常表现为不规律的月经，频率、规律性、经期长度和出血量均可异常。黄体功能不足可表现为经间期出血。根据主要出血来源，AUB-O可进一步分为四型：Ⅰ型为下丘脑型（hypothalamic），Ⅱ型为垂体型（pituitary），Ⅲ型为卵巢型（ovarian），Ⅳ型为多囊卵巢综合征（polycystic ovary syndrome，PCOS）型。大多数的AUB-O可以通过药物治疗取得良好的疗效。

二、诊断

AUB-O诊断前需首先排除外生殖道或全身器质性病变。

1. **病史** 对于AUB患者，最重要的是询问出血史，至少记录近3次的子宫出血情况。不同年龄段考虑不同的常见病因。例如，在月经初潮后数年内，HPO轴发育尚未完全成熟，可能不会持续出现排卵周期，此时应重点考虑HPO轴因素；而在绝经过渡期，除考虑HPO轴因素外，还应考虑与良恶性肿瘤有关的出血。应注意询问性生活情况和避孕措施以除外妊娠或产褥相关的出血；注意询问相关家族史（有无相关出血性疾病病史）；有无出血性药物服用史（包括中草药制剂）；通过询问回顾患者既往病史，包括是否有"PALM"的证据（B超、MRI或病理检查），特殊的手术史如剖宫产史、子宫动脉栓塞

史等（AUB-N）；此外，还可以通过询问患者的体重、情绪、日常生活的变化，判断 AUB 的可能诱因；询问既往药物治疗史及其效果，可以为后续治疗提供参考。

2. **体格检查** 初诊时一般均需查体，尤其对于急性 AUB 及治疗效果不满意的 AUB 患者。全身查体应包括身高、体重、甲状腺情况，注意有无肥胖、消瘦、多毛、泌乳、皮肤瘀斑或色素沉着，有无盆腹腔包块、腹部压痛及反跳痛等。有过性生活者均建议使用阴道扩张器检查，同时行盆腔检查，有助于确定出血来源，排除宫颈、阴道病变。无性生活者必要时经肛门直肠检查盆腔，可发现盆腔（包括子宫及其他器官）的异常。

3. **辅助检查**

（1）血常规和 B 超是两项基本检查。前者用于评估出血严重程度并除外 AUB-C；后者可以排除或发现"PALM"、AUB-I、AUB-N 的线索。

（2）诊断 AUB-O 最常用的手段是基础体温测定（basal body temperature，BBT）和估计下次月经前 5～9 天（相当于黄体中期）的血清孕酮水平测定。卵泡早期检测 FSH、LH、催乳素、雌二醇、睾酮和促甲状腺素（thyroid stimulating hormone，TSH），有助于分析无排卵的病因。在获得检测结果前不必等待，应及时给予患者必要的治疗，尤其是急性 AUB 患者。

（3）对年龄≥45 岁、长期不规律子宫出血、有子宫内膜癌高危因素（如高血压、肥胖、糖尿病等）、B 超检查提示子宫内膜过度增厚并且回声不均匀、药物治疗效果不满意者，应行诊断性刮宫和病理检查，以除外子宫内膜病变。尤其是不规律出血持续≥6 个月的患者，因为其发生子宫内膜增生/瘤变风险增加，应行病理检查，有条件者推荐宫腔镜直视下活检。

三、治疗

AUB-O 的治疗原则：急性出血期以维持生命体征和止血为主，积极支持治疗（输液、输血等），尽快止血并纠正贫血；止血后调整月经周期，预防子宫内膜增生和 AUB 复发。有生育要求者可考虑诱导排卵治疗，完成生育后应长期随访，并进行相关的患者教育。由于 AUB-O 涉及从初潮到绝经的各年龄段，不同年龄段的常见病因不同，临床表现多样，患者诉求也有差异，治疗需全面考量并制订个性化方案。稀发排卵如不超过 60 天，可以随访观察，但更长时间的稀发排卵的治疗参照无排卵治疗方案。性激素是治疗 AUB-O 的首选药物。

1. **出血期止血** 主要包括药物及手术治疗，应根据患者是否需要保留生育功能进行个体化选择。同时应根据患者病情的严重程度选择门诊或住院治疗，如患者生命体征平稳，血红蛋白（hemoglobin，Hb）≥90g/L，可考虑在门诊进行性激素及铁剂补充治疗；若患者生命体征不稳定，中重度贫血，经治疗后出血无缓解以及有其他病因，应住院治疗。

（1）复方口服避孕药：COC 是控制急慢性出血的有效药物，使用前需排除禁忌证。治疗急性阴道大出血时，每日剂量由患者的出血量及 Hb 水平等因素决定。推荐使用含炔雌醇 30～35μg 的 COC，1 片，每 6～12 小时 1 次，应用 3～7 天血止；而后逐渐减量为 1 片，每 8 小时 1 次（疗程 3～7 天）；1 片，每 12 小时 1 次（疗程 3～7 天）；直至 1 片，每日 1 次，维持至病情平稳后停药。停药 3～5 天后可再次服用 COC，1 片，每日 1 次，连续应用 3～6 个周期。

（2）孕激素类药物：孕激素类药物是 AUB-O 的常用治疗药物，药物种类、剂量、使用时间由出血量、血红蛋白含量及合并疾病等因素决定。

对于血红蛋白≥90g/L 的患者，通过孕激素将增生期子宫内膜转化为分泌期子宫内膜，在突然停药后内膜脱落达到药物性刮宫的作用。用药方式：地屈孕酮口服，10mg/次，每日 1～2 次，共 10～14 天；甲羟孕酮口服，6～10mg/d，共

10～14 天；微粒化黄体酮口服，200～300mg/d，共 10～14 天；黄体酮肌内注射，20～40mg/d，共 3～5 天。

对于出血多或血红蛋白＜90g/L 的患者，可以采用高效孕激素使子宫内膜萎缩而止血。常用药物：①炔诺酮口服，每日 5～15mg。如出血量多，可口服 5mg/ 次，每 8 小时 1 次，应用 3～7 天至血止；而后减量至 5mg/ 次，每 12 小时 1 次（3～7 天）；如无突破性出血再次减量至 5mg/d，用药至月经周期第 21～25 天，血红蛋白正常后停药。②醋酸甲羟孕酮 10～30mg/d，出血完全停止后维持原剂量治疗 3 天，仍无出血即开始减量，减量以不超过原剂量的 1/3 为原则，每 3 天减量 1 次，直至每天最低剂量而不再出血为维持量，维持至血红蛋白含量正常停药。

（3）雌激素类药物：大剂量雌激素类药物通过快速促进子宫内膜增生修复达到止血作用，因此又称子宫内膜修复法。口服雌激素制剂起效慢，不建议急性止血期使用。常用药物：口服结合雌激素，1.25～2.50mg/ 次，每 6～8 小时 1 次；口服戊酸雌二醇，2mg/ 次，每 6～8 小时 1 次；肌内注射苯甲酸雌二醇，3～4mg/d，分 2～3 次，若出血量明显减少则维持剂量，若出血量未见减少则加量，每日最大量不超过 12mg。经上述用药，患者止血后每 3 天递减 1/3 量，直至维持量，如戊酸雌二醇 1～2mg/d，结合雌激素 0.625～1.250mg/ 次，维持至血红蛋白正常或基本正常后加用孕激素使子宫内膜发生脱落，或改用 COC 每次 1 片，每日 1 次，至血红蛋白正常或基本正常后停药。

（4）其他：雄激素、GnRH-a 等也可用于急性期止血。雄激素单独使用效果较差，较少用。若使用 GnRH-a 超过 3 个月，为减少患者出现绝经综合征的风险，应采用雌激素反向添加。

2. 手术治疗 适用于大出血病情不稳定、药物治疗无效或有性激素治疗禁忌证的患者。

（1）子宫球囊压迫：有效、成本低且易获得。主要用于急诊止血，对于病情危重的患者，在排除子宫明显器质性疾病后，推荐使用宫内 Foley 球囊置入术。球囊内推注生理盐水（注入生理盐水量因子宫大小而异）至有明显阻力后停止；放置 12～24 小时，同时进行其他药物治疗；出血停止后，可逐步抽出球囊内的生理盐水缩小球囊，每次 1～2ml，或放置 24 小时后取出球囊，并观察出血情况。

（2）刮宫术：具有止血和诊断作用，价格便宜。适用于大量出血且药物治疗无效需立即止血或需要子宫内膜组织学检查的患者，尤其是围绝经期大量子宫出血的患者，可作为首选诊断、治疗方式。刮宫术可了解内膜病理，除外恶性病变，但对于无性生活史的青少年除非需要排除子宫内膜恶性肿瘤，否则不行刮宫术。若 B 超发现有子宫内血块或蜕膜管型，推荐使用吸宫术去除子宫内膜和血凝块，利于恢复子宫内膜的完整性和正常的增殖反应。

（3）宫腔镜检查及手术：具有更精准的诊断及治疗作用，但价格较为高昂。适用于疑有子宫内膜器质性病变、子宫内膜息肉、子宫黏膜下肌瘤所致的急性出血，推荐止血后采用宫腔镜下定位活检术、子宫内膜息肉去除术、子宫黏膜下肌瘤切除术。

（4）子宫内膜消融术：推荐无生育要求、有性激素治疗禁忌或保守治疗效果不佳的患者使用。

（5）子宫切除术：难治性、无生育要求的患者可考虑行子宫切除术。

3. 月经周期的调整和促排卵治疗 对于 AUB-O 患者，止血只是第一步，几乎所有的患者都需要进行月经周期的调整。调整月经周期是治疗的根本，也是巩固疗效、避免复发的关键。需根据患者的年龄、生育要求、激素水平等情况来制订调整方案。

（1）COC：含 20～35μg 炔雌醇的 COC 复方制剂，口服，每日 1 片，可周期性或连续性给药。一般使用 3 个周期，病情反复者可使用至 6 个周期。

（2）孕激素类药物：全周期疗法（自月经第 5 天起连续服用 22 ～ 25 天），推荐炔诺酮 5 ～ 15mg/d，口服。后半周期疗法（月经第 15 天起），地屈孕酮 10 ～ 30mg/d，口服，共 10 天；甲羟孕酮 4 ～ 10mg/d，口服，共 10 天。

（3）左炔诺孕酮宫内缓释节育系统：左炔诺孕酮宫内缓释节育系统（levonorgestrel-releasing intrauterine system，LNG-IUS）可每天持续释放 20μg 左炔诺孕酮，抑制子宫内膜生长，是治疗月经过多最有效的非手术治疗方法，其月经出血量可减少 87%，尤其适用于多种药物治疗失败且没有生育需求的患者。有研究显示因月经过多使用 LNG-IUS，环脱落和异位率高达 25%，推荐 LNG-IUS 放置前后的一个月经期间给予适当的止血治疗，可能降低脱环率，减少环异位的发生。

（4）雌孕激素序贯治疗：少数青春期或育龄期患者，如孕激素治疗后不出现撤退性出血，考虑是内源性雌激素水平不足，或绝经过渡期有雌激素缺乏症状的患者，可使用雌孕激素序贯治疗，也可使用复合制剂，如戊酸雌二醇片雌二醇环丙孕酮片、雌二醇片雌二醇地屈孕酮片。

（5）促排卵：有生育需求且希望尽快妊娠的患者可给予促排卵，包括口服氯米芬、来曲唑、中药等。如能排卵，即使暂时不能妊娠，排卵后产生的孕激素对于调整月经也有一定作用。

4. 其他治疗

（1）一般止血药：如抗纤溶药物氨甲环酸，1g/ 次，2 ～ 3 次 /d，每月 5 ～ 7 天。

（2）丙酸睾酮：具有对抗雌激素的作用，可减少盆腔充血和增加子宫张力，减少子宫出血速度，并有协助止血、改善贫血的作用，每个周期肌内注射 75 ～ 300mg，酌情平分为多天多次使用。

（3）出血严重时需输血、补充血红蛋白及凝血因子，如浓缩红细胞、纤维蛋白原、血小板、新鲜冰冻血浆或新鲜全血。

（4）对于中重度贫血患者，在上述治疗的同时，酌情选择口服或静脉铁剂、促红细胞生成素、叶酸等治疗。

（5）对于出血时间长、贫血严重、抵抗力差并有感染征象者，应及时使用抗生素。

5. 心理健康管理 AUB-O 是妇科内分泌的常见疾病，精神紧张会诱发疾病，而疾病所致的月经异常如月经不规律、出血量异常又会影响患者的心理状态，反复出现的异常出血、对罹患癌症的担心以及多次到医院就医对生活、工作的影响，可能会引发女性的焦虑、烦躁和抑郁等情绪。因此，AUB-O 的诊疗应从患者的治疗需求出发，进行全面管理。在明确诊断后，应给予患者足够的交流时间；注重沟通技巧，通过对疾病的讲解和心理的疏导，帮助患者正视疾病，增强治愈的信心，提高患者治疗的依从性；同时给予规范的治疗减轻疾病症状，切实缓解患者的恐惧和焦虑。相较于青春期和围绝经期 AUB-O，育龄期 AUB-O 的病因则更加复杂，既有内外环境刺激引起的暂时排卵障碍，又有疾病（如多囊卵巢综合征、高催乳素血症、胰岛素抵抗、肥胖、肾上腺及甲状腺功能异常等）引起的长期无排卵；同时，育龄期的 AUB-O 患者生活压力大、社会责任重，特别是还未完成生育的女性。研究显示，处于育龄期的患者焦虑、抑郁评分均高于青春期和围绝经期，所以对于育龄期的 AUB-O 患者，应给予更多的心理关注。诊疗全过程应始终贯穿人文关怀，鼓励患者调整心态，主动参与。焦虑和抑郁评分较高的患者应及时转诊至心理医生或精神科医生进行确诊和治疗。从病程来看，AUB-O 是一种良性疾病，当机体受内部和外界各种因素影响时，就会反复发作或持续存在，因此需要长期管理。当患者正确认识了这些特点后，通常就能以相对平和的心态对待 AUB-O，并不会因为病程较长而产生心理负担。

随着社会的进步，传统的生物医学模式也逐渐发展为生物 - 心理 - 社会医学模式，妇科内分泌疾病的诊疗不仅是医病，也是医人，更重要的是医心，因此关注患者的焦虑和抑郁，重视心理问题的解决，也是 AUB-O 临床治疗的重要组成部分。重视心理健康管理，门诊上可采用内容简单、耗时短、患者易接受的量表进行筛查，发现问题及时转诊和治疗，提高 AUB-O 患者的生活质量。

（陈杰 汪傲）

参考文献

[1] 陈璐，王燕，冯同富，等. 门诊宫腔镜对 10 565 例异常子宫出血患者 PALM-COEIN 病因分类的应用. 现代妇产科进展，2016，25（9）：641-645.

[2] 中华医学会妇产科学分会妇科内分泌学组. 排卵障碍性异常子宫出血诊治指南. 中华妇产科杂志，2018，53（12）：801-807.

[3] 复方口服避孕药临床应用中国专家共识专家组. 复方口服避孕药临床应用中国专家共识. 中华妇产科杂志，2015，50（2）：81-89.

[4] BORZUTZKY C, JAFFRAY J. Diagnosis and management of heavy menstrual bleeding and bleeding disorders in adolescents. JAMA Pediatr, 2020, 174(2): 186-194.

[5] American College of Obstetricians and Gynecologists. Screening and management of bleeding disorders in adolescents with heavy menstrual bleeding: ACOG Committee Opinion, Number785. Obstet Gynecol, 2019, 134(3): e71-e83.

[6] THORNE J G, JAMES P D, REID R L. Heavy menstrual bleeding: istranexamic acid a safe adjunct to combined hormonal contraception?. Contraception, 2018, 98(1): 1-3.

[7] 排卵障碍性异常子宫出血诊治路径共识专家组，中华预防医学会生育力保护分会生殖内分泌生育保护学组. 排卵障碍性异常子宫出血诊治路径. 生殖医学杂志，2020，29（6）：703-715.

[8] 中华医学会妇产科学分会绝经学组. 围绝经期异常子宫出血诊断和治疗专家共识. 中华妇产科杂志，2018，53（6）：396-401.

[9] 中华医学会妇产科学分会妇科内分泌学组. 异常子宫出血诊断与治疗指南（2022 更新版）. 中华妇产科杂志，2022，57（7）：481-490.

[10] 中华医学会妇产科学分会内分泌学组及指南专家组. 多卵巢综合征中国诊疗指南. 中华妇产科杂志，2018，53（1）：2-6.

[11] 秦杰，葛秦生. 实用女性生殖内分泌学. 2 版. 北京：人民卫生出版社，2018.

[12] 北京妇产学会月经病管理分会，青春期异常子宫出血相关问题专家共识专家组. 青春期异常子宫出血相关问题专家共识. 中华妇产科杂志，2024，59（6）：417-426.

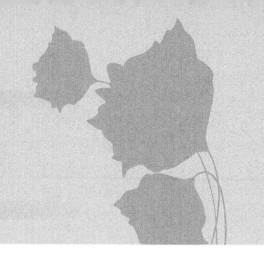

第九章
女性全生命周期心理保健服务与中医情志调摄

第一节　幼儿期和学龄前期女性的心理保健服务与中医情志调摄

　　幼儿期和学龄前期女童的心理健康不仅影响个人发展，还关系到家庭和谐、社会稳定。因此，应该根据女童心理发展的规律，以及不同年龄阶段的心理行为特点，定期对其进行心理行为发育评估，应用中医保健方法，进行情志调摄，科学促进其健康发展。

一、中医对女性幼儿期和学龄前期的认识

　　中医认为，人的生长规律是生、长、壮、老、已。《黄帝内经》揭示了女性一生的全生命周期的生理规律。《素问·上古天真论篇》说："女子七岁。肾气盛，齿更发长；二七而天癸至，任脉通，太冲脉盛，月事以时下，故有子；三七，肾气平均，故真牙生而长极；四七，筋骨坚，发长极，身体盛壮；五七，阳明脉衰，面始焦，发始堕；六七，三阳脉衰于上，面皆焦，发始白；七七，任脉虚，太冲脉衰少，天癸竭，地道不通，故形坏而无子也。"宋代钱乙将小儿的生理特点总结为"五脏六腑，成而未全，全而未壮"。清代吴鞠通《温病条辨》中记载"小儿稚阳未充，稚阴未长者也"，提出小儿为"稚阴稚阳"之体，"稚阴"指精血、津液、脏腑、筋骨、脑髓、血脉、肌肤等有形之质皆未充实和发育成熟；"稚阳"为各脏器组织的功能活动不足。明代医家万全结合"阳常有余，阴常不足"等理论，进一步将小儿五脏的功能特点总结为"五脏之中肝有余，脾常不足肾常虚，心热为火同肝论，娇肺遭伤不易愈"。小儿"五脏六腑成而未全，全而未壮"的生理特点，决定了小儿五脏强弱的不均衡。

二、幼儿期和学龄前期女性的生理心理特点

　　此阶段儿童的身体发育稳步增长，智力逐渐趋于成熟。智能发育逐渐成熟，控制、理解、分析、综合能力不断增强，逐渐具备适应正规学习生活的能力。学龄前期是接受教育和增长知识的重要阶段，家长应与学校密切配合，因势利导，促进儿童的全面发展。此阶段儿童求知欲旺盛，教师和家长应合理安排教育内容，耐心地解答疑问并积极引导。此时期的儿童对阅读已有一定兴趣，但是在识字和注意力方面可能存在挑战，因此需要家长耐心陪伴阅读，逐步培养其阅读能力。幼儿期及学龄前期的儿童活动力强，教师和家长在引导时，应了解儿童的兴趣所在，可在引导时根据儿童提出的问题设计新的问题，在一个问题解决后延伸出其他问题，使儿童的思维始终处于连续状态。这种方式有利于充分发挥儿童的学习积极性，同时在分析、比较各种意见中，逐步提高独立思考、分析问题和解决问题的能力和口头表达能力。

三、中医古籍对幼儿期和学龄前期女性保健的论述

中医历来重视儿童保健工作，积累了多方面的经验。

1. **喂养方面** 小儿脾胃不足，运化功能不足，因此儿童的合理喂养十分重要，辅食添加不宜太早，喂养不宜太饱。《备急千金要方·少小婴孺方》提及，"新生三日后，应开肠胃，助谷神……当用意小增之。若三十日而哺者，令儿无疾。儿哺早者，儿不胜谷气，令生病，头面身体喜生疮，愈而复发，令儿尪弱难养。三十日后，虽哺勿多。若不嗜食，勿强与之，不消复生疾病。"指出儿童喂养，应从少到多，并且辅食添加不能过早。《儒门事亲·过爱小儿反害小儿说》讲："今人养稚子，不察肠胃所容几何，但闻一声哭，将谓饥号，急以潼乳纳之儿口，岂复知量，不吐不已。及稍能食，应口辄与。夫小儿初生，别无伎俩，惟善号泣为强良耳。此二者，乃百病之源也。"指出喂养婴幼儿，不能听到小儿哭闹，就考虑饥饿所致而进行哺乳，这样很容易造成小儿饮食过饱，引起呕吐，影响脾胃功能。

2. **卫生方面** 小儿活泼好动，身上经常是脏的，需要及时做好清洁工作。《备急千金要方·少小婴孺方》中讲"凡浴小儿，汤极须令冷热调和。冷热失所，令儿惊，亦致五脏疾也。凡儿，冬不可久浴，浴久则伤寒；夏不可久浴，浴久则伤热。数浴背冷则发痫；若不浴又令儿毛落"。《小儿卫生总微论方》中也讲"冬不可太热，夏不可令冷，须调停得宜，乃可用之。儿自生之后，须依时洗浴，以去垢污，又不可数数"。指出小儿洗浴，水温非常重要，过冷过热对儿童都不好；洗浴时间亦不能过长，间隔时间亦不能过久，这些工作做好，小儿就会身体舒适，少生疾病。

3. **衣着方面** 穿衣服不应该过于暖和。《奇效良方·小儿门》曰："小儿肌肤未成，不可暖衣，暖则令筋骨软弱。时常宜见风日。若爱惜不见风日，令儿肌肤脆软，便易伤损。……又当消息衣服，无令衣多，多则令儿汗出，汗多则致虚损，风邪易感。"《备急千金要方·少小婴孺方》曰："儿衣棉帛，特忌厚热。慎之慎之！凡小儿始生，肌肤未成，不可暖衣，暖衣则令筋骨缓弱。宜时见风日。"就是讲小儿肌肤发育，卫外功能不完善，穿衣不应过暖，过暖则会使小儿筋骨软弱，易患疾病；并且在天气好时应多到户外活动，以增强小儿体质。

4. **疾病方面** 小儿脏腑娇嫩，形气未充，容易生病。《育婴家秘》："小儿周岁有病者，勿妄用药，调其乳母可也。不得已而用，必中病之药，病衰则已，勿过其则也。"《保婴金镜录·论初生用药》："愚谓凡小儿在月内外者，调补之剂，每服亦不过二三匙。若表散攻伐之药，则每服只可匙许而已，过多则反伤元气。余当量大小虚宜加减。若乳母之疾，致儿为患，当治母为主，子少服之。"这些都是讲小儿患病时，不能乱投医，生活中注意护理喂养，就能避免许多疾病；如果患病，也应病情治愈后，停止服药，不能长时间服药。《备急千金要方·少小婴孺方》讲"小儿新生无疾，慎不可逆针灸之。如逆针灸则忍痛，动其五脉，因易成病"。

5. **教育方面** 明代医家万全提出了"遇物则教之"的方法。《育婴家秘·鞠养以慎其疾》说："小儿能言，必教之以正言，如鄙俚之言勿语也。能食则教以恭敬，如亵慢之习勿作也……言语问答，教以诚实，勿使欺妄也；宾客往来，教以拜揖迎送，勿使退避也；衣服、器用、五谷、六畜之类，遇物则教之，使其知之也；或教以数目，或教以方隅，或教以岁月时日之类。如此，则不但无疾，而知识亦早矣。"注意培养儿童学习习惯、想象与思维能力，使其具有良好的心理素质。可见古代中医对幼儿期和学龄前期儿童的生长、发育健康方面已经进行了非常完备的研究和论述，为当今育儿提供了重要的参考。

四、全生命周期之"幼儿期"和"学龄前期"的理念

《黄帝内经》中"女子七七"指出"女子七岁,肾气盛,齿更发长",幼儿期和学龄前期就是"一七"阶段,正是肾气充沛的时候,乳齿更换,头发开始茂盛。这个阶段的儿童如树苗,生命力是非常脆弱的,需要细心"护苗",预防保健为先,树苗才能健康成长。小儿需要充足的营养和睡眠以保证生长发育;脾胃为后天之本,在饮食调护上要注意平衡得当,预防积食。小儿的语言、智力正在高速发展,情感表达旺盛,家长和老师在此阶段要起到积极向上的引导作用,做好不良情绪疏导。

五、现代研究进展

心理行为发育偏异主要包括一般心理行为问题和常见心理行为发育障碍。幼儿期和学龄前期的心理行为发育在某些方面偏离正常,但未达到精神障碍的诊断标准,通过早期适当的干预可能会恢复正常,这类儿童是儿童心理门诊的主要服务对象。存在心理障碍的儿童应及时转诊至精神专科机构。常见就诊原因依次为发育障碍(如孤独症)、一般问题咨询(如喂养问题、厌食、偏食、口吃等)和行为问题。儿童的一般心理行为问题包括吸吮手指、咬指甲、发脾气、屏气发作、拔毛癖、依赖和退缩行为等。国内对这些问题的干预效果研究还较少,但有研究表明,家庭治疗和社会技能训练等方法对儿童行为问题有效,而认知和心理疏导、言语训练等方法对早期发育性口吃的治疗效果显著,行为干预疗法则对偏食和厌食的儿童效果明显。国内用于干预儿童心理行为发育偏异的方法包括认知疗法、行为疗法(音乐、放松疗法等)、心理干预(游戏治疗)、沙盘游戏、正向行为支持干预、家庭干预(父母行为训练、家庭技能训练和家庭治疗)、感

觉统合训练、支持疗法、情绪疏导、中医中药疗法等。

六、幼儿期和学龄前期女性情志调摄

情志,即喜、怒、忧、思、悲、惊、恐等七种情绪,是中医学对人类情感的系统分类。中医情志调摄疗法是基于我国传统文化的一种常见心理治疗方法,其理论源于《黄帝内经》,是中医典型的心理疗法,反映出中医的独特特色与民族心理特点。情志调摄疗法是在中医理论的指导下,依据五行相克理论,通过不同情志之间的相互制约来进行调节的,即通过运用一种情志来矫正另一种失常的情志。

幼儿期和学龄前期儿童的情绪发展处于高度不稳定状态,情绪反应常常受到具体情境或事物的强烈影响,容易激动且尚未具备良好的自我控制能力,情绪体验相对单一,对复杂情绪的辨别能力较弱。因此,针对这一阶段的心理特点,可以运用中医的情志调摄疗法进行心理干预,以帮助其逐步稳定情绪、改善情绪调节能力。

(一)预见性指导

在儿童定期健康检查中,应基于儿童心理行为发育特点,遵循个体化原则,注重发育的连续性和阶段性特点,进行科学的心理行为预见性指导。此项心理保健服务称为"预见性指导"。

1. 促进亲子交流 鼓励父母多与小儿互动,如说话、微笑、怀抱等;在喂养、护理过程中,以情感丰富的语调、微笑和点头与儿童交流,强调目光交流。

2. 运动能力训练 通过俯卧、竖抱、被动操等练习,锻炼小儿运动和控制能力。

3. 培养生活习惯 帮助儿童形成规律的进食和睡眠习惯,多与小儿进行亲子游戏(如捉迷藏、寻找声音来源等)。

4. 扩大活动和社交 鼓励儿童接触外界环

境和他人、帮助识别他人表情；当儿童情绪低落时，尝试通过转移注意力来缓解；当遇到挫折时，给予鼓励和支持。

5. 支持探索环境 为儿童提供安全的活动场所，鼓励探索、表达情绪和愿望，如陪伴进行亲子互动游戏（如滚球、爬行比赛），引导儿童进行功能性游戏（如喂娃娃、拍睡觉等），促进角色认知和情感表达。

6. 发展语言能力 多讲故事、朗诵儿歌，教导儿童指认书中图画和身体部位，鼓励儿童将语言与实物联系起来，丰富词汇量，引导说出身边物品名称和短语。

7. 鼓励独立与自信 提供自主尝试的机会，对每次的努力都给予鼓励和赞扬，增强儿童独立性和自信心。

8. 培养生活自理能力 教儿童用匙进食、用杯子喝水，练习脱袜子、脱鞋，逐步培养如厕习惯；鼓励儿童参与一些简单的家务活动（如收拾玩具、扫地、递物等），提升自信心和参与热情。当儿童企图做危险的活动时，应当及时制止；对不合理的行为（如无理哭闹）则可采用忽视（不予理睬）或转移等行为矫正方法，让其懂得日常行为的对与错，逐步养成良好的行为习惯。

（二）中医情志调摄的方法

中医对儿童情志调理有其独特的一面，主要体现在养和育方面。中医认为"神、魂、意、魄、志"是从父母精血结合诞生生命的那一刻起，相伴而生，主宰人体由形体初具、出生成长至生命终结的全过程生命活动。"神、魂、意、魄、志"必须与机体有机结合在一起，才能成为一个生命体，不可以离开机体而单独存在。幼儿期和学龄前期精神情志的变化是由于内在脏腑功能失调引起的，因此，在幼儿期和学龄前期情志调摄方面，中医通过观察儿童言行、气味等多种外在的变化，重在运用多种传统疗法干预儿童的脏腑功能，从而调摄儿童情志，使其恢复正常。

常用的方法有以下几种。

1. 中药辨体保健药膳 健脾汤：太子参6g、白术6g、茯苓6g、甘草3g，瘦肉100g，生姜2片。每剂煎成100ml，早、晚分服，每次50ml。10日为1个疗程。以上为1~3岁儿童的用量，0~6月龄儿童中药剂量减至1/3，6月龄~1岁儿童中药剂量减半。

亦可通过五脏养生食疗来调摄。

（1）养肝：甘麦大枣汤、枸杞枣仁汤治疗小儿多动症。甘麦大枣汤由甘草、小麦、大枣三味药组成，对心肝有余之气有制其余的作用，宜于小儿服用。枸杞枣仁汤有滋补肝肾，养阴潜阳功效，由枸杞子、枣仁两味药组成。

（2）养心：灯心草猪肉汤治疗小儿夜啼，灯心草味甘淡、微寒，归心、肺、小肠经，有利尿通淋、清心降火的功效，适用于小儿心火内盛引起的夜啼。清胆宁神茶饮方治疗小儿睡惊症，由钩藤、淡竹叶、菊花、甜叶菊四味药组成，全方清散温和，清胆宁神。枣仁粥具有养阴、补心安神的功效，适用于心脾两虚的小儿惊悸等症。

（3）养脾：山药芡实粥治疗小儿脾虚腹泻，方中山药健脾利湿，芡实健脾固肾、收敛止泻。石斛乌梅饮滋养胃阴，促进食欲，适用于胃津不足型小儿厌食症。

（4）养肾：菟丝子、芡实猪小肚汤、盐煨猪腰等辅助治疗小儿遗尿。

（5）养肺：猪肺党参百合汤具有补肺健脾，养阴止咳的功效，适用于气虚久咳型小儿慢性支气管炎。

2. 穴位按摩方案

穴位：足三里、脾俞。

操作方法：补法按摩，使局部有麻胀感，每穴点按约50次。每日1次。

3. 摩腹

操作方法：操作者用手掌掌面或示指、中指、环指指面附着于小儿腹部，以腕关节连同前臂作环形有节律移动的方法，称为摩法。摩

3～5分钟。

4. 小儿捏脊

位置： 背脊正中，大椎至尾骨末端处。

操作方法： 双手的中指、环指、小指握成空拳状，手心朝上，示指半屈，拇指伸直并对准示指的前半段，各指要自然。操作时应从儿童尾椎下的长强穴开始（由于长强不易取穴，实际操作时可从尾骨下开始），术者用双手的示指与拇指合作，在示指向前轻推患儿皮肤的基础上与拇指一起将儿童的皮肤捏拿起来，然后沿着督脉，自下而上，左右两手交替合作，按照推、捏、捻、放的先后顺序，自尾椎下的长强穴向上捏拿至脊背上端的大椎穴，此为捏1遍，如此捏6遍。在第5遍捏拿儿童脊背时，在患儿督脉两旁的脏腑俞穴处，用双手的拇指与示指合作分别将脏腑俞穴的皮肤，用较重的力量在捏拿的基础上，提拉一下。捏拿第6遍结束后，用双手的拇指腹部在患儿腰部的肾俞穴处，在原处揉动的动作中，用拇指适当地向下施以一定的压力，揉按结合。

5. 穴位艾灸方案

穴位： 足三里、关元。

操作方法： 用艾条温和灸法，每穴灸3～5分钟，以皮肤稍起红晕为度。每日1次，10日为1个疗程。

6. 膳食保健方案

饮食调养可选用具有健脾益气作用的食物，不可食用过于黏腻或难以消化的食物。饮食应营养均衡，适时调养。可多食有补脾作用的食物，如牛肉、狗肉、鸡肉、山药、小米、粳米、糯米、扁豆、红薯、鸡蛋、鲢鱼、菜花、胡萝卜、香菇等。

7. 饮食指导

0～6月龄纯母乳喂养，6月龄～3岁处于以乳食为主转变为以普通饮食为主的时期。咀嚼功能较差，脾胃功能薄弱，食物宜细、软、烂、碎，营养均衡，养成良好的饮食习惯，避免偏食、纵儿所好，乳食无度。《小儿病源方论·养子调摄》曰："养子若要无病，在乎摄养调和。吃热、吃软、吃少，则不病；吃冷、吃硬、吃多，则生病"。食物品种要多样化，以谷类为主食，每日还可给予1～2杯豆浆或牛奶，同时进食鱼、肉、蛋、豆制品、蔬菜、水果等多种食物，荤素搭配。

8. 耳穴贴压

耳穴： 脾、肾穴。

操作方法： 将王不留行贴在0.6cm×0.6cm的胶布中央，用镊子夹住贴敷在选用的耳穴上，每日按压2次，每次每穴按压30秒，3～7日更换1次，双耳交替。10次为1个疗程。

9. 穴位敷贴方案

穴位： 足三里、关元。

操作方法： 黄芪、白术打粉，以食醋调敷上穴，贴敷2小时。每日1次，10日为1个疗程。

10. 生活起居保健（中医护理）

（1）衣着要宽松，寒温适宜，避免过暖，不可紧束而妨碍气血流通，影响骨骼发育。《小儿未识总微论方·慎护论》曰："凡儿常令薄衣……薄衣之法，当从秋习之；若至来春稍暖，须渐减其衣，不可便行卒减。"

（2）要有足够的睡眠，注意逐步形成夜间以睡眠为主、白天以活动为主的作息习惯。

（3）经常带儿童到户外活动，多晒太阳，增强体质，增强对疾病的抵抗力。

（4）培养良好的生活习惯，睡前及晨起漱口刷牙，逐渐教儿童学会自己洗手洗脚、穿脱衣服，正确使用餐具和独立进餐等。

（周俊亮　邬素珍　梁城玮）

参考文献

[1] 王冰. 黄帝内经. 北京：中医古籍出版社，2003.

[2] 吴瑭. 温病条辨. 福州：福建科学技术出版
    社，2010.

[3] 孙思邈. 备急千金要方. 沈阳：辽宁科学技
    术出版社，1997.

[4] 张从正. 儒门事亲. 沈阳：辽宁科学技术出
    版社，1997.

[5] 龚廷贤. 万病回春. 北京：中国中医药出版
    社，2019.

[6] 董宿. 奇效良方：下. 呼和浩特：内蒙古人
    民出版社，2006.

[7] 潘桂娟. 中医历代名家学术研究丛书：万密
    斋. 北京：中国中医药出版社，2017.

[8] 薛己. 保婴金镜录. 苏州：书业堂，1809.

[9] 危亦林. 世医得效方. 北京：人民卫生出版
    社，1990.

第二节　学龄期女性心理保健服务与中医情志调摄

学龄期是青春期前的一个生理发展阶段，通常指 6 ～ 7 岁至青春期前（女性为 10 ～ 11 岁，男性为 11 ～ 12 岁）。这是衔接学龄前期与青春期的关键过渡期，此期儿童的体格生长速度相对缓慢，除生殖系统外，其他系统和器官的外形均已接近成人，身体的免疫力也基本完善。随着儿童开始入学读书，生活方式和日常要求都发生了较大的变化。因此，需注重心理教育，要以德、智、体全面发展为目标，帮助其健康成长。

至。"肾生最先""肾足最迟""肾衰最早""肾最需护"为名医柴嵩岩提出的"肾之四最"学说，体现了肾气的充盛与否对生长发育和生殖起到至关重要的作用。《素问·宝命全形论》云："人生有形，不离阴阳。"《素问·生气通天论》云："阴平阳秘，精神乃治。阴阳离决，精气乃绝。"小儿自离开母体之后开始自身的阴阳平衡过程。人体的阴阳变化与天癸密切关系，阳气随着天癸来临和离去，其盛衰变化的阶段性十分明显。

一、中医对女性学龄期的认识

《素问·上古天真论》云："女子七岁肾气盛，齿更发长，二七而天癸至，任脉通，太冲脉盛，月事以时下，故有子。"肾为先天之本，禀受于父母之精。在胚胎形成之前肾精即已存在，待人出生之后又得后天水谷之精充养方逐渐成熟，此乃"肾生最先"；人从胚胎发育到出生后的数年中，由于"肾气"未盛，天癸未至，则不生欲念。肾精虽很早就存在于人体中，但具有性征的肾气却要经过比较长的一段时间，在天癸的作用下，鼓动充实的冲脉，方有月经出现，此乃"肾足最迟"；可见女子在儿童至少年时期，肾的功能已居主导地位，但此期处于生长发育初期，肾气尚未充实。古人条件相对落后，女子至十四岁左右，肾气足，天癸至，冲任盛，则月事按时而

二、学龄期女性的生理心理特点

学龄期是由童年过渡到成年的重要发育阶段。此时，儿童的体格发育率先加速，随后生殖系统逐渐成熟，第二性征开始显现。但是个体的发育受地区、气候及种族等因素的影响，存在提前或推迟 2 ～ 4 年的差异，家长无须过于担心。随着性器官的发育，女性会出现乳房隆起和月经初潮等生理变化，并开始逐步融入更广泛的社会环境，易受外界影响，对周围事物敏感，渴望展示自己在家庭或社会中的角色。这一时期，在生理上、心理上均出现了较明显的变化。骨骼发育，学龄期儿童骨骼发育有很大变化。颅骨已完全骨化，脊柱的生理曲度已形成，但尚未固定。由于儿童骨内含钙盐较少，富有弹性且易弯曲。肌肉的发育，肌肉系统中大肌群比小肌群的

发育更迅速。为了更好促进儿童骨骼和肌肉的发育应尽力满足儿童户外活动的需求（跳绳、荡秋千等）。由于小肌群发育较慢，应给予适当的锻炼（书写、绘画、手工等），但都不适宜长时间锻炼。神经系统，此时儿童的大脑的形态结构基本完成。随着大脑的发育，儿童的思维能力明显提高，独立学习能力也开始发展，行为也变得更有意识。此阶段儿童模仿能力强，但对抽象概念思维能力较差，在学习过程中，应采用直观的方法。学龄期儿童脑的功能不断完善，心理和行为也得到进一步发展。

三、中医古籍对学龄期女性中医保健的论述

《温病条辨·解儿难》提到"小儿但无色欲耳，喜怒悲恐，较成人更专且笃，亦不可不察也"。学龄期是儿童认知发展重要时期，自我意识形成逐渐增强，要注意到可能出现的认知障碍以免不良轻诺寡信产生。朱丹溪在《格致余论·慈幼论》中提及"人生十六岁以前，血气俱盛，如日方升，如月将圆。惟阴长不足"。儿童的生长发育有赖于阳气之盛，表现出现阳气偏盛、生长迅速、阳常有余的特点，从而导致脾胃肾阴液不足，调理上注意阴阳平衡。

四、全生命周期之"学龄期"的理念

学龄期，相当于《黄帝内经》的一七与二七之间，体内肾气初升，此时乳牙换恒牙，头发也逐渐浓密。女子生长发育加速，应该关注饮食与卫生。《黄帝内经》云："多食甘，则骨痛而发落。"即儿童应注意少吃甜食，因甘味入脾，过食易克伤肾水，导致发育异常，还可能导致龋齿。此外，因外阴部邻近肛门，如不注意清洁易发生感染，母亲如有霉菌感染、滴虫阴道炎，亦有可能通过日常生活密切接触传播给儿童。所以，家长需特

别注重女童的外阴清洁。此阶段如果出现乳房发育，或阴毛、腋毛生长等第二性征提前发育的现象，需考虑性早熟可能，应及时去专科就诊。

五、现代研究进展

学龄期注意缺陷多动障碍（ADHD）为儿童时期较为常见的一种神经发育障碍，主要表现为与年龄或发育水平不相称的核心症状，如注意力不集中、多动、行为冲动等，对儿童学业、认知功能、情感、职业表现、社交等多方面造成极大损害。从中医的角度来看，情绪障碍被视为人类精神意识活动在外部的重要表现。精神为物质实体的重要产物，而五脏的精气则是情志产生的重要物质基础。古代医书《素问》有云："人有五脏化五气，以生喜怒悲忧恐。"情志对应五脏，即肾主恐、肺主忧、脾主思、心主喜、肝主怒。不同的情绪变化会累及各个脏腑，就此生成各式各样的病理变化。总体而言，情绪障碍源于脏腑间的平衡与协调关系被破坏，导致机体代谢功能异常，从而引发各类疾病。

合理的心理干预在缓解情绪障碍方面也有积极效果。学龄期儿童处于身心发展过程中，具备较强的可塑性。认清其发展阶段，明确情绪、认知、行为、心理情况，采用有效的心理干预措施可明显改善其不良情绪。

六、学龄期女性情志调摄

（一）培养良好的生活习惯和心理素质

学龄期儿童的体格在持续增长，脑的形态发育也与成人相同。这个时期要注重预防常见病，如肠道寄生虫病、龋齿、近视等，确保营养充足，强化体格，注意锻炼。保证充足的休息和睡眠，定期加强健康检查，在心理层面可以进行综合感觉评估、气质评定。对于学习困难的儿童要进行智力、多动症等相关的评估工作。将德智体

美劳等综合素质的发展作为根本目标，有效培养儿童良好的生活习惯、心理素质、学习习惯与道德品质。注重亲子关系和儿童行为的改变，降低精神行为障碍的发病率。

（二）中医情志调摄方法

1. **道德品质的培养**　父母应按照正确的道德观规范儿童的行为，及早进行道德品质的培养。

2. **正面的鼓励和支持**　儿童天真无邪，活泼好动，对客观世界有着浓厚的兴趣，但由于其尚分不清是非和不适应集体教育，会表现出各种注意力不集中、胆怯、急躁、撒谎，甚至打架、骂人等异常行为。对此家长应循循善诱，以正面的鼓励和支持为主，不可采用打骂、歧视和体罚等方法，以免影响儿童身心健康。《千金翼方·小儿·小儿杂治法》指出："十岁以下，依礼小学，而不得苦精功程，必令儿失心惊惧；及不得苦行杖罚，亦令儿得癫痫……尤不得诽毁小儿。"已认识到精神虐待教育方法的危害。错误的教育方法容易使儿童精神受到刺激，失去自尊、自信，形成错误的人生观。

3. **药膳保健法**

（1）枣麦粥

原料：酸枣仁 30g，小麦 30 ～ 60g，粳米 100g，大枣 6 枚。

做法：将酸枣仁、小麦、大枣洗净，加水煮至 10 沸，取汁去渣，加入粳米同煮成粥。每日 2 ～ 3 次，温热食。

功效：养心安神。适用于学龄期女性肝火旺、心火旺，易发脾气，烦躁，失眠等。

（2）银耳莲子百合汤

原料：银耳 100g，莲子 30g，百合 20g，合欢花 5g，冰糖适量。

做法：洗净银耳切小朵，加入其他材料，加水煮 45 分钟，加入冰糖调味。

功效：健脾养心、疏肝安神，适用于学龄期女性轻微焦虑症。

（3）莲子珍珠母汤

原料：莲子 30g、珍珠母 30g，龙眼肉 15g、首乌藤 10g。

做法：上述几味药材洗净后，放入砂锅内加水同煮，放凉后食用莲子、龙眼肉，同时将汤喝掉。

功效：健脾、养血、清心、安神，适用于学龄期女性多动症。

4. **耳穴调神法**

（1）耳穴贴压法

穴位：主穴：垂前、皮质下、神门、枕。配穴：肝、胆、心、三焦。

操作方法：将王不留行贴在大小为 0.6cm × 0.6cm 胶布中央，用镊子夹住贴敷在选用的耳穴上，每日按压 2 次，每次每穴按压 30 秒，3 ～ 7 日更换 1 次，双耳交替。10 次为 1 个疗程。

（2）耳穴按摩法

按摩前准备：修剪指甲，清洗耳朵，耳朵表面涂少许安神精油。

操作方法：

A. 按摩耳郭周围的穴位：如图 9-1、图 9-2 所示，耳门、听宫、听会、下耳根、耳迷根、上耳根 6 个穴位，每个穴位按摩 7 次。

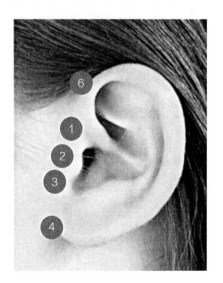

图9-1　耳郭周围穴位
1. 耳门；2. 听宫；3. 听会；4. 下耳根；
6. 上耳根。

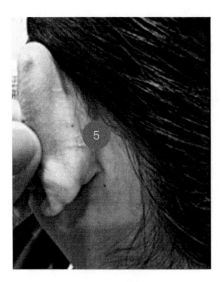

图9-2 耳迷根

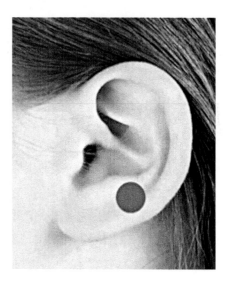

图9-4 国际耳穴枕区

B. 双手掌心搓热，用掌根从耳背与头颅交界线向前把耳郭压倒，掌心向前滑动按摩，做4个八拍；然后双手掌心搓热，用掌心盖住双耳背，打圈按摩，4个八拍。

C. 按揉神门：如图9-3所示，将拇指和示指分别放在神门（三角窝后1/3上半部分）前后对应的位置，进行按摩，可以达到安神定志的作用。

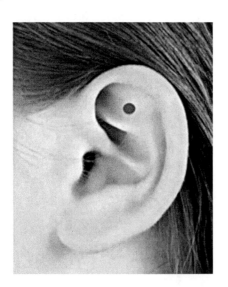

图9-3 神门穴

D. 按揉国标耳穴枕区（其中有欧洲耳穴的抑郁点），如图9-4所示，拇指、示指前后对应按摩，4个八拍。

E. 按摩耳垂与颜面部的交界线（如图9-5），分别用拇指和示指前后对应按摩，从上到下，做4个八拍，有效缓解不良情绪。

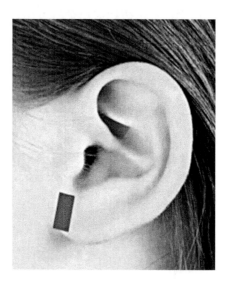

图9-5 耳垂与颜面部的交界线

5. 穴位按摩法

（1）劳宫

定位： 属手厥阴心包经，摊开手掌，中指自然弯曲，中指点在手心即是。

操作方法： 将拇指指尖垂直立于掌心劳宫的位置，示、中两指立于掌背对应侧，点按时，拇指要垂直向下用力，前后一致，然后拇指向内侧抠按，会有酸麻的感觉。每天不拘次数地掐按，每次约 2 分钟，同时伴有均匀呼吸，此穴能泻心火，镇静安神、健脑益智，能缓解心火亢盛之烦恼。

（2）风池

定位：在颈后，项部枕骨之下两侧，横平风府穴，胸锁乳突肌上端与斜方肌上端之间的凹陷中。

操作方法：把两个手的大拇指分别放在穴位上，逆时针和顺时针的方向分别揉按 3 分钟。此穴能起到提神醒脑效果，又能舒缓疲劳感和不良情绪。

（3）角孙

定位：在头部，耳尖正对发际处。

操作方法：用大拇指指腹轻柔点按此穴位，每分钟 30～40 次，按摩 3 分钟。能缓解头胀头痛，按压力度不宜太大。

（4）膻中

定位：胸部前正中线上，两个乳头连线中点。

操作方法：以大拇指指腹稍微用力揉压，揉压 5 秒钟后再休息 3 秒钟即可。生气时可以向下捋 100 次，既能顺气和缓解岔气，又能起到宁心神的功效。

（5）太冲

定位：位于足背，第 1、2 跖骨间，跖骨结合部前方凹陷中，或触及动脉搏动处。

操作方法：两个大拇指分别按在两侧的太冲上，斜着向上按摩此穴位，一直感觉到向上传到脚踝部位、局部有酸胀感为止，1 日按摩 1 次，一次约 15 分钟。能起到清肝火的作用。

（6）肩井

定位：在肩胛区第 7 颈椎棘突与肩峰最外侧点连线的中点。

操作方法：以拳头用力敲打肩井，能快速缓解颈部疲劳感，为大脑提供足够血液，缓解头痛症状。

（7）内关

定位：腕掌侧远端横纹上 2 寸，掌长肌腱与桡侧腕屈肌腱之间。

操作方法：用大拇指指尖按揉内关，局部有酸胀感为止，每次按摩 2 分钟，1 日按摩 3 次。此穴位按摩能起到理气止痛、宁心安神效果，帮助调节不良情绪。

（邬素珍　周俊亮　杨光林）

参考文献

[1] 朱震亨. 格致余论. 北京：人民卫生出版社，1956.

[2] 万全. 养生四要. 北京：中国中医药出版社，2016.

[3] 刘完素. 素问病机气宜保命集. 北京：中国中医药出版社，2007.

[4] 高濂著. 遵生八笺. 兰州：甘肃文化出版社，2004.

第三节　青春期女性心理保健服务与中医情志调摄

青春期是个体从儿童向成年人过渡的重要阶段，通常定义为从第二性征开始发育的时期，一般从 11～12 岁开始，在 16～18 岁结束。这一时期标志着身体发育的完成，女性会出现第二性征，如乳房发育、月经初潮及腋毛和阴毛的生长等，随之而来的是体格的快速增长。在这一阶段，女性心理、生理方面都会发生很大的变化。身体和第二性征发育对女性的心理特征及社会生活产生了重大的影响，由此可能产生困扰、自卑、不安、焦虑等一系列的心理健康问题。

一、中医对女性青春期的认识

《素问·上古天真论》曰："女子二七而天癸

至，任脉通，太冲脉盛，月事以时下，故有子；三七，肾气平均，故真牙生而长极……"这段文字描述了人体生长、成熟、衰老的各个过程，从中可知，女子的"二七"至"三七"这段时期与青春期阶段非常近似。在这个过程中最为重要的当为"天癸"，不论男女，皆"天癸至"而引发一系列成长现象。张景岳《类·藏象类》曰："其在人身，是为元阴，亦曰元气，人之未生，则此气蕴于父母，是为先天之气。……第气之初生，真阴甚微，及其既盛，精血乃旺，故女必二七，男必二八而后天癸至。天癸既至，在女子则月事以时下，在男子则精气溢泻，盖必阴气足而后精血化耳。"古人认为天癸是化生精血之气，而非精血本身，其在功能上的动力作用，可以涵盖为元气，而在物质方面，可以涵盖为元阴，天癸既是生长发育的动力，又是不可或缺的启动性物质。从天癸的本质探究可知，天癸是人体从稚嫩走向成熟的重要启动性物质与力量，是青春期生理机能启动的物质基础和能量基础。

二、青春期女性的生理心理特点

（一）青春期女性生理发展的特点

青春期是生长发育的第二次高峰，该时期的生长发育主要有赖于肝、脾、肾三方面的协同作用。

1. 肝 肝者，将军之官，主疏泄。主要表现在调畅情志、调节生殖功能等方面。青春期女子的月经来潮，有赖于肝主疏泄功能的正常。肝的疏泄功能正常，则女子排卵正常；若肝失疏泄，气机郁结，则表现为女子经行不畅、痛经等不适。

2. 脾 脾者，气血生化之源，为后天之本。脾统血，脾气健运，一身之气化生有源，气足而固摄有权，血液在脉内正常运行，而不致外逸。若脾失健运，气生无源，气虚而固摄乏力，血不归经溢出脉外，则会导致皮下出血、崩漏等。

青春期生理变化很大，月经初潮是青春期的重要标志，通常数年后才会建立规律的月经周期。若脾功能失常，可能会出现月经过多等情况。

3. 肾 肾主生殖，《素问·上古天真论》云："女子七岁，肾气盛，齿更发长。二七而天癸至，任脉通，太冲脉盛，月事以时下……丈夫八岁，肾气实，发长齿更。二八，肾气盛，天癸至，精气溢泻，阴阳和，故能有子。"可见，青春期生殖器官的发育、性功能的成熟与维持及生殖能力等，都与肾精及肾气的盛衰密切相关。生殖功能的具备与丧失，其决定因素是天癸。天癸，是肾精及肾气充盈到一定程度所化生的一种精微物质，能促进人体生殖器官发育成熟和维持人体生殖功能。若肾精和肾气不足，可见生殖器官发育不良、性成熟迟缓等。

肾在志为恐，肾精充足，则接受外界刺激时能产生相应的心理调节。若肾精不足，则心理调节能力下降，稍受刺激则表现为恐惧不宁、手足无措。若过恐伤肾，可导致月经失调、二便失禁等。

该时期全身发育迅速，随着青春期的到来，全身发育迅速，逐渐成熟。由于骨骼和肌肉发育较快，身高和体重迅速增加。青春期女孩身高增长 5～7cm。生殖器官的发育明显，性腺发育与性激素分泌的逐渐增加，使生殖器各部有了明显的变化，这是第一性征。女性外生殖器从幼稚型变为成人型，阴阜隆起，大阴唇变肥厚，小阴唇变大且有色素沉着；阴道的长度和宽度增加，阴道黏膜变厚，出现皱襞，子宫增大，尤其是子宫体明显增大，使子宫体占子宫全长的三分之二；输卵管变粗，弯曲度减少，卵巢增大，皮质内有着不同发育阶段的卵泡，使表面稍有不平。由于性腺活动增强，性激素分泌增多，逐渐出现第二性征。女性声调变高，乳房发育丰满而隆起呈半球状，出现腋毛和阴毛，臀部、骨盆变圆变宽，胸、肩部的皮下脂肪增多，显示了女性特有的体态。

（二）青春期女性心理发展的特点

心理的发展是指心理活动的发生、发展与变化的过程，包括了人的智力的发展、情绪情感的发展、意志的发展和个性心理特征的发展。

心理健康是一种适应良好的状态，即个体在适应环境的过程中，生理、心理和社会性方面达到协调一致。青春期良好的心理功能状态主要表现为以下几个方面。

1. **智力发展正常**　智力发展正常是青少年进行正常学习和生活的最基本条件。个体智力发展水平与其实际年龄相符合，是心理健康的一个重要标志。

2. **正确认识自己**　能够体会到自己存在的价值，既能了解自己，又能接受自己；既能发现自己的优点，也能发现自己的不足，并能逐渐地改变不足；同时还会努力地发展自己的潜能，即使对自己无法弥补的缺陷，也能坦然面对。

3. **会与人相处**　学会与人相处也是青春期女性心理健康的一个标准，也是社会化的重要内容。心理健康的青春期女性能够在家庭、学校、社会当中处理好与父母、与老师、与朋友的关系。能够接受他人，悦纳他人，能认可别人存在的重要性，也能被他人所理解，被他人和集体所接受，能与他人相互交流与沟通，与人相处总是积极的态度多于消极的态度，因而在社会中有较强的适应力和较充足的安全感，从而建立起融洽和谐的人际关系。

4. **会协调与控制情绪**　心理健康的青春期女性，在乐观、满意等积极情绪体验方面占优势，尽管会有悲哀、困惑、失败、挫折等消极情绪出现，但不会持续长久，能够适当表达和控制自己的情绪，能抵制和克服消极不良情绪。

5. **热爱学习，热爱生活，热爱生命**　青春期正处于人生的黄金时期，这一时期应对生活充满激情，能深切感受到生活的美好和生活中的乐趣，在生活中，能充分发挥各方面的潜能和力量。

三、中医古籍对青春期女性中医保健的论述

青春期女性情志调摄保健主魂，魂为中医五神之一，是中医藏象理论的重要组成部分。《左传·昭公七年》云："人生始化曰魄，即生魄，阳曰魂。"魂本质为阳气，主外主动。《杂症会心录·魂魄论》曰："气足则生魂，魂为阳神。"魂为阳气所生，是神之初气，随神往来。魂构成人的思维才智，主思维、想象，评价、决断、情感、意志等，是人体先天知觉系统与后天高级心理活动的统一。魂舍于血藏于肝，统摄肝之疏泄，调摄气机。

"魂"与肝密切相关。《灵枢·本神》："随神往来者谓之魂。"肝主情志，与"神、魂、意、志"联系紧密，对全身的生理功能产生影响。《素问·六节藏象论》曰："肝者，罢极之本，魂之居也，其华在爪，其充在筋，以生血气，其味酸，其色苍，此为阳中之少阳，通于春气。"《素问·阴阳应象大论》曰："东方生风，风生木，木生酸，酸生肝，肝生筋，筋生心，肝主目。"《灵枢·本神》曰："肝藏血，血舍魂。"肝具有贮藏血量和调节血量的生理功能，肝的藏血功能正常，则魂有所舍。肝主疏泄，与人的情志关系极为密切，一旦肝脏受扰，气机失调，人体就会出现情志方面的改变。

肝为刚脏，肝主疏泄。疏泄功能正常，则气机调畅，血行畅通，气血和调。若疏泄功能失常，则肝气上逆，或肝气郁结而化火，常见急躁易怒、心烦失眠、情绪容易激动等症。

四、全生命周期之"青春期"的理念

青春期是从幼儿时期过渡到成人时期的转折阶段。若心理不能很好地过渡，无法适应青春期带来的生理变化等，就容易出现情绪不稳定、易冲动、易发脾气等情况，久之则容易形成气郁质

的体质。青春期女性除上述表现外，还可能出现手足欠温，畏冷喜暖，易出现排便困难等情况，有时出现月经后期、经血不足、经血色淡等症状。

此时期多为气血亏虚，情志不畅、肝气郁结，"木火刑金"所致。《灵枢·营卫生会》曰："泌糟粕，蒸津液，化其精微，上注于肺脉，乃化而为血……命曰营气。"《素问·平人气象论》曰："脏真高于肺，以行营卫阴阳也。"可见，营气化血需要肺气的参与并在肺脉中完成。明代张景岳在《景岳全书·妇人规》中云："经血为水谷之精气，和调于五脏，洒陈于六腑，乃能入于脉也。凡其源源而来，生化于脾，总统于心，藏受于肝，宣布于肺，施泄于肾，以灌溉一身。在男子则化而为精，妇人则上为乳汁，下归血海而为经脉。"可见，若肺的"宣布"失职，则营气不能化生为血而影响月经，故而肺气偏弱质的女性，月经易推迟或易出现经血不足、色淡的情况。

五、现代研究进展

在青春期，女性的下丘脑-垂体对雌激素的正反馈尚未建立。月经初潮后 1～5 年女性的无排卵月经发生率为 20%～50%。如果此期间受到过度劳累、应激等刺激，或肥胖、胰岛素抵抗等遗传因素的影响，可能会导致功能性出血，患者卵巢内卵泡有不定时、不同程度的发育，无优势卵泡形成。由于雌激素的分泌不规律，血清雌激素水平会呈现波动，无法诱导黄体生成素的峰值形成，导致黄体缺失和孕酮水平低下。这种情况可能引发子宫内膜的增生，甚至持续增殖，进而出现不规律的脱落，表现为雌激素撤退或突破性出血，导致出血量增多或持续不断。此外，卵巢泡膜细胞良性增生引起雄激素生成过多，造成月经紊乱、排卵障碍、肥胖、多毛，可伴有高胰岛素血症、胰岛素抵抗和脂质代谢异常的一组症候群。

六、青春期女性情志调摄

青春期女性保健与肝、脾、肾密切相关。

（一）调肝的中医保健方案

青春期女性易出现脾气暴躁、性情偏激、任性冲动、夜卧欠安、时感口苦等，这些与肝的关系密切。

1. **中药辨体保健方案**
调理方法：平肝清热。
方药：桑叶 10g、菊花 10g、淡竹叶 10g、灯心草 2g、钩藤 10g、甘草 3g。每剂煎成 100ml，早、晚分服，每次 50ml。10 日为一个疗程。

2. **穴位按摩方案**
穴位：太冲、期门、蠡沟。
操作方法：期门、蠡沟平补平泻法按摩，太冲泻法按摩，使局部有麻胀感，每穴点按约 50次。每天 1 次。

3. **穴位敷贴方案**
穴位：胆俞、肝俞。
操作方法：连翘、黄连打粉，以食醋调敷上穴，贴敷 2 小时，每日 1 次，10 日为 1 个疗程。

4. **穴位艾灸方案**
穴位：太冲、肝俞。
操作方法：用艾条温和灸法，每穴灸 3～5分钟，以皮肤稍起红晕为度。每日 1 次，10 日为 1 个疗程。

5. **耳穴保健方案**
耳穴：肝、胆、神门、三焦。
操作方法：将王不留行贴在大小为 0.6cm×0.6cm 的胶布中央，用镊子夹住贴敷在选用的耳穴上，每日按压 2 次，每次每穴按压 30秒，3～7 日更换 1 次，双耳交替。10 次为 1 个疗程。

6. **膳食保健方案** 可以适当吃一些性寒而味苦，具有清肝火作用的食物，如苦瓜、苦菜、百合、苦丁茶、枸杞叶等。

茸、鱼肚、紫河车、蜂王浆、红参等温补食物。

（二）肾虚保健方案

如兼有身材偏小，毛发少泽，面色偏黑而少光泽，记忆力较差，气息低怯，腿脚偏软、不能久行，月经后期，月经量少等肾气不足表现时，需要补肾调理。

1. 中药辨体保健方案

调理方法：补益肝肾。

方药：六味地黄汤加减。熟地黄 10g、山药 15g、山茱萸 10g、泽泻 5g、牡丹皮 5g、茯苓 10g、麦芽 10g。每剂煎成 100ml，早、晚分服，每次 50ml。10 日一个疗程。以上为 2 岁以上儿童用量，6 月龄～ 2 岁儿童中药剂量减半。

2. 穴位按摩方案

穴位：肝俞、肾俞、关元。

操作方法：肝俞、肾俞、关元，平补平泻法按摩，使局部有麻胀感，每穴点按约 50 次。每日 1 次。

3. 穴位敷贴方案

穴位：关元、肾俞。

操作方法：龙眼肉、艾叶、川椒打粉，以食醋调敷上穴，贴敷 2 小时，每日 1 次，10 日为 1 个疗程。

4. 穴位艾灸方案

穴位：脾俞、肾俞、关元。

操作方法：用艾条温和灸法，每穴灸 3 ～ 5 分钟，以皮肤稍起红晕为度。每日 1 次，10 日为 1 个疗程。

5. 耳穴保健方案

耳穴：肝、脾、肾、内分泌。

操作方法：将王不留行贴在大小为 0.6cm × 0.6cm 的胶布中央，用镊子夹住贴敷在选用的耳穴上，每日按压 2 次，每次每穴按压 30 秒，3 ～ 7 日更换 1 次，双耳交替。10 次为 1 个疗程。

6. 膳食保健方案 宜多吃性质温性，具有清补作用的食物，如高粱、小麦、核桃、栗子、花生、腰果、夏威夷果等。不建议进食阿胶、鹿

（三）脾虚保健方案

如兼有容易疲劳，肤色微黄，形态偏瘦，喜静懒动，食欲稍差，偏食，流涎，大便偏溏，月经量少、色淡等脾虚表现，需要健脾保健。

1. 中药辨体保健方案

调理方法：健脾。

方药：四君子汤：太子参 10g、白术 10g、茯苓 10g、甘草 3g。每剂煎成 100ml，早、晚分服，每次 50ml。10 日一个疗程。

2. 穴位按摩方案

穴位：足三里、中脘。

操作方法：足三里，平补平泻法按摩；中脘，补法按摩，使局部有麻胀感。每穴点按约 50 次，每日 1 次。

3. 穴位敷贴方案

穴位：足三里、中脘。

操作方法：黄芪、白术打粉，以食醋调敷上穴，贴敷 2 小时，每日一次，10 日为 1 个疗程。

4. 穴位艾灸方案

穴位：足三里、中脘。

操作方法：用艾条温和灸法，每穴灸 3 ～ 5 分钟，以皮肤稍起红晕为度。每日 1 次，10 日一个疗程。

5. 耳穴保健方案

耳穴：脾、皮质下、交感。

操作方法：将王不留行贴在大小为 0.6cm × 0.6cm 的胶布中央，用镊子夹住贴敷在选用的耳穴上，每日按压 2 次，每次每穴按压 30 秒，3 ～ 7 日更换 1 次，双耳交替。10 次为 1 个疗程。

6. 膳食保健方案 应多食有补脾作用的食品，如牛肉、狗肉、鸡肉、山药、小米、粳米、糯米、扁豆、红薯、鸡蛋、鲢鱼、花菜、胡萝卜、香菇等。

（杨光林 周俊亮 周世杰）

参考文献

[1] 张介宾. 类经. 北京：人民卫生出版社, 1965.
[2] 汪蕴谷. 杂症会心录. 北京：中医古籍出版社, 1991.
[3] 张介宾. 景岳全书. 北京：中国中医药出版社, 1994.

第四节　育龄期女性心理保健服务与中医情志调摄

育龄期就是女性从生殖功能开始发育成熟到生殖功能减退的阶段。育龄期不一定是最佳生育时期，最佳生育时期不光是卵子成熟和排出，还包括整个身体状态包括生殖系统、脏腑功能处于最佳状态。

一、中医对女性育龄期的认识

《黄帝内经》曰："二七而天癸至，任脉通，太冲脉盛，月事以时下，故有子。三七肾气平均，故真牙生而长极。四七筋骨坚，发长极，身体盛壮。"可知认为最佳生育年龄是女性 21～28 岁。在《医宗金鉴·妇科心法要诀》卷二《嗣育门》里提出了一个生育的总则："精通必待三十娶，天癸二十始适人，皆欲阴阳完实后，育子坚壮寿偏增。"意思是虽然男性 16 岁左右就"精通"了，但必须到三十岁左右才算完实，女性则不同，二十岁左右最为合适，这样的男女结合，孕育出的孩子是健康长寿的。这些是中医最初对育龄期的认识。

二、育龄期女性的生理心理特点

中医对育龄期女性的生理特点多有认识。女性在解剖上有胞宫，《黄帝内经》称为"奇恒之腑"，在生理上有经、孕、产、乳的特点，这些生理特点以脏腑、经络、气血、津液为中心来体现，其中脏腑以肾、肝、脾，经络以冲、任、督、带的生理功能尤为重重。刘完素《妇人胎产论》曰："妇人童幼天癸未行之间，皆属少阴；天癸既行，皆从厥阴论之；天癸已绝，乃属太阴经也。"对女性生理作了规律性阐述。

育龄期女性为胎产哺乳时期，易伤阴血，血伤则肝失所养，经、带、胎、产诸疾易变，故疏肝养血。五脏之中肝具有疏泄气机、储藏调节血液的作用，为冲任之脉所系。肝血充足，气机冲和，则冲任脉通盛，月事以时下，已婚育龄女性易孕而胎壮，分娩顺利，产乳足溢。若肝失疏泄，肝郁则诸脏皆郁，气机郁结，则诸病丛生。育龄期女性因为恋爱、结婚、生产、育子、家庭、工作等各种压力，导致肝郁气滞、横逆犯土、脾胃亏虚、气虚血弱，可致各种疾病。

三、中医古籍对育龄期女性中医保健的论述

中医历来重视育龄期女性保健。早在中医古籍《素问·上古天真论》中便提出："二七而天癸至，任脉通，太冲脉盛……故有子……七七，任脉虚，天癸竭……形坏而无子也。"育龄期女性体质特点与自身经、乳、产、带生理特性密切相关。育龄期女性以"肝"为先天，血气为用，故经、乳、产、带发病基础为气血失调。

四、全生命周期之"育龄期"的理念

《素问·上古天真论》："三七，肾气平均，故真牙生而长极；四七，筋骨坚，发长极，身体

盛壮；五七，阳明脉衰，面始焦，发始堕。"育龄期是三七至七七时期。这个阶段女子气血旺盛，经历经、孕、产、乳四个时期，这些与脾、肝、肾三脏关系密切。育龄期必须调养五脏、调补气血、滋肾养肝。

五、现代研究进展

武颖等调查分析了 300 例育龄期孕前女性体质，发现平和质所占比例较高，为 35%，其次为阳虚质、气郁质、血瘀质、湿热质等。申晓日等认为女性中医体质多见阳虚质、气虚质、气郁质、血瘀质、阴虚质。张安慧等调查分析了 1 223 例育龄女性的心理健康状况，发现其中14.2% 存在焦虑症状，25.3% 存在抑郁症状，且焦虑、抑郁的影响因素包括已婚、丧偶、文化程度、经济条件等。刘妍认为育龄期女性抑郁的发生与气郁质体质有一定相关性。熊霖等调查了母亲中医体质与晚期早产儿发生的关系，发现晚期早产儿母亲中偏颇体质所占比例较高，为82.54%，偏颇体质中多见阳虚质和气虚质，分别占 25.84%、21.91%，而健康足月儿母亲多为平和质，占 51.45%，偏颇质占 48.55%，认为母亲中医体质偏颇与晚期早产儿密切相关，需在孕前保健中加强中医体质干预。

六、育龄期女性情志调摄

育龄期女性保健既要关注到女性体质的偏颇选择适宜的保健方法，又要照顾到这一时期的女性形体塑造及美容养颜的需求。同时，这一时期女性因当代社会生活观念、生活节奏等变化，受多方面压力影响，容易导致肝郁气滞、横逆犯土、脾胃亏虚、气虚血弱等问题。育龄期女性应重视保健，根据不同的体质情况相应地调理，可以增强体质。参照王琦教授的九种体质来进行保健，具体如下所述。

（一）平和质

1. **中医辨体保健**　无须药物干预。

2. **穴位按摩方案**

穴位：足三里、肾俞、涌泉。

操作方法：足三里、肾俞、涌泉，补法按摩，使局部有麻胀感，每穴点按约 50 次，每日1 次。

3. **穴位艾灸方案**

穴位：足三里、太溪。

操作方法：用艾条温和灸法，每穴灸 3 ～ 5分钟，以皮肤稍起红晕为度。每日 1 次，早晚各1 次，10 天为 1 个疗程。

4. **膳食保健方案**　各种主食均可适量选用，饮食调养以平和均衡为主，忌五味偏嗜。

（1）谷类的选择：五谷杂粮皆可食用。①稻类（粳米、籼米、糯米、紫米、糙米、黑米、小米），大麦、小麦，玉米，高粱，燕麦，荞麦，均有健脾益胃的功能，四季皆可食用。宜忌：糯米、高粱偏温不宜常用，大麦、小麦性凉应佐粳米同食。②豆类，如大豆、黑豆、青豆、扁豆、蚕豆、绿豆、刀豆、赤豆、豌豆等，均有补益气血、健脾和胃之功，可常用。宜忌：绿豆能清热解毒，夏季最宜；白扁豆、蚕豆能健脾利湿，夏秋最宜：黑豆、刀豆可益肾，冬季最宜。③薯类，如甘薯（即番薯、红薯）、芋头、马铃薯有健脾之功。

（2）肉类的选择：猪肉、狗肉、羊肉，性温补阳，冬季最宜食用。鸡肉，性温补气，冬季最宜食用。鸭肉，性凉，清补之品，冬夏二季均可食用。

（3）蔬菜的选择：韭菜、茼蒿、香菜，辛散之物，春季宜食。蕹菜、黄瓜、丝瓜，性凉，夏季宜食。菠菜、油菜，性润，秋季宜食。白萝卜、胡萝卜、大白菜，抗寒，冬季宜食。

（4）水果的选择：桃、李、西瓜能生津，哈密瓜、甜瓜、香蕉、芒果为夏季当令水果，夏季宜食。杏、梨、柑、橘、橙、枇杷能润肺，木瓜、葡萄为秋季当令水果，秋季宜食。苹果性平，枣为温补之品，四季均宜食。

5. 起居环境保健方案 顺从人体的生物钟调理起居，根据季节变换和个人的具体情况，养成按时作息的良好习惯，避免熬夜等不良生活习惯。《黄帝内经》记载："春夏养阳，秋冬养阴"。《素问·四气调神大论》："春三月，夜卧早起，广步于庭；夏三月，夜卧早起，无厌于日；秋三月，早卧早起，与鸡俱兴；冬三月，早卧晚起，必待日光。"

按照季节变换，及时增减衣服。中医保健谚语有"春捂秋冻，不生杂病"的说法。

（二）气虚质

1. 中医辨体保健方案

调理方法： 培补元气，补气健脾。

方药： 四君子汤、参苓白术散。常用药物为党参 15g、白术 15g、茯苓 15g、甘草 5g、黄芪 15g、陈皮 5g、大枣 10g 等。

2. 穴位按摩方案

穴位： 足三里、肾俞、气海。

操作方法： 足三里、肾俞、气海，补法按摩，使局部有麻胀感。每穴点按约 50 次，每天 1 次。

3. 穴位敷贴方案

穴位： 足三里、肾俞、气海。

操作方法： 黄芪、白术等药物打粉，以食醋或黄酒调敷上穴，贴敷 6 小时，每日 1 次，10 天为 1 个疗程。

4. 耳穴保健方案

耳穴： 心、脾、肺、三焦。

操作方法： 将王不留行贴附在大小为 0.6cm× 0.6cm 的胶布中央，用镊子夹住贴敷在选用的耳穴上，每日自行按压 3～5 次，每次每穴按压 30～60 秒，1～2 日更换 1 次，双耳交替。10 次为 1 个疗程。

5. 情志调摄方案 气虚质的人由于正气不足，不能正常发挥气的各种作用，故气虚质的人在心理上易产生悲观厌世的情绪，对外界缺乏兴趣，故在情志调摄方面应培养豁达乐观的生活态度，不可过度劳神，避免过度紧张，保持稳定平和的心态。气虚质不宜过思过悲。

6. 膳食保健方案

（1）主食的选择：粳米、糯米、燕麦、大麦、黍米（糯小米）等。

（2）肉食的选择：①畜肉：猪肚、牛肉、牛肚、兔肉，性味多甘咸、温，能健脾益气；②禽肉：鸡肉（鸡蛋）、鹅肉、鹌鹑（鹌鹑蛋）、雉鸡（野鸡），性味甘平、甘温，能补气助阳；③鱼类：鲫鱼（含蛋白质多）、泥鳅（补气）、银鱼（补气，胆固醇低）、青鱼、花鲈、鲥鱼、鲢鱼（利水，健脾，祛湿）等，脂肪含量低，味道鲜美，可补气健脑。

（3）蔬菜的选择：山药、马铃薯、胡萝卜、南瓜、甘薯、猴头菇、香菇、芡实、蚕豆、豇豆、扁豆等。

（4）水果的选择：樱桃、荔枝、椰子、葡萄，大枣、菱角、花生、板栗等。

7. 药膳保健方案

（1）人参乌鸡汤

原料：人参切片 10g，乌骨鸡 1 只，调味品适量。

做法：人参片装入鸡腹内，用砂锅炖至鸡肉烂熟即可。食鸡肉饮汤。

（2）人参枣米饭

原料：人参 3g，大枣 20g，糯米 250g，白糖适量。

做法：①先将人参、大枣放入盆中泡发；②将参、枣置砂锅煮 30 分钟以上，捞出参、枣，药液待用；③糯米置于碗中，隔水蒸熟后扣于盘中，此时将参枣摆放于米饭上，药液加白糖浓煎后，倒在摆放好的参枣米饭上。

8. 起居环境保健方案 气虚质的人正气不

足,抵御外邪的能力下降,易感受外邪,故平素应注意保暖,不要劳汗当风,防止外邪侵袭。注意适当运动,以流通气血,促进脾胃运化,改善气虚质。尤其注意不可过于劳作,以免更伤正气。易受外邪侵袭,要注意保暖,不宜在寒凉、潮湿之地过多停留。中医认为"多言耗气",故气虚者要注意静养,不宜多言。"久卧伤气",避免赖床倦卧。

9. 动静养生方案 不宜进行强体力运动,选择适当的运动,循序渐进,持之以恒。锻炼宜采用低强度、多次数的运动方式,适当地增加锻炼次数,而减少每次锻炼的总负荷量,控制好运动时间,循序渐进地进行。不宜做大负荷运动和大汗的运动。根据自己的体能,可选用一些传统的健身功法,如太极拳、太极剑、保健功等。日常生活中要注意避免耗气伤气,运动要适量,注意循序渐进,不可运动量过大,出汗过多导致气机耗伤。

(三)阳虚质

1. 中医辨体保健方案

调理方法:补肾温阳,益火之源。

方药:金匮肾气丸、温经汤等。常用药物为桂枝 10g、附子 10g、干姜 10g、熟地黄 15g、山药 15g、山茱萸 15g、枸杞子 15g、菟丝子 10g、杜仲 10g、鹿角胶 10g 等。

2. 穴位按摩方案

穴位:关元、肾俞、命门。

操作方法:关元、肾俞、命门,补法按摩,使局部有麻胀感,每穴点按约 50 次,每日 1 次。

3. 穴位艾灸方案

穴位:足三里、肾俞、关元、气海。

操作方法:用艾条温和灸法,每穴灸 3～5 分钟,以皮肤稍起红晕为度。每日 2 次,早晚各 1 次,10 日为 1 个疗程。

4. 耳穴保健方案

耳穴:脾、肾、皮质下、交感。

操作方法:将王不留行贴附在大小为 0.6cm×0.6cm 的胶布中央,用镊子夹住贴敷在选用的耳穴上,每日自行按压 3～5 次,每次每穴按压 30～60 秒,1～2 日更换 1 次,双耳交替。10 次为 1 个疗程。

5. 膳食保健方案

可多食温性五谷杂粮,不可食用过于寒冷或冰冷的食物,不宜过饱过饥。选择营养均衡、丰富且易于消化的食物,如羊肉、牛肉、大枣、巴戟天、龙眼等。避免冷饮、冰淇淋、生冷水果等冷冻性食物。

6. 药膳保健方案

当归羊肉汤。

原料:当归切片 10g,羊肉 1 000g,调味品适量。

做法:当归片与羊肉共同混入煲内,煲 2 小时后可食用。

7. 起居环境保健方案

(1)避免食用冰冷食物,尤其夏天不可贪凉,避免夏天过多使用空调,使用空调时要注意温度不可过低。

(2)暖衣温食以养护阳气,尤要注意腰部及下肢保暖。

(3)避免强力劳作,大汗伤阳。

(4)阳光充足时适当进行户外活动,避免在阴暗潮湿寒冷的环境下停留、长期工作和生活。

(5)要善于调节自己的情感,去忧悲、防惊恐、和喜怒;消除不良情绪的影响。

8. 动静养生方案 积极运动,兴趣广泛;运动适度,不宜过量;循序渐进,适可而止;经常锻炼,持之以恒;全面锻炼,因时制宜。体育锻炼应使身体各个部位、各器官系统的功能及各种身体素质和活动能力得到全面协调发展,因此身体锻炼要全面、多样,均衡发展各项身体素质。

(四)阴虚质

1. 中医辨体保健方案

调理方法:滋补肾阴,壮水制火。

方药：六味地黄丸、大补阴丸等。常用药物为熟地黄 15g、山药 15g、山茱萸 15g、牡丹皮 10g、茯苓 10g、泽泻 10g、桑椹 15g、女贞子 15g 等。

2. 穴位按摩方案

穴位：足三里、肾俞、太溪、三阴交。

操作方法：足三里、肾俞、太溪、三阴交，补法按摩，使局部有麻胀感。每穴点按约 50 次，每日一次。

3. 穴位敷贴方案

穴位：足三里、肾俞、太溪、三阴交。

操作方法：旱莲草、女贞子等药打粉，以食醋或黄酒调敷上穴，贴敷 6 小时，每日一次，10 天为 1 个疗程。

4. 耳穴保健方案

耳穴：肝、肾、内分泌。

操作方法：将王不留行贴附在大小为 0.6cm × 0.6cm 的胶布中央，用镊子夹住贴敷在选用的耳穴上，每日自行按压 3～5 次，每次每穴按压 30～60 秒，1～2 日更换 1 次，双耳交替。10 次为 1 个疗程。

5. 情志调摄方案 情绪波动易加重阴虚，故应节制，安神定志，以舒缓情。学会正确对待喜与忧、苦与乐、顺与逆，保持稳定的心态。

6. 膳食保健方案 饮食以甘凉滋润的食物为主，常选择的食物如芝麻、糯米、绿豆、乌贼、龟、鳖、海参、鲍鱼、螃蟹、牛奶、牡蛎、蛤蜊、海蜇、鸭肉、猪皮、豆腐、甘蔗、桃、银耳、蔬菜等。这些食品性味多甘、性凉寒，皆有滋补机体阴气的功效。也可适当配合补阴药膳有针对性地调养。忌食辛辣刺激性食物，忌食温热香燥食物，忌食煎炸炒爆的食物，忌食性热上火食物，忌食脂肪、碳水化合物含量过高的食物。

7. 药膳保健方案

（1）沙参养肺汤

原料：沙参 15g，玉竹 15g，猪肺 100g。

做法：将沙参、玉竹用纱布包好，与洗净的猪肺和葱段同置砂锅内加水，先武沸后改用文火炖约 2 小时，视猪肺熟透，稍加盐调味即可。

（2）银耳百合粥

原料：银耳 10g，百合 10g，粳米 25g。

做法：银耳用水泡胀，百合、粳米洗净后同放入锅中，加水适量煮成粥，再加冰糖少许即可。每日 1 次，配餐温服。

8. 起居环境保健方案 阴虚者，畏热喜凉，冬寒易过，夏热难受。尤其要注意按"秋冬养阴"的原则调养，居住环境宜安静，选择坐南朝北的房屋。应保证充足的睡眠时间，以藏养阴气。工作紧张、熬夜、剧烈运动、高温酷暑的工作生活环境等，会加重阴虚倾向，应尽量避免，特别是冬季，更要注意保护阴精。肾阴是一身阴气之本，偏于阴虚质者要节制房事，惜阴保精。应戒烟，烟草燥热，长期吸食易致燥热内生，耗伤真阴。

9. 动静养生方案 阴虚质是由于体内津液精血等阴液亏少，只适合做中小强度的锻炼，其运动锻炼应重点调养肝肾之功，如经常打太极拳、八段锦、保健功及内练生津咽津的功法等动静结合的传统健身项目。

阴虚质者由于阳气偏亢，不宜进行剧烈运动，避免大强度、大运动量的锻炼形式，避免在炎热的夏天，或闷热的环境中运动，以免出汗过多，损伤阴液。锻炼时要控制出汗量，及时补充水分。

阴虚质的人多消瘦，容易上火，皮肤干燥等。皮肤干燥甚者，可多选择游泳，能够滋润肌肤，减少皮肤瘙痒，但不宜桑拿。静气功锻炼对人体内分泌有双向调节功能，促进脾胃运化，增加体液的生成，改善阴虚质。

（五）痰湿质

1. 中医辨体保健方案

调理方法：健脾利湿，化痰泄浊。

方药：二陈汤、三子养亲汤等。常用药物为白术 15g、苍术 10g、黄芪 15g、防己 10g、荷叶 10g、橘红 10g、芥子 10g、莱菔子 10g、紫苏子 10g 等。

2. 穴位按摩方案

穴位： 足三里、脾俞、丰隆。

操作方法： 足三里、脾俞、丰隆，补法按摩，使局部有麻胀感，每穴点按约 50 次，每日 1 次。

3. 穴位针刺方案

穴位： 足三里、血海、脾俞、丰隆。

操作方法： 直刺 1～2 寸，用补法，丰隆用平补平泻法，得气后留针 30 分钟，每日 1 次，10 次为 1 个疗程。

4. 穴位艾灸方案

穴位： 足三里、肾俞、脾俞、丰隆。

操作方法： 用艾条温和灸法，每穴灸 3～5 分钟，以皮肤稍起红晕为度。每日 2 次，早晚各 1 次，10 天为 1 个疗程。

5. 耳穴保健方案

耳穴： 脾、胃、三焦、交感。

操作方法： 将王不留行贴附在大小为 0.6cm×0.6cm 的胶布中央，用镊子夹住贴敷在选用的耳穴上，每日自行按压 3～5 次，每次每穴按压 30～60 秒，1～2 日更换 1 次，双耳交替。10 次为 1 个疗程。

6. 情志调摄方案　培养广泛的兴趣爱好，增加社会活动，增加知识，开阔眼界。学会运用倾诉、听音乐等多种方式自我排遣，舒畅心情。进行多种形式的运动，调畅气机。

7. 膳食保健方案　饮食宜清淡，少食肥甘厚腻、生冷滋腻之品，酒类不宜多饮。常用的食物可选赤小豆、扁豆、蚕豆、花生、枇杷叶、文蛤、海蜇、鲥鱼、橄榄、萝卜、洋葱、冬瓜、紫菜、荸荠、竹笋等。

8. 药膳保健方案

（1）白茯苓粥

原料： 白茯苓粉 15g，粳米 100g，胡椒粉、盐少许。

做法： 粳米淘净。粳米、茯苓粉放入锅，加水适量，用武火烧沸，转用文火炖至糜烂，再加盐、胡椒粉，搅匀即成。每日 2 次，早晚餐用。

功效： 健脾利湿化痰。

（2）茅根赤豆粥

原料： 鲜白茅根 200g（或干白茅根 50g）、赤小豆 30g、大米 200g。

做法： 将白茅根洗净，加水适量，煎煮半小时，捞去药渣，再加淘净的大米、赤小豆，继续煮成粥，1 日内分次食用。

功效： 清热利湿，适用于痰湿体质所致小便不利，头重身沉。

9. 起居环境保健方案　平时应多进行户外活动，经常晒太阳或进行日光浴，以舒展阳气，通达气机，衣着应透湿散气。在湿冷的气候条件下，要减少户外活动，避免受寒雨淋，保持居室干燥。

10. 动静养生方案　应根据自己的具体情况循序渐进，长期坚持运动锻炼。宜选择中小强度、较长时间的全身运动，如散步、慢跑、乒乓球、羽毛球和武术，以及适合自己的各种舞蹈。运动时间应当在下午 2:00—4:00 阳气极盛之时，运动环境温暖宜人。运动负荷强度较高时，要注意运动的节奏，循序渐进地锻炼，保障人身安全。

（六）湿热质

1. 中医辨体保健方案

调理方法： 分消湿浊，清泄伏火。

方药： 三仁汤、藿朴夏苓汤。常用药物为藿香 10g、厚朴 10g、半夏 10g、栀子 10g、白豆蔻 5g、薏苡仁 15g、杏仁 10g、茵陈 15g、大黄 5g、茯苓 15g、泽泻 10g 等。

2. 穴位按摩方案

穴位： 足三里、脾俞、中脘。

操作方法： 足三里、肾俞、中脘，补法按摩，使局部有麻胀感，每穴点按约 50 次，每日 1 次。

3. 穴位敷贴方案

穴位： 足三里、肾俞、中脘。

操作方法： 黄芪、白术、薏苡仁等药打粉，以食醋或黄酒调敷上穴，贴敷6小时，每日1次，10日为1个疗程。

4. 情志调摄方案

合理安排自己的工作生活；克制过激的情绪。

5. 膳食保健方案

（1）肉食类：鸭肉、鲫鱼等。性质平和的肉类，如乌骨鸡、鹅肉、鸽肉、鹌鹑、猪蹄、驴肉等。

（2）蔬菜类：冬瓜、丝瓜、葫芦、苦瓜、黄瓜、西瓜、白菜、芹菜、卷心菜、莲藕、蕹菜等。性味平和的蔬菜，如胡萝卜、菠菜、黑木耳、香菇、银耳、蘑菇、猴头菇等。

（3）果品类：薏苡仁、莲子、茯苓、赤小豆、蚕豆、绿豆等。性味平和的果品，如大枣、山楂、橄榄、南瓜子、花生、黑芝麻、葡萄、杨梅等。

忌用辛辣燥烈、大热大补的食物，如辣椒、生姜、大葱、大蒜等；对于狗肉、鹿肉、牛肉、羊肉、酒等温热食物和饮品，宜少食和少饮。

6. 药膳保健方案

（1）荷叶冬瓜汤

原料： 鲜荷叶1张，鲜冬瓜500g，油、盐适量。

做法： 荷叶洗净剪碎；冬瓜连皮，切块。一起放煲内，加清水适量煲汤，汤成，加油盐调味。喝汤，食冬瓜。每周2～3次。

功效： 祛暑清热利湿。

（2）海带花生瘦肉汤

原料： 海带30g，花生50g，猪瘦肉50g，食盐少许。

做法： 上述原料一起入锅内，加水适量同煲，加食盐调味。每周1～2次。

功效： 清热解毒，健脾利湿。

（3）豆腐干炒芹菜丝

原料： 芹菜500g，豆腐干100g，精盐、味精、白糖、麻油各适量。

做法： 将芹菜去叶，洗净后切段，入沸水中烫过后略凉。豆腐干沸水烫后切丝。起油锅，待油热后，放入芹菜丝和豆腐干丝，加精盐翻炒至熟，再加味精、糖适量，出锅装盆，淋麻油适量拌匀后即成。酌情佐餐食用，每周2次。

功效： 清热解毒，降脂利湿。

7. 起居环境保健方案

避免居住在低洼潮湿的地方，居住环境宜干燥，通风。不要熬夜，避免过于疲劳。要保持二便通畅，防止湿热郁聚。戒烟酒，烟草为辛热秽浊之物，易于生热助湿；酒为熟谷之液，性热而质湿，过量饮酒必助阳热、生痰湿，酿成湿热。

8. 动静养生方案

适合做大强度、大运动量的锻炼，如中长跑、游泳、爬山、各种球类、武术等。夏天由于气温高、湿度大，最好选择在清晨或傍晚较凉爽时锻炼。

（七）气郁质

1. 中医辨体保健方案

调理方法： 疏肝行气，开其郁结。

方药： 逍遥散、柴胡疏肝散等。常用药物为柴胡10g、陈皮5g、川芎10g、香附10g、枳壳10g、白芍10g、甘草5g、当归10g、薄荷10g等。

2. 穴位按摩方案

穴位： 足三里、肝俞、太冲。

操作方法： 足三里、肝俞、太冲，补法按摩，使局部有麻胀感，每穴点按约50次，每日1次。

3. 耳穴保健方案

耳穴： 肝、胆、心、三焦。

操作方法： 将王不留行贴附在大小为0.6cm×0.6cm的胶布中央，用镊子夹住贴敷在选用的耳穴上，每日自行按压3～5次，每次每穴按压30～60秒，1～2日更换1次，双耳交替。10次为1个疗程。

4. 情志调摄方案

（1）注意舒畅情志，放松身心，和畅气血，减少忧郁。

（2）主动寻求快乐，多参加社会活动、集体文娱活动，常看喜剧、相声，以及富有鼓励、激励意志的电影、电视。不看悲剧。

（3）多听轻快、开朗、活泼的音乐，以提高情绪。

（4）多读积极的、鼓励的、富有乐趣的、展现美好生活前景的书籍，以培养开朗、豁达的意志，在名利上不计较得失，知足常乐。

（5）多参加社交活动和朋友聚会。

（6）应避免情绪波动、思虑过度。

5. 膳食保健方案

（1）应选用具有理气解郁、调理脾胃功能的食物，如大麦、荞麦、高粱、刀豆、蘑菇、豆豉、柑橘、萝卜、洋葱、苦瓜、丝瓜、菊花、玫瑰花等。

（2）应少食收敛酸涩之物，如乌梅、泡菜、石榴、青梅、杨梅、草莓、阳桃、酸枣、李、柠檬等，以免阻滞气机，气滞则血凝。亦不可多食冰冷食品，如冰淇淋、冰冻饮料等。

6. 药膳保健方案

（1）柴胡白芍炖乌龟

原料：乌龟1只，柴胡9g，桃仁10g，白芍10g。

做法：将乌龟洗净；其他药物煎汤去渣，入乌龟肉炖熟，饮汤。

（2）川芎糖茶饮

原料：川芎6g，绿茶6g，红糖适量。

做法：将上述原料装入碗中，清水一碗半煎至一碗时，去渣饮用。

功效：行气活血行郁，适用于郁气体质所致的胸闷不舒及头痛，时欲太息。

（3）甘麦大枣茶

原料：生麦芽15g、甘草5g、大枣10g。

做法：生麦芽、甘草、大枣与茶叶混合后加水适量煎煮后备饮，或用沸水冲泡后饮用。随意饮。

功效：疏肝解郁安神。

7. 起居环境保健方案

（1）居住环境适合宽敞、明亮、通风，可悬挂意味悠远的国画等装饰，以帮助舒畅情志；避免过度拥挤阴暗。

（2）宽松衣着，避免穿紧身衣裤。

（3）适当增加户外活动。

8. 动静养生方案

（1）体育锻炼的目的是调理气机、舒畅情志，应尽量增加户外活动。

（2）适合大强度大负荷练习法、专项兴趣爱好锻炼法和体娱游戏法。①大强度、大负荷的练习是一种很好的发泄式锻炼，如跑步、登山、游泳、打球、武术等，有鼓动气血、疏发肝气、促进食欲、改善睡眠的作用。②专项兴趣爱好锻炼法是指有意识学习某一项技术性体育项目，定时间进行练习，从提高技术水平上体会体育锻炼的乐趣，是最好的方法。③体娱游戏法则有闲情逸致、促进人际交流、分散注意、提起兴趣、理顺气机的作用，如下棋、打牌、气功、瑜伽、打坐、放松训练等。抑郁的人还常伴有焦虑状态，宜进行太极拳、武术、五禽戏、摩面、叩齿、甩手等活动，以调息养神。

（八）瘀血质

1. 中医辨体保健方案

调理方法：活血祛瘀、疏利通络。

方药：桃红四物汤、血府逐瘀汤等。常用药物为桃仁10g、红花5g、赤芍10g、当归10g、川芎10g等。

2. 穴位按摩方案

穴位：足三里、肝俞、血海。

操作方法：足三里、肝俞、血海，补法按摩，使局部有麻胀感，每穴点按约50次，每日1次。

3. 穴位艾灸方案

穴位：足三里、肝俞、血海。

操作方法：用艾条温和灸法，每穴灸3～5

分钟，以皮肤稍起红晕为度。每日2次，早晚各1次，10天为1个疗程。

4. 耳穴保健方案

耳穴： 肝、胆、心、三焦。

操作方法： 将王不留行贴附在大小为 0.6cm × 0.6cm 的胶布中央，用镊子夹住贴敷在选用的耳穴上，每日自行按压 3～5 次，每次每穴按压 30～60 秒，1～2 日更换1次，双耳交替。10 次为1个疗程。

5. 情志调摄方案

及时消除不良情绪，保持心情愉快，防止郁闷不乐而致气机不畅。可多听抒情柔缓的音乐来调节情绪。

6. 膳食保健方案

可多食黑大豆、黑木耳、佛手、慈姑、羊血、海藻、海带、紫菜、萝卜、胡萝卜、金橘、橙、柚、桃、李、山楂、食醋、玫瑰花、葡萄酒等具有活血、散结、行气作用的食物，忌食有涩血作用的食物，如梅、苦瓜、柿子、石榴等。高脂肪、高胆固醇的食物也不可多食，如蛋黄、虾子、猪头肉、奶酪等。

7. 药膳保健方案

（1）黑木耳羹

原料：黑木耳 6g，白糖少量。

做法：将黑木耳洗净泡开，入锅煮沸后，文火煨烂，加入白糖调匀，服食。

（2）当归瘦肉盅

原料：瘦肉 100g，当归 10g，味精、食盐适量。

做法：将瘦肉洗净，切成小块；当归洗净，切片；将瘦肉与当归装入钵内，酌加清水、食盐，入笼屉中蒸 1.5 小时，加入味精，即可食用。每周2次。

8. 起居环境保健方案

要避免寒冷刺激，冬天多穿衣服保暖，夏天少用空调，多出汗。日常生活中应注意动静结合，不可贪图安逸，加重气血郁滞。

9. 动静养生方案

（1）血气贵在流通，血瘀质的经络气血运行不畅，通过运动使全身经络、气血通畅，五脏六腑调和。应多进行有益于气血运行的运动项目，如各种舞蹈、步行健身法、徒手健身操等，坚持经常锻炼，达到改善体质的目的。

（2）不宜进行大强度、大负荷的体育锻炼，而应该采用中小负荷、多次数的锻炼。步行健身法能够促进全身气血运行，振奋阳气。

（九）特禀质

1. 中医辨体保健方案

调理方法： 过敏体质益气固表、养血消风。

方药： 玉屏风散、消风散等。常用药物为黄芪 15g、白术 15g、防风 10g、蝉蜕 10g、当归 10g、生地黄 10g、黄芩 10g、牡丹皮 10g 等。

2. 穴位按摩方案

穴位： 足三里、肾俞、三阴交。

操作方法： 足三里、肾俞、三阴交，补法按摩，使局部有麻胀感，每穴点按约 50 次，每日1次。

3. 穴位艾灸方案

穴位： 足三里、肾俞。

操作方法： 用艾条温和灸法，每穴灸 3～5 分钟，以皮肤稍起红晕为度。每日2次，早晚各1次，10 日为1个疗程。

4. 情志调摄方案

保持积极的态度，平和的心态，提高对环境的适应能力。工作生活张弛有度，避免过度疲劳。遇事冷静，避免过度紧张。

5. 膳食保健方案

避免食用各种致敏食物，减少发作机会。饮食宜清淡，忌生冷、辛辣、肥甘油腻及各种"发物"，如鱼、虾、蟹、辣椒、肥肉、浓茶、咖啡等，以免引发伏痰宿疾。

6. 药膳保健方案

核桃五爪龙煲猪骨

原料：猪骨 200g，核桃仁 50g，五爪龙 50g，无花果 15g。

做法：将核桃仁、五爪龙、无花果洗净，猪

骨洗净斩小块，一起放入锅内，加水用武火煮开，改用文火煮 50 分钟，调味服食。

功效： 补肾健脾。

7. 起居环境保健方案 根据个体情况调护起居。其中过敏体质者由于容易出现水土不服，在陌生的环境中要注意日常保健，减少户外活动，避免接触各种致敏的动植物，适当服用预防性药物，减少发病机会。应避免花粉、尘螨、鱼虾、动物皮毛、霉菌等致敏因素。在季节更替之时，要及时增减衣被，增强机体对环境的适应能力。

8. 动静养生方案 特禀质的形成与先天禀赋有关，可进行保健功、导引、按摩、步行健身法等逐渐改善体质。过敏体质要避免春天或季节交替时，长时间在野外锻炼，防止过敏性疾病的发作。

（邬素珍　周俊亮　吕金芳）

参考文献

[1] 张介宾. 景岳全书. 北京：中国中医药出版社，1994.

[2] 吴谦. 医宗金鉴. 北京：中医古籍出版社，1995.

[3] 陈修园. 女科要旨. 福州：福建科学技术出版社，1982.

第五节　孕产期女性心理保健服务与中医情志调摄

孕产期包括孕前、孕期、分娩和产后的全过程，孕产期心理保健是孕产期保健的重要组成部分，其质量与母儿的健康和安全息息相关。

一、中医对女性孕产期的认识

1. 孕前 女性孕前状态，相当于现在所说的育龄期女性的备孕阶段。中医历来重视育龄期女性的孕前保健。清代汪朴斋《产科心法》说："大凡难得子者，病有四件：其一，气不足……其二，精薄，血虚则精必薄，薄而不凝结何能成孕；其三，不恋场……其四，精寒。"沈金鳌《妇科玉尺》认为"求嗣之术，不越男养精、女养血两大关键"。古人对于孕前保健非常重视，认为根据不同的体质情况，应用相应的中药调理，可以增强体质，以利健康受孕及顺利度过孕期。孕前女性体质是在先天禀赋和后天地理、气候、饮食、居住条件、疾病、药物等各种外在因素及自身调节的基础上形成的。《素问·四气神大论》中记载"圣人不治已病治未病，不治已乱治未乱，此之谓也。夫病已成而后药之，乱已成而后治之，譬犹渴而穿井，斗而铸锥，不亦晚乎"。唐代孙思邈《千金要方·养性序第一》说："消未起之患，治未病之疾，医之于无事之前。"这种未雨绸缪、防重于治的治未病思想，更加说明了预防的重要性。

2. 孕期 中医称妊娠为"重身""怀子"或"怀孕"。中医学认为女性受孕的机制在于肾气充盛，天癸成熟，冲任二脉以及胞宫功能正常，男女两精相合，就可以构成胎孕。

孕期母体的生理变化主要是脏腑、经络的阴血下注冲任，以养胎元，因此孕期整个机体出现"血感不足，气易偏盛"的特点。妊娠初期，由于血聚于下，冲脉气盛，肝气上逆，胃失和降，则出现饮食偏嗜、恶心作呕、晨起头晕等现象。妊娠 3 个月后，六脉平和滑利，按之不绝，尺脉尤甚。妊娠 6 个月后，胎儿渐大，阻滞气机，水道不利，常可出现轻度水肿。妊娠末期，由于胎儿先露部压迫膀胱和直肠，可见小便频数和大便秘结等现象。

3. **产后** 产后是指顺产或剖宫产后。中医学很早就有产后保健，并提出了具体方法。《金匮要略》云"新产妇人有三病，一者病痉，二者病郁冒，三者大便难"。清代《张氏医通》说："产后诸病，惟呕吐、盗汗、泄泻为急，三者并见必危。"明代朱梓《普济方·针灸》说："治产后小便不通，……用盐于产妇脐中填与脐平，却用葱白剥去粗皮十余根，作一缚切作一指厚片，安在盐上，用大艾炷满葱饼子大小，以火灸之，觉热气直入腹内，实时便通，其神验不可具述。"

产后中医保健应根据亡血伤津、瘀血内阻、多虚多瘀的特点，本着"勿拘于产后，亦勿忘于产后"的原则，结合具体情况进行辨证论治。

二、孕产期女性的生理心理特点

由于一系列复杂、连续的生理变化，孕产期女性的心理相对脆弱，容易出现明显的心理应激反应，普遍面临焦虑和抑郁情绪。孕产妇在不同阶段的心理特点也有一定差异。孕前，女性通常表现出焦虑和矛盾的情绪。这主要是由于家庭、工作、经济等因素与生育意愿之间的冲突，以及对自身健康、饮酒、吸烟等因素影响受孕或影响胎儿发育而产生的焦虑。孕期，女性的心理状态则更为复杂，既有孕育新生命的惊喜，又伴随着对胎儿畸形、流产、早产、分娩困难等问题的担忧。这使得女性对伴侣和家人的依赖性增强，希望得到更多的关心和体贴。到了分娩期，女性常因对疼痛、难产的恐惧而紧张和焦虑。产褥期女性初为人母充满幸福和喜悦，随之可能出现产后沮丧与产后抑郁。

三、中医古籍对孕产期女性中医保健的论述

古人历来重视女性在孕前、孕期及产后的保健。如秦末至汉初古籍《胎产书》是我国最早的妇产科论著，全书的主要内容包括妊娠养胎、产后保健等，以孕期保健、优生优育为核心思想，对后世产生了非常大的影响。

在生育方面，《济阴纲目》记载："楼氏曰：求子之法，莫先调经。每见妇人之无子者，其经必或前或后，或多或少，或将行作痛，或行后作痛，或紫或黑或淡，或凝而不调，不调则血气乖争，不能成孕矣。"《诸病源候论》中以实而论："子脏冷无子者，由将摄失宜，饮食不节，乘风取冷；或劳伤过度，致风冷之气，乘其经血，结于子脏，子脏则冷，故无子。"陈自明《妇人良方大全》曰"夫产则血气劳伤，脏腑虚弱而风冷客之，冷搏于血气，血气不能温于肌肤，使人虚乏疲顿，致羸损不平复。若久不平复，若久不瘥，风冷入于子脏，则胞脏冷，亦使无子"。朱震亨《丹溪心法》载"若是肥盛妇人，禀受甚浓，恣于酒食之人，经水不调，不能成胎；若是怯瘦性急之人，经水不调，不能成胎"。古人从孕前女性气血状态、六淫外邪、饮食、性情等方面论述影响女性生育的原因，从而引出孕前保健的重点所在。

北齐·徐之才的《逐月养胎法》详细地讲述了孕期各个阶段的优生优育保健要点，与现代医学胚胎发育规律十分相似。总结起来即"妊娠一月始胚，二月始膏，三月始胞，四月形体成，五月能动，六月筋骨立，七月毛发生，八月脏腑具，九月谷气入胃，十月诸神备，即产矣"。《产孕集》曰："凡妊娠者，起居饮食，惟以和平为上，不可太逸，逸则气滞。不可太劳，劳则气衰。"对孕妇提出劳逸适度的要求，适当运动可促进孕妇和胎儿的血液循环，有利于胎儿发育，也有利于分娩顺利进行；过劳则动伤气血，对胎元不利，过逸则气滞，也不利于胎儿发育。尤其是在孕早期，由于妊娠反应胃纳差，应"不为力事""无太疲劳"。孕期不要过持重物或攀高，睡眠宜充足，又不可贪睡，衣服宜宽大舒适。

另外，古人已经注意到胎教的重要性，明代

医家万全于《妇女秘科》中说："妇女受胎之后最宜调饮食，淡滋味，避寒暑，常得清纯和平之气，以养其胎，则胎元完固，生子无疾。"《诸病源候论·妇人妊娠病诸候上》提出"坐无邪席，立无偏倚，行无邪径，目无邪机，口无邪言"，使胎儿禀气纯正，有助于良好气质与性格特征的形成。徐之才《逐月养胎法》要求"无悲哀思虑惊动"，不为七情所伤，摒弃孤独、忧伤和烦恼，始终保持稳定乐观的情绪。如此，可使孕妇气血和顺，胎元调固，有利于胎儿的生长发育。

"十月怀胎，一朝分娩"，元气亏虚，经脉瘀滞是产后主要的病理特点。产后"坐月子"，西汉《礼记》称之为"月内"，距今已有两千多年的历史，为女性产后必需的仪式性行为。"坐月"一词首见于宋代医家陈自明的《妇人良方大全》，该书有"坐月门"一篇专论。从社会学、心理学和医学的角度来看，"坐月子"是协助产妇顺利度过生理和心理转折的关键时期，现在称为"产褥期"，一般指产后6周。所谓"坐月子"，即通过休息与食补，帮助产妇迅速恢复气血与肾气。元代医家朱丹溪明确提出："产后当大补气血，即有杂病，以末治之；一切病多是血虚，皆不可发表。"张景岳认为："产后既有表邪，不得解；既有火邪，不得清；既有内伤停滞，不得不开通消导。不可偏执。"何松庵推崇："产后气血大损，诸事必须保重，切不可恃健劳碌，致内伤外感，六淫七情诸证，为患莫测。"因此，若产妇休息不当，饮食不节，更兼感寒，鲜有不伤肾，甚至迅速体质变差，易患产后诸疾。

"产后三审"指出了产后保健的关键所在，即"凡诊新产妇，先审少腹之痛与不痛，以征恶露之有无；次审大便之通与不通，以征津液之盛衰；再审乳汁之行与不行，及乎饮食之多少，以征胃气之充馁。必先审此三者，以脉参证，以证合脉，脉证相符，治之必愈"。《病机机要》："治胎产病，当从厥阴证论之，无犯胃气及上二焦。

是为三禁，谓不可汗、不可下、不可利小便。"以上内容，为当今产后中医保健提供了重要的指导意义。

四、全生命周期之"孕产期"理念

女性孕前状态处于育龄期；妊娠期是指受精至分娩的生理时期，属生理学名词，俗称怀孕期、孕期。一定要做好产检和防护工作，避开生活中有的有害因素。中医重视孕期保健，既有"孕芽"保健，也有"逐月养胎法"。

产后，包括产褥期和哺乳期，是与女性生育密切相关的三个阶段。严格上来说，分娩结束后，产妇逐渐恢复到孕前状态，约需6～8周，此期称为"产褥期"。古有"弥月为期"之说，产后1个月为"小满月"，产后3个月为"大满月"。

五、现代研究进展

20世纪80年代后期，英国流行病学家Barker进行了一系列流行病学研究，提出"成人疾病胎源说"。这一理论认为宫内营养不良或不平衡时，处于发育敏感期的胎儿组织、器官（如肾、胰腺、肌肉、血管、肝等）会在结构和功能上发生永久性或程序性改变，胎儿各激素轴系统重新设置，这些变化将改变子代出生后的发育轨迹，显著增加其对各种慢性病的易感性。近年来，该学说受到临床和基础大量研究的支持，成为国际学术界的热点话题。

2017年中国孕产妇死亡率为19.6/10万，而WHO 2015年报告显示，发达国家孕产妇死亡率为12/10万。研究显示，约40%的产妇会因为分娩产生相关疾病，这些疾病可能对女性的健康造成终身影响。分娩过程会给女性的身心带来巨大而复杂的变化，其广度、深度、力度超乎想象，迄今现代产科医学仍然对许多变化过程及其机制知之甚少，尚无确切答案。WHO 调查研究报告显示，产后需要及时、正确和系统地康复，全球约有 28.6% 的女性因产后恢复不良引发各种后遗症，进而对一生的健康产生巨大影响。因此，应注重产后恢复，采取更主动、更严谨和更科学的方法开展全方位的系统产后康复，促进心理健康。

六、孕产期女性情志调摄

（一）孕前中医情志调摄，重在调肝脾

孕前女性心理期待比较高，害怕难以受孕或不孕，脾在志为意，因此孕前情志调摄重在调节脾胃功能。女性孕前脾胃功能正常，则精血充沛，血海充盈，则体健易受孕；如脾胃失调，则生化之源泉不足，运化失常，可影响气血正常活动，导致难以受孕。脾与胃经脉相通，表里相连，一脏一腑，同属中土，为"后天之本""气血生化之源"。脾胃强健，生化有源，精、气、血充沛，肝气和畅，血海满盈，才能为受孕输送必需之物质，在孕前保健中，调和肝脾占有重要地位。

（二）孕期中医情志调摄，重在调和五脏

中医学中有"天人合一""形神共养""内象成子""父母施气""胎儿禀气""先天肾气""父精母血""胎质""择地""养种""议根本""逐月养胎"等一系列独特的、与现代医学可以相互参照的优生优育和孕期保健理念。

1. **分期养胎，孕育高质量胎儿** 孕妇应保持情绪稳定，心情舒畅，避免情绪大起大落，以免影响胎儿发育。舒适、优美、静雅的环境有助于保持心情舒畅，气机调和，回想美好事物，以期外感内应，促使胎儿智力发展。古之十月经脉养胎的经验已经不能适应现代人的工作、生活方式，因此总结出三期养胎法。

（1）早期健脾补肾、安养胎气（前 3 个月）。

（2）中期健脾和胃、助养胎气（中 3 个月）。

（3）后期健脾疏肝、动利生产（后 3 个月）。

2. **顺时养胎，顺势而为** 《素问·宝命全形论》讲："人以天地之气生，四时之法成。"张景岳认为："春应肝而养生，夏应心而养长，长夏应脾而养化，秋应肺而养收，冬应肾而养藏。"孕妇应顺应四时气候的变化，随其时序而适其寒温，避免环境、天气等造成的损伤。提倡静养，勿劳。久视伤血，久卧伤气，久坐伤肉，久立伤骨，久行伤筋。慎起居，适度活动，以促进孕妇体内胎儿的发育和日后胎儿身体的灵活程度，减轻孕妇分娩时的难度和痛苦。可用四时药膳调理。

（1）春季药膳养生原则：一般应以补益为主，合理选用益气、养血、温阳的药膳。北方可采用党参、熟地黄、黄芪等；南方适宜采用党参、白术、五爪龙等。天气明显转暖后，则可进凉补之品，如玉竹、百合、沙参等。

党参淮山乌鸡汤

原料：党参 10g、淮山 20g，乌鸡半只。

做法：党参、淮山装入鸡腹内，用砂锅炖至鸡肉烂熟即可，食鸡肉饮汤。5 ~ 7 日 1 次，可常服。

功效：健脾、补气、安胎。

（2）夏季药膳养生原则：宜进行清补。夏季宜选用味甘淡、性寒凉的食物，以调节身体的冷热平衡。少食不易消化的糯食，蔬菜应多吃苦瓜、丝瓜、莲藕、菠菜、芹菜、茄子等，少食韭菜和辣椒等容易上火的食物。夏季制作药膳，应选择清热解暑、利尿祛湿的中药，藿香、紫苏、竹叶心、麦冬、莲子、桑叶等均可缓解暑热所致的心烦虚汗、疲惫乏力、食欲减退等症状。竹叶、荷叶、菊花等也是适宜的药材。

赤小豆冬瓜汤

原料：赤小豆 100g，冬瓜 500g，姜片 5g，盐 3g。

做法：将冬瓜去皮洗净，切成小块。锅内加

水适量，放入洗净的赤小豆，小火炖1小时。加入冬瓜块、姜片、盐，再炖半小时即可。每周服用1~2次。

功效： 健脾，祛湿。

（3）秋季药膳养生原则：宜清润。秋季容易出现口干唇焦等"秋燥"症候，如咳痰含血丝、鼻衄、皮肤干燥。应选用滋养润燥、益中补气的食品，如银耳、百合等。秋季进补，应选用"补而不峻""滋而不腻"的平补之品，如茭白、南瓜、莲子、桂圆、黑芝麻、红枣、核桃等。脾胃虚弱、消化不良者，可服用健补脾胃的莲子、山药、扁豆等。

1）双豆百合猪排汤

原料： 猪排500g，绿豆30g，赤小豆30g，百合30g。

做法： 绿豆、赤小豆先泡水，炖约半小时，再下百合与猪排，至猪排熟即可。可不加盐。每周服用1~2次。

功效： 滋阴润肺，泽肤养颜。

2）四神玉斛葛鱼汤

原料： 莲子、芡实、山药、茯苓、玉竹、耳环石斛各15g，鲜粉葛750g，红枣3枚，生姜3片，生鱼1条（约750g），猪脊骨250g。

做法： 先将生鱼去除鱼鳞、鳃及内脏，洗净，放入有生姜片的油锅中小火煎至两面金黄色；猪脊骨洗净，斩大块，沸水中稍焯，捞出冲洗干净；粉葛洗净，切厚块；红枣劈开，去核。连同洗净的其他食材一起置于砂锅内，加入清水3 000ml，武火煮沸后文火熬2小时，精盐调味即可。

功效： 山药、茯苓、莲子、芡实号称"健脾补肺益肾祛湿四神"。健脾益肺、滋补肝肾、养阴润燥、宁心安神。适宜于秋季服食，尤宜于脾肺肾虚弱者。

（4）冬季药膳养生原则：宜养阳。冬令进补是我国传统的防病强身、补益虚弱的保健方法之一。冬令进补应顺应自然，注意养阳，以滋补为主。根据中医"虚则补之，寒则温之"的原则，在膳食中应多吃温性、补益，特别是温补肾阳的食物进行调理，以提高机体的耐寒能力。

1）补肾枣鸡汤

原料： 桑椹30g，铁棍山药150g，核桃仁100g，红枣6枚，生姜3片，母鸡1只（约1 250g）。

做法： 先将母鸡洗净，斩大块，放进沸水中稍焯，捞出冲洗干净；桑椹洗净；铁棍山药削皮，洗净，切块；红枣劈开，去核。与核桃仁、生姜片一起置于砂锅内，加入清水3 000ml、白酒少许，武火煮沸后改用文火熬2小时，精盐调味即可。

功效： 益气养血、补脾益肾、养心安神。适宜于冬季服用，尤宜于脾肺肾三脏不足者的调理。

2）山荸羊肉汤

原料： 铁棍山药150g，荸荠6只，胡萝卜1根，甘蔗250g，羊肉1 000g。

做法： 先将羊肉洗净，切块，放进加有橘叶或陈皮的沸水中稍焯，捞出冲洗干净；铁棍山药削皮，洗净，滚刀切厚块；荸荠削皮，对半切开；胡萝卜切厚块；甘蔗洗净，切成小条块。把所有备好的食材一起置于砂锅内，加入清水3 000ml，武火煮沸后改用文火熬2小时，精盐调味即可。

功效： 补益肝肾、养血润燥。适宜于冬季服食。

3. 起居环境保健方案

（1）为避免接触一些不良因素，在孕早期要注意做到：不到拥挤的公共场所，避免感染；不接触猫狗，不吃未经煮熟的鱼、肉、虾、蟹等；避免接触放射线和有毒有害物质；不吸烟、不喝酒；女性妊娠后，原则上应少服药或不服药，某些可用可不用的药物尽量不用；如果患病确实需要用药治疗，应遵医嘱认真服药，不要延误治疗；不要洗桑拿或长时间泡热水澡。

（2）平素应注意保暖，不要出汗后见风，防止外邪侵袭。

（3）注意适当运动，以流通气血，促进脾胃运化。妊娠的前3个月避免性生活，预防流产。

（4）衣着要质地柔软、尺寸宽松，不紧束裤腰，不穿化纤内裤，穿坡跟鞋或2～3cm高的低跟鞋。

（5）尽量少化妆，避免染发和烫发。

（6）要注意个人卫生。经常洗头、洗澡，勤换衣服，保持皮肤清洁，每天清洗外阴。

（7）早晚刷牙，预防龋齿。一旦出现口腔疾病会发展很快，因此牙齿清洁尤为重要。

（8）不要束胸，内衣要宽大合适。

（9）保证每天8～9小时的睡眠时间。

（10）最后1个月禁止性生活，以免发生早产、胎膜早破或感染。

4. 动静养生方案 正常健康的孕妇在孕期可以安全地进行适当的体育锻炼和做孕妇操。运动可调整孕妇情绪，充沛精力，同时还可缓解因孕期姿势失去平衡而致的身体不适。通过锻炼可以强健肌肉与伸展骨盆关节等，为自然分娩奠定良好的基础。

孕期运动原则：孕期运动的目的不是减肥，主要是维护和促进健康，提高肌肉、关节的强度与柔韧性，为顺利分娩作好准备，不能盲目过度运动；维持体液平衡，可以在锻炼前后40分钟各饮一杯水；运动前先进行热身运动，伸展运动不要过于猛烈，以免拉伤韧带。

对于多数孕妇来说，低冲击力的锻炼（散步、游泳、骑车）比猛烈的跳动、踢球、打球要安全和适宜，到孕中期可以循序渐进地运动，孕晚期需要减缓活动；孕晚期适当运动可以促进血液循环及肌肉运动，减少因胃肠蠕动缓慢所致的腹胀、便秘等不适。对于大多数孕妇，散步或在指导下进行瑜伽等可锻炼腰部、会阴部肌肉，有助于顺利分娩。运动时要穿合体的孕妇内衣以提供舒适稳妥的支托。

5. 情志调摄方案 妊娠是女性生理的一个特殊过程。孕妇不仅生理上发生一系列变化，心理上也会产生相应的反应，这种心理反应过程即情志变化。古人认为，凡有孕之妇，宜情志舒畅，遇事乐观，喜、怒、悲、思皆可使气血失和而影响胎儿。胎借母气以生，呼吸相通，喜怒相应，若有所逆，即致子疾。《增补大生要旨》曰："除恼怒，凡受胎后切不可打骂人，盖气调则胎安，气逆则胎病。"就是说孕妇要心情舒畅，不要轻易动肝火，否则会导致气不顺，气不顺则胎儿必受影响。《傅青主女科》中亦有"大怒小产"的论述。可见，孕妇的情志对胎儿具有直接影响。故而孕妇情志舒畅，遇事乐观极为重要。

情志调节包括以下方面。

（1）自我鼓励：经常用警句、名言勉励自己，让自己保持好心情。

（2）转移情绪：感觉担心、紧张、抑郁或烦闷时，去做高兴或喜欢的事，如浇花、钓鱼、听音乐、欣赏画册、阅读感兴趣的书刊等，也可去林荫大道、江边、田野散步，自然景观会消除孕妇紧张不安的情绪。

（3）释放烦恼：可把自己的烦恼向密友倾诉，可有效地调整孕妇的情绪。

（4）广交好友：广交情绪积极乐观的朋友，充分享受与其在一起的快乐，让他们的良好情绪感染自己。

（5）改变形象：换一个发型，买一件新衣服，利用新鲜感改变沮丧的心情。

（三）产后女性中医保健与情志调摄

清代沈金鳌《妇科玉尺》说："胎前一团火，产后一盆冰。"根据产后"多虚多瘀"的特点，中医辨体调治，在快速祛瘀的同时，重视健旺脾胃运化。保健方法有活血祛瘀、疏通经络，以利脾胃健运，固本培元，结合具体情况进行辨证论治。

1. 中药辨体保健 生化汤：当归10g、桃仁10g、川芎10g、炮姜10g、炙甘草5g。临床应用时，根据具体情况进行辨证加减使用。

2. 穴位按摩方案 可每天按揉足三里、神阙、中极，每穴 10 分钟，以自身耐受为度。

（1）足三里

定位： 在小腿前外侧，犊鼻下 3 寸，距胫骨前缘一横指（中指）。

取法： 正坐屈膝位，于外膝眼（犊鼻）直下 3 寸，距离胫骨前嵴一横指处取穴。或用手从膝盖正中向下摸取胫骨粗隆，在胫骨粗隆外下缘直下 1 寸处取穴。

功效： 健脾和胃，扶正培元，通经活络，升降气机。

（2）神阙

定位： 仰卧位，腹中部，脐中央。

取法： 仰卧，于脐窝中点取穴。

功效： 温阳救逆、利水固脱。

（3）中极

定位： 仰卧位，在下腹部前正中线上，脐下 4 寸。

取法： 在脐下 4 寸，腹中线上，仰卧取穴。

功效： 益肾兴阳、通经止带。

3. 穴位针刺方案

穴位： 足三里、气海、关元、子宫、三阴交。

操作方法： 直刺 1～2 寸，用补法，得气后留针 30 分钟。每日 1 次，10 日为 1 个疗程。

4. 穴位艾灸方案

穴位： 足三里、神阙、关元、三阴交。

操作方法： 用艾条温和灸法，每穴灸 3～5 分钟，以皮肤稍起红晕为度。每日 1 次，10 日为 1 个疗程。

5. 耳穴保健方案

耳穴： 脾、肾、子宫、内分泌。

操作方法： 将王不留行贴附在大小为 0.6cm×0.6cm 的胶布中央，用镊子夹住贴敷在选用的耳穴上，每日自行按压 3～5 次，每次每穴按压 30～60 秒，3～7 日（1～2 日）更换 1 次，双耳交替。10 次为 1 个疗程。

6. 情志调摄方案 保持心情愉快，对积极行为给予及时的鼓励，以增强信心，帮助产妇迅速从分娩不适和疲劳中恢复。

协助产妇接纳自己，产妇最忧虑的就是认为自己无能。可帮助初产妇了解和学习如何照顾儿童等；对于经产妇，多一个子女责任就更重一些，可在这方面给予精神支持。

伴侣间要换位思考和彼此理解。家人帮助或陪伴照顾儿童，协助做家务，有助于减轻压力，进而减轻忧郁，改善情绪。

7. 膳食保健方案 应做到饮食荤素搭配，富于营养。除面食外，要多食蛋、奶、鱼、瘦肉、豆制品等含蛋白质及糖类丰富的食品，以及新鲜蔬菜、水果。要多饮汤水，如鸡汤、猪蹄汤、鲫鱼汤、骨头汤等。喝汤时要除去上面浮油，以防腻膈。汤中要少放盐，以清淡为宜。忌生冷、辛辣、煎炸，以防损伤脾胃。要少食多餐，一日可用五餐，既保证营养的需求，又不致引起消化不良。

产妇食用红糖是我国的传统习惯，红糖有补血活血的作用，对身体有益，但亦不可食用过多，以免引起腹胀、反酸。

8. 药膳保健方案

参芪当归母鸡汤

原料： 当归 10g，党参 15g，黄芪 15g，母鸡半只。

做法： 母鸡剖净，洗净斩块；党参、当归、黄芪洗净；一并放入炖盅内，加盖置锅内，用文火隔水炖 3 小时，调味随量。可经常食用或一日分次食用。

功效： 补气益血、补虚提神。产后均可应用，尤适用于产后体弱、神疲乏力、腰背酸痛、乳汁缺乏或无乳等症。

9. 起居环境保健方案 合理的营养和休息，保持精神愉快，指导产妇与婴儿皮肤进一步接触，练习正确的哺乳体位及婴儿的含接姿势，增进母子感情；指导产妇学会与婴儿同步休息，以保持充足的体力和精力。加强乳房护理，保持清洁，乳汁通畅，防止乳腺炎的发生。鼓励产妇多饮水、早排尿，以恢复膀胱的收缩功能，防止尿路感染。会阴切开缝合者，保持会阴的清洁，勤换会阴垫及内裤。便后及时清洗，保持大便畅通，嘱产妇取会阴切口的对侧卧位。产褥期禁止性生活，避免盆浴。

10. 动静养生方案

（1）产后运动时间，因分娩方式而异。自然分娩、没有产后大出血的产妇在生产后 2 ～ 3 天就可以下床走动，3 ～ 5 天后就可做一些收缩骨盆的运动；产后 2 周可以做柔软体操或伸展运动；剖宫产产妇视伤口愈合情况而定，一般产后 1 个月可开始做伸展运动，产后 6 ～ 8 周，适合做锻炼腹肌的运动。

（2）适宜产妇的运动项目：产妇身体虚弱，适合温和的有氧运动，如散步、慢跑等。

1）会阴收缩运动

目的： 促进阴道恢复和预防子宫脱垂。

时间： 自产后第一天开始。

方法： 仰卧或侧卧，吸气，紧缩阴道周围及肛门口肌肉，闭气，持续 1 ～ 3 秒再慢慢放松呼吸，重复 5 次。

2）胸部运动

目的： 使乳房恢复弹性，预防松弛下垂。

时间： 自产后第 3 天开始。

方法： 平躺，手平放两侧，将两手向前直举，双臂向左右伸直平放，然后上举至两掌相遇，再将双臂身后伸直平放，再回前胸后回原

位，重复 5 ～ 10 次。

3）颈部运动

目的： 加强腹肌张力，使颈部和背部肌肉得到舒展。

时间： 产后第 4 天开始，每天 5 ～ 10 次。

方法： 平躺仰卧于地面；抬高颈部，使下颌向胸部贴近，身体保持不动，眼睛直视腹部，再回到原来姿势。

4）臀部运动

目的： 促进臀部和大腿肌肉收缩。

时间： 自产后第 7 天开始。

方法： 平躺，将左腿弯举至脚跟触及臀部，大腿靠近腹部，然后伸直放下，左右交替同样动作 5 ～ 10 次。

（3）产后运动应遵循三原则

1）避免剧烈运动：产后立即进行剧烈运动减肥，可能影响子宫的康复并引起出血，严重时还会使生产时的手术创面或外阴切口再次遭受损伤。

2）选择轻、中等强度的有氧运动：有氧运动有极佳的燃脂效果，包括慢跑、快走、游泳、舞蹈等，运动时间要持续 12 ～ 15 分钟以上才有效果。

3）心态平和：产后健身的信念一旦树立，一方面不能半途而废，另一方面也不要急于成功，要心态平和地面对产后减肥。

以上是产后常规的保健方法，可从多个角度为产妇提供保健方案，从而减轻产妇因为自身、婴儿、家庭、社会等原因引起心理情绪变化，帮助产妇解决相关问题，有助于调摄其心理变化。

（邬素珍　王瑶　周俊亮）

参考文献

[1] 沈金鳌著. 妇科玉尺. 北京：中国医药科学技术出版社，2021.

[2] 张仲景. 金匮要略. 北京：中医古籍出版社，2018.

[3] 张璐著. 张氏医通. 北京：中国中医药出版社，1995.

[4] 万全. 广嗣纪要. 上海：上海科学技术出版社，2000.

第六节　围绝经期女性心理保健服务与中医情志调摄

围绝经期是自然绝经前后的生理阶段，是从生殖期到老年期的过渡阶段，是衰老过程中的正常环节，并不是疾病的征象。多处于 40～60 岁，可分为绝经前期、绝经期及绝经后期，在此年龄段的女性自然停经 12 个月后，FSH > 40IU/L，可回顾性诊断为绝经。

一、中医对女性围绝经期的认识

《素问·上古天真论》曰："五七，阳明脉衰，面始焦，发始堕；六七，三阳脉衰于上，面皆焦，发始白；七七，任脉虚，太冲脉衰少，天癸竭，地道不通，故形坏而无子也。"女性外部容颜、头发、牙齿的变化与体内的经络气血变化、肾气盛衰有密切关系。中医古籍没有围绝经期的记载，围绝经期大约相当于六七、七七的时期。

女性围绝经期相当于《中医妇科学》的"绝经前后诸证"阶段，该阶段的众多临床表现与围绝经期表现相类似。众所周知，中医病名大多以症状或体征命名，中医古代医籍中并无"绝经前后诸证"病名，更无绝经综合征诊断。历代中医文献对围绝经前后相关症状已多见记述，包括在心悸、怔忡、不寐、百合病、脏燥、郁证等中医疾病中。

《妇人良方·博济方论》指出："故妇人病有三十六种，皆由冲任劳损所致。"《素问·上古天真论》指出："七七，任脉虚，太冲脉衰少，天癸竭，地道不通，故形坏而无子也。"冲脉起于肾下胞中，经会阴，出于气街，并足少阴肾经，夹脐上行，至胸中而散。任脉起于胞中，出于会阴。上循毛际，循腹里，上关元，至咽喉，上颐循面入目。冲任二脉同起胞宫，其循行联系了肾经。"冲主学海""任主胞宫"，肾气充足，冲任二脉盛通、气血运行有常乃是妇人经、孕、产、

乳等生殖生理的必要条件。因此，绝经综合征的发生，主要病机是肾气渐衰、冲任亏损、精血不足导致阴阳失调、脏腑功能紊乱，而出现头晕目眩、头痛耳鸣、心悸失眠、烦躁易怒或忧郁、月经紊乱、燥热汗出等症状。历代文献记载，绝经综合征常以虚证为多，肾藏精，肝藏血，精血同源，相互滋生。当肾阴阳失调时，又会导致其他各脏的阴阳失调。如肾阴不足，精亏不能化血，水不涵木，从而导致水亏肝旺、肝肾阴虚、肝失柔养、肝阳上亢，出现肝火旺盛证候，如头痛头晕、多疑善怒、恐惧紧张、坐卧不安。女性因"阴常不足，阳常有余"的特点，又以肾阴虚居多。肾衰、癸水竭、阴水不足是病变的前提，阴虚则火旺，火旺则阴更虚，亦自然出现心肾不交之证，如烦躁失眠、心悸不宁。阴虚火旺除心火外还常常伴有肝火旺、肝气郁结的表现，如表情忧郁、少言寡语、独处多泣、无端自责、神经敏感容易悲观等。临床治疗着重清心疏肝安神。

二、围绝经期女性的生理心理特点

女性围绝经期是一个重要的生理和心理过渡阶段，通常标志着卵巢功能的减退，最终进入衰竭。在这个阶段，许多女性会经历各种心身健康问题，尤其是情绪波动，严重影响其精神心理健康。

（一）围绝经期女性的生理特点

1. **月经紊乱**　围绝经期的早期症状之一是月经周期的不规律。女性可能经历月经周期不规则，经期持续时间变长，月经量增多或减少，最终逐渐过渡到绝经状态。

2. **潮热汗出**　由于雌激素水平下降，女性容易出现时冷时热，心悸、汗出症状，在情绪波动时更为明显。

3. 精神神经症状 围绝经期女性可能会经历血压波动，伴随烦躁、失眠、头晕、头痛、心悸等症状。

4. 泌尿生殖道症状 常见症状包括阴道干涩、发热、疼痛，反复出现阴道和尿路感染。

5. 其他常见疾病 围绝经期女性可能面临高血压、高血脂、动脉硬化和骨质疏松等慢性疾病。

（二）围绝经期心理特点

1. 焦虑心理 许多女性在围绝经期常无故感觉到紧张、焦虑、心烦、坐立不安，尤其在情绪激动时候容易出现。

2. 悲观心理 年龄增长及家庭、生活环境的压力使得女性容易对自身或家人的健康产生过多顾虑，导致情绪消极，甚至沮丧。

3. 行为改变 这个阶段，女性可能变得敏感多疑、唠叨、烦躁，处事容易不近人情，可能导致人际关系的紧张等。

4. 性心理障碍 围绝经期症状可能对女性性生活产生消极作用，影响夫妻感情，进一步加重女性情绪变化。

三、中医古籍对围绝经期女性中医保健的论述

中医古籍对围绝经期女性中医保健的论述，通常包含在围绝经期女性多种神志疾病的辨证论治当中。围绝经期女性常表现出不同程度的自主神经功能紊乱的症状，尤其是精神神经症状，如忧虑、抑郁、失眠、烦躁易怒、喜怒无常、悲喜不定，并可能出现头晕、头痛、月经不调等，这些症状属于"经断前后诸症"的范畴。既往历代医籍有关本病未见专题论述，依其临床表现的侧重不同，将其归属于中医学的"心悸""失眠""脏躁""月经过多""郁病""百合病"等范畴进行论述。临床上围绝经期女性最多见的精神神经症状多归属"脏躁"来论述。汉代张仲景《金匮要略·妇人杂病脉证并治》云："妇人脏躁，喜悲伤欲哭，象如神灵所作，数欠伸，甘麦大枣汤主之。"首先提出了"脏躁"的病名，并简单论述了本病的证治，后世医家均沿袭其主要的理论及"脏躁"之名。而在其病机的推演变化和临床治疗方面却各有所发挥。《医宗金鉴》注："脏，心脏也，心静则神藏，若为七情所伤，则心不得静，而神躁扰不宁也。故喜悲伤欲哭，是神不能主情也。象如神灵所凭，是心不能主神明也。"以心神之变为主要病机。又曰"数欠伸，呵欠也，呵欠频频，肝之病也"，指出了脏躁与肝的关系。宋代陈自明《妇人大全良方·妊娠脏躁悲伤方论》中，极其推崇仲景之论，曰"古人识病制方，种种妙绝"，并记录了两则典型治案。明代薛已校注的《校注妇人良方》亦附有治验，如"妇人悲哀烦躁，用大枣汤，二剂则愈。后复患，又用前汤佐四君子加山栀而安"。

四、全生命周期之"围绝经期"的理念

围绝经期就是育龄期向老年期的过渡阶段，即六七至七七时期。这个阶段女子经络气血的衰退始于阳明经（手阳明大肠经和足阳明胃经），体内肠胃功能衰退，表现为体外容颜开始衰老，皮肤色泽逐渐暗淡无光。这时女子需要加强胃肠功能，促进后天脾胃的吸收以达到后天继续养生天的目的。全生命周期之围绝经期，五脏功能逐渐衰退，尤其肝肾精血亏虚明显，冲、任二脉亏少，天癸将竭，围绝经期必须调养五脏、调补气血、滋肾养肝。

五、现代研究进展

现代研究显示围绝经期女性由于卵巢功能衰退，雌、孕激素分泌逐渐减少，导致一系列生理

和心理症状的出现，包括月经紊乱（月经周期不规则、行经持续时间长、月经量增加、异常子宫出血等），潮热汗出，精神症状（烦躁易怒、头晕耳鸣、心悸失眠、情绪低落），身体不适（腰背酸楚、盆底松弛、乳房萎缩下垂、性功能减退），阴道与泌尿道症状（阴道分泌物减少、外阴瘙痒），骨质疏松等。近年来对围绝经期脏躁的研究从多个角度进行探讨，包括病机、临床治疗经验和方剂应用等，发现脏躁的病机可归纳为下述几个方面。

1. **病机探讨** 一些研究者认为脏躁的病因病机系劳思过度、心气虚损，故分为心脾虚和肝肾虚两型，除甘麦大枣汤外，肝肾虚者以六味地黄丸治疗。

2. **体质因素** 有研究者指出，本病的病机要点是病情的发生与体质有关，若素体虚弱，而多愁思虑，积久伤心，劳倦伤脾，心脾受伤，精血化源不足，或病起产后伤阴亡血、五脏失养、五志之火内动所致。

3. **药理研究** 现代药理研究发现甘草、大枣等有抑制免疫的作用，有助于改善脏躁症状。从细胞分子水平探讨虚证的物质基础的研究发现以上药物能使细胞内 cAMP/cGMP 的比值显著持续增高，这些可能是甘麦大枣汤取得临床疗效的基础。

六、围绝经期女性情志调摄

围绝经期难免出现一些心理问题，正确认识自身的心理问题，及时寻求有效的解决方法，做到早发现、早诊断、早治疗，有助于减少严重心理疾病的发生和复发。一方面，及时就诊于提供围绝经期保健服务的医疗机构，向保健医师反馈目前的身体症状和心理问题，医师应充分聆听担忧和偏好，从而提供相关的解决方案。通过心理保健辅导学习，包括围绝经期女性心身保健专项课程，如认知行为治疗、心身减压课程、积极心

理学课程等，让围绝经期女性通过学习认知调整、情绪管理、自我心理调适、减压放松等心理保健方法，达到缓解压力、预防抑郁和焦虑等心理问题的保健目的。另一方面，加强与家庭成员和亲朋好友的沟通，正确处理好家庭成员之间的关系，积极改善家庭内部矛盾，重视夫妻间的情感交流，相互理解、相互支持。保持学习心态，正确接受新时代的新观念、新事物，避免过分干涉子女的生活、工作，教育子女要采用和谐民主的方式。

绝经综合征的轻重因人而异，通过传统中医方法调摄适当，可避免或减轻绝经综合征症状，或缩短症状时间，如药膳、穴位保健按摩、穴位敷贴、艾灸、耳穴压豆、针刺法、浴足、食疗等。

1. **药膳**

（1）甘麦饮：浮小麦 30g，红枣 10 枚，甘草 10g，水煎。每日早晚各服 1 次。适用于绝经前后伴有潮热出汗、烦躁心悸、忧郁易怒、面色无华者。

（2）杞枣汤：枸杞子、桑椹、红枣各 20g，水煎服，早晚各 1 次；或用淮山 30g、瘦肉 100g 炖汤喝，每日 1 次。适用于围绝经期有头晕目眩、饮食不香、困倦乏力及面色苍白者。

2. **穴位保健**

穴位：足三里、太阳穴。

操作方法：足三里、太阳穴，补法按摩，使局部有麻胀感，每穴点按约 50 次。每日 1 次。适用于潮热，心烦，情绪不稳，睡眠不安者。

3. **艾灸**

穴位：神阙、关元。

操作方法：用艾条温和灸法，每穴灸 3～5 分钟，以皮肤稍起红晕为度。每日 1 次，10 天为 1 个疗程。适用于围绝经期身心疲倦、畏寒肢冷、食欲欠佳、对事物缺乏兴趣等情况。

4. **食疗**

（1）枣仁粥

原料：酸枣仁 30g，粳米 60g。

做法：洗净酸枣仁，打碎，水煎取汁，与粳米共煮成粥。每日1剂，连服10日为1个疗程。

适应证：围绝经期精神失常、喜怒无度、面色无华、食欲欠佳等症。

（2）枸杞肉丝冬笋

原料：枸杞子、冬笋各30g，瘦猪肉100g，猪油、食盐、味精、酱油、淀粉各适量。

做法：炒锅放入猪油烧热，投入肉丝和笋丝炒至熟，放入其他佐料即成。每日1次。

适应证：头晕目眩、心烦易怒、经血量多、面色晦暗、手足心热等。

5. 饮食指导 围绝经期女性肾气衰，天癸将竭，月经频繁，经血量多，经期延长，通过健脾补肾的食品，调节其生理功能的紊乱。可选食鸡蛋、动物内脏、瘦肉、牛奶、黑木耳、黑芝麻、胡桃等高蛋白食物，菠菜、油菜等绿叶蔬菜及桃、橘等水果等；或可摄食粗粮（小米、玉米渣、麦片等）、蕈类（蘑菇、香菇等）、芹菜、苹果、山楂、酸枣、桑椹、绿叶茶等。应当少吃盐，不要吃刺激性食品，如酒、咖啡、浓茶、胡椒等。

6. 耳穴压豆

耳穴：皮质下、内分泌、肝、肾上腺、交感、子宫、神门。

操作方法：将王不留行籽贴在大小为0.6cm×0.6cm的胶布中央，用镊子夹住贴敷在选用的耳穴上，每日按压2次，每次每穴按压30秒，3～7日更换1次，双耳交替。10次为1个疗程。

7. 针刺法

穴位：肾俞、三阴交、神门、足三里。烦躁易怒者加太冲；精神疲乏者加关元；心悸失眠者加内关；头晕耳鸣者加风池、听会；五心烦热者加太溪；汗出者加合谷、复溜。

操作方法：直刺，得气后留针30分钟。每日1次，10日为一个疗程。

8. 穴位敷贴方案

穴位：足三里、关元。

操作方法：黄芪、白术打粉，以食醋调敷上穴，贴敷2小时。每天1次，10天为1个疗程。

9. 生活起居规律，定期进行体检 生活应有规律，注意劳逸结合，保证充足的睡眠，但不宜过多卧床休息。身体尚好时应主动从事力所能及的工作和家务，或参加一些有益的文体活动和社会活动，如气功和太极拳等，以丰富精神生活，增强身体素质；避免体重增加过多；要注意个人卫生；保持和谐的性生活。注意定期检查，最好每半年至一年做一次体检，包括防癌筛查等，以便及早发现疾病，早期治疗。

10. 中药浴足

（1）浴足器皿：可选用木制桶、盆，或一般洗脚盆，有条件也可选用电加热自动温控浴足器。

（2）浴足时间：可因人因需而异。保健养生以20～30分钟为宜。浴足一日1次或2日1次皆可。睡前浴足是提高睡眠质量、消除疲劳的有效措施。一般半小时即可。

（3）入药组方：宽筋藤50g，香附30g，夜交藤30g、百合20g，加水2 000ml，煮沸后小火煎煮30分钟后去渣取汁，调温后浴足。

11. 中医情志调摄 心在志为喜，肝在志为怒，脾在志为思，肺在志为忧，肾在志为恐。七情由五脏精气神化生，接受外界刺激而生情。七情和五志可以相互转变、相互滋生，但若变化太过则为病。围绝经期女性主要有抑郁、焦虑、悲观、强迫等心理现象，在七情中主要为怒、思、悲三种情绪，分别对应的是肝、脾、肺三脏器的功能异常。

中医心理治疗包括诉说疏泄法、劝慰开导法、情志相胜法、暗示转移法。其中情志相胜法为最具有中医特色的心理疗法，它是运用五行生克理论来表达情绪之间相互制约关系的一种方法，如悲胜怒、怒胜思、喜胜忧、思胜恐的五行制胜关系，从而分为喜疗、怒疗、恐疗、思疗、意疗。但针对围绝经期情志变化不能简单、机械照搬这几种理论。《灵枢》曰："人之情，莫不恶死而乐生，告之以其败，语之以其善，导之以其便，升之以所苦，虽是无道之人，恶有不听者乎。"因此，应引导绝经综合征患者保持豁达、乐观的情绪，排除紧张恐惧、消极焦虑心理和无端的猜疑，避免不良的精神刺激；遇事不怒，心中若有不快，可与亲朋倾诉宣泄，学会冷静思考

和忍让，广泛培养兴趣爱好，广交朋友，协调处理好家庭关系。可根据自己的性格爱好选择适当的方式怡情养性，多参加娱乐活动以丰富生活乐趣；及时疏导新发生的心理障碍，以保持精神愉快，稳定情绪。

（邬素珍　周俊亮　杨光林）

参考文献

[1] 王冰. 黄帝内经. 北京：中医古籍出版社，2003.

[2] 张仲景. 金匮要略. 北京：中医古籍出版社，2018.

第七节　老年期女性心理保健服务与中医情志调摄

老年期通常指 60 岁及以上的阶段，是人类生命过程中的一个重要阶段，标志着生理与心理的老化。生理老化主要表现在人体结构成分的变化和组织器官功能的减退和丧失，如绝经后，女性排卵功能消失等。生理老化导致人体抗病能力减退。心理老化主要表现在感觉和知觉衰退，如视力、听力减退、嗅觉迟钝、味觉下降等，注意力减退、记忆力衰退、想象力衰退、语言衰退、思维衰退、意志衰退、消极情绪和情感增多、兴趣爱好减少、性格改变等各个方面。

一、中医对女性老年期的认识

《灵枢·天年》曰："四十岁，五脏六腑十二经脉，皆大盛以平定，腠理始疏，荣货颓落，发颇斑白，平盛不摇，故好坐。五十岁，肝气始衰，肝叶始薄，胆汁始减，目始不明。六十岁，心气始衰，若忧悲，血气懈惰，故好卧。七十岁，脾气虚，皮肤枯。八十岁，肺气衰，魄离，故言善误。九十岁，肾气焦，四脏经脉空虚。百岁，五脏皆虚，神气皆去，形骸独居而终矣。"

古人已经精辟地论述了人体逐渐衰老的整个过程，对老年期出现的外表形态及内在脏腑的变

化进行了详细的描述。尤其是《灵枢》，重点论述了脏腑功能衰退是人体衰老的重要原因，尤其是肾脏功能的衰退。由于生产技术和医疗水平不发达，古人的普遍寿命均比现代人短很多。"人生七十古来稀"，因此，《黄帝内经》记述了 40 岁时人的脏腑功能达到最旺盛时期，而后逐渐下降。人体各脏器在生理上和病理上是相互作用又相互影响的，某一脏腑功能失调引起的异常，也可影响到相关脏器的功能，从而诱发多种慢性或新感发病，此起彼伏，缠绵难愈，多脏器发病是老年期常见的特点。

二、老年期女性的生理心理特点

根据世界卫生组织的年龄划分标准，44 岁以下为青年，45～59 岁为中年，60～74 岁为年轻的老年人，75 岁以上为老年人，90 岁以上为长寿的老人。老年期通常表现为身体机能的退化，即衰老。随着进入老年期，身体机能的退化逐渐显现，表现为形态结构、生理功能方面的一系列变化。从外貌苍老到脏器功能减退，老年期女性的身体抵抗力下降，行动和协调能力减弱。特别是高龄女性，容易因功能退化而出现多种老

年性疾病，如肿瘤、高血压、冠心病、慢性支气管炎、胆囊疾病、骨折、糖尿病等。

国内外心理学家认为，老年期女性经历了家庭和社会多种角色的变换，导致心理上更加趋向消极和否定。多个社区调查显示，老年女性的心理健康受年龄、婚姻状况、文化程度、居住状况、经济来源、健康状况、睡眠质量、医疗保障、就医距离等因素影响。因此，老年期女性主要的心理变化特点包括情绪失落、性情多变、思想变得固执僵化及对健康忧思多虑。由于脏器衰老，逐渐出现躯体症状，老年期是各种慢性病、恶性肿瘤、骨与关节疾病的高发时期。尤其在惊悉同龄老人因病住院或病故时，开始更多地关注自身健康问题，自己对号入座，疑病思疾，思想包袱沉重，甚至时常关注报刊、保健品广告等有关疾病的宣传，并以自身健康进行参照；而情绪不稳、疑虑重重、寝食难安打乱了正常生活规律，丧失生活的信心。部分经济来源差的老人，在丧失日常生活自理能力和工作能力的情况下，会受到子女的冷落，进一步加重其心理负担，促使健康退化加剧。

三、中医古籍对老年期女性中医保健的论述

人在进入老年期后，肾气逐渐衰弱，身体也随之表现出各种肾精亏损现象，如精力不济、体力下降、发疏发白、牙齿松动脱落、腰膝酸软、听力减退、耳鸣、夜尿频多、记忆力下降、性欲减退、生殖功能丧失等。

老年期痴呆是伴随衰老出现的认知能力缺陷、视空间障碍、情感障碍及人格改变等，属中医学"呆病""善忘""郁证""文痴"等范畴。《灵枢·海论》曰："髓海不足，则脑转耳鸣，胫酸眩冒，目无所见，懈怠安卧。"《素问·脉要精微论》曰："头者，精明之府，头倾视深，精神将夺矣。"《医林改错》曰："高年无记性者，

脑髓渐空。"肾精不足，脑髓失养，人至老年，肾阴亏虚或肾中精气不足，不能生髓，髓海空虚，髓减脑消，则神机失用而成痴呆。《景岳全书·杂证谟》有"癫狂痴呆"专篇，指出了本病由郁结、不遂、思虑、惊恐等多种病因积渐。

老年期抑郁障碍特指老年期首次发病的原发性抑郁，主要临床表现为持久的情绪低落，兴趣减退，思维迟滞，是老年期最常见的精神障碍，一般病程长，具有反复缓解和复发的倾向。临床上本病归属于中医的情志疾病，可分属于"郁证""脏躁""百合病""梅核气"等范畴。目前对于老年期抑郁障碍的病因病机、证型、治法和方药并无确切统一的认识。《素问·灵兰秘典论》载"心者，君主之官也，神明出焉"，心主神明，为五脏六腑之大主，主宰人的精神意识和思维活动。其病变部位主要在心，与肝、脾、肾关系密切，多是由于情志失常、体质素弱导致气血失调、心脾失养，最后脏腑功能失常。年过六旬后身体机能衰减，脏腑功能减退，阴阳失调，不耐情志刺激、劳倦伤损，更易导致抑郁。

老年期出现的健康问题，究其根源主要在于肾气衰弱。《素问·上古天真论》有云："女子……五七阳明脉衰，面始焦，发始堕；六七，三阳脉衰于上，面皆焦，发始白；七七任脉虚，太冲脉衰少，天癸竭，地道不通，故形坏而无子也。"又云："肾者主水，受五脏六腑之精而藏之，……今五脏皆衰，筋骨懈惰，天癸尽矣，故发鬓白，身体重，行步不正，而无子耳。"肾为五脏之本，先天之根，肾气虚衰，五脏、气血俱虚，因此老年人出现了全身性衰退，既包括了功能性的退变，也包括了物质上的衰减，还包括了心理上的衰老。

四、全生命周期之"老年期"的理念

老年期是围绝经期后的时期，古人从"七七"之后计算。"七七，任脉虚，太冲脉衰

少，天癸竭，地道不通，故形坏而无子""五十岁，肝气始衰……六十岁，心气始衰……七十岁，脾气虚……八十岁，肺气衰……九十岁，肾气焦，四脏经脉空虚。百岁，五脏皆虚，神气皆去，形骸独居而终矣"。女性进入围绝经期后，卵巢功能的衰竭，雌激素水平下降后，女性全身各系统、器官加速衰老。即《灵枢经》中所述的肝藏之用衰减，冲任气血不足，肾精天癸微弱，月经断绝，完全丧失生育功能。这个阶段为全生命周期的最后一个阶段——老年期，不仅阳明脉经气血虚弱，冲、任二脉亏虚，肾精天癸已竭。老年期必须调整五脏阴阳，滋补肝肾，调和气血，以祛病延年，继续发挥光亮和余热。日常生活中，应对老年女性开展更多的卫生健康宣传教育，解除老年女性的思想负担，为其排除焦虑和急躁情绪，使老年人更好地适应不断变化的社会环境。同时，倡导合理饮食，生活规律，加强锻炼，养成乐观平和的心态。社区、医院开设老年期保健专科，开展老年女性的健康普查、健康咨询，做到疾病的早发现、早治疗，提升晚年生命的生活质量。

五、现代研究进展

现代研究揭示了雌激素可促进氨基酸转移至脑，调节生物胺和酶在中枢神经系统中的产生和代谢，有助于维持健康的精神状态，防止出现雌激素水平低下引起的一系列精神症状和情绪变化。老年女性由于雌激素水平下降，还能引起阴道壁萎缩、尿道黏膜变薄，局部抵抗力降低，生殖器易受感染，常见症状包括阴道分泌物减少、阴道干涩瘙痒等，这些问题均与下丘脑 - 垂体 - 卵巢轴功能衰退有关。

海马区是调节情绪和认知行为的重要区域。研究表明抑郁症患者的海马区常出现神经元受损和萎缩，这是主要的病理特征。长期慢性应激不仅可以引起海马神经元萎缩，还可能导致海马区

神经元再生受损，引发抑郁。

在基础研究中，"肾主骨"的理论被进一步探讨，认为肾虚是机体功能全面衰退的结果，可能涉及多脏腑损伤，尤其是下丘脑 - 垂体 - 肾上腺、甲状腺、性腺的功能失调。肾虚的临床表现通常与内分泌失调有关，包括微量元素（钙、磷、锌）水平下降以及超氧化物歧化酶活性降低。

大量的临床与实验研究表明，补肾益精的中药可以有效缓解由于老年性骨质疏松引起的腰背疼痛、胫骨酸软等肾虚症状，同时改善骨矿物质代谢，增加骨量，起到标本兼治的作用。

六、老年期女性情志调摄

1. **中药辨体保健**　六味地黄丸加减。

2. **穴位保健方案**

穴位：足三里、关元、肾俞、脾俞、涌泉。

操作方法：补法按摩，使局部有麻胀感，每穴点按约 50 次。每日 1 次。

3. **穴位敷贴方案**

穴位：足三里、关元、肾俞、脾俞、中脘、天枢。

操作方法：黄芪、白术、黄精打粉，以食醋调敷上穴，贴敷 2 小时。每日 1 次，10 日为 1 个疗程。

4. **穴位针刺方案**

穴位：足三里、关元、气海、肾俞、脾俞、中脘、天枢、百会。

操作方法：直刺 1 ～ 2 寸，用补法，得气后留针 30 分钟。每日 1 次，10 日一个疗程。

5. **穴位艾灸方案**

穴位：神阙、关元、足三里、脾俞、肾俞。

操作方法：用艾条温和灸法、艾灸器灸法或者电子灸方法，每穴灸 3 ～ 5 分钟，以皮肤稍起红晕为度。每日 1 次，10 日为 1 个疗程。

6. **耳穴保健方案**

耳穴：脾、肾、肾上腺、交感、神门。

操作方法： 将王不留行贴在大小为 0.6cm × 0.6cm 的胶布中央，用镊子夹住贴敷在选用的耳穴上，每日按压 2 次，每次每穴按压 30 秒，3 ～ 7 日更换 1 次，双耳交替。10 次为 1 个疗程。

7. 生活调摄方案 宜居清洁、舒适、安静的环境。室内要整洁，光线充足，布局合理。房间内应保持安静，温湿度适宜。顺从人体的生物钟调理起居，安排日常的规律生活，避免熬夜等不良生活习惯。根据季节变换和个人的具体情况制订出符合自己生理需要的起居作息制度，并养成按时作息的良好习惯，使身体的生理功能保持稳定、平衡的状态，以适应生活、社会和自然环境等各方面的需要。平素应注意保暖，不要出汗后见风，防止外邪侵袭。注意适当运动，以流通气血，促进脾胃运化。

8. 饮食保健方案 老年人各种器官的生理功能都会有不同程度的减退，尤其是消化和代谢功能，直接影响人体的营养状况，如牙齿脱落、消化液分泌减少、胃肠道蠕动缓慢，使机体对营养成分的吸收利用下降。故老年人必须从膳食中获得足够的各种营养素，尤其是微量营养素。老年人胃肠功能减退，应该选择易消化的食物，以利于吸收、利用。但食物不宜过精，应强调粗细搭配。一方面，主食中应粗粮细粮搭配，粗粮如燕麦、玉米所含膳食纤维较大米、小麦多；另一方面，食物加工不宜过精，谷类加工过精会使大量膳食纤维丢失，并使谷粒胚乳中含有的维生素和矿物质丢失。膳食纤维能增加肠蠕动，起到预防老年性便秘的作用。膳食纤维还能改善肠道菌群，使食物容易被消化吸收。近年的研究还表明膳食纤维尤其是可溶性纤维对血糖、血脂代谢都有改善作用，对老年人特别有益；膳食纤维还有利于预防非传染性慢性病如心脑血管疾病、糖尿病、癌症等。

9. 药膳保健方案 人参乌鸡粥。

原料： 人参切片 10g，乌骨鸡 1 只，调味品适量。

做法： 人参片装入鸡腹内，用砂锅炖至鸡肉烂熟即可，食鸡肉饮汤。4 ～ 5 日 1 次，可常服。

功效： 补益正气。

10. 中药沐足保健 "人老脚先衰，木枯根先竭"，人体双足有 6 条经脉循环交接，数十个穴位及反应点与器官相连接，按摩双足或沐足，对调整血液循环、促进新陈代谢和心、脑、肺的功能有良好效果。

（1）处方：①老年人心烦易怒：菊花、黄芩、栀子；②老年人头晕目眩：菊花、枸杞子、桑枝；③老年人腰酸或足跟、足踝关节痛：透骨草、鸡血藤、独活；④老年人皮肤干燥、容易皲裂：玉竹、红花、当归。

（2）方法：上述中药每种 15g，用砂锅煎煮 30 分钟，然后将煎好的药液去渣倒进沐足桶（或盆），再加入温水，水量以浸至小腿中段为度，水温以 38 ～ 41℃为宜。每日或隔日 1 次，每次浸泡 15 ～ 20 分钟。注意皮肤有破损、伤口时要暂停沐足，以免引起感染。

（3）中药沐足的注意事项：①忌空腹时沐足。沐足的过程中身体容易发热出汗，消耗很多热量，空腹沐足有发生低血糖性晕厥的风险。②忌餐后立即沐足。餐后立即沐足，因热刺激使人体下肢血管扩张，局部血容量增加，导致消化器官中的血液相对减少，从而妨碍了食物的消化和吸收。③忌沐足当风。沐足的温度通常会引起全身出汗，这时候避风是很重要的，否则汗出当风不仅会引起感冒，还会引起腰腿痛，发展为长年不愈的慢性病。④忌水温过高。一般以38 ～ 41℃为好，如果水温过高，人体热量过度散发，容易导致虚脱，甚至局部烫伤。⑤忌用力搓擦皮肤。搓擦皮肤易造成表皮细胞损伤，甚至出血，使皮肤的防御能力下降，在皮肤微细胞破损处细菌或病毒会乘虚而入。⑥忌在水中久泡。如果久泡，皮肤的毛细血管扩张，容易引起大脑暂时性缺血，严重时可晕倒。患有高血压、动脉硬化的老年人，在热水中久泡有诱发卒中的危险。

11. 情志调摄

（1）应当以积极的、达观的态度，迎接必然经历的老年期到来，思想上有准备，使心胸豁达乐观。

（2）培养开朗、豁达的意识，在名利上不计较得失，知足常乐，保持乐观的生活态度，及时调整不良情绪，保持心情舒畅。

（3）家人和同事应给予更多体贴、理解、安慰、鼓励和疏导。

（4）在意识到自身存在心理问题，不能通过自我排解，或在家人朋友的帮助下心理问题依旧存在，要积极寻求心理咨询，寻求专业医师的指导。

（5）身体出现较严重的症状和疾病时，应到医疗机构就诊，并在医师的指导下，使用适当的药物治疗。

（周俊亮　邬素珍　林耀展）

参考文献

[1] 王清任. 医林改错. 北京：中国中医药出版社，1995.

[2] 程国彭. 医学心悟. 北京：中国中医药出版社，2019.

第八节　不同体质女性心理保健服务与中医治未病情志调摄

一、中医对体质的认识

中医体质学将中国人群的体质分为9种基本类型，即平和质、气虚质、阳虚质、阴虚质、痰湿质、湿热质、瘀血质、气郁质、特禀质。①平和质：阴阳气血调和，以体态适中、面色红润、精力充沛等为主要特征。②气虚质：元气不足，以疲乏、气短、自汗等气虚表现为主要特征。③阳虚质：阳气不足，以畏寒怕冷、手足不温等虚寒表现为主要特征。④阴虚质：亏少，以口燥咽干、手足心热等虚热表现为主要特征。⑤痰湿质：痰湿凝聚，以形体肥胖、腹部肥满、口黏苔腻等痰湿表现为主要特征。⑥湿热质：湿热内蕴，以面垢油光、口苦、苔黄腻等湿热表现为主要特征。⑦血瘀质：血行不畅，以肤色晦暗、舌质紫暗等血瘀表现为主要特征。⑧气郁质：气机郁滞，以神情抑郁、忧虑脆弱等气郁表现为主要特征。⑨特禀质：禀赋不耐，以过敏反应等为主要特征。

调查研究显示，在除平和质外的8种偏颇体质中，气虚质、湿热质、阳虚质所占比例依次居于前3位。根据胡国华教授多年的临床观察，不同年龄阶段、职业、婚姻状况、地域的中国城市女性患者各种类型的偏颇都比较常见，不同的偏颇体质不进行调养，经历经、带、胎、产杂病的各种过程，日积月累，容易罹患各类妇科疾病。如偏痰湿质和阳虚质的女性容易患月经后期、多囊卵巢综合征、闭经、不孕等妇科疾患；偏气虚质的女性容易患崩漏、滑胎、产后大便困难等妇科疾患；偏阴虚质的绝经期女性容易患绝经综合征、月经过少、经期延长等疾患；瘀血质女性容易患子宫肌瘤、子宫内膜异位症、卵巢囊肿、痛经等疾患；湿热质女性容易患盆腔炎、月经过多、产后恶露不尽等疾患。现在以肾虚肝郁、肾虚肝旺为主的月经不调所占比例越来越高，这与当今女性所承受的工作、生活、心理压力均密切相关。故应充分重视偏颇体质女性的长期调养，并在治疗过程中随时进行针对性防治指导。

二、不同体质女性的生理心理特点

（一）平和质

心理性格随和开朗，对自然环境和社会环境

适应能力较强，平素患病较少。

（二）气虚质

性格内向，不喜冒险，易患感冒、内脏下垂等病，病后康复缓慢，不耐受风、寒、暑、湿邪。

（三）阳虚质

性格多沉静、内向，易患痰饮、肿胀、泄泻等病，感邪易从寒化，耐夏不耐冬，易感风、寒、湿邪。

（四）阴虚质

性情急躁，外向好动，活泼，易患虚劳、失精、不寐等病，感邪易从热化，耐冬不耐夏，不耐受暑、热、燥邪。

（五）痰湿质

性格偏温和、稳重，多善于忍耐，易患消渴、卒中、胸痹等病，对梅雨季节及湿重环境适应能力差。

（六）湿热质

性格上容易心烦急躁，易患疮疖、黄疸、热淋等病，对夏末秋初湿热气候，湿重或气温偏高环境较难适应。

（七）血瘀质

心理上易烦，健忘，易患癥瘕及痛证、血证等，不耐受寒邪。

（八）气郁质

性格内向不稳定，敏感多虑，易患脏躁、梅核气、百合病及郁证等，对精神刺激适应能力较差，不适应阴雨天气。

（九）特禀质

容易伴随焦虑紧张，易患哮喘、荨麻疹、花粉症及药物过敏，适应能力差，对易致敏季节适应能力差，易引发宿疾。

三、中医古籍对女性不同体质保健的论述

（一）平和质

《黄帝内经》中称"阴阳和平之人""平人"。《素问·调经论》曰："夫阴与阳皆有俞会……阴阳匀平，以充其形，九候若一，命曰平人。"《灵枢·通天》云："阴阳和平之人，其阴阳之气和，血脉调。"

（二）气虚质

古人多称"气弱""气衰""气虚之人"。《灵枢·寿夭刚柔》云："形有缓急，气有盛衰，骨有大小，肉有坚脆，皮有厚薄……形充而脉小以弱者气衰。"明代张介宾《景岳全书·杂证谟》云："何以肥人反多气虚，盖人之形体，骨为君也……且肉以血成，总属阴类，故肥人多有气虚之证。"清代陈梦雷《古今图书集成·医部全录》注云："薄皮弱肉，则脏真气虚矣。"清代吴德汉《医理辑要》中云"易风为病者，表气素虚""易劳伤者，中气必损"。宋代万全《幼科发挥》云："子于父母，一体而分。如受肺之气为皮毛，肺气不足，则皮脆薄怯寒，毛发不生；受心之气为血脉，心气不足，则血不华色，面无光彩；受脾之气为肉，脾气不足，则肌肉不生，手足如削；受肝之气为筋，肝气不足，则筋不束骨，机关不利；受肾之气为骨，肾气不足，则骨软。"论述了禀赋对气虚质的影响。

（三）阳虚质

古人多称"阳气不足体质""阳虚之质""阳虚禀质"。清代叶天士《临证指南医案》云："形躯丰溢，脉来微小，乃阳气不足体质。"清代章虚谷《医门棒喝》云："如体丰色白，皮嫩肌松，

脉大而软，食啖虽多，每生痰涎，此阴盛阳虚之质。"《金子久专辑》则明确提出："体胖丰腴，肌肤柔白，阳虚禀质显然。"并指出虚寒体质的形成有禀赋因素和饮食因素。明代张介宾在《景岳全书》中指出"禀赋素弱，多有阳衰阴盛者，此先天之阳气不足也""生冷内伤，以致脏腑多寒""素禀阳脏，每多恃强，好食生冷茶水，而变阳为阴"。古人不仅对阳虚质的特点有记载，还描述了生理病理特点。《素问·调经论》云："阳虚则外寒……阴盛则内寒。"宋代庞安时《伤寒总病论》曰："凡人禀气各有盛衰……假令素有寒者，多变阳衰阴盛之疾，或变阴毒也。"

（四）阴虚质

古人多称"阴虚之质""阴不足""阴虚者"。《医门棒喝》曰："形瘦色苍，中气足而脉多弦，目有精彩，饮食不多，却能任劳，此阳旺阴虚之质也，每病多火，须用滋阴清火。"《素问·调经论》云："阴虚则内热。"元代朱震亨《格致余论》曰："瘦人火多。"《临证指南医案》云"瘦人阴不足""大凡六气伤人，因人而化。阴虚者火旺，邪营分为多"。《金子久专辑》云："形瘦尖长，皮色憔悴，阴虚木火无疑。"《伤寒总病论》曰："凡人禀气各有盛衰……素有热者，多变阳盛阴虚之疾，或变阳毒也。"《医理辑要》云："易热为病者，阴气素衰。"《丹溪医论选》曰："人之生也，体质各有所偏……偏于阴虚，脏腑燥热，易感温病。"论述了阴虚质的形成原因及易感疾病。

（五）痰湿质

《内经》中有"肥人""肥贵人""脂人"之说，指体内痰湿较盛之质。《格致余论》曰"肥人多痰""肥人湿多"。《丹溪治法心要》云："肥白人多痰湿。"《张聿青医案》云："形体丰者多湿多痰。"古人记载了痰湿质产生的原因，以及病理变化。《素问·奇病论》曰"此肥美之所发也，此人必数食甘美而多肥也""肥者令人内

热，甘者令人中满，故其气上溢，转为消渴"。《素问·通评虚实论》："消瘅、仆击、偏枯、痿厥……肥贵人，则高粱之疾也。"

（六）湿热质

古人多有湿热的记载。清代周学海《读医随笔》谓"素禀湿热""夫病痉者，其人必平日湿重而气滞，或血燥而气涩也"。清代石寿棠《医原》曰："若其人苍赤而瘦，肌肉坚实，素有湿热，肝热，伐木火之质，其体属阳。"《素问·生气通天论》曰："高粱之变，足生大丁。"即常食膏粱厚味，以至湿热内蕴，从而易患疔疮之病。《素问·六元正纪大论》曰："四之气，溽暑湿热相薄……民病黄瘅而为胕肿。"古人认为酒客多湿热质。清代叶天士《温热论》曰："又有酒客，里湿素盛，外邪入里，与之相抟，在阳旺之躯，胃湿恒多，在阴盛之体，脾湿亦不少，然其化热则一。"

（七）血瘀质

古人多称"恶血在内""血滞之质""久瘀血"。《内经》中称素有"恶血在内"。《伤寒论》称"本有久瘀血"。《读医随笔》曰："盖尊荣肥盛，是素木气虚血滞之质。"《灵枢·逆顺肥瘦》云："广肩腋项，肉薄厚皮而黑色，唇临临然，其血黑以浊，其气涩以迟。"《灵枢·通天》曰："太阴之人，多阴而无阳，其阴血浊，其卫气涩。"皆指出该体质之人有气血凝滞、瘀浊不畅的特点。并指出了血瘀质为卒中、胸痹、痛症等的发病基础。刘完素曰："盖人之肥瘦，由血气虚实使之然也……故血实气虚则肥……或言肥人多中风由气虚，非也。所谓腠理致密而多郁滞，气血难以通利，若阳热又甚而郁结，故卒中也。"《古今医鉴》云："夫胃脘、心脾痛者，或因身受寒邪，口食冷物，内有郁热，素有顽痰、死血。"日本浅田宗伯《先哲医话》亦曰："打仆伤损，瘀血不去，历年后卒然气急……或妄语或

健忘者，是即瘀血作风状者。"明代罗周彦《医宗粹言》曰："死血作痛，瘦人多怒者常患此。"《素问·痹论》曰："病久入深，荣卫之行涩，经络时疏，故不通。"《临证指南医案》谓："经几年宿病，病必在络……因久延，体质气馁……气阻血瘀。"尚有论其经年累月之痹病、疟母、胃痛、胁痛皆为"久恙必入络"。

（八）气郁质

古人多称"忧""郁"。《内经》称"易伤以忧"。明代虞抟《医学正传》谓："或因怒气伤肝，或因惊气入胆，母能令子虚，因而心血为之不足，又或遇事繁冗，思想无穷，则心君亦为之不宁，故神明不安而怔忡惊悸之证作矣。"宋·陈言《三因极一病证方论》云："喜怒忧思悲恐惊忤郁不行，遂聚涎饮。"清代吴谦《医宗金鉴》谓："七情过节，七气病生，郁结生痰。"并指出体型与脏腑的大小坚脆等禀赋不同，影响气郁体质形成。如《灵枢·本脏》云："赤色小理者心小""心小则安，邪弗能伤，易伤以忧""五脏皆小者，少病，苦燋心，大愁扰"。《灵枢·寿夭刚柔》云："忧恐忿怒伤气。气伤脏，乃病脏。"《素问·举痛论》曰："惊则心无所依，神无所归，虑无所定。"明代张介宾《景岳全书》云："此多以衣食之累，利害之牵，及悲忧惊恐而致郁者总皆受郁之类……神志不振……凡此之辈。"清代张璐《张氏医通》云："郁症多缘于志虑不伸，而气先受病""思想无穷，所愿不得，皆能致病"，说明气郁禀赋体质易因情志致病。

（九）特禀质

古代文献称"禀赋""禀性""资禀""质禀""胎禀"，即个人生长发育状况禀受于父母。《灵枢·天年》曰："人之始生……以母为基，以父为楯"。宋代刘昉《幼幼新书》引《圣济经》指出："禀赋也，体有刚柔，脉有强弱，气有多寡，血有盛衰，皆一定而不易也。"《景岳全书》云："以人之禀赋言，则先天强厚者多寿，先天薄弱者多夭。"又云："凡小儿之病，本不易察，但其为病之源，多有所因……虽父母之气俱有所禀，但母气之应在近，父气之应在远。或以一强一弱而偏得一人之气者，是皆不可不察。"其父母体质遗传方面可影响下一代。如《褚氏遗书》中说："凡子形肖父母者，以其精血尝于父母之身，无所不历也。"《幼科发挥》提出"肥瘦长短，大小妍媸，皆肖父母"，并提出"胎疾"一词。《素问·奇病论》曰："人生而有病癫疾者，病名曰何……岐伯曰：病名为胎病。此得之在母腹中时，其母有所大惊，气上而不下，精气并居，故令子发为癫疾也。"《幼科发挥》云："有因父母禀受所生者，胎弱、胎毒是也。胎弱者，禀受于气不足。"

特禀质由于禀赋不耐，易患瘾疹、鼻鼽等疾病。如《医宗金鉴》中称瘾疹，"俗名鬼饭疙瘩，由汗出受风，或露卧乘凉，风邪多中表虚之人。初起皮肤作痒，次发扁疙瘩，形如豆瓣，堆累成片"，较为明确地阐明了禀赋不耐是本病较为重要的病因。

四、现代研究进展

现代研究表明，气郁质是情志病证的易感体质；偏颇体质由于正气较弱，脏腑功能无法正常运行，抵御外邪能力不足，更容易焦虑；气虚质由于气虚阳弱，性格内向、情绪不稳定、胆小。依据中医体质学形神相关的原理，可为个体预防心理疾病提供指导。

五、不同体质女性心理保健服务与中医情志调摄

"正气复则邪自退"，不同体质女性的中医情志调摄，要依据中医的整体观、动态观、个体观，以综合的思辨方法，采用针灸、艾灸、食疗

药膳、膏方、药茶、刮痧、拔罐等措施，综合调神、疏肝、养心、益智。

（一）平和质调养

1. **精神调摄** 宜保持平和的心态，尽量适应四时的阴阳变化规律。如春季阳气生发，应去空气新鲜的户外进行活动，做到心胸开阔，情绪乐观；夏季天气炎热，易急躁上火，应尽量保持平稳之心情；秋季常会变得忧思悲伤，要多与他人交流沟通，保持乐观豁达的心态；冬季天气寒冷，万物藏匿，保养精神要以安定清静为根本，让心境处于淡泊宁静的状态。

2. **药膳保健** 荠菜鸡蛋汤。

原料： 新鲜荠菜240g，百合20g，鸡蛋4个，精盐、味精、植物油各适量。

做法： 新鲜荠菜去杂洗净，切成段，放进盘内，将鸡蛋打入碗内，用筷子顺着同一方向拌匀。炒锅上旺火，放水加盖烧沸，放入植物油，接着放入百合、荠菜，再煮沸，倒入鸡蛋稍煮片刻，加入精盐、味精即成。

功效： 补心安神，平肝明目，清热利水。

3. **针灸推拿**

穴位： 涌泉、足三里。

取穴： ①涌泉：足趾跖屈时，约当足掌前1/3凹陷处。②足三里：膝关节弯曲成直角，髌骨下方凹陷处向下四横指，离胫骨前嵴约一拇指宽。

操作方法： 用拇指或中指指腹按压穴位，做轻柔缓和的环旋活动，以穴位感到酸胀为度，按揉2～3分钟。每日操作1～2次。

功效： 涌泉是人体保健要穴，具有滋补肝肾、健脑明目的功效。足三里可健脾和胃、益气生血，是人体养生保健要穴。

（二）气虚质调养

1. **精神调摄** 心态宜乐观。气虚质性格偏内向，因此要自我调整，培养豁达乐观的态度，且不可过度劳神。宜欣赏节奏明快的音乐，如笛子曲《喜相逢》等。

2. **药膳保健** 黄芪童子鸡。

原料： 童子鸡1只，生黄芪10g，益智仁15g。

做法： 童子鸡洗净，用纱布袋包好生黄芪、益智仁，取一根细线，一端扎紧纱布袋口，置于锅内，另一端绑在锅柄上。在锅中加姜、葱及适量水煮汤，待童子鸡煮熟后，拿出黄芪包。加入盐、黄酒调味即可食用。

功效： 益气补虚，益智安神。

3. **针灸推拿**

穴位： 气海、关元。

取穴： ①气海：取穴时，可采用仰卧姿势。气海位于下腹部，前正中线上，从脐至耻骨上方画一直线，将此线十等分，脐向下3/10处，即是此穴。②关元：取穴时，可采用仰卧姿势。关元位于下腹部，前正中线上，从脐至耻骨上方画一直线，将此线五等分，脐向下3/5处，即是此穴。

操作方法： 用掌根着力于穴位，做轻柔缓和的环旋活动，每穴按揉2～3分钟，每天操作1～2次。还可采用艾条温和灸，增加温阳益气的作用。点燃艾条或借助温灸盒，对穴位进行温灸，每次10分钟。温和灸可每周操作1次，或每在节气转换日艾灸1次。

功效： 气海具有培补元气、益肾固精、补益回阳、延年益寿之功。关元具有培元固本、补益下焦之功。

（三）阳虚质调养

1. **精神调摄** 心态要阳光。阳虚质性格沉静、内向。因此，要加强精神调养，宜保持积极向上的心态，尽量避免和减少悲伤、惊恐等不良情绪的影响。在日常生活中，可以多听《黄河大合唱》等激昂、高亢、豪迈的音乐，还可以选择一些优美、畅快的旋律或轻音乐。

2. **药膳保健** 当归远志生姜羊肉汤。

原料： 当归20g，炙远志10g，生姜30g，羊肉500g。

做法：当归、灸远志、生姜冲洗干净，用清水浸软，切片备用。羊肉剔去筋膜，放入开水锅中略烫，除去血水后捞出，切片备用。将当归、生姜、羊肉放入砂锅中，加清水、料酒、食盐，旺火烧沸后撇去浮沫，再改用小火炖至羊肉熟烂即成。

功效：温中祛寒，通阳养志。

3. 针灸推拿

穴位：百会、肾俞、气海、关元、足三里。

取穴：①百会：两侧耳尖连线之中点。②肾俞：背部第2腰椎棘突下，旁开1.5寸。③气海：取穴时，可采用仰卧姿势。气海位于下腹部前正中线上，从脐至耻骨上方画一直线，将此线十等分，脐向下3/10处，即是此穴。④关元：取穴时，可采用仰卧姿势。关元位于下腹部，前正中线上，从脐至耻骨上方画一直线，将此线五等分，脐向下3/5处，即是此穴。⑤足三里：膝关节弯曲成直角，髌骨下方凹陷处向下四横指，离胫骨前嵴约一拇指宽。

操作方法：百会用平刺法，留针30分钟，不行针。其余穴位可行针刺补法，或正面、背面交替使用温针灸。居家保健可用温和灸方法，点燃艾条或借助温灸盒，对穴位进行温灸，每次10～15分钟，以皮肤微微为度。每周进行1～2次。关元还可采用掌根揉法，按揉每穴2～3分钟，每日1～2次。也可配合摩擦腰肾法温肾助阳，方法是以手掌鱼际、掌根或拳背摩擦两侧腰骶部，每次操作约10分钟，以摩至皮肤温热为度，每日1次。

功效：百会具有益气升阳之效，关元、气海具有培元固本、补益下焦之功。三穴合用，既可交会任督二脉，又可益气培元、升举阳气。肾为先天之本，取肾俞可补益肾气；脾胃为后天之本，取足三里可调理脾胃、补益气血，使后天得以充养先天。故诸穴合用，可使气血渐旺、阳气渐充。

（四）阴虚质调养

1. 精神调摄　心态要淡泊。阴虚质宜加强自我修养、培养自己的耐性，尽量减少与人争执、动怒，可在安静、优雅的环境中练习书法、绘画等。有条件者可选择在环境清新凉爽的海边、山林旅游休假。多听一些节奏舒缓的轻音乐，如《小夜曲》等。

2. 药膳保健　冰糖炖海参。

原料：水发海参50g，百合10g，冰糖少许。

做法：将水发海参洗净，和百合一起放入瓦锅内，加水适量，放入盛有水的锅内，隔水炖至熟烂。在锅内放冰糖屑，加少量水，熬成糖汁，倒入海参即成。

功效：补肾益阴，养血安神。

3. 针灸推拿

穴位：太溪、三阴交。

取穴：①太溪：位于足内侧，内踝后方与跟骨筋腱之间的凹陷处。②三阴交：正坐屈膝成直角取穴，在小腿内侧，内踝尖上3寸，胫骨内侧缘后方。

操作方法：采用指揉的方法，每个穴位按揉2～3分钟，每日1～2次。或用毫针补法，刺入1寸左右，留针30分钟，每周1～2次。

功效：太溪为肾经原穴，具有滋阴补肾、强健腰膝的功效。三阴交为足厥阴肝经、足太阴脾经、足少阴肾经交会之处，脾主统血、为气血生化之源，肝藏血，肾藏精，三阴交可以益精养血补阴，从而改善阴虚体质。

（五）痰湿质调养

1. 精神调摄　心态要积极。痰湿质性格温和，处事稳重，多善于忍耐。但由于痰湿内蕴，阻遏阳气，易产生疲倦感。因此宜多参加社会活动，培养广泛的兴趣爱好。还可以适当听一些节奏强烈、轻快振奋的音乐，如施特劳斯的圆舞曲系列、比才的《卡门序曲》《拉德茨基进行曲》、二胡《赛马》等。

2. 药膳保健　山药茯苓冬瓜汤。

原料：山药50g，茯苓39g，冬瓜150g。

做法：山药、冬瓜置锅中慢火煲30分钟，调味后即可食用。

功效：健脾安神、益气利湿。

3. 针灸推拿

穴位：丰隆、足三里。

取穴：①丰隆：正坐屈膝或仰卧位取穴。在犊鼻（外膝眼）与外踝尖连线的中点，胫骨前嵴外2横指处。②足三里：膝关节弯曲成直角，髌骨下方凹陷处向下四横指，离胫骨前嵴约一拇指宽处。

操作方法：采用指揉、刮痧、艾灸等方法。每个穴位按揉2～3分钟，每天操作1～2次。每穴艾灸10分钟，每天1次。

功效：丰隆为胃经络穴，联络脾经，能调治脾胃，为化痰要穴，具有化湿祛痰的功效。足三里为胃之下合穴，具有补益脾胃、健脾化痰的功效。

（六）湿热质调养

1. **精神调摄**　情绪宜稳定。湿热质宜稳定情绪，尽量避免烦恼，可选择不同形式的兴趣爱好。多听曲调悠扬的音乐，如《高山流水》等。

2. **药膳保健**　泥鳅菊花炖豆腐。

原料：泥鳅500g，菊花10g，豆腐250g。

做法：泥鳅去腮及内脏，冲洗干净，放入锅中，加清水，煮至半熟，再加菊花、豆腐、食盐适量，炖至熟烂即成。

功效：清肝安神、清利湿热。

3. 针灸推拿

穴位：支沟、阴陵泉。

取穴：①支沟：正坐位或仰卧位取穴，位于前臂背侧，腕背横纹上四横指处，尺骨与桡骨之间。②阴陵泉：仰卧或正坐垂足取穴，位于小腿内侧，当胫骨内侧髁下缘凹陷中，当胫骨后缘和腓肠肌之间。

操作方法：采用指揉的方法，每穴按揉2～3分钟，每日操作1～2次。还可拔罐、刮痧。

功效：支沟为三焦经的经穴，具有清热理气、降逆通便的功效。阴陵泉为足太阴脾经之合穴，能健脾益气、渗利水湿。《杂病穴法歌》言"心胸痞满阴陵泉""小便不通阴陵泉"。两穴合用，清热利湿，使湿热从大小便而出。

（七）血瘀质调养

1. **精神调摄**　情绪避免烦躁。血瘀质易烦健忘，应努力克服烦躁情绪，遇事宜沉稳，保持精神舒畅。如此才可使气血和畅，有益于改善血瘀质。宜欣赏流畅抒情的音乐，如《春江花月夜》等。

2. **药膳保健**　活血黑宝粥。

原料：丹参20g，黑豆50g，黑米50g，黑木耳10g，黑芝麻10g，糯米20g，大枣5枚。

操作方法：先将木耳泡发，剁碎备用；将丹参、黑豆、黑米、糯米、大枣洗净浸泡3小时后，放入锅内，倒入1 000ml水，文火煮1小时；最后将木耳、黑芝麻倒入锅内，再煮15分钟即可食用。

功效：活血化瘀，益肾健骨，健脾养胃。

3. 针灸推拿

穴位：期门、血海、膈俞。

取穴：①期门：位于胸部，当乳头直下（乳头为第4肋间隙），第6肋间隙凹陷处。②血海：正坐位时，将腿绷直，在膝盖上方的大腿内侧有一块隆起的肌肉，肌肉的顶端处，正坐位或仰卧位取穴。取穴时，患者屈膝，医者以左手掌心按于患者右膝髌骨上缘2～5指，向上伸长，拇指约呈45°斜置，拇指尖下即是穴位。③膈俞：位于第7胸椎棘突下，旁开1.5寸。取穴时，先找到两侧肩胛下角，平对第7胸椎棘突，棘突下旁开1.5寸处即是穴位。

功效：期门为肝的募穴，具有疏肝理气活血的作用。血海为脾经腧穴，具有补血活血功效。膈俞为八会穴中的"血会"，有活血通络的作用。

操作方法：采用指揉的方法，每个穴位按揉2～3分钟，每日操作1～2次。也可采用艾灸疗法，每次 15 ～ 30 分钟，每日 1 次。

（八）气郁质调养

1. **精神调摄** 心态要开朗。气郁质性格不稳定，情绪常处于忧郁状态，根据"喜胜忧"的原则，应鼓励气郁质者主动寻求快乐，常看喜剧、滑稽剧、听相声，以及富有鼓励、激励意义的影视剧，勿看悲剧、苦剧；宜欣赏节奏欢快、旋律优美、能振奋精神的乐曲，如《金蛇狂舞》等；多读积极向上的、励志的、富有乐趣的书籍，以培养开朗、豁达的心态。

2. **药膳保健** 楂麦佛手茶。

原料：佛手 15g，山楂 15g，大麦 15g。

做法：将佛手、山楂、大麦浸泡 15 分钟，开水煮沸 5 分钟后即可饮用。

功效：疏肝安神，理气化痰。适合气郁质日常食用，兼有食欲减退、腹胀、咽部有痰者更为适合。

3. **针灸推拿**

穴位：太冲、合谷，期门。

取穴：①太冲：位于足背侧，第 1、2 跖骨结合部之前凹陷中。以手指沿大趾、次趾夹缝向上移压，压至能感觉到动脉搏动处即是。②合谷：可采用正坐或仰卧位取穴，位于手背部位，第 2 掌骨中点桡侧。以一手拇指的指间关节横纹，放在另一手拇指、食指之间的指蹼缘上，拇指尖下即是。③期门：位于胸部，乳头直下（乳头为第 4 肋间隙），第 6 肋间隙凹陷处。

操作方法：采用指揉的方法，每穴按揉 2 ～ 3 分钟，每日操作 1 ～ 2 次。可刮痧、艾灸。

功效：太冲是肝经原穴，具有疏肝理气、缓解气郁的功效。合谷为大肠经原穴，具有行气通络、镇静止痛的功效。两穴配合，称为"四关穴"，具有调理全身气机的作用。期门为肝的募穴，具有疏理肝气的作用。

（九）特禀质调养

1. **精神调摄** 情绪勿紧张。特禀质的人因对过敏原敏感，容易产生紧张、焦虑等情绪，因此在尽量避免过敏原的同时，还应避免紧张情绪。可以选择一些优美的轻音乐缓解情绪，转移注意力。

2. **药膳保健** 灵芝黄芪炖瘦肉。

原料：野生灵芝（无柄赤芝为佳）15g，黄芪 15g，瘦肉 100g，食盐、葱、生姜、料酒、味精各适量。

做法：灵芝、黄芪洗净，切片备用。瘦肉洗净，切成 2cm 方块，放入锅内，加灵芝、黄芪、调料、水适量。锅置武火上烧沸后，改用文火炖熬至瘦肉熟烂即成。

功效：补脾益肺养神，适合特禀质日常调体使用。

3. **针灸推拿**

穴位：神阙、曲池、足三里。

取穴：①神阙：在腹部脐区，脐中央。②曲池：正坐，轻抬右臂，屈肘将手肘内弯，用另一手拇指下压此处凹陷处。③足三里：取穴时，可采用坐位，在小腿前外侧，当犊鼻下 3 寸，距胫骨前缘一横指（中指）即是。

操作方法：神阙、足三里可采用温和灸的方法，点燃艾条或借助温灸盒对穴位进行温灸，每次 10 分钟，每周进行 1 ～ 2 次。足三里、曲池可采用点按式推拿手法，每次 10 分钟，每周进行 1 ～ 2 次。

功效：神阙具有培元固本、补益脾胃、提高机体免疫力的作用。曲池为大肠经穴，肺主表，大肠与肺相表里，既能祛风清热，又能凉血解毒，是治疗皮肤疾患的要穴。足三里为胃经合穴，配神阙可培补先天和后天之气，扶正祛邪。

（周俊亮　杨光林　王瑶）

参考文献

[1] 万全. 幼科发挥. 北京：中国中医药出版社，2007.

[2] 叶天士. 临证指南医案. 北京：华夏出版社，1995.

[3] 庞安时. 伤寒总病论. 北京：人民卫生出版社，1989.

[4] 王士雄. 温热经纬. 太原：山西科学技术出版社，2013.

[5] 柳宝诒. 温热逢源. 北京：人民卫生出版社，1982.

[6] 张洁. 仁术便览. 北京：中国中医药出版社，2015.

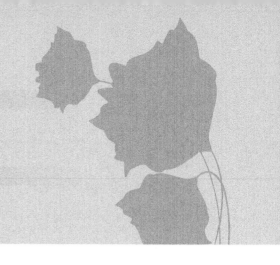

第十章
女性心理保健专科建设

党的十八大以来，以习近平同志为核心的党中央坚持把人民健康放在优先发展的战略地位，确立了新时代卫生与健康工作方针，要求把预防为主摆在更加突出的位置，推动卫生与健康事业发展从以治病为中心向以人民健康为中心转变，走出了一条中国特色卫生健康事业改革发展之路。与此同时，妇幼健康服务机构在实现基本功能任务的基础上，也根据自身发展情况，选择优势领域加强妇幼保健专科建设，促进妇幼保健专科发展。2022 年国务院办公厅印发的《"十四五"国民健康规划》中明确提出，要加强妇女健康服务，发展妇女保健特色专科，提高服务能力，针对青春期、育龄期、孕产期、更年期和老年期妇女的健康需求，提供女性内分泌调节、心理、营养等预防保健服务以及妇女常见疾病治疗等涵盖生理、心理和社会适应的整合型医疗保健服务。

中国 2020 年第七次人口普查数据显示，女性占人口总数的 48.76%，这带来了巨大的心理保健服务需求，进一步加强女性心理保健专科建设工作迫在眉睫。

第一节　女性心理保健专科设立的必要性

一、女性心理问题总体发生率高于男性

《中国国民心理健康发展报告（2017～2018）》和《中国国民心理健康发展报告（2019～2020）》显示女性心理问题总体发生率高于男性，抑郁、焦虑等情绪障碍的发生率也高于男性，心理健康指数低于男性。同时，不同年龄段女性面临不同的心理问题，有调查显示，10.5% 的孕产妇有分娩恐惧问题，3.8%～16.7% 的产妇有产后抑郁；23.8% 的更年期女性有抑郁症状，38.3% 有焦虑症状；23.2% 的城市青少年经历着轻度到中度的抑郁，农村青少年的抑郁评分显著高于城市青少年，并且女孩的评分高于男孩，焦虑症和抑郁症是导致中国青少年女性伤残调整生命年的第 3 位和第 4 位原因；寻求辅助生育的女性中抑郁者占

30.8%，约 25% 的女患者在体外受精失败后表现出抑郁症的症状。

二、加强心理保健服务是妇幼保健机构的工作要求

妇幼保健机构是为青春期、育龄期、孕产期、更年期、老年期女性等人群提供全生命周期保健服务的主要机构，加强心理保健服务也是妇幼保健机构的工作要求。在《国家卫生计生委关于妇幼健康服务机构标准化建设与规范化管理的指导意见》《各级妇幼健康服务机构业务部门设置指南》中明确指出心理保健是妇女保健的重要服务内容，孕期保健科、产后保健科、青春期保健科和更年期保健科等科室要提供心理保健服务。在《三级和二级妇幼保健院评审标准（2016

版）》中，也要求各级妇幼保健机构开设妇女心理保健门诊，按照有关工作规范、技术规范开展妇女、儿童心理保健工作，加强规范化建设和管理。在《妇幼保健机构绩效考核办法》中，也设立了加强心理保健工作的相关考核指标。

（杨丽）

第二节　女性心理保健专科建设和发展面临的挑战和问题

一、人才梯队建设

如前所述，由于各年龄段女性均面临较大的心理保健服务需求，因此，对女性心理保健专业人才的需求非常迫切。培养出高质量女性心理保健人才队伍成为当下亟待解决的重要问题。然而，目前我国女性心理保健人才队伍尚面临一系列问题。

1. **合理的人才梯队尚未有效建立**　部分医疗机构女性心理保健工作面临人才素质良莠不齐、人才结构不够合理、精神心理科人才缺乏等问题。基层医疗机构更为突出的问题则是具有从业资质资格的人员不够、技术专业人才学历整体偏低、一人兼顾多职等，特别是心理治疗和心理咨询服务能力不足、心理健康知识和心理危机干预技能缺乏，尚未形成健全的心理健康服务网络和基层心理健康服务平台。此外，部分医疗机构女性心理保健人才阶梯断层现象严重，出现学科带头人后继无人、高层次人才储备不足的情况。

2. **人才成长环境不佳**　受心理保健专业的限制，人才数量本来就不充足，特别是高层次人才更为稀缺。部分医疗机构未建立完备的人才培养机制，人员招聘过程中，更多关注于空缺岗位的人员补充，未对高层次人才的引进、培养与晋升积极地创造条件或予以完善，难以引进高层次人才，难以发挥高层次人才在专科建设和发展中的主力军作用，进而影响专科建设发展的长期竞争力。

3. **缺乏完善的培训机制**　女性心理保健在部分医院所占比重较小，医院普遍缺乏女性心理保健人才队伍的培训机制，为专科人员提供的培训资源较为有限；专科人员也缺乏有效的渠道和平台来提升自身能力，致使专科人员无法系统、及时地获得专业培训，对人才队伍的建设与学科的可持续发展造成不良影响。

4. **缺少专项资金和激励机制**　部分医疗机构对专科人才培养缺乏专项资金保障，特别是对心理保健专科的投入更少。专项资金的不足，不仅导致专科对人才的吸引力降低，错失优质人才引进机会，还会造成专科内部人才素质提升停滞不前、人才活力不能激发、人才流失的现象。同时，部分医疗机构激励机制不明确，没有制定翔实的激励细则，考核的实施也基本流于形式，无法有效激发专科人才效力。

二、体系建设

良好的服务体系对于进一步推动和发展女性心理保健服务至关重要。针对各年龄段女性的心理保健服务需求，各地卫生行政部门应以当地区域卫生规划和医疗机构设置规划为抓手，整合区域内相关资源，强化区域内不同机构的协同工作，在区域内完善三级预防的女性心理保健工作服务体系，加快形成资源共享、优势互补、运转高效、群众满意的女性心理保健服务网络。同时，女性心理保健综合了青少年心理保健、孕产妇心理保健、更年期心理保健等多项内容，也需要建立相对完善的女性心理保健学科体系，并以此为基础形成合理的学科人才队伍，开展综合的科学研究并服务于临床，提升女性心理保健专科的综合能力。

然而，目前部分地区尚未建立成熟的女性心理保健服务体系，女性心理保健的学科发展也不充分，在一定程度上影响了女性心理保健专科工作的开展。同时，在机构内，也缺乏完善的院内心理保健服务三级预防保健工作体系，多学科、中西医结合的心理和躯体疾病联络会诊制度也亟需建立和完善。

三、适宜技术开发和推广

目前，我国已加大本土化孕产期心理保健适宜技术和防治指南的开发，包括制订孕产期心理相关危险因素筛查量表、建立产后抑郁预警体系、起草《孕产妇心理健康管理专家共识》等指导性文件。但是在新形势下，促进全生命周期女性心理保健适宜技术尚未形成体系，仍需结合更多年龄阶段女性的心理保健需求以及各级医疗保健机构的服务特点，加大适合我国国情的女性心理保健适宜技术的开发和推广工作。同时，在国家加强心理保健的宏观政策向微观政策转化的过程中，急需制订行业发展相关服务标准、工作规范、考核机制及制度建设等，确保心理保健工作科学、有序开展。

四、服务模式

随着新形势下社会经济水平的发展和科技能力的进步，驱动发展"互联网＋"大健康的需求明显增强。女性心理保健工作的发展也急需借助互联网这一重要平台，提升服务水平。同时，服务对象和内容也需要进一步向全生命周期、生育全程拓展，为其提供整合式心理保健服务，满足不同群体心理保健服务需求，提升心理保健服务的满意度和获得感。

（杨丽　郑睿敏）

第三节　女性心理保健专科的服务内容

围绕青春期、孕产期、育龄期、更年期、老年期等不同生理时期的女性，女性心理保健专科应严格遵循心理保健临床诊疗指南、临床技术操作规范和临床路径等要求，从三级预防层面为服务对象提供以需求为导向、形式多样的心理保健服务。

在一级预防层面，针对健康人群，开展心理保健宣传和健康教育，普及心理保健知识，预防心理疾病的发生。可以充分利用孕妇学校、家长学校、院内健康教育、社区活动等，通过公众号、官网公告等多渠道，做好知识宣传，普及女性心理健康知识，提升群众自我保健意识。

在二级预防层面，在就诊的服务对象知情同意的基础上，开展心理健康状况评估，筛查心理问题，并根据实际情况提供心理健康指导、心理咨询等服务；对常见女性心理问题和障碍，提供心理评估、心理和干预。

在三级预防层面，为有心理问题或障碍者及其亲属，提供个体化的心理干预（个体和团体治疗）。同时，测评结果异常或有需求者在进行专业的心理咨询或心理干预后，开展定期随访，帮助患者逐步恢复社会功能，提高生活质量；心理干预效果不佳者进行转诊并随访；患有严重精神疾病、神经症者，在患者及家属知情同意后转诊至精神卫生专科进一步治疗。

此外，女性心理保健专科还应在辖区定期组织开展培训，推广心理评估、心理问题筛查、团体心理辅导等适宜技术和新技术，并对辖区女性的心理保健工作提供业务和技术指导，推广女性心理保健适宜技术。同时，围绕女性心理保健领域的关键和重点问题，开展相关科学研究和学术交流、学术成果推广等活动。

（杨丽）

第四节　女性心理保健专科的相关工作标准

一、专科建设

（一）机构高度重视

机构应由分管领导直接负责女性心理保健专科工作的管理及专科建设发展，每年专题研究部署专科相关工作，并对专科予以一定的配套工作经费，保证专科人员参加进修学习、学术交流等活动的经费投入。在机构层面，还应将发展女性心理保健工作纳入机构整体发展规划，制定并实施推进女性心理保健工作的整体工作方案和具体措施，切实做到女性心理保健工作有机制、有团队、有措施、有成效。此外，机构可以通过强化政策倾斜与机制激励等措施，从绩效分配、设备购置、进修学习、晋升评优、人才引进、学术交流等多方面对女性心理保健专科建设予以倾斜和支持，实现人力、物力、财力的优化配置，为专科建设提供全方位的支撑保障。

（二）专科发展规划

女性心理保健专科应在对现有的女性心理保健人才、医疗、科研、学术、教学等方面进行全面分析的基础上，制定女性心理保健专科发展规划（3～5年），明确专科建设和发展的方向和目标。女性心理保健专科发展规划应包括专科建设的目标任务、工作措施、评估指标、激励机制等内容，确定女性心理保健专科重点发展方向、关注内容和目标，并予以实施、定期评估和分析总结，提高女性心理保健专科的核心竞争力，促进专科不断发展，切实满足服务对象的心身健康保健服务需求。

此外，在专科发展的过程中，还可以根据专科现状，对女性心理保健专科进行细化分科，从学科结构、制度建设、学科影响力、学科治理能力等方面，明确亚专科发展方向。

（三）专科体系建设

机构应充分整合利用院内心理保健服务资源，加强精神科医师、护士、心理治疗师、心理咨询师、康复师、医务社会工作者等女性心理保健综合服务团队建设和三级预防保健体系建设，扩充心理保健服务人员队伍。应在机构内搭建由非心理保健专业人员提供一级预防和二级预防保健服务，由精神科医生等专业人员提供三级预防保健服务，并负责对非专业人员进行指导和培训的院内工作网络，以适应专科建设和发展的需要。同时，机构应关注女性心理保健后备人才的培养和高层次人才的储备，合理搭建学科人才梯队，为学科建设奠定扎实的人才基础。

在区域范围内，当地卫生行政部门应将满足群众心理保健服务需求与长远制度建设相结合，整合现有资源，逐步搭建点线面结合、上下联动、全社会参与的区域心理健康服务体系和三级综合防治网络，并将其纳入当地区域卫生规划。

（四）转会诊网络建设

在区域心理健康服务体系中，明确精神卫生专业机构和妇幼保健机构、综合医院、基层医疗机构之间的转会诊机制和合作路径，并充分借助精神卫生专业机构的专业技术优势和引领示范作用，对各级各类医疗机构内的女性心理保健专科人员进行心理健康服务技术培训和指导。

（五）多学科协作机制

机构应建立全生命周期女性重点疾病防治的多学科协作诊疗模式和团队，为各年龄段女性提供综合性、多学科、全方位的医疗保健服务。机构应在医务科的带领下，以女性心理保健专科为核心，建立女性心理保健专科与其他科室门诊、住院部及急诊等会诊、转诊、病例讨论机制以及定期例会机制，在相关科室建立与女性心理保健专科的联络员，制订女性心理保健多学科协作工作流程，体现各方职责，并有相关资料和记录。

（六）专科制度建设

专科应遵守医疗管理相关规章制度，保证医疗质量及安全。同时，应建立健全并严格执行专科相关工作规范和制度，加强专科管理，保证医疗质量及安全。应制订并执行专科基本岗位职责、主要诊疗常规/规范、专科管理制度、服务记录表单等，并制订方便就医的服务流程。

女性心理保健专科的基本岗位职责包括心理测量和评估、心理咨询和指导、心理干预、健康教育、随访等，主要诊疗常规/规范包括心理测量和评估常规、心理咨询和指导常规、心理干预常规、主要设备操作规范等，主要管理制度包括专科工作制度、质量控制制度、心理咨询师工作制度、心理咨询师督导制度、疑难病例讨论制度、健康教育制度、保密制度、设备管理制度、院内及辖区转会诊制度、随访制度、培训工作制度、信息资料管理制度、统计工作制度等，服务记录表单包括门诊预约登记表、个案登记表（心理咨询、评估、干预）、专案管理档案、知情同意书、转会诊与反馈登记表、随访登记表、辖区督导记录表等。各种记录应当及时、完整、准确、规范，资料定期归档整理，实施电子化管理。

（七）机构要求

专科所在机构应取得国家卫生行政部门颁发的《医疗机构执业许可证》，设有与《医疗机构执业许可证》上诊疗科目相对应的女性心理保健科（或精神心理科）等诊疗科室，在许可范围内开展心理保健服务。机构应积极成为省级以上心理保健重点专科（或学科）单位，以确保有足够的医疗资源支持。此外，专科所在机构还应与其他医疗机构、社会福利组织、法律机构等建立长期合作关系，在为遭遇家庭暴力、性侵害等问题的患者提供服务时，能够及时与相应机构进行合作处理。

二、专科服务

女性心理保健专科应围绕儿童青少年、孕产妇、更年期、慢性疾病患者、癌症患者、抑郁症患者、不孕不育患者等女性人群，提供覆盖全生命周期、生育全过程的女性心理保健服务，并重点关注孕产妇、更年期女性和青少年的心理保健工作，在三级预防各层面均有具体可操作的关键性保健技术，并围绕专科服务种类、服务质量和服务效果，不断丰富专科服务内容。

（一）优质服务

1. **规范开展宣传教育** 制定本专科的健康教育工作计划和实施方案，并编制相关宣教材料和科普作品；针对不同年龄阶段的女性，提供心理健康特点、常见心理健康问题的特征和识别、常见心理健康问题的自我调适方法等健康教育活动，普及女性心理健康知识，提升群众自我保健意识；利用"互联网+"服务平台，开展智慧医疗健康在线宣传教育，每年通过公众号、官网公告等新媒体平台发布科普作品，并保证科普作品良好的质量和阅读量。

2. **规范开展心理健康状况筛查和评估** 青少年保健门诊、产科、围产保健门诊、产后门诊、母乳喂养门诊、辅助生殖门诊、更年期保健门诊等学科密切合作，实现覆盖生命全周期的心理保健服务。为青春期、孕产期及更老年期等特殊生理时期的女性及不孕不育的女性提供心理健康状况筛查和评估，通过及早发现和干预可能存在的心理问题，帮助个体维护和提高心理健康水平。

3. **规范开展咨询指导** 根据心理健康状况评估结果和医学意见，针对不同服务对象的心理健康问题和障碍，提供针对性、个体化的心理健康指导、心理咨询等服务。

4. 规范开展疾病诊疗 对有心理保健服务需求者、心理健康状况评估结果异常者、有心理问题或障碍者及其亲属，提供个体化的干预措施（个体和团体治疗），必要时联合药物治疗和物理治疗，并开展定期随访，跟进诊疗效果。

（二）特色服务

1. 推行便民服务 优化女性心理保健专科的场所布局和服务流程，推行筛查评估、咨询指导、心理治疗等一站式女性心理保健服务。同时，利用互联网信息化手段，从患者需求出发，提供在线预约、就诊提醒、结果查询、远程咨询等便民服务，并主动公布女性心理保健专科所在机构的地址、电话等信息，有效延伸服务的时长和扩大服务的覆盖面。

2. 推行惠民服务 结合当地服务对象的需求，不断拓展扩充女性心理保健服务内容，提供全生命周期的女性心理保健特色服务。例如，在婴幼儿保健服务过程中，提供疼痛管理、袋鼠式护理等柔性人文医疗服务，关爱新生儿的心身发育健康；开设儿童青少年门诊、适应障碍门诊、中高考减压门诊等特色门诊，开展儿童游戏团体、阳光青少年团体等特色团体辅导与治疗，并通过家长心理健康宣教、医校合作等打造医-校-家一体的特色儿童青少年心理保健服务，以适应儿童青少年的发展需求；开设孕产期心理保健特色门诊，针对妊娠糖尿病、双胎、辅助生殖、复发性流产等特殊人群，开展团体心理辅导等心理保健服务；针对更年期女性设立围绝经期心理门诊，并通过定期公益讲座、完善转介流程、多学科合作等举措促进更年期女性的心身健康。

3. 延伸服务

（1）建立并落实疑难病例讨论、转会诊等制度：对不能确诊或需要参考专科诊疗意见的疑难病例，及时提供转会诊及追访管理等服务，建立并落实转诊信息互通共享制度。对达到转介标准的患者，患者知情同意后转介至精神卫生专科进

一步治疗。

（2）建立并落实整合式服务模式：建立健全女性心理保健专科，与机构其他科室，包括产科、产后门诊、母乳喂养门诊、妇科、生殖医学科、计划生育科等科室服务的整合机制，将心理健康状况筛查等心理保健工作内容有效整合至相关科室的常规诊疗流程，从而实现将女性心理保健融入女性常规保健工作中。

（3）建立并落实多学科协作机制：建立与其他科室的多学科协作机制，包括呼吸内科、皮肤科、神经内科、消化内科、口腔科、血液内科等，提供多学科心理保健综合服务。

三、专科能力

（一）人才队伍

在明确专科发展方向的基础上，以医院人才建设与培养规划为指引，根据女性心理保健专科发展需求和建设发展目标，有针对性地引进和培养人才。

1. 专科人员配备 女性心理保健专科人员均须取得执业医师证书，并具有相应技术资质、专业能力和业务素质。专科应配备数量适宜、符合要求、满足工作需要的各类专业人员，包括精神卫生方向执业医师和执业护士。女性心理保健专科的执业医师应当具备妇女保健、精神卫生和临床心理的专业知识与技能，执业护士应当接受心理专科岗位培训，掌握常用心理测评技术、放松训练、心理康复训练等基本技能。

2. 专科负责人和学科带头人 女性心理保健专科应配备专科负责人。负责人应当由具有5年以上女性心理或妇女保健专业工作经验，具备一定行政管理能力，取得高级专业技术职务任职资格的执业医师担任。

女性心理保健专科还应根据专科发展情况，以医院人才培养规划为导向，做好学科带头人的遴选工作。学科带头人除了应有丰富的医疗、保健、教学和科研工作经验，还应在本专业领域有

一定学术地位。在国家级或省级心理保健领域相关学术团体中担任相关职务，或在省级以上相关学术团体牵头成立女性心理保健专委会，能够在学科建设发展上发挥关键性作用。

3. **专科人才培养** 建立并落实女性心理保健专科人员规范化培训、岗位培训和考核制度。每年组织专科人员开展女性心理保健相关专业知识技能的规范化培训和考核，同时，专科还应加强对院内非心理保健专业人员的培训，提升其高危心理健康问题识别、健康教育等技能。

专科所在机构建立并落实专科负责人和学科带头人的选拔与激励机制，制定详细的考核评价指标和激励制度，明确相关工作要求。

（二）设备设施

女性心理保健专科涉及心理健康状况评估、健康宣教、心理评估咨询、心理治疗等多项服务内容，因此，专科的设施设备需要满足多方面的诊疗需求。

1. **专科科室设置** 女性心理保健专科应当设置心理评估室、团体/个体心理咨询/治疗室，有条件的可设置团体和个体心理咨询/治疗室、物理治疗室等。心理咨询室和心理治疗室建设布局应符合相关建设标准及专业要求，保证独立环境，注重隔音效果及隐私保护。心理评估室保持独立、安静的环境，给予患者足够的空间进行单独的量表填写。此外，如果医院业务用房条件允许，还可在专科门诊设立专用多学科诊疗（multidisciplinary treatment，MDT）会诊室，并配备连接院内网、外网的软件，满足院内会诊以及医联体、基层医疗机构进行线上远程会诊的需求。

2. **专科环境布局** 女性心理保健专科应区域布局合理，标识清晰醒目，就诊流程便捷，具有良好私密性，符合卫生和院感防控要求。同时，应参考医院现有房屋条件，尽量将各用房合理安排，优化女性心理保健专科的诊室布局和服务流程，使患者的就诊过程更为便捷、顺畅。条

件允许的医疗机构，还可将女性心理保健专科的相关科室相邻设置，在一个业务区域内完成患者所有的评估及就诊流程，实现一站式服务。此外，专科应加强文化建设，装修布置尽可能优雅温馨，提高患者复诊、随访的意愿。专科应在明显位置公示女性心理保健服务流程、项目及其收费标准等信息。

3. **配置仪器设备** 女性心理保健专科应配置数量适宜、符合要求、满足工作需要的各类基本设备，以及能够为专科服务的相关设备，包括心理测评工具、沙盘设备、心理宣泄设备、心理辅助治疗设备、近红外脑功能成像、脑电图、脑诱发电位、睡眠呼吸监测仪等辅助检查设备，及经颅磁刺激、失眠治疗仪、生物反馈治疗仪等常规物理治疗设备，提升专科硬件服务能力。

四、专科管理

（一）服务质量管理

1. **完善管理体系** 专科应建立健全管理体系，制定相应的规章制度和操作流程，明确职责和权限，对相关工作进行规范化、标准化管理。

2. **加强医生和技术人员的培训和考核** 专科应建立常态化的考核机制，对医生和技术人员的服务行为、服务态度、专业能力等进行评估和考核，发现问题及时纠正，不断提高专业知识和技术水平。

3. **重视患者体验和满意度** 专科应建立顺畅有效的沟通渠道，了解患者的需求和反馈，尊重患者的选择和意愿，及时解答疑问和提供支持，增强患者的信任感和归属感。

4. **加强安全管理** 专科应加强医疗设备和药品的管理，严格执行消毒、隔离、防护等措施，保护患者的个人隐私和信息安全。针对孕产妇、儿童青少年常见的自伤自杀风险情况，建立应急预案及转介流程，确保患者的人身安全。

5. **建立综合评估体系** 专科应建立综合评

估体系，通过患者满意度调查、医疗质量统计等方式进行服务质量监测和评估，发现问题和不足，并及时采取相应措施改进。

（二）科研教学

1. 科研课题　加强基础理论研究和应用研究、重点人群心理健康问题的早期识别与干预研究、心理健康服务相关政策等软科学研究、基于互联网技术的心理健康服务相关设备和产品研发等，牵头负责或主要参与一定数量的与本专科有关的省部级及以上科研课题。此外，应加强科研成果的转化和推广，为当地卫生健康行政部门决策提供参考，并在一定范围内推广。

2. 文章专著　撰写发表与本专科有关的科研论文，出版与本专科有关的主编或参编著作。专科人员还应承担与本专科有关的临床教学或带教任务。

3. 学术交流　专科应派遣一定数量的人员参加女性心理保健领域的国内外学术会议及培训班，及时了解本领域最新的研究动态。同时，应加强对外合作，积极与国内外先进医疗机构、科研院校等建立紧密型技术合作关系，在临床研究、人员进修、专科建设、技术交流等方面开展全方位合作，提高专科的整体科研水平和能力，推动学科实现内涵式发展。

4. 能力提升

（1）学术研讨：专科应有年度培训工作计划，提升辖区专科服务能力。举办或承办与本专科有关的省级及以上培训班，且主体培训学员为心理保健人员，并对培训效果进行评估和总结。

（2）人员进修：专科每年应接收一定数量的心理保健进修人员，制定进修人员考核评估制度和撰写进修工作总结报告。

（3）基层技术指导：制订技术指导工作计划，每年对基层医疗机构开展技术指导，并有相关工作记录和工作总结报告。

（4）专科引领：通过专科联盟和医联体建设等与基层医疗保健机构建立转会诊网络，提升基层医疗机构专科能力水平，并有相关报告及数据资料。专科还应通过培养进修人员、下沉专家等途径，以传、帮、带等形式为基层医疗机构培养女性心理保健学科带头人。

（三）信息管理

1. 资料管理　建立并完善患者信息管理系统，用以整合和存储患者病历、检查结果、诊断报告等数据，实现相关医疗数据的全院多学科间信息共享，同时与当地妇幼健康信息平台实现数据互联共享。

此外，建立信息资料管理制度，专人负责信息资料管理，各种服务记录表单资料完整齐全、填写规范。应落实妇幼健康统计调查制度，定期统计、汇总、上报、分析相关数据和信息，并实现专科资料档案电子化管理。

2. 核心指标　建立机构内女性心理保健专科核心指标，收集相关数据并进行电子化管理。每半年对女性心理保健工作核心指标进行分析，形成数据分析报告，制订并落实工作持续改进措施。

女性心理保健专科核心指标包括但不限于下列指标。

（1）专科建设方面：机构对专科相关工作的配套经费数量、专科发展规划制定情况、专科规章制度制定和执行情况、多学科协作机制建立和运行情况等。

（2）专科服务方面：专科门诊诊疗人次及占比、宣传教育人次、心理健康状况评估筛查人次、咨询指导人次、住院患者心理筛查/心理保健服务人数及占比、专科参与其他科室会诊和多学科门诊总次数、女性心理健康档案建档数量和随访率、女性心理保健健康教育活动次数、转会诊机制建立和运行情况、特色服务内容和提供情况、专科服务对象知识知晓率、专科服务对象满意度等。

（3）专科能力方面：机构精神卫生专业执业

医师数量及占比、专科医床比、专科护床比、专科技床比、专科基本设备配备率、专科科室设置和环境布局情况等。

（4）专科管理方面：举办省级以上心理保健培训班数量、接收进修时长超过 3 个月的女性心理保健人员数量、获批或在研女性心理保健科研课题数量、发表相关文章数量、出版女性心理保健学术专著数量、对基层医疗机构开展心理保健技术指导数量、信息资料管理情况等。

（四）辖区管理

1. 专科应掌握辖区女性心理健康的主要问题、相关疾病以及影响因素，了解女性心理保健服务现状，制订工作方案并实施。

2. 专科应开展辖区心理保健健康促进与教育活动，每年不少于 5 次，并有健康教育效果评估和总结报告。

3. 辖区近 3 年未发生女性心理保健相关医疗事故、有效信访投诉和负面舆情等情况。

五、会诊与追踪管理服务

建立与院内其他科室及院外其他医疗机构的会诊及转介机制，是规范诊疗和保障医疗质量以及患者安全的重要举措，也是提高女性心理保健服务的便捷性和效率、促进医疗资源的合理分配和优化女性健康管理服务的重要举措。

（一）规范化会诊流程和标准

专科患者的经治医生应严格掌握会诊指征，明确会诊类型（门急诊会诊、科内会诊、科间会诊、院内会诊、院际会诊等），详细介绍病情，提出会诊要求，做好会诊记录。会诊医师应对患者进行全面查体及精神状况检查，结合有关化验、检查及心理量表评估资料，综合分析，明确提出会诊意见。对患者的治疗进展进行跟踪随访，及时调整治疗方案。

（二）规范化转介流程和标准

女性心理保健转介是指医务人员在接诊患者期间，评估其情况，明确其需求，安排患者由其他临床科室转至心理保健专科，或由专科转至其他临床医疗科室，或由专科转至其他精神心理医疗机构，从而为患者提供可选择的医疗保健服务。如妇产科、儿科门诊与住院对象转介至专科接受心理保健服务；专科门诊患者存在实验室检查异常转介至相关科室治疗器质性疾病；针对罹患严重精神疾病及有较高自杀风险的患者，转介至精神专科机构进行住院治疗等。规范化的转介服务包括下列内容。

1. **制定转介标准和指南** 明确转介的条件和标准，以确保转介的合理性和准确性。制定指导医生进行转介的参考标准和指南，提供清晰的指引。

2. **优化转介流程** 审查现有转介流程，对烦琐、冗余的环节进行简化和优化，确保转介流程明确、规范。

3. **强化沟通与协调** 加强专科与机构内各个科室及院外其他机构间的沟通与协调机制，包括定期会议、多学科讨论等形式，以确保转介过程顺畅进行。提高医生之间的相互了解和信任，促进有效的协作。

4. **设立转介专责人员** 指定专门的转介管理人员或团队，负责审核转介申请、跟踪转介进展、监督转介流程等，并与相关医生和科室进行沟通。

5. **定期评估和改进** 制定转介质量评价的指标和方法，定期对转介流程进行评估和改进。整理转介数据和反馈意见，识别问题和卡点，并采取措施进行改进和优化。

6. **提供培训和教育** 为专科医务人员提供有关转介标准、转介流程和要求等内容的培训和教育，确保其准确了解转介流程的要求和目标，并具备相应的知识和技能。

（杨丽 郑睿敏）

附 录

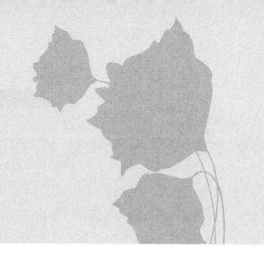

附录 1 女性心理保健专科会诊细则 / 流程介绍

一、门诊会诊细则

1. 以下情形首诊医师应请其他科医师会诊

（1）首诊为经治医师，综合病史、查体、辅助检查，考虑排除本科疾病，或合并患有他科疾病，先请本科出诊的主治医师以上医师会诊；考虑非本专科疾病，请其他科会诊。

（2）首诊为主治医师以上医师，经问诊、查体或辅助检查后，考虑患者非本专科疾病，或合并他科疾病，可直接请他科医师会诊。

2. 会诊前，首诊医师工作

（1）规范书写门诊病历，标明会诊的科室及会诊目的。

（2）必要的辅助检查。

（3）向患者或家属解释清楚，告知到他科会诊的程序，取得理解与配合。

（4）患者为慢诊，一般状态较好，可自行前往他科会诊。

（5）患者为慢诊，一般状态差，可由导诊员护送到他科会诊。

（6）患者为急诊，且可以转送，应陪送到急诊科，与接诊医师交接清楚再返回。

（7）患者为急危重症，不宜立即转运，应请相关专科医师到场会诊，并实施救治，待病情稳定后交由相关专科医师。

3. 会诊医师工作

（1）详细询问病史，认真查体，进行必要的检查，综合分析，明确诊断，予以治疗。

（2）接诊医师为经治医师，患者病情较复杂，应请本专科出诊的主治医师以上医师会诊。

（3）接到他科医师前往会诊请求时，会诊医师应为 2 年资以上的住院医师或住院总以上医师，应先向本科其他出诊医师交接工作，然后前往。

（4）到他科诊室会诊，患者病情均较复杂，以本科疾病为主的应收入院治疗；若病情危重，则先实施救治，待适于转运时，护送到病房。

4. 门诊多科会诊

（1）首诊科室报告门诊部，门诊部主任到场，或委派专人到场，组织会诊。

（2）门诊部主任或主任委托人向患者家属做好解释工作，取得理解与配合。

（3）对重危患者先实施救治，待病情稳定按主病收入相关科室住院治疗。

二、急诊科会诊细则

涉及女性心理保健相关的急诊科会诊，应由主治医师以上医师出诊，并须在会诊收到后 10 分钟内到急诊科进行会诊。

会诊要求：

（1）严格问病史、查体，明确患者其他相关疾病。

（2）及时与急诊科首诊医师沟通，说明病情，完善会诊记录。

（3）向家属及急诊科医师说明患者的安全注意事项。

（4）遇疑难或本院难以处置的精神病发作情况，须及时上报科主任，必要时上报医务科并及时转诊。

（5）若患者出现伤人、毁物、自杀、出走等冲动行为，需联合急诊科及其他相关科室、保卫科，予以保护性约束，上报科主任及医务科，并须予以镇静治疗后再予以转诊。

三、科内病房会诊（疑难病例讨论）细则

1. **科内会诊** 即全科会诊或全科查房，每周1次，固定时间进行。有急危重病例可随时进行全科会诊，由科主任或主任委托的教授或副教授主持，做好记录。

2. **会诊提出**

（1）带组主治医师或主治医师以上医师提出。

（2）组内疑难病例，经三级医师查房，诊断和治疗仍不明确。

（3）组内急、危、重病例，诊治不明确或治疗效果不好。

3. **会诊前准备**

（1）经治医师准备病例资料，熟知患者病情，包括入院情况、诊治经过、目前存在的问题、各种检查结果异常情况，及时完成病程记录，各种实验室检查单附于病历中。

（2）会诊医师提前查阅被会诊患者的病历，结合会诊目的查阅相关文献资料。

（3）其他医师也应了解即将会诊的患者的病情。

4. **会诊进行**

（1）管床经治医师汇报病历，内容包括患者的病史、症状、主要阳性体征、辅助检查、临床诊断、治疗方案、疗效、目前存在的问题。

（2）管床主治医师、主治医师以上医师补充诊治情况。

（3）主持会诊者听取汇报，翻阅病历，带领参加会诊的各级医师进病房，与患者或家属沟通，进一步收集信息，详细查体，查体过程中注意保护患者的隐私。

（4）会诊讨论由查房者主持，常采用先民主后集中形式，首先是管床各级医师发表自己的意见；然后其他组医师发表意见；最后，主持人总结分析，补充或更正诊断，提出进一步检查项目和治疗处置方案。

（5）全科会诊也兼有教学查房的功能，是实习医师、进修医师等各级医师学习和交流的机会，应大胆发言讨论，提出问题，解决问题。

5. **会诊后**

（1）经治医师认真书写会诊记录，真实完整地表达全科讨论情况。

（2）本组的主治医师或主治医师以上医师向患者或家属告知会诊结论，特殊检查及治疗征得知情同意，签字后方可实施。

（3）及时执行会诊确定的诊疗方案。

（4）会诊主持者在24小时内检查经治医师记录情况和医嘱执行情况。

（5）科室建立全科会诊记录本，指定专人将每次全科会诊内容记录下来。

四、科间会诊（疑难病例讨论）细则

1. **会诊提出**

（1）涉及其他学科的诊治问题，在本学科无法解决的病例，可提出科间会诊。

（2）主治医师或主治医师以上医师同意，经治医师填写会诊单，内容应真实，便于会诊医师充分掌握患者的信息，进行正确的分析。

（3）一般情况下请普通会诊，普通会诊的含义是其他科情况为次要矛盾，可择期诊疗；患者病情较轻，生命体征平稳。

（4）急会诊的条件：患者病情突然变化，疑似合并其他学科疾病；患者已知合并他科疾病，现有加剧趋势，需紧急治疗；危重症患者抢救，需要他科协助。

2. 会诊前准备

（1）经治医师及时记录病程，翔实反映患者病情变化，各种检查结果附于病历中。

（2）与患者或家属沟通，取得理解与配合。

3. 会诊到达时限

（1）普通会诊：当天完成，最晚不超过24小时。

（2）急会诊：自接到急会诊单或电话请求，会诊医师必须于10分钟内到达现场。

4. 对会诊医师的要求

（1）必须为本院的2年资以上的住院医师或住院总以上医师。

（2）如会诊医师对患者的诊治不明确，应请上级医师前来会诊，解决问题。

（3）会诊医师白天只负责全院其他科室的会诊，不负责本科值班。本科值班医师由专人负责（节、假日除外）。

5. 会诊进行

（1）会诊医师到病房询问病史、查体，回到办公室翻阅病历，汇总信息，提出诊疗意见，在会诊单中详细记录。

（2）主治或以上医师应陪同会诊医师，并做必要的病史补充。如主治医师或以上医师有特殊医疗工作不能陪同，需经治医师陪同会诊医师工作。

6. 会诊后 经治医师及时记录会诊情况，向患者或家属告知会诊意见，管床医师执行会诊意见，特殊检查或治疗应征得知情同意后方可进行。

五、全院会诊（疑难病例讨论）细则

1. 会诊提出

（1）患者病情复杂，需3个或3个以上学科共同参与诊治。

（2）除急、危重症患者以外，至少提前1天，科室填写会诊申请单，送交医务科；会诊申请单内容包括患者病情介绍、在诊治上需解决的问题、拟会诊时间、拟请会诊人员，科室主任签字或盖章。

（3）医务科负责通知相关会诊医师。

2. 会诊前准备

（1）向患者及家属告知，取得理解与配合。

（2）经治医师完成各种记录，各项检查结果附于病历中，影像片收集齐全。

3. 会诊进行

（1）医务科长或科长委托人到达科室协调会诊，确认拟请的会诊医师均到场，及时联系未到场的医师，若有拟请会诊医师因故不能前来会诊，须立即落实，更改会诊医师。

（2）提请会诊的科室主任主持会诊，管床经治医师详细报告病历，提出拟解决的问题，主治医师和主治医师以上医师做补充。

（3）会诊医师到病房进一步询问病史、查体。

（4）各位会诊医师回会诊室，提出各专科诊治意见。

（5）科室主任总结发言。

4. 会诊后

（1）经治医师将会诊意见详细记录于病历中，并请上级医师审阅盖章。

（2）执行会诊意见，进一步提辅助检查，或更改治疗方案。

（3）主治医师或以上医师向患者或家属告知会诊结论，并签署知情同意书后方可进行特殊的检查及治疗。

六、院际会诊细则

1. 会诊提出

（1）疑难复杂病例经科内会诊、院内会诊后，诊断仍不明确，或治疗上仍存在困难的病例。

（2）患者存在本院未开设的学科范围的疾病。

（3）医疗组填写院际会诊申请单，经科主任同意，报医务科。

（4）医务科与拟邀请会诊医师所在医院的医务科电话联系，请求落实，并告知时间与地点，简介患者病史等资料，陈述会诊目的。

2. 会诊前准备

（1）向患者及家属告知会诊的目的，征得同意并签字。

（2）经治医师完成各种记录，各项检查结果附于病历中，影像片收集齐全。

3. 会诊进行

（1）医务科长或科长委托人协调并落实会诊人员。

（2）提请会诊的科室主任主持，管床主治医师详细报告病历，提出拟解决的问题，医疗组长进行病情补充。

（3）会诊医师到病房查患者，进一步询问病史，查体。

（4）各位会诊医师回到会诊室讨论，提出各自的诊治意见。

（5）科室主任根据各位会诊医师的意见做总结发言。

（6）管床医师做好会诊记录。

4. 会诊后

（1）经治医师将会诊意见详细记录于病历中，并请上级医师审阅盖章。

（2）执行会诊意见，进一步提辅助检查，或更改治疗方案。

（3）管床主治医师或以上医师向患者或家属告知会诊结果，得到知情，并签署同意书后方可进行特殊的检查及治疗。

附录 2　女性心理保健专科转诊细则／流程介绍

一、转诊细则

为了进一步提高专科的诊疗技能，并保障患者安全，有必要制定女性心理保健专科转诊制度。

1. 转出患者程序及条件

（1）本院科室间转诊程序：根据患者病情，符合转出条件可在本院其他诊室诊治者，在征得患者及家属同意后由接诊医师填写转诊单，及时转诊至本院其他科室，并及时填写院内转诊登记表。

（2）本科至外院转诊程序：根据患者病情，符合转出条件且无法在本院诊治者，在征得患者及家属同意后，由接诊医师填写转诊单，及时转诊至外院，并及时填写转诊外院登记表。

（3）转出条件

1）超出本级医生处理能力范围的病例。

2）在普通门诊就诊，但适于专科诊室诊治范围的病例。

3）超出本科诊疗条件、范围及能力的病例。

4）多次诊断不明确或治疗无效的病例，不能确诊的疑难复杂病例。

5）因其他技术、设备条件限制不能处置的病例。

6）因患者经济、居住地、自动放弃等自身原因，无法继续就诊的病例。

2. 转入患者程序及条件

（1）程序：接诊本院其他科室、外院的转入患者后，立即填写接收转诊登记表。转诊患者原则上实行优先预约、就诊及检查。接诊医生严格执行首诊负责制，完成对患者的诊疗和处理，严禁以任何理由推诿患者。接诊医生完整填写转诊单后，妥善保管转诊单下联。

（2）转入条件：自愿，且符合本科诊疗条件、范围及能力的病例。

转诊过程中，专科导诊台护士负责转诊登记

表填写，转出医师负责追访患者转诊后诊治情况。本科质控小组每月检查转诊登记，并与本院其他科室进行转诊情况核对，追访患者转诊情况；针对外院转诊，由专人负责每月落实患者转诊情况。促进转诊工作不断推进，发现问题及时解决，定期总结经验，并将转诊工作纳入个人考核中，持续改进提高转诊协调、配合能力，不断

提高转诊质量，确保转出方、转入方及患方都满意。

二、转诊工作流程图

首诊接诊科室可按照附图 2-1 流程进行转诊。

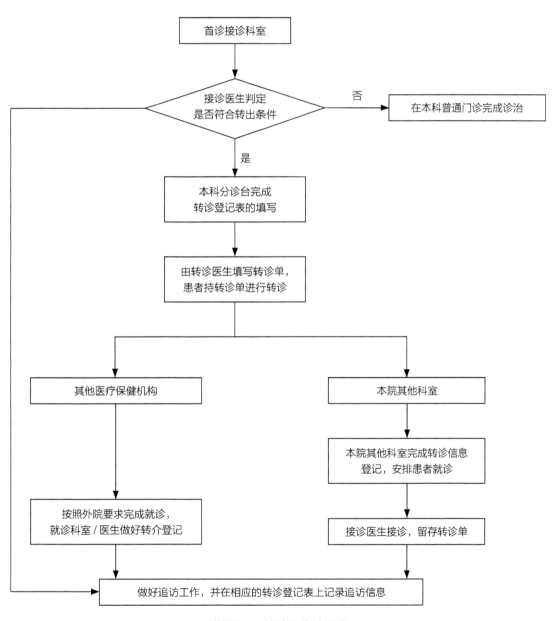

附图2-1 转诊工作流程图

附录3　院内转诊登记表

序号	转出时间	患者姓名	性别	年龄	联系方式	初步诊断	转诊医生	接诊科室	接诊医生及联系方式	追访情况（诊断是否与初诊一致、治疗方案、是否需要本科室协助等）

附录4　转入登记表

序号	日期	患者姓名	年龄	联系方式	转诊医生	转介说明	接诊医生	追访情况（诊断是否与初诊一致、治疗方案、是否需要转出科室协助等）